全国医学高等专科教育"十三五"规划教材

供护理、助产等相关专业使用

# 健康评估

孙国庆　刘士生　宋长平　主编

化学工业出版社

·北京·

《健康评估》教材共 10 章，包括绪论、健康评估基本方法、身体评估、常见症状评估、心理-社会评估、心电图检查、影像学检查、内镜检查、实验室检查、护理诊断与护理病历书写等。本教材每章前有学习目标，正文设有案例导入，重点内容后有考点提示，辅以一定的知识链接，使教材内容更加完整、合理和实用，有利于教学与学习。本教材还突出动手能力的培养，在身体评估等章节中加入实训内容，强化规范的技能训练，使理论与实践更紧密结合，适应高素质技能型人才培养目标实现的需求。

本教材可供高职高专院校护理、助产等专业使用，也可作为护理专业从业人员的临床参考用书，对护理专业人员的自学、函授、专科升本科及职称晋升考试也有一定帮助。

**图书在版编目(CIP)数据**

健康评估/孙国庆，刘士生，宋长平主编. —北京：
化学工业出版社，2018.3（2024.2重印）
全国医学高等专科教育"十三五"规划教材
ISBN 978-7-122-31332-4

Ⅰ.①健⋯　Ⅱ.①孙⋯ ②刘⋯ ③宋⋯　Ⅲ.①健康-评估-医学院校-教材　Ⅳ.①R471

中国版本图书馆 CIP 数据核字（2018）第 000455 号

责任编辑：邱飞婵　郎红旗　　　　　　　　　　装帧设计：关　飞
责任校对：王素芹

出版发行：化学工业出版社（北京市东城区青年湖南街 13 号　邮政编码 100011）
印　　装：北京盛通数码印刷有限公司
787mm×1092mm　1/16　印张 24¾　字数 664 千字　2024 年 2 月北京第 1 版第 4 次印刷

购书咨询：010-64518888　　　　　　　售后服务：010-64518899
网　　址：http://www.cip.com.cn
凡购买本书，如有缺损质量问题，本社销售中心负责调换。

定　　价：58.00 元　　　　　　　　　　　　　　　　版权所有　违者必究

# 全国医学高等专科教育"十三五"规划教材
## 编审委员会

# 出版说明

为服务于我国医学高等专科教育护理专业高素质技能型人才的培养，贯彻教育部对"十三五"期间高职高专医药卫生类教材建设的要求，适应现代社会对护理人才岗位能力和职业素质的需要，遵照国家卫生和计划生育委员会关于职业资格考试大纲修订的要求，化学工业出版社作为国家规划教材重要出版基地，在对各院校护理专业的教学情况进行了大量调研和论证的基础上，于 2016 年 12 月组织 60 多所医学高等院校和高职高专院校，共同研讨并编写了这套高等专科教育护理专业"十三五"规划教材。

本套教材包括基础课程、专业课程和公共课程 27 种，其编写特点如下：

① 在全国广泛、深入调研的基础上，总结和汲取"十二五"教材的编写经验和成果，顺应"十三五"数字化教材的特色，充分体现科学性、权威性，同时考虑其全国范围的代表性和适用性。

② 遵循教材编写的"三基""五性""三特定"的原则。

③ 充分借鉴了国内外有关护理专业的最新研究成果，汲取国内不同版本教材的精华，打破了传统空洞、不实用的研究性知识写作思想，做到基础课程与专业课程紧密结合，临床课程与实践课程紧密对接，充分体现行业标准、规范和程序，把培养高素质技能型人才的宗旨落到实处。

④ 适应教学改革要求。本套教材大部分配有数字资源，部分学科还配有微课，以二维码形式与纸质版教材同期出版。

⑤ 教材出版后，化学工业出版社通过教学资源网（www.cipedu.com.cn）同期配有数字化教学内容（如电子教案、教学素材等），并定期更新。

⑥ 本套教材注重系统性和整体性，力求突出专业特色，减少学科交叉，避免相应学科间出现内容重复甚至表述不一致的情况。

⑦ 各科教材根据院校实际教学学时数编写，精炼文字，压缩篇幅，利于学生对重要知识点的掌握。

⑧ 在不增加学生负担的前提下，提高印刷装帧质量，根据学科需要部分教材采用彩色印刷，以提高教材的质量和可读性。

本套教材的编写与出版，得到了广大医学高等院校和高职高专院校的大力支持，作者均来自全国各学科一线，具有丰富的临床、教学、科研和写作经验。希望本套教材的出版，能够推动我国高职高专护理专业教学改革与人才培养的进步。

附：全国医学高等专科教育"十三五"规划教材书目

| 书　名 | 主　编 | | |
|---|---|---|---|
| 《人体解剖学与组织胚胎学》 | 刘　扬 | 乔跃兵 | 金昌洙 |
| 《医用化学》 | 江　勇 | 郭梦金 | |
| 《生物化学》 | 梁金环 | 徐坤山 | 王晓凌 |
| 《生理学》 | 景文莉 | 董泽飞 | |
| 《病理学与病理生理学》 | 吴义春 | 付玉环 | |
| 《病原生物学与免疫学》 | 栾希英 | 马春玲 | |
| 《药理学》 | 王　卉 | 王垣芳 | 张　庆 |
| 《护理学导论》 | 张连辉 | 徐志钦 | |
| 《基础护理学》 | 田芬霞 | 高　玲 | |
| 《健康评估》 | 孙国庆 | 刘土生 | 宋长平 |
| 《内科护理学》 | 余红梅 | 吕云玲 | |
| 《外科护理学》 | 李远珍 | 吕广梅 | 李佳敏 |
| 《妇产科护理学》 | 王巧英 | 冯　蓉 | 张　露 |
| 《儿科护理学》 | 董荣芹 | 陈　梅 | |
| 《急救与灾难护理学》 | 储媛媛 | 许　敏 | |
| 《眼耳鼻喉口腔科护理学》 | 唐丽玲 | | |
| 《中医护理学》 | 温茂兴 | 康凤河 | |
| 《社区护理学》 | 闫冬菊 | 杨　明 | 马连娣 |
| 《老年护理学》 | 刘　珊 | 王秀清 | |
| 《精神科护理学》 | 雷　慧 | 孙亚丽 | |
| 《康复护理学》 | 姜贵云 | 李文忠 | |
| 《护理心理学》 | 汪启荣 | 乔　瑜 | |
| 《护理礼仪与人际沟通》 | 季　诚 | | |
| 《预防医学》 | 王祥荣 | | |
| 《护理管理学》 | 唐园媛 | | |
| 《医学统计学》 | 郭秀花 | | |
| 《就业指导》 | 袁金勇 | 周文一 | |

全国医学高等专科教育"十三五"规划教材
编审委员会

# 《健康评估》编写人员名单

**主　编**　孙国庆　刘士生　宋长平

**副主编**　佟玉荣　施阳宁　齐　菲　张　颖

**编　委**（以姓氏笔画为序）

王　玲（皖南医学院护理学院）

齐　菲（承德医学院）

刘士生（唐山职业技术学院）

孙国庆（钟山职业技术学院康复与护理学院）

李晶琴（首都医科大学燕京医学院）

佟玉荣（首都医科大学燕京医学院）

宋长平（北华大学护理学院）

张　颖（铁岭卫生职业学院）

苗　鑫（钟山职业技术学院康复与护理学院）

庞久玲（唐山市工人医院）

施阳宁（江苏医药职业学院）

祝芳芳（钟山职业技术学院康复与护理学院）

**学术秘书**　祝芳芳

# 前言

　　健康评估是一门研究诊断个体对现存的和（或）潜在的健康问题，或生命过程中出现的状况在生理、心理、社会方面反应的基础理论、基本知识、基本技能和临床思维方法的学科。它既论述疾病的临床表现，又阐明心理、社会因素与疾病间的相互作用和相互影响，阐述各种发现健康问题的基本体格检查方法与技能以及如何运用科学的临床思维去识别健康问题，为作出正确的护理诊断和解决护理问题、制订相应的护理措施提供依据。健康评估也是一门联系护理专业基础课与护理临床专业课之间的桥梁课程，在护理教育中占有重要地位。通过本教材的学习，使学生系统掌握健康评估的基本理论、知识和技能，学会使用正确的方法和技能获取临床资料，以科学的思维方式综合分析作出护理诊断，并能规范地书写护理病历，为今后从事护理工作打下扎实的基础。

　　本教材以护理程序为框架，以就业为导向，体现适度、够用的原则。其主要编写特点：首先，编写形式符合高职高专学生的学习、认知特点，概念明确、内容充实、前后呼应、结构合理，既利于课堂教学，又便于学生复习自学；辅以一定的知识链接，帮助学生了解护理学（医学）的过去，把握现在，畅想未来。其次，根据护士执业资格考试大纲要求，在相关章节设置考点提示，突出重点、难点，配以思考题练习，便于学生及时自我评估对该章节的掌握程度。再次，突出动手能力的培养，在身体评估等章节中加入实训内容，强化技能训练，使理论与实践更紧密结合，适应高素质技能型人才培养目标实现的需求。

　　本教材依据最新《护士执业资格考试方法》精神和全国职业教育护理类专业教材《健康评估》教学大纲编写而成，供全国高职高专院校护理、助产等专业使用，同时可作为护理从业人员的临床参考用书，对护理专业人员的自学、函授、专升本及职称晋升考试均有一定的帮助。

　　本教材的编者来自全国九所高等和高职医学院校、医院工作在一线的专业教师和专业护师，他们具有扎实的理论基础和丰富的临床经验，编写内容既渗透了学科发展的过程，又反映了当代健康评估最新发展的研究成果。注重面向社会、面向岗位，具有理论性、知识性和实用性。

　　由于编者水平所限，书中难免有疏漏不足之处，谨请各院校师生和其他读者在使用过程中给予指正。

孙国庆

2017 年 10 月

# 目录

# 第一章

# 绪 论

◇◇◇◇◇◇◇◇◇◇◇◇◇◇◇◇◇◇◇◇◇◇◇◇◇◇◇◇◇◇◇◇◇◇◇◇◇◇◇◇◇◇◇◇◇◇◇
□□□□□□□□□□□□□□□□□□□□□□□□□□□□□□□□□□□□□□□□□□□□□□□□□

【学习目标】

◆ **掌握**：健康评估的概念和主要内容。
◆ **熟悉**：健康评估的学习方法与要求。
◆ **了解**：健康评估的起源发展。
◆ **应用**：运用所学知识、技能，能对评估对象进行系统、全面、规范的健康评估。

## 案例导入

**案例回放：**

王某，男，48 岁，身高 1.73m，体重 92kg。平时工作繁忙，日常应酬多，常熬夜，爱吃海鲜、肥肉，喜饮啤酒；既往身体健康，吸烟 22 年。一周前因突感左脚大蹬指红肿，疼痛，自服"心痛片"，效果欠佳。3 日前出差途中自觉发热，每日测体温：37.6～38℃。其子女得知后，坚持要王某去医院就诊。

**思考问题：**

1. 王某的健康状况发生了什么问题？
2. 从哪些方面对其展开护理评估？

健康评估（health assessment）是指运用医学、护理及相关学科的知识和技能，有计划地收集和分析被评估对象的健康资料，以发现其现存的或潜在的健康问题在生理、心理、社会等方面的反应，确定其护理需求，从而做出护理诊断的过程。健康评估是护理学的专业基础课程，也是护理专业的一门桥梁课程。

## 一、健康评估的起源与发展

健康评估是护理专业的一门新兴学科，它产生于医学模式的转变，发展于护理程序和整体护理的应用。

健康评估的萌芽始于克里米亚战争期间（1853～1856 年）的护理实践。现代护理的创始人南丁格尔（Florence Nightingale）认为护士应当通过与患者交谈、对疾病的观察等获取有关信息并记录下来，以利于治疗和护理。

20 世纪 50 年代，Lydia Hall 首次提出了"护理程序"（nursing process）的概念。1967 年，Yara 和 Walsh 将护理程序划分为评估、计划、实施和评价 4 个部分。此后，护理程序理论在 Blank、Roy、Mundinger、Journ 等的努力下得到了进一步的发展。1973 年，美国护士协会采用了上述学者的研究成果，把护理程序分为评估、诊断、计划、实施和评价 5 个阶段。

1977 年，Engle 提出了新的医学模式，即生物-心理-社会医学模式，引导了医学、护理学领域的理念发生了重大转变，医护人员从单纯的应对患者身体疾病转到应对患者身体、心理及社会的一系列健康问题。生物-心理-社会医学模式的出现对护理工作的最大影响就是护理工作从以疾病为中心的护理模式转向了以患者为中心的整体护理模式。整体护理模式的实施使护理评估的内容更加丰富，逐渐发展为对患者身体、心理、社会健康问题的全面评估，即现在的健康评估。

1980 年，护理程序被美国波士顿大学的护理专家介绍到我国。1994 年后，在国家卫生部门的主持下，提出了我国的整体护理工作模式，并在一些医院建立了整体护理模式病房。经过多年的努力，我国的护理理论和实践得到了迅速的发展，健康评估作为护理程序的第一步已成为护理工作的重要组成部分，作为一门课程成为护理专业教育的重要组成部分。

## 二、健康评估的重要性

护士在制定和实施护理计划或措施之前，必须对患者的健康状态进行全面评估，提出正确的护理诊断。没有正确的健康评估资料就没有正确的护理诊断，没有正确的护理诊断，就无法制定和实施正确的护理计划或措施。正确的护理诊断来源于正确的健康评估理论和实践，需要护士对健康评估的基础理论、基本知识和基本技能很好地了解和掌握，重视健康评估这门课程的学习，为当一名优秀的临床护士打下坚实的基础。现代护理学理论认为：健康评估是护士独立性功能范围内的一项重要工作。正确的健康评估是确定护理诊断的依据，正确的护理诊断是制定护理措施的前提和基础。健康评估既是护理程序的第一步，又贯穿于整个护理程序之中，它随诊断个体现存的和（或）潜在的健康问题的改变或出现而不断调整和更正。护士必须掌握健康评估的理论与技能，才能正确获得护理对象的第一手资料，从而对患者进行全面的身心护理。因此，学好健康评估非常重要。

## 三、健康评估的主要内容

健康评估目前已发展成为护理专业教育的一门独立学科。为适应学生临床护理工作的需要，本教材除绪论外，主要由以下几方面的基本内容组成，即健康评估基本方法、身体评估、常见症状评估、心理-社会评估、心电图检查、影像学检查、内镜检查、实验室检查、护理诊断与护理病历书写。

### 1. 健康评估基本方法

健康评估是有计划、系统而全面地收集患者的健康资料并对此资料的价值进行判断的过程。健康资料分为主观资料和客观资料，主观资料通过与患者或其家属成员交谈获得，客观资料则通过视、触、叩、听、嗅及相关的辅助检查等方法获得。

本章节简单介绍了健康评估使用的基本方法、内容、技巧、注意事项等，以便为具体的护理评估奠定基础。

### 2. 身体评估

身体评估是指护士运用自己的感觉器官或借助于简单的诊断工具来客观地了解和评价被评估者身体状况的一系列最基本的检查方法。通过身体评估可以获得患者的某些体征（sign）。体征是指护士通过检查患者后所发现的客观异常表现，如血压增高、脉搏增快、肺部啰音、肝大等。体征是诊断疾病的又一主要依据，体征的出现又可诱发患者生理、心理、社会方面的反应。本章从护理专业的角度阐述身体评估的基本内容、异常体征的发生机制和临床意义。在学习过程中，学生既要熟悉相关理论知识，更要勤于实践，掌握身体评估的操作技能与技巧。

### 3. 常见症状评估

本章节介绍了临床上一些较为常见症状的评估。症状（symptom）是指患者主观上的异常感觉，如发热、头痛、恶心、腹泻等。症状能够较早地提示疾病的存在，大多数患者就是因为出现了症状而来就诊的。症状不仅是诊断疾病的主要依据之一，又可引起患者生理、心理、社会方面的反应。症状一般是通过问诊获得。

本章节将详述发热、呼吸困难、胸痛、黄疸、意识障碍等 20 种常见症状的病因、发病机制、临床表现及对患者的身心影响。

### 4. 心理-社会评估

心理-社会评估是指护士运用心理学和社会学的知识及方法对患者心理健康与社会健康所做的评估。人的生理功能影响着人的心理与社会功能，人的心理与社会功能也影响着人的生理功能。通过对患者心理与社会功能的评估，了解患者心理与社会功能的健康状态，了解其与生理功能之间的因果关系。本章从自我概念、认知水平、情感和情绪、压力与压力应对、角色与角色适应、文化以及家庭和社会环境对个体的影响等方面，全面阐述如何对患者进行评估。注重评估量表的实际操作应用。

### 5. 器械及实验室检查

通过常见症状评估、身体评估、心理-社会评估，我们获得了患者大量的相关资料和信息，为护理诊断提供了依据。有时仅凭这些依据还不能完全了解患者，尚不能做出准确的护理诊断，还需要做一些更复杂的客观检查，这些检查在临床上通常被称为辅助检查。辅助检查主要包括器械检查和实验室检查。

（1）器械检查

① 心电图检查：心电图（electrocardiogram，ECG）是诊断心血管疾病的重要方法，也是监测危重患者、观察和判断病情变化的常用手段。心电图检查结果是健康评估重要的客观资料之一，但对心电图的结果需要结合临床资料综合分析。

② 影像学检查：影像学检查包括 X 线检查、超声检查、计算机体层成像检查、磁共振成像检查、核医学检查等。影像学检查的结果可为护理诊断提供有价值的资料。影像学检查是健康评估重要的客观资料之一，诸多项目检查前后的准备与护理关系密切，因此在教材中也作了一般介绍，供学生在临床实习和逐步深入临床工作时参考。

③ 内镜检查：内镜是通过人体的自然孔道或切口部位插入人体内，用于诊断和治疗的一类医疗器械。内镜检查除直接观察病变部位外，还能对可疑部位进行病理活检，从而确诊病变性质，因而能发现早期癌前病变甚至癌前病变。现代内镜技术已从单纯检查向检查-治疗结合方向迅速发展。内镜检查治疗的术前准备、术后观察处理需要护理人员的密切协助与配合。

（2）实验室检查　实验室检查（laboratory examination）是通过物理、化学、生物学等实验方法对患者的血液、体液、分泌物、排泄物、组织标本和细胞取样进行检查，以获得相关的病原体、病理改变或器官组织功能状态资料的方法。实验室检查的结果是重要的客观资料，对指导护士观察、判断病情，作出护理诊断、实施健康教育等均有重要意义。正确掌握收集实验室检查标本的方法，指导、协助患者完成各项特殊检查的准备，是临床护理工作的重要内容之一。

### 6. 护理诊断与护理病历书写

临床工作中，护士将采集的健康史、症状评估、身体评估、心理与社会评估及辅助检查结果等资料，与护理理论结合起来进行归纳、分析、推理、判断后形成印象，即护理诊断。将上述资料加以整理，连同护理过程中观察到的情况及执行情况按规定格式记录下来，即形成护理病历。护理病历是患者整个病历的一部分，是确定护理诊断、制订护理计划和护理措施的依据，具有重要的教学和科研价值，具有法律效力，也是衡量护理质量和专业水平的重要标准。本部分主要介绍护理诊断的步骤与思维方法、护理诊断的组成、护理诊断的陈述、护理病历的内容与格式等内容。

（孙国庆）

## 思考题

1. 健康评估研究哪些问题？
2. 健康评估包括哪些内容？
3. 如何学好健康评估这门课程？

# 第二章

# 健康评估基本方法

○○○○○○○○○○○○○○○○○○○○○○○○○○○○○○○○○○○○○○○○○○○○○○○○○○○○
○○○○○○○○○○○○○○○○○○○○○○○○○○○○○○○○○○○○○○○○○○○○○○○○○○○○
○○○○○○○○○○○○○○○○○○○○○○○○○○○○○○○○○○○○○○○○○○○○○○○○○○○○

【学习目标】
- ◆ **掌握**：护理问诊的方法；身体评估的基本方法。
- ◆ **熟悉**：护理问诊的内容。
- ◆ **了解**：身体评估的注意事项。
- ◆ **应用**：运用所学知识、技能，能对评估对象进行全面的问诊、规范的身体评估。

## 案例导入

**案例回放：**

36 岁女性患者，因心悸、气短 5 年，加重伴双下肢水肿 1 年而入院，二尖瓣面容，呼吸略促，口唇发绀，可见颈静脉怒张，双肺底可闻及干湿性啰音，心界向左扩大，心尖部可闻及舒张中晚期隆隆样杂音。诊断为风湿性心脏病、二尖瓣狭窄。

**思考问题：**

1. 该患者身体评估有哪些异常？
2. 该患者哪些体征与疾病的诊断相符？

健康评估是一个有计划、系统收集护理对象的健康资料，并对资料的价值进行分析、判断的过程。评估结果不仅是形成护理诊断的基础，还为制订和实施护理计划提供依据。健康评估的基本方法包括询问病史、身体评估以及实验室检查、心电图检查、影像学检查等。

# 第一节 护理问诊

## 一、问诊的重要性

问诊（inquiry）是发生在护理人员与患者或知情人之间的目的明确而有序的交谈过程，是病史采集（history taking）的主要手段。成功的问诊是确保健康资料完整性和准确性的关键，其重要性主要体现在以下几个方面。

### （一）问诊是获得诊断依据的重要方法

通过问诊可以全面了解疾病的发生、发展、诊治经过和患者的既往健康状况，这些资料对护理诊断具有极其重要的意义。一个具有全面医学知识和丰富临床经验的护理人员，常常通过单独的问诊就可能对某些疾病提出准确的护理诊断。特别是在某些疾病的早期，机体只是处于功能性或病理生理学改变的阶段，还缺乏器质性或组织形态学的改变，而患者却可以更早地陈述某些不适感，如头晕、乏力、食欲改变、疼痛、失眠、焦虑等症状。在此阶段，身体评估、实验室检查甚至特殊检查均无阳性发现，问诊所得的资料却能更早地作为诊断的依据。在临床实际工作中，有些疾病的医疗诊断和护理诊断，通过问诊即可基本确定，如支气管炎、心绞痛、癫痫、疟疾、胆道蛔虫症等。对病情复杂而又缺乏典型症状和体征的病例，深入细致的问诊就更为重要了。

### （二）问诊为进一步检查提供线索

如患者以咳嗽、咯血为主要症状时，通过问诊获知同时还伴有午后低热、盗汗等病史，则提示可能为肺结核。根据这一线索，进行详细的肺部评估和（或）X线检查，一般即可明确护理诊断。

### （三）问诊是建立良好护患关系的桥梁

问诊的重要性还在于它是进行护患沟通、建立良好护患关系的桥梁。正确的问诊方法和良好的问诊技巧使患者感到护理人员的亲切和可信，树立合作的信心，这对诊治疾病也十分重要。通过交谈，护理人员可以向患者进行健康教育，并可以掌握患者的思想动态，有利于做好患者的思想工作，消除疾病对患者心理的不良影响，提高诊疗效果。

## 二、问诊的方法与技巧

问诊技巧与获取病史资料的数量和质量有密切的关系，涉及一般交流技能、护患关系、医学知识以及仪表礼节等多方面。行之有效的问诊方法与技巧，对护理人员有着重要的实用价值。

### （一）职业态度及行为

护理人员的外表形象非常重要。整洁的衣着、礼貌的举止有助于促进护患关系的密切与和谐，从而获得患者的信任，使其愿意同护理人员谈论敏感的问题，也能启发和鼓励患者提供有关医疗的客观、真实的资料。因此，护理人员在接触患者时要做到衣冠整洁，文明礼貌，主动创造一种宽松和谐的环境，使患者感到亲切温暖，值得信赖。粗鲁傲慢会使患者丧失对问诊者的信任感，甚至产生担忧或恐惧。

注意保护患者隐私，最好不要当着陌生人进行问诊。如果患者要求家属在场，护理人员可以同意。一般从礼节性的交谈开始，可先作自我介绍（佩戴胸牌是很好的自我介绍方式），讲明自己的职责。询问患者时一般应称"先生""同志"等，不宜直呼其名。交谈时采取前倾姿势，以表示正注意倾听。在问诊过程中，对患者应始终持关切态度，适当的时候应微笑或点头示意，对其陈述表示理解，间断地给予肯定和鼓励，如"我明白""接着讲""说得更详细些"，自然地调节患者的心理和情绪，使患者受到启发鼓舞，从而积极提供信息，促进患者的合作，并使用恰当的言语或体语表示愿意为解除患者的病痛和满足他的要求尽自己所能。以上的举措会很快缩短护患距离，改善互不了解的生疏局面，使问诊能顺利地进行下去。需要注意的是，问诊时记录要尽量简单、快速，不要只埋头记录，缺乏与患者必要的目光接触和表情交流。

**目光接触**

目光接触是行为举止中最重要的一种信息渠道，能够显示人类最明显、最准确的交际信号。护理人员可用短暂直视的目光看患者，目光的位置大致在对方的嘴、头顶和面颊两侧，并且表情要轻松自然。目光范围过小会使对方有压迫感，目光范围过大则显得过于散漫随便。避免向下看患者，这样会给患者一种居高临下的感觉，产生自卑感。

### （二）一般从主诉开始

问诊采取逐步深入进行有目的、有层次、有顺序的询问。多从一般性易回答的问题开始，如"你感到哪儿不舒服？""你病了多长时间了？"，然后耐心倾听患者的陈述。尽可能让患者充分陈述和强调他认为重要的情况和感受，只有在患者的陈述离病情太远时，才需要根据陈述的主要线索灵活地把话题转回，切不可生硬地打断患者的叙述，甚至用护理人员自己主观的推测去取代患者的亲身感受。只有患者的亲身感受和病情变化的实际过程，才能为护理诊断提供客观的依据。

### （三）注意时间顺序

时间顺序是指主诉和现病史中症状或体征出现的先后次序。追溯首发症状开始的确切时间，直至目前的演变过程，以避免遗漏重要的资料。如有几个症状同时出现，必须确定其先后顺序，可用以下方式提问，如"以后怎么样？然后又……"，这样在核实所得资料的同时，可以了解事件发展的先后顺序。

### （四）避免使用医学术语，减少重复提问

在选择问诊的用语和判断患者的叙述时应注意，不同文化背景的患者对各种医学词汇的理解有较大的差异。与患者交谈，必须用常人易懂的词语代替难懂的医学术语。如对心脏病患者问诊时，可问"你在晚上睡眠时，有无突然憋醒的情况？"而不能问"你有阵发性夜间呼吸困难吗？"。不应使用具有特定含义的医学术语，如"里急后重""隐血""谵语"等。

提问时应注意系统性、目的性和必要性，护理人员应全神贯注倾听患者的回答，不该问了又问，杂乱无章的提问是漫不经心的表现，可能会挫伤和谐的护患关系和失去患者的信任。有时为了核实资料，需要就同样的问题多问几次，重申要点，但应说明。例如"你刚才说有反酸的症状，多在什么情况下出现，伴有哪些表现，请再给我详细讲一下"。有时用反问及解释等技巧，可以避免不必要的重复提问。

### （五）及时核实有疑问的情况

针对患者陈述中不确切或有疑问的部分，注意及时核实。如果患者提供了特定的诊断术语和用药情况，就应该问明诊断是如何做出的以及具体的用药方法。通常需要核实的资料还包括饮食、大小便和体重变化情况，重要药物（如抗结核药物和精神药物）用药史、饮酒史、吸烟史，以及食物、药物过敏史等。

### （六）根据具体情况采用不同类型的提问

开放性提问，常用于问诊开始，可获得某一方面的大量资料，让患者像讲故事一样叙述他的病情。这种提问应该在现病史、既往史、个人史等每一部分开始时使用。如"您今天有

什么不舒服吗？"，待获得一些信息后，再着重追问一些重点问题。开放性提问不具有暗示性，获得的资料较客观全面，但因回答内容复杂，要求患者有一定的语言表达能力，护理人员也需花较长时间耐心倾听。

直接提问，用于收集一些特定的有关细节，如"您什么时间开始咳嗽的呢？""行子宫切除术时您多大？"，获得的信息更有针对性。另一种直接选择提问，要求患者回答"是"或"不是"，或者对提供的选择作出回答。直接提问简洁易于回答，节省时间，但因回答内容已包含在问句中，护理人员难以得到问句以外的更多信息。为了系统有效地获得准确的资料，询问者应遵循从一般提问到直接提问的原则。

不正确的提问可能得到错误的信息或遗漏重要的资料。诱导性提问或暗示性提问，在措辞上已暗示了期望的答案，使患者易于默认或附和护理人员的诱问，应予以避免，如"你吃完饭胃痛得是不是更厉害呢？""你粪便颜色是黑色的吗？"。

**知识链接**

### 语言沟通技巧

语言是人际沟通中情感信息交流的重要桥梁。良好的语言沟通有利于患者的身心健康，有利于建立良好的医患关系。护理人员与患者交谈时，应多用安慰性和鼓励性的语言。患者深受疾病困扰，常有焦虑、烦躁和抑郁等不良情绪，希望得到同情和安慰，所以护理人员要善于理解患者的心理，多用安慰性语言抚慰患者，使其打消疑虑，配合医护人员安心治疗。特别是有的患者心理压力大，不肯主动交流，此时护理人员切忌采用生硬的语言，而应用朴实、关爱、充满真情的语言安抚患者。

### （七）综合分析

在问诊过程中，护理人员应对患者提供的信息进行分析和推论，并与其交流，分清主次，去伪存真，力求病史资料的完整性和真实性。

### （八）结束语

问诊结束时，应谢谢患者的合作，说明下一步对患者的要求，以及医护人员的诊疗计划，下次就诊时间或随访计划等。

## 三、问诊的内容

护理人员熟知问诊内容的框架，可在收集完整的护理病史时做到心中有数。问诊的内容一般包括以下几个方面。

### （一）一般资料

一般资料包括姓名、性别、年龄、籍贯、出生地、民族、婚姻、通讯地址（住址）、电话号码、工作单位、职业、医疗费用支付方式、入院日期、记录日期、病史叙述者、病史可靠程度等。年龄应记录实足年龄，不可以用"成人"或者"患儿"代替，病史陈述非本人者应注明与患者的关系。

### （二）主诉

主诉为患者感受最主要的痛苦或最明显的症状和（或）体征，也就是本次就诊最主要的原因及其持续时间。记述主诉应简明扼要，以一两句话加以概括，并同时注明主诉自发生到就诊的时间，即症状和（或）体征加时间。多个主诉应按时间先后顺序书写。如"头痛、高热2日""活动后心慌、气短5年，双下肢水肿1周余"。尽量用患者描述的症状，一般不使用诊断名词，但诊断资料和住院目的十分明确的患者，如"肺癌术后化疗"也可作为主诉。

### （三）现病史

现病史是病史中的主体部分，记述患者患病后的全过程，即疾病发生、发展、演变和诊治经过。现病史应围绕主诉进行详细询问。现病史包括以下内容。

**1. 起病时间与起病情况**

起病时间与起病情况包括何时、何地起病，起病环境，起病缓急，病程长短，与本次发病有关的病因与诱因。根据起病时间长短可分别按年、月、日、时、分记录；如先后出现多个症状应按症状发生的时间顺序询问后记录。现病史的时间应与主诉保持一致。

**2. 主要症状的特点**

主要症状的特点包括主要症状出现的部位、性质、持续时间和程度，缓解或加剧的因素。

**3. 病情发展与演变**

病情发展与演变包括病程中的主要症状的变化或新症状的出现。记录应按症状发生的先后顺序进行，类同的症状不需反复描述，但症状的性质、程度等发生变化时应做相应记录。

**4. 伴随症状**

伴随症状指与主要症状同时或随后出现的其他症状。伴随症状常是鉴别诊断的重要依据。因不同疾病可出现相同的症状，单凭一个症状无法判断是哪种疾病，必须问清伴随症状，诊断才有方向。与鉴别诊断有关的阴性症状也需记录。

**5. 诊疗经过**

应询问患者在本次就诊前，曾在何时何地接受过何种检查以及检查的结果、诊断及治疗情况（包括药名、剂量、途径、用药时间、疗效）、护理措施及效果等。

**6. 病后一般情况**

患者患病后到就诊前或入院前的精神、体力、体重、食欲、食量、睡眠与大小便的情况，这对全面评估患者的病情、预后以及应采取什么护理措施很有帮助。

★ **考点提示：现病史包含的内容**

### （四）既往史

既往史包括患者既往的健康状况和过去曾经患过的疾病（包括各种传染病），特别是与目前所患疾病有密切关系者。患者所患疾病可能病史很长，如高血压、糖尿病、慢性阻塞性肺疾病等，但如果不是导致患者此次就诊的主要原因，一般放在既往史中陈述。既往史的主要内容有：①一般健康状况，是患者对自己既往健康状况的评价，包括有无慢性疾病史，如高血压、糖尿病、肝病等；②有无急（慢）性传染病病史；③预防接种史；④有无手术、外伤史；⑤有无食物、药物和其他接触物过敏史。

### （五）个人史

个人史主要包括以下几个方面。

### 1. 社会经历

出生地、居住地及居留时间（尤其是疫源地和地方病流行区）、受教育程度、经济生活、业余爱好等。

### 2. 职业及工作条件

工种、劳动环境、对工业毒物的接触情况等。

### 3. 习惯与嗜好

生活起居及卫生习惯，饮食规律与质量，烟酒嗜好及持续时间与摄入量，烟酒戒除时间，有无吸毒或其他异嗜等。

### 4. 冶游史

有无不洁性交史，是否患有性病等。

## （六）婚姻史

婚姻史包括婚姻状况、结婚年龄、配偶健康情况、性生活情况、夫妻关系等。

## （七）月经史

月经史包括月经初潮的年龄、月经周期和经期天数、经血的量与颜色、经期症状、有无痛经与白带、末次月经日期、闭经日期、绝经年龄。记录格式如下。

$$初潮年龄 \frac{行经期（日）}{月经周期（日）} 末次月经时间或绝经年龄$$

$$例：14 \frac{3 \sim 5 \ 日}{28 \sim 30 \ 日} 2017 \ 年 \ 3 \ 月 \ 8 \ 日（或 \ 52 \ 岁）$$

## （八）生育史

妊娠与生育次数，人工流产或自然流产次数，有无早产、死产、手术产、围生期感染及计划生育措施等。对男性患者也应询问是否患过影响生育的疾病。

## （九）家族史

询问父母与兄弟、姐妹及子女的健康与疾病情况，特别应询问是否有与患者同样的疾病，有无与遗传有关的疾病，如白化病、血友病、糖尿病等。对已经死亡的直系亲属要问明死因与年龄。

## （十）系统回顾

系统回顾是由很长的一系列直接提问组成，系统的、完整的回顾患者的资料，全面地评估以往已发生的健康问题及其与本次就诊原因的关系。通过系统回顾，可以避免问诊过程中患者或护理人员所忽略或遗漏的内容。现病史中已叙述过的疾病不需在既往史中重复。系统回顾的进行可根据实际需要采用不同的系统模式，通常有身体-心理-社会模式和 Gorden 的功能性健康型态模式等。

### 1. 身体-心理-社会模式

（1）身体方面 通常包括呼吸系统、心血管系统、消化系统、泌尿生殖系统、造血系统、内分泌与代谢系统、神经精神系统、肌肉骨骼系统八大系统，详见表2-1。

表 2-1　身体方面的系统回顾内容

| 系统 | 内容 |
|---|---|
| 呼吸系统 | 有无咳嗽、咳痰、咯血、胸痛、呼吸困难等 |
| 心血管系统 | 有无胸痛、心悸、胸闷、呼吸困难、水肿等 |
| 消化系统 | 有无口腔疾病,有无吞咽困难、食欲改变、嗳气、反酸、恶心、呕吐、呕血、腹痛、腹泻、腹胀等 |
| 泌尿生殖系统 | 有无尿急、尿频、尿痛、排尿困难,尿量及夜尿量,尿的颜色、清浊度,有无尿潴留及尿失禁等,是否伴有腹痛、水肿、出血等 |
| 造血系统 | 皮肤黏膜有无苍白、黄染、瘀斑、血肿,有无淋巴结增大、肝脾大、骨骼痛,有无乏力、头晕、眼花、耳鸣、烦躁、记忆力减退、心悸,有无营养、消化和吸收改变的情况等 |
| 内分泌与代谢系统 | 有无怕热、多汗、乏力、畏寒、头痛、视力障碍、心悸、食欲变化、烦渴、多尿、水肿等,有无肌肉震颤及痉挛,有无产后大出血,发育是否正常等 |
| 神经精神系统 | 有无头痛、失眠、嗜睡、记忆力减退、意识障碍、晕厥、痉挛、瘫痪、视力障碍、感觉及运动异常、性格改变、感觉与定向障碍,精神状态、思维过程、智力、能力、自知力等 |
| 肌肉骨骼系统 | 有无肢体麻木、疼痛、痉挛、萎缩、瘫痪等,有无关节肿痛、运动障碍、外伤、骨折、关节脱位、先天畸形等 |

（2）心理及社会方面　①精神状况：指目前的情绪、智力、感知功能，包括一般状况、情绪和心境、意识水平、定向力、记忆力、言语和沟通、思维过程、计算力、基本常识、抽象思维能力、感知力、判断力、洞察力；②对健康问题的理解水平：护理人员要了解一个特定的健康问题对患者的冲击，以及患者是否做好了足够的心理准备；③对压力的反应及应对能力：由个人对压力的反应，可以预测他对问题的解决能力；④价值观、人生观、受教育程度；⑤生活与居住环境、职业及工作环境：包括生活与工作环境中的卫生状况，有无威胁健康的因素存在，如饮食、饮水、空气的污染、噪声、工业毒物、放射线接触、粉尘吸入等；⑥人际关系、家庭状况：包括患者与周围人物关系的亲疏，在家庭中的地位，病后对家庭的影响及家人对患者的态度；⑦经济情况：家庭的经济状况，治疗费用是否给患者带来心理负担。

**2. 功能性健康型态模式**

Marjorie Gordon 于 1982 年提出了收集个案资料、判断个案健康问题、确立护理诊断架构的分类模式，被称为功能性健康型态 (functional health patterns，FHPs)。该模式涵盖个体的生理、心理、社会、文化、压力应对、生活行为等 11 个层面。

（1）健康感知-健康管理型态　自觉一般健康状况如何；此时健康状况如何；日常保健措施有哪些及其对健康的影响；有无烟、酒、毒品嗜好，使用量及时间，有无药物成瘾或药物依赖、剂量及持续时间；盐及油脂的摄入量；是否经常做乳房的自我检查；是否知道自己健康问题的原因；平日能否服从医护人员的健康指导。

（2）营养代谢型态　食欲及日常摄食的情况，包括食物的种类、性质及数量，有无饮食限制；是否使用营养品，如维生素或服用保健品等，其名称及使用情况；近期体重变化及其原因，有无采用控制体重的方法；有无吞咽或咀嚼困难；是否自觉有皮肤、指甲、毛发方面的变化；牙齿有无问题。

（3）排泄型态　每日排尿与排便次数、量、颜色、性状，有无异常改变及其诱发或影响因素，是否应用药物。

（4）运动活动型态　典型的一天活动情况如何，包括作息规律、日常活动及运动方式、活动耐力等；日常活动，如移动肢体、穿衣、沐浴、进食、如厕等自理能力及功能水平，是否需借助轮椅或拐杖等辅助工具。

（5）睡眠休息型态　日常睡眠情况；有无睡眠异常及其原因和影响因素；是否借助药物或其他方式入睡；睡醒后精神是否饱满。

（6）认知感知型态　有无视觉、听觉、味觉、嗅觉、记忆力、注意力、语言能力和定向力的改变，视、听上是否借助辅助工具；对新事物学习的能力如何；目前身体有无不适或疼痛，其部位、性质、程度及持续时间。

（7）自我感知与自我概念型态　自我评价如何；有无导致焦虑、抑郁、恐惧等不良情绪的因素。

（8）角色关系型态　职业社会交往情况；角色适应及有无角色适应不良；是否与家人同住，彼此关系如何；家庭结构与功能，是否存在家庭问题，家庭对患者患病或住院有何看法；是否参加社团活动；与朋友关系是否亲密，是否经常感到孤独；工作是否顺利；经济收入能否满足个人和家庭所需。

（9）性与生殖功能型态　性别认同，对性别角色是否满意；性生活情况，有无改变或障碍；女性月经史、婚育史等。

（10）压力与应对型态　是否经常感到紧张，平时如何解决，是否需借助烟酒或药物，效果如何，近期生活中有无重大变故，如何处理，能否成功，以及该事件对患者的影响。

（11）价值信仰型态　生活的力量及生活的意义如何；有无宗教信仰。

（孙国庆）

# 第二节　身体评估

身体评估是指护理人员运用自己的感官和借助简便的检查用具，客观地评估患者身体状况的方法。身体评估一般于问诊后开始，其目的是进一步验证问诊中所获得的有临床意义的症状，发现患者存在的体征，为确认护理诊断寻找客观依据。

## 一、常用器具和物品

身体评估常用的器具和物品见表2-2。

表2-2　身体评估常用的器具和物品

| 种类 | 器具或物品名称 |
| --- | --- |
| 必要器物 | 体温表、血压计、听诊器、手电筒、叩诊锤、压舌板、眼底镜、耳镜、别针或大头针、皮尺、消毒棉签、标记笔等 |
| 选择性器物 | 鼻窥镜、音叉、近视力表、胶布、纱布垫、手套、润滑油、阴道窥镜等 |

## 二、注意事项

① 护理人员应有高度的责任感和良好的医德修养，关心、体贴患者，以患者为中心。

② 环境安静、舒适，并具有私密性，光线自然明亮。

③ 评估前应洗手，以避免医源性交叉感染。

④ 护理人员应站在患者的右侧，充分暴露患者的评估部位，按一定顺序进行，避免不必要的重复和遗漏，通常先评估生命体征和一般情况，然后依次进行头、颈、胸、腹、脊

柱、四肢及神经系统的评估，必要时需进行生殖器、肛门和直肠的评估。

⑤ 身体评估过程中要做到全面、有序而有重点，动作要轻柔、准确、规范。

### 科学的洗手方法

洗手是指医务人员用肥皂（皂液）和流动水洗手，去除手部皮肤污垢、碎屑和部分致病菌的过程。具体步骤如下：在流动水下把双手淋湿，将适量肥皂或皂液均匀涂抹于整个手心、手背、手指及指缝，按以下七步清洗双手：①洗手掌，流水湿润双手，涂抹洗手液（或肥皂），掌心相对，手指并拢相互揉搓；②手指交叉，手心对手背揉搓；③手指交叉，手心相对揉搓；④弯曲一手的手指，在另一手的手心揉搓，交换进行；⑤一手握另一手拇指旋转揉搓，交换进行；⑥一手的五个指尖并拢在另一手的手心揉搓，交换进行；⑦洗手腕，手臂，揉搓手腕、手臂，双手交换进行。揉搓时间不少于 15s，最后用流动水将手冲洗干净，烘干或自然风干。

## 三、基本方法

身体评估的基本方法包括视诊、触诊、叩诊、听诊和嗅诊。要熟练掌握和运用这些方法并使评估结果准确可靠，必须反复的练习和实践，同时还需具备丰富的医学基础知识和护理专业知识。

### （一）视诊

视诊（inspection）是护理人员用眼睛来观察患者全身或局部表现的评估方法。全身情况如年龄、性别、发育、营养、意识、面容、体位、步态或姿势等。局部视诊如皮肤、黏膜、头面部、颈部、胸部、腹部、四肢关节等。某些特殊部位需借助仪器设备观察，如耳镜、眼底镜和内镜等。

视诊简单易行，能反复和持续进行，可以前后比较和动态观察，适用范围较广。视诊时需注意以下事项。

① 视诊最好在自然光下进行，也可借助灯光，但在观察黄疸和发绀时最好在自然光线下进行。

② 环境应当温暖，体位和裸露部分应当根据视诊的部位决定，并根据需要做一些动作，以配合检查。

③ 视诊应当全面系统，以免遗漏体征，并作两侧对比。视诊中应当根据主诉和鉴别诊断的需要，有的放矢、有重点地进行。

④ 视诊必须有丰富的医学知识和临床经验作为基础，否则会出现视而不见的情况。疾病的临床征象繁多，只有通过深入细致和敏锐的观察，才能发现对确定诊断具有重要意义的临床征象。

### （二）触诊

触诊（palpation）是护理人员通过手与患者体表被评估部位接触后的感觉或患者的反应，发现其身体某部位有无异常的评估方法。触诊能证实视诊所见，也可以明确或补充视诊尚未确定的一些体征，还可以发现视诊未能发现的体征。触诊在临床上适用范围广，尤其在腹部评估中最常采用。手的感觉以指尖和掌面皮肤最为敏感，因此多用这两个部位进行触诊。

### 1. 触诊方法

根据触诊时手施加压力大小不同，可分为浅部触诊法和深部触诊法。临床上应根据需要选择适当的触诊方法。

（1）浅部触诊法（light palpation） 护理人员用一手轻轻放在被评估的部位上，利用掌指关节和腕关节的协同动作，轻柔地进行滑动触摸。浅部触诊一般不会引起患者痛苦及肌肉紧张，因此有利于评估腹部有无压痛、抵抗感、搏动、包块和某些肿大的脏器等。浅部触诊适用于体表浅在病变、关节、软组织、浅部的动静脉和神经以及阴囊、精索等。

（2）深部触诊法（deep palpation） 护理人员用一手或两手重叠，由浅入深，逐渐加压，以达深部。深部触诊主要用于评估腹腔病变和脏器情况，触及的深度常在 2cm 以上，有时可达 4～5cm。根据检查目的和手法的不同又可分为以下几种。

① 深部滑行触诊法（deep slipping palpation）：嘱患者张口平静呼吸，或与患者谈话以转移其注意力，使腹肌尽量松弛。检查者以并拢的示指、中指、环指指端逐渐触向腹腔的脏器或包块，在被触及的脏器或包块做上下左右的滑动触摸。如为肠管或索条状包块，则沿与长轴相垂直方向滑动触诊。这种触诊法常用于腹腔深部包块和胃肠病变的检查。

② 双手触诊法（bimanual palpation）：右手置于被检查部位，而左手置于被检查脏器或包块的后部，并将其推向右手方向，这样除了可以起到固定作用外，还可以使被检查脏器或包块更接近体表，以利于右手触诊。常用于肝、脾、肾和腹腔肿块的检查。

③ 深压触诊法（deep press palpation）：以拇指或并拢的示指、中指逐渐深压，用以探测腹腔深部病变，或确定有无压痛点，如阑尾压痛点和胆囊压痛点等。在检查反跳痛时，即在深压的基础上迅速将手松开，并询问被检查者是否感觉疼痛加重或观察是否出现痛苦表情。

④ 冲击触诊法（ballottement）：又称浮沉触诊法。右手示指、中指、环指并拢，取 70°～90° 的角度，放置于腹壁上拟检查的相应部位，作数次急速而较有力的冲击动作。在冲击时即会有腹腔脏器在指端浮沉的感觉。这种方法一般只用于因大量腹水使腹腔脏器或包块难以触及者。因急速冲击可使腹水在脏器表面暂时移去，脏器随之浮起，使指端易于触及增大的肝、脾或腹腔包块。冲击触诊会使被检查者感到不适，操作时应避免用力过猛。

### 2. 触诊注意事项

① 护理人员应先向患者讲明触诊目的和配合要求。指甲要剪短，手要温暖，动作要轻柔。

② 患者应取适当体位，腹部触诊通常取仰卧位，下肢屈曲，双臂置于体侧，腹肌尽可能放松。

③ 评估下腹部时，应嘱患者排空大小便，以免将充盈的膀胱或粪块误诊为肿块。

④ 触诊时应由浅到深，由轻到重，先评估健康的部位，再评估可能有病变的部位。

⑤ 要熟悉脏器的正常位置、大小以及正常的变异，以免将腹直肌、浮肋、游走肾或器官异位误以为肿块。

★ **考点提示：深部触诊法的种类**

### （三）叩诊

叩诊（percussion）是护理人员用手指、手掌、拳头等叩击患者身体某部的表面，使之震动而产生音响，根据震动和音响的特点来判断被评估部位有无异常，或根据是否出现疼痛来判断病变的方法。叩诊多用于确定心、肺、肝、脾等脏器的边界，浆膜腔中液体或气体的多少，肺部病变大小与性质，以及子宫和膀胱有无胀大等情况。

**1. 叩诊方法**

根据不同的叩诊手法和目的，可分为直接叩诊法和间接叩诊法两种。

（1）直接叩诊法（direct percussion）　护理人员用并拢的右手示指、中指、环指的掌面直接拍击被评估的部位，借拍击的音响和指下的振动感来判断病变情况的方法称为直接叩诊法。这种叩诊法适用于胸部或腹部面积较广泛的病变，如胸膜粘连或增厚、大量的胸腔积液或腹水等。

（2）间接叩诊法（indirect percussion）　左手中指第二指节作为板指紧贴于拟叩诊部位，但不要重压，其他手指稍微抬起，勿与体表接触。右手指自然弯曲，以中指指端叩击左中指第二指骨的前端，叩击方向应与叩诊部位的体表垂直；叩诊时应以腕关节与掌指关节的运动为主，避免肘关节及肩关节参加运动。叩击动作要灵活、短促、富有弹性。叩击后右手中指应立即抬起，以免影响音响的振幅与频率。在一个部位叩诊时，每次只需连续叩击2~3下，如未能获得明确印象，可再连续叩击2~3下，不间断地连续叩击反而不利于对叩诊音的分辨。叩击力量要均匀适中，使产生的音响一致，才能正确判断叩诊音的变化。对待不同的检查部位，叩击力量应视具体情况决定，被评估部位范围比较大、位置比较深时，则需使用中度叩诊法，如确定心脏或肝的绝对浊音界；当被评估脏器或病灶位置距体表较深，约达7cm时则需使用重（强）叩诊法。

**2. 叩诊音**（percussion sound）

叩诊时被叩诊部位产生的音响。组织或器官因密度、弹性、含气量以及与体表距离不同，可产生不同的叩诊音。根据音响的频率（音调高低）、振幅（音响强弱）和是否乐音（音律和谐）的不同，在临床上常分为清音、鼓音、过清音、浊音、实音五种。

（1）清音（resonance）　是一种音调低、音响较强，其频率为100~128次/秒，振动持续时间较长的非乐性叩诊音，是正常肺部的叩诊音，提示肺组织的弹性、含气量、致密度正常。

（2）鼓音（tympany）　是一种和谐的乐音，与清音相比音响更强，振动持续时间也较长，在叩击含有大量气体的空腔脏器时出现的叩诊音，正常人见于左侧前下胸的胃泡区及腹部，病理情况可见于肺空洞、气胸、气腹等。

（3）过清音（hyperresonance）　是属于鼓音范畴的一种变音，介于鼓音与清音之间，音调较清音低，音响较清音强，为一种类乐音，是正常成人不会出现的一种叩诊音，临床上常见于肺组织含气量增多、弹性减弱时，如肺气肿。

（4）浊音（dullness）　是一种音调较高、音响较弱、振动持续时间较短的非乐性叩诊音，在叩击被少量含气组织覆盖的实质脏器时出现。如叩击心脏或肝被肺的边缘所覆盖的部分，或在病理状态下如肺炎（肺组织含气量减少）时叩击所表现的叩诊音。

（5）实音（flatness）　又称重浊音或绝对浊音，音调较浊音更高，音响更弱，振动持续时间更短的非乐性叩诊音。如叩击实质脏器心或肝所产生的音响，病理状态见于大量胸腔积液或肺实变等。

几种叩诊音及其特点见表 2-3。

表 2-3　叩诊音及其特点

| 叩诊音 | 音响强度 | 音调 | 持续时间 | 正常存在部位 | 临床意义 |
|---|---|---|---|---|---|
| 实音 | 最弱 | 最高 | 最短 | 实质脏器部分 | 大量胸腔积液、肺实变 |
| 浊音 | 弱 | 高 | 短 | 心、肝被肺缘覆盖部分 | 肺炎、胸膜增厚 |
| 清音 | 强 | 低 | 长 | 正常肺部 | 无 |
| 过清音 | 更强 | 更低 | 更长 | 无 | 阻塞性肺气肿 |
| 鼓音 | 最强 | 低 | 最长 | 胃泡区和腹部 | 肺空洞、气胸、气腹 |

### 3. 叩诊的注意事项

① 环境要安静，以免影响叩诊音的判断，患者裸露部位不应感到寒冷，使肌肉充分放松，护理人员手要温暖。

② 患者应保持适当体位，如胸部叩诊，可取坐位或仰卧位，腹部叩诊常取仰卧位，少量腹水时，嘱被检查者侧卧位或膝胸位。

③ 叩诊要按一定顺序进行，从上到下，从前到后，并作两侧对比，注意对称部位音响的异同，还要注意不同病灶的震动感差异。

④ 根据检查部位和检查目的而选择适当的叩诊方法。

★ 考点提示：叩诊音的分类及其临床意义

### （四）听诊

听诊（auscultation）是护理人员用耳或借助听诊器听取发自患者身体各部的声音，并根据音响强弱、音调高低、声音性质以及变化来判断脏器是否正常的一种评估方法。常用于心、肺、腹部的评估。

### 1. 听诊方法

听诊可分为直接听诊和间接听诊两种方法。

（1）直接听诊法（direct auscultation）　是听诊器问世之前所采用的听诊方法。即用耳郭直接贴附在患者的体壁上进行听诊，用这种方法所听得的体内声音很微弱。该方法即不卫生也不便施行，故目前只有在某些特殊或紧急情况下才采用。广义的直接听诊包听语声、咳嗽、呃逆、呼吸、啼哭、嗳气、肠鸣音、骨擦音等患者身体某一器官发出的任何音响，这些声音可为护理诊断提供有价值的诊断线索。

（2）间接听诊法（indirect auscultation）　是指用听诊器进行听诊的方法。此法方便，可在任何体位时使用，而且对脏器运动的声音能起到放大的作用。间接听诊法的使用范围广，除心、肺、腹外，还可听取血管、皮下气肿、肌束颤动、关节活动、骨折断面摩擦音等。

### 2. 听诊注意事项

① 环境应安静和温暖，在寒冷季节应使听诊胸件暖和后再接触被检查者体表。

② 听诊时应根据需要嘱患者取适当的体位，一般取坐位或卧位，有时需配合呼吸运动或变换体位后再听诊。

③ 评估部位应充分显露，切忌隔着衣服听诊，以免衣服摩擦发出音响，胸件应紧贴体表，避免与皮肤摩擦产生附加音，但也不宜过度用力，导致患者不适。

④ 听诊时注意力要集中，听诊一个器官时应摒除其他器官音响的干扰，如听肺部呼吸

音或啰音时，应暂时忽略心音和心脏杂音。

⑤ 正确使用听诊器，临床上最常用的听诊器由耳件、胸件（或称体件）、连接管等部分组成。听诊前应注意检查耳件方向是否正确，硬管和软管管腔是否通畅。胸件分钟型和膜型两种，钟型胸件用于小部位的听诊，如小儿肺部、瘦人的肋间等，低调声音听诊效果较好，如二尖瓣狭窄的隆隆样舒张期杂音；膜型胸件适用于较大部位听诊，高调声音听诊效果较好，如主动脉瓣关闭不全的叹气样杂音。

⑥ 听诊应与视诊、触诊、叩诊结合起来。听诊肺部时应上、下、左、右对照鉴别。

**知识链接**

### 听诊器的由来

在听诊器未发明以前，医生对心肺的听诊是把耳朵直接贴在患者的胸壁上进行的。这种听诊方法有时很难听清楚，而且也不方便。1816 年，巴黎医生 René Laennec（1781—1826 年）受到儿童敲击木头玩通讯游戏的启发，用两端各有喇叭形听筒的空心木管听到了清晰的心跳声，这就是世界上最早的听诊器，被称为"医生之笛"。后来经过长期的临床实践，不断改进，听诊器逐渐形成现在的样子，并在临床广泛应用。

### （五）嗅诊

嗅诊（smelling）是通过嗅觉来判断发自患者的异常气味与疾病之间关系的一种评估方法。异常气味大都来自皮肤、黏膜、呼吸道、胃肠道、呕吐物、排泄物和脓液等。嗅诊时护理人员可用手将气味扇向自己的鼻部，然后仔细判断气味的特点与性质。临床上经常用嗅诊检查的有汗液味、呼吸味、痰液味、呕吐物味、粪便味、尿液味和脓液味等，其临床意义见表 2-4。

表 2-4　临床常见气味及其临床意义

| 气味来源 | 临床意义 |
| --- | --- |
| 呼吸 | 浓烈的酒精味见于饮酒后或醉酒者；刺激性大蒜味见于有机磷中毒；烂苹果味见于糖尿病酮症酸中毒；氨味见于尿毒症；肝臭味见于肝性脑病 |
| 汗液 | 酸性汗味见于风湿热或长期服用水杨酸类药物者，特殊的狐臭味见于腋臭等 |
| 痰液 | 血腥味见于大咯血；恶臭味提示可能为厌氧菌感染，见于支气管扩张症或肺脓肿 |
| 脓液 | 恶臭味提示可能为气性坏疽或厌氧菌感染 |
| 呕吐物 | 酸臭味提示食物在胃内停留时间长，见于幽门梗阻；粪臭味见于肠梗阻 |
| 粪便 | 腐败性臭味多因消化不良引起；腥臭味见于细菌性痢疾；肝臭味见于阿米巴痢疾 |
| 尿液 | 浓烈的氨味多因尿液在膀胱内被细菌发酵所致，多见于膀胱炎或尿潴留；鼠尿味见于苯丙酮尿症；烂苹果味见于糖尿病酮症酸中毒；大蒜味见于有机磷中毒；腐臭味见于膀胱癌晚期 |

★ 考点提示：临床常见气味及其临床意义

（孙国庆）

# 第三节　健康评估基本方法实训指导

## 实训一　护理问诊的基本方法

【实训目的】

1. 通过问诊采集病史，要求内容完整、系统且逻辑性强。

2. 在问诊中体现出问诊技巧，与患者建立良好的护患关系。

3. 重点询问现病史，熟知现病史的涵盖内容。

4. 整理问诊内容，书写护理病历的病史部分，交教师审阅、修改。

【实训器材】

评估者、被评估者（均由学生扮演）准备；入院评估表、问诊教学视频资料；教师提供的病史资料。

【实训内容】

1. 一般资料

姓名、性别、年龄、婚姻、籍贯、职业、民族、住址、入院时间、病历记录日期、病史来源及可靠性。

2. 主诉

患者就诊的最主要症状或体征及持续时间。

3. 现病史

病史的主要部分，包括以下内容：①起病情况：起病日期，起病缓急、引起的原因及诱因；②主要症状的特点：部位、性质、持续时间、程度、缓解方式等；③伴随症状；④病情的发展与演变：起病后病情呈持续性或间歇性发作，进行性加剧或逐渐好转等；⑤诊疗经过：患者发病后接受检查与治疗的经过，包括检查时间、方法、结果及治疗时间、药名、剂量、疗程、治疗效果，应详加询问（病名及药名记录时应加引号）；⑥一般情况：包括起病后的精神状态、饮食、大小便、睡眠、体重及劳动耐力改变情况等。

4. 既往史

既往一般健康状况，包括系统回顾。

5. 个人史

个人史包括社会经历、职业及工作条件、习惯嗜好及冶游史等。

6. 月经婚育史。

7. 家族史。

【实训方法】

1. 实训前由教师设计好 2 个以上患者的基本资料（包括年龄、性别、家庭情况、主要症状等）。

2. 学生分组，5 个人一小组。角色扮演及互换：组中学生分别扮演被评估者和评估者，并互换角色训练。

3. 采集病史时，每组由评估者与被评估者交谈，其他同学作记录，必要时补充。

4. 问诊过程中，教师巡回指导，发现问题及时纠正。

5.学生将采集到的资料及时进行分析、归纳、整理。书写病历的病史部分，交教师修改。

**【注意事项】**

1.注意衣帽整洁，不穿戴工作衣帽者不得进入实训室。

2.实训室内要保持肃静，遵守实训规则，服从教师指导。不得随意搬动实训室内的器材、标本、药品等，实训完毕要保持实训室整齐清洁。

# 实训二　身体评估的基本方法

**【实训目的】**

1.熟悉身体评估前的准备工作。

2.应用身体评估的基本方法，客观地评估患者身体状况。

3.身体评估过程中要做到全面、有序而有重点，动作要轻柔、准确、规范。

**【实训器材】**

身体评估教学视频资料，体温表、血压计、听诊器、手电筒、叩诊锤、压舌板、别针或大头针、皮尺、消毒棉签、标记笔等。

**【实训内容】**

1.视诊

全身情况如年龄、性别、发育、营养、意识、面容、体位、步态或姿势等，局部视诊如皮肤、黏膜、头面部、颈部、胸部、腹部、四肢关节等。

视诊注意事项：①自然光线下进行；②环境温暖，体位和裸露部分根据视诊的部位决定；③全面系统地视诊，避免遗漏体征，并作两侧对比。

2.触诊

触诊包括：①浅部触诊法：护理人员用一手轻轻放在被评估的部位上，利用掌指关节和腕关节的协同动作，轻柔地进行滑动触摸；②深部触诊法：护理人员用一手或两手重叠，由浅入深，逐渐加压以达深部。

触诊注意事项：①剪短指甲，手要温暖，动作要轻柔；②触诊时由浅到深，由轻到重，先评估健康的部位，再评估可能有病变的部位；③腹部触诊取仰卧位，下肢屈曲，双臂置于体侧，放松腹肌。

3.叩诊

叩诊包括：①直接叩诊法：护理人员以并拢的右手示指、中指和环指的掌面直接拍击被评估的部位，借拍击的反响和指下的振动感来判断病变情况的方法；②间接叩诊法：左手中指第二指节作为板指紧贴于拟叩诊部位，但不要重压，其他手指稍微抬起，勿与体表接触。右手指自然弯曲，以中指指端叩击左中指第二指骨的前端，叩击方向应与叩诊部位的体表垂直；叩诊时应以腕关节与掌指关节的运动为主，避免肘关节及肩关节参加运动。叩击动作要灵活、短促、富有弹性。

（1）叩诊音　在临床上常分为清音、鼓音、过清音、浊音、实音五种。

（2）叩诊注意事项：①环境安静，肌肉充分放松，护理人员手要温暖；②胸部叩诊取坐位或仰卧位，腹部叩诊取仰卧位；③按顺序进行叩诊，从上到下，从前到后，并作两侧对比，注意对称部位音响的异同，还要注意震动感的差异。

4.听诊

用听诊器进行听诊，熟悉听诊器的结构，掌握听诊器的正确使用方法。

听诊注意事项：①听诊前检查耳件方向是否正确，硬管和软管的管腔是否通畅；②环境安静，充分显露评估部位，并使听诊器胸件暖和后再接触被评估者体表；③取坐位或卧位，可配合呼吸运动或变换体位后再听诊；④听诊时注意力集中，摒除其他音响的干扰。

## 【实训方法】

1. 观看教学视频。

2. 教师示范，并强调动作要点和注意事项。

3. 学生分组，2个人一小组。角色扮演及互换：组中学生分别扮演患者和评估者，并互换角色训练。

4. 学生实训过程中，教师巡回指导，发现问题及时纠正。

5. 学生将身体评估情况及时进行分析、归纳、整理。

## 【注意事项】

1. 注意衣帽整洁，不穿戴工作衣帽者不得进入实训室。遵守实训规则，服从教师指导，不大声喧哗，保持环境安静；保持实训室清洁。

2. 按照教师示教的方法，训练规范化的操作手法。

3. 体温表损坏、血压计水银泄漏后参照"有害物、毒物处理办法"处理。

(孙国庆)

## 思考题

1. 问诊的重要性体现在哪些方面？问诊的内容主要包括哪些？

2. 身体评估的基本方法有哪些？身体评估时须注意的事项有哪些？

3. 叩诊音临床分为哪几种？其临床意义是什么？

# 第三章

# 身体评估

【学习目标】

◆ **掌握**：全身状态评估、头部评估、胸部评估、神经系统评估。

◆ **熟悉**：腹部评估、四肢评估。

◆ **了解**：颈部评估、生殖器、肛门与直肠评估。

◆ **应用**：熟练掌握胸部心肺听诊、神经系统评估手法。

**案例导入**

**案例回放：**

李某，62岁，男性。15年前曾患急性肝炎，住院1个月行保肝治疗，多次复查肝功能正常后出院。因工作原因，平常多有应酬，常大量饮酒，每日4～6两白酒。其妻为农民，瘫痪在床，无子女，家境困难，主要靠其一人收入，故一直坚持工作。近3个月来常感周身乏力，食欲减退，右上腹胀满。1周前因出差劳累出现腹胀和失眠。3日前无明显诱因出现腹泻，呈水样便，每日4～6次，自服盐酸小檗碱片（黄连素）未见好转。昨天出现畏寒、发热，同事发现其巩膜黄染。今晨呕出咖啡样胃内容物约800ml，遂来医院就诊。

**思考问题：**

1.根据病史，临床考虑李某可能罹患肝硬化，需进一步作全面身体评估，可能发现哪些有临床价值的体征？

2.如何规范、全面地完成该患者的身体评估？

## 第一节　全身状态评估

全身状态评估是对评估对象一般状况的概括性观察，评估内容包括性别、年龄、生命征、发育与体型、营养状态、意识状态、面容与表情、体位与步态等。

### 一、性别

正常成人性别（sex）特征很明显，一般不难判断。某些特殊患者，如真、假两性畸形，需作专科检查或细胞染色体核型分析方能确定其性别。性征的正常发育，在女性与雌激素和雄激素有关，在男性仅与雄激素有关。评估方法主要是观察第二性征、生殖器。

评估时应注意性别与疾病的关系，一方面，由于性别与某些疾病的发生有一定的关系，如甲状腺疾病和系统性红斑狼疮多见于女性，而甲型血友病仅见于男性；另一方面，某些疾病又可引起发育和性征的改变，如肾上腺皮质肿瘤或增生可引起女性患者男性化表现等。

## 二、年龄

患者的年龄（age）一般通过医生的问诊获得。但在某些特殊的情况下，如患者故意隐瞒真实年龄或意识障碍时，则需通过询问知情人或通过观察来评估。评估方法可根据患者皮肤的弹性、肌肉的状态、毛发的颜色与分布、面部皱纹的有无以及皱纹的深浅、颈部皮肤的松弛程度、牙齿的坚固性等来粗略地判断一个人的大致年龄。因环境因素、疾病对个人的发育速度和衰老程度及机体状态均可产生一定的影响。

患者的年龄与疾病的发生和预后有一定的关系。如佝偻病、麻疹、水痘等多见于儿童，结核病、风湿热等多见于青少年；冠状动脉硬化性心脏病、恶性肿瘤、高血压等多见于中老年。一般青年人患病易康复，预后较好，老年人则康复较慢，预后较差。

## 三、生命征

生命征（vital sign）包括体温、呼吸、脉搏、血压，是评估生命活动存在与否和质量的重要指标，是身体评估时的必测项目之一。

### （一）体温

#### 1. 体温测量方法与正常范围

体温（temperature，T）是临床常规评估内容之一，但通常只测体表温度来观测体温的变化。测量体温的方法有 3 种，即口测法、腋测法和肛测法。测量体表温度的方法不同，其正常值范围也有一定的差异。口测法正常值范围为 36.3～37.2℃；肛测法正常值范围为36.5～37.7℃；腋测法正常值范围为 36～37℃。许多疾病可引起体温的变化，通过分析体温变化的特点，对于观察病情演变、明确疾病诊断和判断疾病预后均有重要意义。

★ **考点提示：各种体温测量的正常值**

正常人体温在 24h 内略有波动，一般相差不超过 1℃。早晨略低，下午略高，运动、进食后、妇女月经期前或妊娠时略高，老年人体温略低，属生理情况下的正常变异。体温超过正常范围时称为发热。

#### 2. 体温的记录方法

每次体格检查均应测量并记录体温，国内一般按摄氏法记录。将每次测得的体温结果，用蓝色的笔标记在体温记录单相应的坐标点上，将相邻标记点之间用线段相连形成体温曲线，对疾病的诊断有一定的价值。住院患者一般每日测量体温 2 次，发热患者每日测量体温4～6 次，必要时可随时测量。

★ **考点提示：体温记录单的绘制**

#### 3. 体温测量误差常见的原因

（1）测量体温前未将体温计的汞柱甩到 35℃以下，可使测量结果偏高。

（2）检测局部冷热物品的影响，可使结果偏低或偏高。如饮用过冷或热性饮料后，可影响患者口温的测量结果。

（3）测腋温时未夹紧上臂（如病情危重或意识障碍、消瘦的患者）或测口温时未闭紧双唇或测肛温时直场内有积粪，均可使结果偏低。

#### （二）呼吸

##### 1. 呼吸测量的方法与正常范围

正常人呼吸（respiration，R）的节律规整，深浅适宜，评估呼吸时应在患者不察觉的情况下进行，常用观察的方法记录呼吸的频率、节律和深度（图3-1）。

呼吸频率因年龄、性别而异。正常成人安静状态下，呼吸 12～20 次/分，呼吸与脉搏之比为 1：4，呼吸频率和深度受许多外界因素的影响，如气候、运动、进食、精神激动等。

★ **考点提示：呼吸的测量方法与正常值**

##### 2. 异常呼吸的类型及临床意义

（1）呼吸频率的异常　①呼吸过缓：指成人呼吸频率低于 12 次/分。呼吸浅慢见于麻醉药或镇静药过量、颅内压增高等；②呼吸过速：指成人呼吸频率超过 24 次/分，见于发热、甲状腺功能亢进症、贫血及心力衰竭等。一般体温每升高 1℃，呼吸加快 4 次/分。

（2）呼吸深度的异常　①呼吸浅快：见于肥胖、呼吸肌麻痹、腹水、严重鼓肠、肺炎、胸腔积液等；②呼吸深快：见于剧烈运动和情绪激动等；③呼吸深慢：见于代谢性酸中毒，如糖尿病酮症酸中毒和尿毒症酸中毒，此种深长的呼吸称为库斯莫尔（Kussmaul）呼吸。

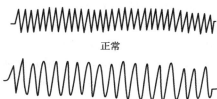

正常

呼吸过缓

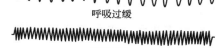

呼吸浅快

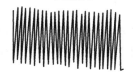

呼吸深快

图 3-1　呼吸频率、节律和深度的变化

（3）呼吸节律异常　①潮式呼吸：又称 Cheyne-Stokes 呼吸，是一种由浅慢逐渐变为深快，然后再由深快逐渐变为浅慢，随之出现一段呼吸暂停后，又开始重复以上变化的周期性呼吸。潮式呼吸的周期可长达 30s 至 2min，暂停期可持续 5～30s，所以要较长时间的仔细观察才能发现。②间停呼吸：又称 Biots 呼吸。表现为有规律呼吸几次后，突然停止一段时间，又开始呼吸，如此周而复始。同潮式呼吸相比，该呼吸的深度大致相等。

以上两种周期性呼吸节律变化均表示呼吸中枢的兴奋性降低，使调节呼吸的反馈系统失常。只有当缺氧严重，二氧化碳潴留到一定程度时，才能刺激呼吸中枢兴奋，促使呼吸恢复和加强。随着二氧化碳的呼出，呼吸中枢又失去有效的刺激，呼吸再次减弱或暂停。这两种呼吸节律的变化多见于中枢神经系统的疾病，如脑炎、脑膜炎、颅内压增高、糖尿病酮症酸中毒、巴比妥中毒等。临床上以潮式呼吸多见，而间停呼吸更严重，预后不良，常在临终前发生。然而，必须注意老年人熟睡时也可出现潮式呼吸，此为脑动脉硬化、中枢神经供血不足的表现。

★ **考点提示：异常呼吸的类型与特点**

#### （三）脉搏

##### 1. 脉搏评估的方法与正常范围

脉搏（pulse，P）通常是指动脉的搏动。一般检查桡动脉，必要时可检查颞动脉、颈动脉、肱动脉、股动脉、足背动脉等，检查脉搏时应注意两侧对比。正常情况下，脉率与心率一致，成人 60～100 次/分，节律整齐，强度一致，两侧差异很小。

评估的方法通常用并拢的示指、中指及环指的指腹平放于桡动脉之上，适当加压，进行触摸。评估时应注意脉搏的频率、节律、紧张度、幅度以及脉管壁的状态等。

**2. 病理情况下的异常脉搏及临床意义**

（1）速脉　正常成人安静状态下脉搏频率超过 100 次/分，称为速脉，见于心动过速、发热、贫血、甲状腺功能亢进症、休克、心力衰竭等。

（2）缓脉　成人脉搏频率少于 60 次/分，称为缓脉。见于窦性心动过缓、颅内压增高、阻塞性黄疸、甲状腺功能减退症等。

（3）不整脉　为脉搏快慢不整、间歇长短不一，见于各种心律失常。正常情况下，脉率与心率一致，若脉率少于心率，称为脉搏短绌。见于心房颤动、室性期前收缩等。

（4）交替脉（pulsus alternans）　脉搏节律正常而强弱交替出现，称为交替脉，是左心衰竭的重要体征，常见于心肌炎、冠状动脉粥样硬化性心脏病（简称冠心病）、高血压性心脏病等。

（5）奇脉（paradoxical pulse）　吸气时脉搏显著减弱或消失，又称"吸停脉"。常见于心包积液、缩窄性心包炎，是心包填塞的重要体征之一。

（6）水冲脉（water hammer pulse）　脉搏洪大有力，骤起骤落，犹如水浪冲击，故称水冲脉。见于主动脉瓣关闭不全、严重贫血、甲状腺功能亢进症等脉压增大的疾病。评估时可嘱患者手臂抬高过头，然后触其脉搏。

（7）无脉（pulseless）　即脉搏消失，见于各种原因的心排出量下降。如主动脉狭窄、心包炎、心肌炎、休克等。

★ **考点提示：各种异常脉搏的特点**

**（四）血压**

体循环动脉血压简称血压（blood pressure，BP），是重要的生命体征。心室收缩动脉内最高压力称为收缩压；心室舒张动脉内最低压力称为舒张压。收缩压和舒张压之差称为脉压。

**1. 血压测量方法**

目前广泛采用测量血压的方法是袖带加压法，也称间接测量法，使用血压计测量。血压计有汞柱式、弹簧式和电子血压计，其中以汞柱式血压计最常用。嘱被检查者取坐位或仰卧位，在评估前休息 5～10min，裸露右上肢，伸直并轻度外展，使肱动脉与心脏同高（坐位平第 4 肋间、卧位平腋中线），并与血压计"0"点在同一水平线上。将袖带气囊中央部分对准肱动脉缚于上臂，松紧适度，以袖带与上臂之间容下两手指为宜，袖带下缘距肘窝横纹 2～3cm。检查者触及肱动脉搏动后，向袖带内充气加压，待肱动脉搏动消失后，再使汞柱上升 20～30mmHg，然后将听诊器体件置于肱动脉搏动处，适当加压，切勿把体件置于袖带下。缓慢放气，使汞柱以每秒大约 2mm 速度下降，并平视汞柱，根据听诊结果读出血压值。听到第一声响时的汞柱数值为收缩压，汞柱继续下降，声音逐渐增强，继而声音突然变小、低沉，最后声音消失。一般声音消失时汞柱数值为舒张压。

某些特殊情况如多发性大动脉炎时，需要测四肢血压对比。测量下肢血压的方法与上肢相似，但需用较宽的袖带，被检查者俯卧，袖带缚于腘窝上 3～4cm，听诊器体件置于腘动脉上测量。正常时，两侧肢体血压可相差 5～10mmHg，下肢血压可比上肢血压高 20～

40mmHg。

### 2. 血压的记录方法

计量单位为 mmHg（毫米汞柱），血压的记录格式为"收缩压/舒张压 mmHg"，例如"120/90mmHg"。

### 3. 血压测量注意事项

（1）测量前要核对血压计，使汞柱顶端在零刻度。

（2）测压时血压计不能倾斜，汞柱保持垂直。

（3）注意袖带宽度，因袖带宽度影响测量结果，袖带过宽，测出的血压偏低，过窄则血压偏高。应使用适当大小的袖带，宽度成人一般为 12cm，儿童为 9cm。

（4）袖带与被测肢体之间不应隔有衣服，袖带上方衣服不能太紧，以免影响测量结果。

（5）向袖带内充气速度要快，使汞柱迅速上升到预计的高度，放气速度要慢，2mmHg/s。

（6）临床上，为部分患者测血压时，在收缩压与舒张压之间出现无音区，即听诊间歇，应注意，否则可导致舒张压偏高或收缩压偏低。

### 4. 血压标准

目前我国成人血压标准根据 2011 中国高血压防治指南的标准，见表 3-1。

**表 3-1　血压水平的定义和分类**（18 岁以上成人）

| 类别 | 收缩压/mmHg | 舒张压/mmHg |
|---|---|---|
| 正常血压 | <120 | <80 |
| 正常高值 | 120～139 | 80～89 |
| 1 级高血压（轻度） | 140～159 | 90～99 |
| 2 级高血压（中度） | 160～179 | 100～109 |
| 3 级高血压（重度） | ≥180 | ≥110 |
| 单纯收缩期高血压 | ≥140 | <90 |

### 5. 血压变化的临床意义

（1）高血压　若采用标准测量方法，经过至少 3 次非同日测量，收缩压≥140mmHg 和（或）舒张压≥90mmHg，即为高血压。见于原发性高血压、肾动脉狭窄、嗜铬细胞瘤；急、慢性肾炎等。

（2）低血压　指血压低于 90/60mmHg，常见于休克、急性心肌梗死，亦见于极度衰弱者等。少数正常人血压一贯偏低，但无任何症状，称为体质性低血压。

（3）两上肢血压差异常　指两上肢血压相差大于 10mmHg，主要见于多发生大动脉炎、先天性动脉畸形等。

（4）上下肢血压差异常　正常下肢血压比上肢高 20～40mmHg，如下肢血压等于或低于上肢血压，可见于主动脉缩窄、胸腹主动脉炎、髂动脉或股动脉栓塞等。

（5）脉压变化　收缩压和舒张压之差称为脉压，正常脉压为 30～40mmHg。脉压大于 40mmHg，为脉压增大。常见于主动脉瓣关闭不全、甲状腺功能亢进症、严重贫血、老年主动脉硬化等；脉压小于 30mmHg 为脉压减小，常见于主动脉瓣狭窄、休克、心包积液、缩窄性心包炎等。

★ 考点提示：血压的测量方法、记录方法与判断标准

## 四、发育与体型

### （一）发育

发育（development）一般通过患者的年龄、智力及体格成长状态（包括身高、体重、第二性征等）综合判断，发育正常的个体其年龄、智力水平、体格成长状态是相对一致且比较均衡的。在个体发育成年之前，随着年龄的增长，体格不断成长，到青春期会出现一段生长速度加快的青春期急速成长过程，称之为青春期急激生长（adolescent spurt）。

人体的正常发育与多种因素相关：种族、遗传、内分泌、营养与代谢、生活环境、锻炼程度等。成年人发育正常的指标包括：①头部的长度为身高的 $1/8\sim1/7$；②胸围为身高的 $1/2$；③双上肢充分伸展后距离与身高基本相等；④身体上部量（头顶至耻骨联合上缘）与下部量（耻骨联合上缘至足底）基本相等。正常人各年龄组的身高与体重之间存在一定的对应关系。

临床上常见的病态发育通常与内分泌的改变密切相关。在个体发育成熟之前，如果出现垂体前叶功能亢进，会导致体格发育异常高大（身高超过 2m），称为巨人症（gigantism）；如果出现垂体功能减退，会导致体格异常矮小（身高低于 1.3m），称为侏儒症（pituitary dwarfism）。甲状腺对体格发育具有非常重要的促进作用，在个体发育成熟前，甲状腺功能发生亢进，会出现因代谢增强、食欲亢进导致的体格发育有所改变；如发生甲状腺功能减退，会出现体格矮小并伴随智力低下，称为呆小症（cretinism）。

性激素会决定第二性征的发育，性激素分泌改变会导致第二性征的改变。如男性出现胡须毛发稀少，皮下脂肪丰满，外生殖器发育不良，声音女性化；女性出现乳房发育不良，闭经、多毛、皮下脂肪减少、声音男性化。性激素分泌异常对体格也具有一定影响，性早熟的儿童在初期体格发育超过同龄儿童，但后期会因骨骺过早闭合而影响后期的发育，成年之后身高反而不及同龄人。婴幼儿期的营养不良也会影响发育，如维生素 D 摄入不足或吸收障碍会导致佝偻病（rachitis）。

### （二）体型

体型（habitus）是机体各部发育的外观表现，它包括骨骼、肌肉生长与脂肪分布的状态等。通过对体型特点的观察与分析，可帮助诊断某些疾病。临床上将成人的体型分为三种。

**1. 无力型（瘦长型）**

体高肌瘦，颈细长，肩窄下垂，胸廓扁平，腹上角小于 90°。

**2. 正力型（匀称型）**

机体各部均称适中，一般正常人多为此型。

**3. 超力型（矮胖型）**

身体矮胖，颈粗肩宽，面红，胸宽厚，腹上角大于 90°。

## 五、营养状态

营养状态（nutritional status）与食物的摄入、消化、吸收和代谢等因素有关，其好坏

可以作为评估健康和疾病严重程度的指标之一。营养过度和不良都是营养状态的改变，前者会引起肥胖，后者会导致消瘦。

营养状态较易评估，通常依据皮肤、毛发、皮下脂肪、肌肉情况等进行综合判断。测量一定时期内体重的增减是观察营养状态最常用的方法，于清晨、空腹、排便排尿后，穿单衣测量体重。成人的理想体重可参考下列公式：理想体重（kg）＝身高(cm)－105。一般认为体重在理想体重的±10％范围均为正常，超出理想体重的10％～20％为超重，超过20％为肥胖（obesity），低于理想体重的10％～20％为消瘦（emaciation），低于20％为明显消瘦，极度消瘦称为恶病质（cachexia）。

### （一）营养状态分级

#### 1. 良好

黏膜红润，皮肤有光泽，弹性好，皮下脂肪丰满，皮褶厚度正常，肌肉结实且厚度正常，指甲毛发润泽，肋间隙及锁骨上窝深浅适中，肩胛骨和股部肌肉丰满，体重和体质指数在正常范围或略高于正常。

#### 2. 不良

皮肤黏膜干燥，弹性下降，皮下脂肪菲薄，皮褶厚度低于正常，肌肉松弛，厚度低于正常，指甲粗糙没有光泽，毛发稀疏，肋间隙、锁骨上窝凹陷，肩胛骨和髂骨突出，体重和体质指数明显低于正常值。

#### 3. 中等

介于以上两者之间。

### （二）常见异常营养状态

#### 1. 营养不良

由于摄入不足和（或）消耗增多引起，通常轻微的或短期的疾病不会导致营养状态的异常，因此营养不良多见于长期或严重的疾病。体重减轻至低于正常值的10％时称为消瘦（emaciation），极度消瘦者称为恶病质。引起营养不良的常见原因主要有以下几个方面。

（1）摄食障碍  常见于食管、胃肠道疾病，神经系统疾病，肝、肾等内脏疾病引起的恶心、呕吐等。

（2）消化障碍  常见于胃、肠、胰腺、肝及胆道疾病引起的消化液或酶的合成和分泌减少，影响消化和吸收。

（3）消耗增多  常见于慢性消耗性疾病和严重神经精神因素的影响，如长期活动性肺结核、恶性肿瘤、代谢性疾病、内分泌疾病，出现糖类、脂类和蛋白质的消耗过多。

#### 2. 营养过度

营养过度表现为体内脂肪积聚过多，体重增加，超过标准体重的20％以上者称为肥胖（obesity），肥胖的最常见原因是摄入热量过多，超多消耗量，一般与遗传、内分泌、生活方式、运动量和精神因素有关。根据病因可进一步划分为外源性肥胖和内源性肥胖。在无水肿存在的情况下，肥胖还可以用体重指数（body mass index，BMI）来衡量：

$$体重指数(BMI)＝体重(kg)/[身高(m)]^2$$

我国成人的正常范围为18.5～24。按国际卫生组织（WHO）的标准，男性BMI大于27、女性BMI大于25即为肥胖症。肥胖的主要原因是摄食过多，摄入量超过消耗量，过剩的营养物质转化为脂肪积存于体内。遗传、内分泌、生活方式、运动及精神因素等对肥胖也有影响。临床上肥胖可分单纯性肥胖和继发性肥胖。

> **知识链接**
>
> **肥胖分类**
>
> 单纯性肥胖：指无明显内分泌代谢病因而出现的肥胖症，常有一定的遗传倾向。表现为全身脂肪分布均匀，无神经、内分泌、代谢等系统的功能或器质性异常。
>
> 继发性肥胖：常由下丘脑病变、内分泌、代谢疾病如腺垂体功能减退症、甲状腺功能减退症、皮质醇增多症及胰岛素瘤等引起。如下丘脑病变所致的肥胖性生殖无能综合征（Frohlich综合征），女性表现为生殖器发育障碍、闭经；男性则表现为女性体型。肾上腺皮质功能亢进症（库欣综合征）表现为向心性肥胖，以面部（满月脸）、肩背部（水牛肩）、腰腹部脂肪堆积显著而四肢不明显为特点。

## 六、意识状态

意识（consciousness）是大脑功能活动的综合表现，即对环境的知觉状态。正常人意识清晰、思维合理、情感活动和语言表达能力正常，对周围刺激反应敏锐。

凡能影响大脑功能活动的疾病均会引起不同程度的意识改变，这种状态称为意识障碍。根据其程度的不同可分为嗜睡、意识模糊、昏睡、昏迷等，详见第四章第二十节。

临床上评估意识状态常用问诊方法。通过与患者交谈，了解其思维、反应、情感活动、计算及定向力（即对时间、人物、地点的分析能力），必要时做痛觉试验、角膜反射、瞳孔对光反射等检查，以判定其意识状态的程度。

## 七、面容与表情

面容（facial features）是指面部呈现的状态；表情（expression）是在面部或姿态上思想感情的表现。面容和表情在一定程度上可反映全身状态的好坏，有些疾病发展到一定程度还可出现特殊的面容与表情，对诊断具有重要意义。

健康人面色红润，表情自如，神态安逸。患病后因病痛的困扰可出现忧虑、烦躁、淡漠或痛苦等表情。常见的典型面容与表情如下。

### 1. 急性病容

面色潮红、表情痛苦、兴奋不安、呼吸急促，有时伴鼻翼扇动、口唇疱疹等。常见于急性发热或突发疼痛的患者。

### 2. 慢性病容

面色苍白或灰暗，面容憔悴，双目暗淡、无神。见于严重肺结核、肝硬化、恶性肿瘤等慢性消耗性疾病。

### 3. 特殊病容

（1）二尖瓣面容　面色晦暗，双颊紫红，口唇轻度发绀。见于风湿性心脏病二尖瓣狭窄（图3-2）。

（2）甲状腺功能亢进面容　表情惊愕，眼裂增大，眼球突出，双目炯炯有神少瞬目，烦躁、兴奋不安等。见于甲状腺功能亢进症（图3-3）。

（3）黏液性水肿面容　面色苍白，颜面水肿而可凹性不明显，毛发稀疏，唇舌增厚，表情淡漠，目光呆滞、反应迟钝。见于甲状腺功能减退症（图3-4）。

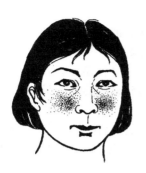
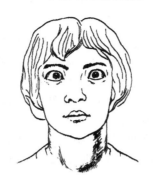
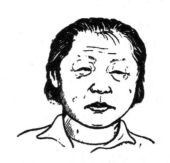

图3-2　二尖瓣面容　　　　　图3-3　甲状腺功能亢进面容　　　　　图3-4　黏液性水肿面容

（4）肢端肥大症面容　头大面长，眉弓及两颧隆起，耳鼻增大，唇舌肥厚，下颌增大而前凸。见于肢端肥大症（图3-5）。

（5）满月面容　面圆如满月，皮肤发红，常有痤疮，女性可有多毛出现。见于肾上腺功能亢进症及长期应用糖皮质激素的患者（图3-6）。

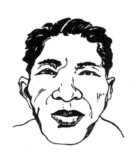
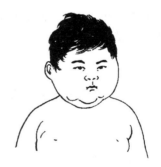

图3-5　肢端肥大症面容　　　　　　　　　图3-6　满月面容

（6）贫血面容　面色苍白，唇舌色淡，神疲乏力。常见于各种原因所致的贫血。

（7）肾病面容　面色苍白，面部、眼睑水肿。见于慢性肾衰竭。

（8）伤寒面容　表情淡漠，反应迟钝，呈无欲状。常见于伤寒患者。

（9）苦笑面容　牙关紧闭，面肌抽搐，呈苦笑状。见破伤风的患者。

（10）病危面容　又称希氏（Hippocrates）面容。面容枯槁，面色苍白或灰暗，表情淡漠，目光晦暗，眼球凹陷，鼻骨峭耸。常见于脱水、大出血、严重休克和急性腹膜炎等。

## 八、体位与步态

### （一）体位

体位（position）是指被评估身体所处的状态。某些疾病可使评估对象体位发生改变，具有一定的诊断意义。常见的体位如下。

#### 1. 自主体位

身体活动自如，不受限制，见于正常人、病情较轻或疾病早期患者。

**2. 被动体位**

不能自己调整、变换身体的位置，多见于极度衰弱、瘫痪、意识丧失的患者。

**3. 强迫体位**

为减轻疾病的痛苦，患者被迫采取的某种特殊体位。临床上常见的强迫体位如下。

（1）强迫仰卧位　患者仰卧，且双腿蜷曲。常见于急性腹膜炎等。

（2）强迫俯卧位　患者俯卧以减轻脊背肌肉的紧张程度。常见于脊柱疾病。

（3）强迫侧卧位　患者患侧卧位，以限制患侧胸廓的活动，达到减轻疼痛、健侧代偿呼吸的作用。多见于一侧胸膜炎、大量胸腔积液。

（4）强迫坐位（端坐呼吸）　患者坐于床边，双手置于膝关节或扶持床边，双下肢下垂，以使膈肌下降，增加肺通气量，并减少下肢的回心血量，减轻心脏负担、改善肺功能。常见于心、肺功能衰竭者。

（5）强迫蹲位　患者在活动的过程中，由于呼吸困难和心悸而采取蹲踞体位或膝胸位，以缓解症状。见于发绀型先天性心脏病。

（6）强迫停立位　患者在行走时突然感到心前区疼痛，而被迫站住，并用右手按住心前区，待症状缓解后继续行走。见于心绞痛。

（7）辗转体位　患者腹痛时，辗转反侧，坐卧不安。多见于胆石症、胆道蛔虫症、肾绞痛等。

（8）角弓反张位　患者颈、背部肌肉强直，头部后仰，背过伸，胸腹前凸，躯干呈弓形。见于破伤风、脑膜炎。

**（二）步态**

步态（gait）指走路时所表现的姿态。患某些疾病时，步态会发生改变，并具有一定的特征性。常见的异常步态如下。

**1. 蹒跚步态**

走路时身体左右摇摆似鸭行（称鸭步）。多见于佝偻病、大骨节病、进行性肌营养不良、先天性双侧髋关节脱位等。

**2. 醉酒步态**

行走时躯干重心不稳，步态紊乱且不准确，如醉酒状。见于小脑疾病、酒精中毒、巴比妥中毒等。

**3. 偏瘫步态**

由于瘫痪侧肢体的肌张力增高，走路时患侧上肢屈曲、内收及前旋，下肢伸直、外旋、足跖屈，且步行时下肢向下划圆圈（图 3-7）。多见于脑出血、脑血栓等后遗症引起的偏瘫。

**4. 共济失调步态**

起步时一脚高抬，骤然垂落，双目向下注视，两脚间距较宽，以防身体倾斜。闭目时不能保持平衡。见于脊髓结核、亚急性脊髓联合变性等。

**5. 慌张步态**

起步后小步急速趋行，身体前倾，有难以止步之势。多见于

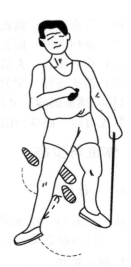

图 3-7　偏瘫步态

震颤性麻痹。

### 6. 跨阈步态

由于踝部肌腱及肌肉弛缓，患足下垂，走路时须高抬下肢才能起步。多见于腓总神经麻痹等。

### 7. 剪刀步态

双下肢痉挛性瘫痪患者步行时，因为两下肢肌张力增高，尤其伸肌及内收肌肌张力增高明显，故移步时下肢内收过度，双腿交叉呈剪刀状。见于脑性瘫痪及截瘫患者。

## 九、皮肤

皮肤的异常改变不但可见于皮肤本身的病变，也可由多种内脏或全身性疾病引起。常用检查项目如下。

### （一）颜色

皮肤颜色和种族有关。也与毛细血管的分布、血液的充盈度、色素量的多少及皮下脂肪的厚薄等有关。临床上常见的皮肤颜色改变如下。

#### 1. 苍白 （pallor）

皮肤黏膜苍白可因末梢毛细血管痉挛或充盈不足、贫血所致，如寒冷、惊恐、虚脱、休克及主动脉瓣关闭不全等。局部动脉痉挛或阻塞常导致四肢末端出现局限性苍白，如血栓闭塞性脉管炎、雷诺病等。

#### 2. 发红 （redness）

皮肤发红常由于毛细血管扩张充血、血量增加、血流加速或红细胞的数量增多所致。生理情况下可见于运动、饮酒、日晒后或情绪激动等；病理情况下可见于发热性疾病（如肺炎球菌性肺炎、猩红热）及某些中毒（如阿托品、一氧化碳中毒等）。皮肤的持久性发红见于库欣综合征和真性红细胞增多症。

#### 3. 发绀 （cyanosis）

皮肤黏膜呈青紫色，主要因单位容积内的还原血红蛋白量增多所致，常出现于口唇、耳郭、面颊、肢端等部位，肢端、口唇等末梢最明显。见于血液中的还原血红蛋白增多、异常血红蛋白血症。

#### 4. 黄染 （stained yellow）

常见于因胆红素代谢紊乱，致血液中的胆红素浓度超过 $17.1\mu mol/L$，使皮肤黏膜出现病理性黄染的现象。轻者黄染见于巩膜、软腭黏膜，重者见于皮肤。见于肝细胞损害、溶血性疾病或胆道堵塞。正常人也可因过多食用南瓜、橘子、胡萝卜等导致手掌、足底、鼻部和前额皮肤出现黄染。

#### 5. 色素沉着 （pigmentation）

由于表皮基底层黑色素增多而导致部分或全身的皮肤色泽加深，称色素沉着。生理情况下身体的外露部位及乳头、腋窝、关节、外生殖器、肛门周围等处的色素较深，若这些部位色素明显加深，或者其他部位出现了色素沉着，则有临床意义。全身性色素沉着多见于慢性肾上腺皮质功能减退症、肢端肥大症、肝硬化、肝癌晚期、黑热病、疟疾及长期使用某些药物（如白消安、砷剂）等。妊娠妇女的面部、额部可出现棕褐色、对称性的色素沉着，称妊娠斑。老年人全身或面部可出现散在色素斑片，称老年斑。

### 6. 色素脱失 (achroma)

皮肤失去原有色素，形成脱色的斑片称色素脱失。色素脱失是因酪氨酸酶缺乏而致体内酪氨酸不能转化为多巴而形成黑色素。常见于白癜风、白化病及白斑。

（1）白癜风　形状不一、大小不等，且进展缓慢又逐渐扩大的色素脱失斑片，无自觉症状，也不会引起生理功能改变。

（2）白化症　因先天性酪氨酸酶合成障碍，而致全身皮肤及毛发色素脱失，是遗传性疾病。

（3）白斑　色素脱失的斑片多为圆形或者椭圆形，面积一般较小，常发生于口腔黏膜及女性外阴部，可发生癌变。

### （二）温度

评估者用指背触摸评估对象的皮肤温度。全身皮肤发热常见于甲状腺功能亢进症、高热；发凉多见于甲状腺功能减退症、休克等。局部皮肤发热多见于丹毒、疖肿等炎症。肢端发冷见于雷诺病。

### （三）湿度

皮肤湿度 (moisture) 与出汗有关，汗多者皮肤较湿润，汗少者较干燥。正常人在气温高或湿度大的环境中出汗增多是生理反应。病理情况下，可出现出汗增多、减少、无汗。出汗增多常见于甲状腺功能亢进症、布鲁菌病及风湿病等；睡眠中出汗为盗汗，这是结核病的重要征象；手、脚皮肤发凉且大汗淋漓，称冷汗，多见于休克、虚脱；皮肤干燥无汗多见于甲状腺功能减退症、维生素 A 缺乏症、硬皮病、脱水、尿毒症等。

### （四）弹性

皮肤的弹性 (elasticity) 与年龄、营养状态、皮下脂肪、组织间隙所含的液体量等有关。儿童及青年皮肤紧张且富有弹性；而老年人的皮肤组织萎缩，同时皮下脂肪较少，弹性减退。评估方法：左手握住评估对象的右腕，使其上臂略外展，以右手拇指、示指捏起其上臂内侧肘部以上 3～4cm 处的皮肤，片刻后即松手，正常人皱褶会迅速平复称皮肤弹性良好；若弹性减弱则皱褶平复缓慢，多见于严重脱水或长期消耗性疾病患者。

### （五）皮疹

皮疹 (skin eruption) 见于多种疾病，如药物过敏、皮肤病、传染病等。疾病不同，皮疹的形态特点不相同，评估时应仔细观察其出现的部位、形态、颜色、大小、分布，并了解出疹的顺序、持续和消退时间、有无瘙痒及脱屑等，皮疹平坦或隆起，压之有无褪色等。

常见皮疹的特点及临床意义如下。

### 1. 斑疹

局部皮肤发红，一般不隆起于皮肤表面。见于丹毒、风湿性多形性红斑、斑疹伤寒等。

### 2. 丘疹

皮肤颜色有改变，并高于皮肤，表面可扁平、尖顶或凹陷。多见于药物疹、猩红热、麻疹、湿疹等。

### 3.斑丘疹

在丘疹的周围有皮肤发红的底盘，称斑丘疹。见于猩红热、药物疹、风疹等。

### 4.玫瑰疹

一般直径2～3mm，为鲜红色圆形斑疹，由病灶周围血管扩张所致，压之褪色，松开复现。常出现于胸腹部，对伤寒、副伤寒具有诊断意义。

### 5.荨麻疹

荨麻疹或称风团，为稍隆起于皮面的苍白色或红色局限性水肿，多伴瘙痒，大小不等，形态各异。多见于各种食物（异种蛋白）或药物过敏。

## （六）皮下出血

皮下出血（subcutaneous hemorrhage）可呈各种表现：直径小于2mm为出血点（瘀点）；直径在3～5mm为紫癜；直径大于5mm为瘀斑。片状出血并伴皮肤明显隆起者为血肿。小出血点应与红色皮疹、小红痣鉴别，皮疹于加压时可褪色，而出血点在加压时不褪色，小红痣表面光亮且高出皮面。皮下出血多见于血液系统疾病、某些血管损害性疾病、重症感染、外伤、药物中毒或工业毒物中毒等。

## （七）蜘蛛痣与肝掌

蜘蛛痣（spider angioma）是皮肤小动脉末端分支性扩张所形成的血管痣，形态似蜘蛛，故称蜘蛛痣（图3-8）。出现部位多位于上腔静脉分布的区域，如面、颈、上臂、前臂、手背、前胸、肩部等处，直径可由1mm至数毫米。评估时用竹签钝头或火柴杆头压迫蜘蛛痣中心，其辐射状的小血管网褪色消失，去除压力后又复现。其发生原因一般认为与肝对雌激素灭活作用减弱，体内雌激素增高有关，多见于肝硬化、慢性肝炎。若偶见不一定有临床意义，健康妇女于妊娠期间也可出现。

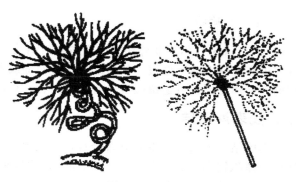

图3-8　蜘蛛痣

慢性肝疾病患者手掌的大鱼际、小鱼际处常发红，加压后会褪色，称为肝掌，其发生和临床意义与蜘蛛痣相同。

## （八）溃疡与褥疮

溃疡（ulcer）多由于炎症、外伤、局部皮肤血液循环障碍等所致。对其进行评估时须注意溃疡的部位、数目、大小、形状、深浅及表面分泌物等情况。

褥疮，又称压力性溃疡，是由于局部组织长期受压，出现持续性缺血、缺氧及营养不良所引起的皮肤损害。常发生于耳郭、枕部、肩胛部、肘部、脊柱、髋部、骶尾、膝关节内外侧、足跟、内外踝等身体受压比较大的骨突部位。

褥疮一般分为以下四期。

① 瘀血红肿期：皮肤红肿，有触痛。

② 炎性浸润期：红肿扩大、变硬，皮肤表面由红色转为紫色，并有水疱形成。

③ 浅表溃疡期：水疱逐渐扩大、溃疡破溃、继而发生感染。

④ 坏死溃疡期：坏死组织进一步侵入真皮下层及肌肉层，感染继续向深部扩展，可能破坏深筋膜，甚至破坏骨膜和骨质。

### （九）水肿

水肿（edema）指过多的液体潴留在皮下组织间隙使其发生肿胀。据水肿的范围及特点，可将水肿分三度。

① 轻度：水肿仅见于皮下组织疏松处及下垂部位，如眼睑、胫前、踝部及卧位时腰骶部等，指压后凹痕相对较浅，且平复较快。

② 中度：全身都出现水肿，指压后凹痕较明显，且平复缓慢。

③ 重度：全身组织出现严重水肿，身体低垂部位的皮肤绷紧光亮，可有液体渗出，并伴浆膜腔积液。

### （十）皮下结节

当出现皮下结节（subcutaneous nodules）时，无论大小都应触诊，检查时要注意结节的大小、部位、硬度、活动度、有无压痛等。风湿变小结一般位于长骨骺端、关节附近，圆形、无压痛、质地较硬。欧氏小结多位于手指尖、脚趾、小鱼际肌和鱼际肌肌腱部位，粉色、有压痛，常见于感染性心内膜炎等。

### （十一）瘢痕

瘢痕（scar）指皮肤外伤、病变愈合后结缔组织增生而形成的斑块。感染、外伤、手术等都可在皮肤上遗留瘢痕。如患过天花者面部或者其他部位可有大小类似的瘢痕；患过皮肤疖疮者在病变部位可遗留瘢痕；有手术史者，也可在身体某特定部位留有手术瘢痕。

## 十、浅表淋巴结

淋巴结（lymph node）分布全身，一般评估时仅能查到身体浅表的淋巴结。正常的浅表淋巴结体积较小，直径多在0.2～0.5cm，质地柔软，表面光滑，单个散在，触无压痛，与周围组织无粘连，一般不易触及。

### （一）浅表淋巴结的分布

浅表淋巴结呈组群分布（头颈部的淋巴结分布区域见图3-9），一个组群的淋巴结收集一定区域中的淋巴液。如耳后、乳突的淋巴结收集头皮范围内淋巴液；颌下的淋巴结收集口腔底部、颊黏膜、牙龈等处淋巴液；颏下的淋巴结收集颏下三角区组织、唇、舌部淋巴液；颈前部淋巴结上群收集鼻咽部的淋巴液，下群收集咽喉、甲状腺、气管等处淋巴液；左侧锁骨上的淋巴结收集食管、胃等器官

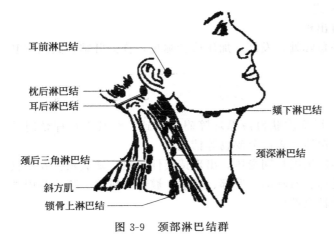

耳前淋巴结
枕后淋巴结
耳后淋巴结
颈后三角淋巴结
斜方肌
锁骨上淋巴结
颏下淋巴结
颈深淋巴结

图 3-9　颈部淋巴结群

淋巴液，右侧收集气管、胸膜、肺的淋巴液；腋窝的淋巴结收集乳房、前后胸壁及躯干上部

的淋巴液；腹股沟的淋巴结收集会阴部和下肢的淋巴液。局部出现炎症或肿瘤可引起相应区域的淋巴结增大。

### （二）评估方法

对浅表淋巴结进行评估时，主要使用浅部触诊法。被评估者宜采取坐位或仰卧位，被检部位充分暴露并放松，以利于触诊检查。评估者站其对面，示、环、中三指并拢，紧贴于检查部位，由浅入深地进行滑动触诊。评估需按顺序进行，以免造成遗漏。一般的顺序为：耳前、耳后、乳突区、枕骨下区、颌下、颏下、颈外侧区、颈前区、锁骨上窝、腋下、滑车上、腹股沟、腘窝等。

评估颈部淋巴结时可站于评估对象身后，嘱其头稍低，或偏向评估侧，以便让受检部位皮肤、肌肉放松，检查者手指紧贴于检查部位，并由浅入深地进行滑行触诊。评估锁骨上窝淋巴结时，可嘱评估对象取坐位或仰卧位，头部稍前屈，用双手触诊，左手触右侧，右手触左侧，由浅部逐渐触诊到锁骨后的深部。在检查腋窝时，评估者应面对评估对象，先触诊左侧后触诊右侧，左手握评估对象左侧腕部向外上屈肘并外展抬高约45°，右手三指并拢，掌面紧贴胸壁向上逐步达到腋窝顶部。在检查右滑车上的淋巴结时，用右手握评估对象的右侧手腕，抬至胸前，评估者左手掌向上，小指抵于肱骨内上髁，环指、示指、中指三指并拢，在肱二头肌和肱三头肌沟中纵行、横行滑行触诊。

当发现淋巴结增大时，应注意增大淋巴结的部位、大小、数目、压痛、硬度、活动度、有无粘连，局部皮肤有无红肿、瘘管、瘢痕等。同时注意寻找致使淋巴结增大的原发病灶。

### （三）淋巴结增大的临床意义

引起淋巴结增大的原因按其分布分两类：局限性淋巴结增大和全身性淋巴结增大。

#### 1.局限性淋巴结增大

（1）非特异性淋巴结炎　引流部位的某些急、慢性炎症所致，如急性化脓性扁桃体炎、牙龈炎等可引起颈部淋巴结增大，炎症初期柔软，有压痛，表面光滑，与局部无粘连，增大到一定程度便停止。慢性期则较硬，最终淋巴结可缩小或消退。

（2）淋巴结结核　淋巴结增大常发生于颈部血管周围，多发性，质地较硬，大小不等，互相粘连，或与其周围组织粘连，若发生干酪性坏死，可触及波动感。晚期破溃后可形成瘘管，经久不愈，愈合后则形成瘢痕。

（3）恶性肿瘤淋巴结转移　淋巴结质地坚硬，或有橡皮样感，表面可光滑也可凸起，与周围组织相粘连，不易推动，且一般无压痛。胸部肿瘤（如肺癌等）多向右侧锁骨上窝或腋窝淋巴结群转移；胃癌、食管癌可向左侧锁骨上淋巴结群转移，因为此处是胸导管进入颈静脉的入口，这种增大的淋巴结称Virchow淋巴结，常作为胃癌、食管癌转移的标志。颈部淋巴结增大常见于鼻咽癌转移。

#### 2.全身性淋巴结增大

全身性淋巴结增大可遍及全身，大小不等，多无压痛，无粘连。可见于淋巴瘤、传染性单核细胞增多症、各型急性白血病和慢性白血病、急性淋巴结炎和慢性淋巴结炎等。

## 十一、相关护理诊断

（1）营养失调：低于机体需要量，体重下降低于理想体重20%以上，BMI<18.5　与机体消耗增加、摄入减少有关。

**人体"警报器"**

淋巴结是哺乳类动物特有的器官（水禽也有两对淋巴结）。当细菌从受伤处进入机体时，淋巴细胞会产生淋巴因子和抗体，有效地杀灭细菌。结果是淋巴结内淋巴细胞和组织细胞反应性增生，使淋巴结增大，称为淋巴结反应性增生。能引起淋巴结反应性增生的还有病毒、某些化学药物、代谢的毒性产物、变性的组织成分及异物等。因此，增大的淋巴结是人体的"烽火台"，是一个报警装置。

（2）营养失调：高于机体需要量，体重上升高于理想体重10％以上，BMI＞28　与机体进食增多、运动量少有关。

（3）有营养失调的危险：高于机体需要量　与父母肥胖有关；与不良生活习惯有关。

（4）体液不足：皮肤弹性减退　与腹泻有关；与慢性消耗性疾病所致严重营养不良有关。

（5）体液过多：全身水肿　与右心衰竭所致体循环淤血有关。

（6）有体液不足的危险：皮肤弹性减退　与高热所致液体丢失过多有关。

（7）有体液失衡的危险：皮肤弹性减退　与频繁呕吐有关。

（8）移动能力障碍：被动体位　与偏瘫所致躯体活动受限有关。

（9）行走障碍：偏瘫步态　与脑血管疾病所致下肢肌力减退有关。

（10）活动无耐力：贫血面容/慢性病面容　与慢性消耗性疾病有关。

（11）有活动无耐力的危险　与慢性消耗性疾病有关。

（12）急性意识障碍：昏迷　与肝性脑病有关。

（13）慢性意识障碍：昏迷　与脑血管疾病有关。

（14）皮肤完整性受损：褥疮　与长期卧床有关。

（15）体温过高　与感染有关。

（16）体温过低　与使用麻醉药有关。

（孙国庆　祝芳芳　齐　菲　施阳宁）

# 第二节　全身状态评估实训指导

## 实训一　体温测量

**【实训目的】**
通过本次实训使学生掌握三种体温的测量方法、正常值和体温单的记录方法。

**【实训器材】**
体温表（腋测表、口测表、肛测表）、体温记录单。

**【实训内容】**
1.口测法
将消毒的体温计放于舌下，紧闭双唇，5min后取出读数。正常范围为36.3～37.2℃。

口测法结果虽较准确，但对婴幼儿及意识障碍者不能使用。

2. 肛测法

让患者取侧卧位，将肛用体温计头端涂以润滑剂后、徐徐插入肛门，深达体温计的一半为止，5min后取出读数。正常范围为36.5～37.7℃。肛测法体温值与体内温度最为接近，多用于小儿及意识障碍患者。

3. 腋测法

用干毛巾擦干腋窝汗液后，将体温计水银端放于腋窝深处，夹紧上臂，10min后取出读数。正常范围为36～37℃。由于腋测法简便、安全、不易发生交叉感染，又易被患者接受，所以临床多用此法。

【实训方法】

1. 教师讲解相关知识。

2. 观看教学录像或到医院现场见习。

3. 通过教师示教，强调操作要点。

4. 学生通过角色扮演，2人一组，一人扮演护士一人扮演患者，相互练习，教师巡回辅导。

5. 绘制体温记录单。

6. 抽查考核，教师点评。

7. 布置作业。

【注意事项】

1. 测量体温前必须将体温计的汞柱甩到35℃以下。

2. 测口温前避免饮用冷热物品，测量时应闭紧双唇，以免影响口温的测量结果。

3. 测腋温时应夹紧上臂，周围不要放置冷热物品，也不要用冷热物品擦拭。如用热水漱口、热毛巾擦拭腋窝、局部放置冰袋或热水袋等，可影响测定结果。

【布置作业】

1. 三种测量体温的方法各有何优缺点？

2. 腋测法测量体温的注意事项有哪些？

# 实训二　血压测量

【实训目的】

1. 通过本次实训使学生学会用汞柱式血压计测量血压的方法。

2. 掌握血压正常与否的标准和血压的记录方法。

【实训器材】

汞柱式血压计、听诊器、笔、纸。

【实训内容】

1. 受检者安静休息5～10min，全身放松。受检者取仰卧位或坐位，充分暴露右上臂，上臂伸直并轻度外展。

2. 评估者坐于受检者右侧，或与其相对而坐。

3. 将血压计打开，打开水银槽开关。

4. 调整受检者手臂位置，使肱动脉、血压计0点、右心房（坐位第4肋软骨，仰卧位平腋中线）在同一水平。将袖带气囊对准肱动脉缠于右上臂，松紧适度（可插入一指），其下缘距肘窝2～3cm处。

5. 正确戴听诊器，用手指触着肘部肱动脉搏动，向袖带内充气，待肱动脉搏动消失后，再将汞柱上升 20～30mmHg。

6. 将听诊器胸件按在肘部肱动脉处。

7. 缓慢放气，使汞柱缓慢下降（速度约 2mm/s），同时听诊肱动脉搏动声，第一声"咚"音处为收缩压值；"咚"音变调或突然消失处为舒张压值，正确读出测量结果。

8. 将汞柱降至 0 位，重复测量一次，以第二次测量值为准并记录。

9. 整理好血压计。将袖带内残气排尽，橡皮球放于血压计的右下角，气阀向下，右倾 45°关闭水银槽开关。

## 【血压正常标准】

1. 正常血压值

正常血压值是 90～139/60～89mmHg。

2. 高血压

高血压是血压≥140/90mmHg 或其中的一项者。

3. 低血压

低血压是血压低于 90/60mmHg。

4. 正常脉压

正常脉压为 30～40mmHg。

## 【实训方法】

1. 教师讲解相关知识。

2. 观看教学录像或到医院现场见习。

3. 教师示教，强调操作要点。

4. 学生通过角色扮演，2 人一组，一人扮演护士一人扮演患者，相互练习，教师巡回辅导。

5. 抽查考核，教师点评。

6. 布置作业。

## 【注意事项】

1. 静坐休息 15min 以上。测前 30min 不吸烟，不饮浓茶。

2. 调整好受检者的体位，注意三点一线（使肱动脉、血压计 0 点、右心房水平）。

3. 注意袖带的高度与松紧度、气囊的位置。采用标准袖带（12～13cm 宽，35cm 长），当患者上臂较粗或较细时，应分别采用较大或较小的袖带，儿童应采用较小的袖带。

4. 听诊器胸件不能放于袖带的下面。

5. 放气的速度要慢，汞柱下降 2mm/s 为宜。

6. 收缩压与舒张压的判定（听声音、看液面、读数值、做记录）血压的记录格式、单位与读法：收缩压/舒张压，单位为 mmHg。

## 【布置作业】

1. 掌握血压的测量方法，写出血压测量步骤。

2. 依据正常血压及高血压的判断标准，对受检者的血压分析判断。

# 实训三　浅表淋巴结检查

## 【实训目的】

通过本次实训使学生掌握全身浅表淋巴结的分布、触诊的手法与技巧。

**【实训内容】**

1.检查顺序

为避免遗漏应按一定的顺序进行淋巴结的检查。头颈部淋巴结检查顺序：耳前、耳后、枕部、颌下、颏下、颈前、颈后及锁骨上淋巴结。上肢淋巴结检查顺序：腋窝淋巴结、滑车上淋巴结。腋窝淋巴结检查顺序：尖群、中央群、胸肌群、肩胛下群和外侧群。下肢淋巴结检查顺序：在腹股沟部先查横组，后查纵组，再查腘窝部。

2.检查方法

检查淋巴结的方法是视诊和触诊，其中触诊是检查淋巴结的主要方法。检查者将示、中、环三指并拢，指腹平放于被检查部位的皮肤进行滑动触诊，取相互垂直的多个方向或转动式滑动，有助于区别淋巴结、肌肉和血管结节。

(1) 颈部淋巴结　检查颈部淋巴结时，被检者头稍低或偏向检查侧，以使皮肤或肌肉松弛，便于触诊。评估者站在其背后，用手指紧贴检查部位，由浅入深进行滑动触摸。

(2) 锁骨上窝淋巴结　检查锁骨上窝淋巴结时，被检者取坐位或仰卧位，头部稍向前屈；评估者用双手进行触诊，左手触诊右侧，右手触诊左侧，由浅部逐渐触摸至锁骨后深部。

(3) 腋窝淋巴结　检查腋窝淋巴结时，评估者面对被检者，一手握住被检者手腕向外上屈肘外展抬高约45°，另一手手指并拢，掌面贴近胸壁由浅入深向上逐渐达腋窝顶部，以右手检查左侧，左手检查右侧。

(4) 滑车上淋巴结　检查滑车上淋巴结时，评估者用左（右）手扶托被检者左（右）前臂，以右（左）手向滑车上由浅及深进行纵行、横行触摸。

**【实训方法】**

1.教师讲解相关知识。

2.观看教学录像或到医院现场见习。

3.教师示教，强调操作要点。

4.学生通过角色扮演，2人一组，一人扮演护士一人扮演患者，相互练习，教师巡回辅导。

5.抽查考核，教师点评。

**【注意事项】**

检查淋巴结应注意部位、大小、数目、硬度、压痛、活动度、有无粘连，局部皮肤有无红肿、瘢痕、瘘管等，并注意寻找引起淋巴结增大的原发病灶。

（齐　菲）

# 第三节　头部评估

## 一、头颅外形

头颅外形评估包括头发、头皮、头颅等。一般以视诊为主，辅以触诊。

### （一）头发和头皮

头发的评估主要注意颜色、疏密度、脱发的类型与特点。儿童和老年人头发相对稀疏，头发逐渐变白是老年性的改变。脱发可由物理或化学因素（如放射治疗、抗癌药物治疗等）引起，也可由疾病（如伤寒、甲状腺功能减退症、斑秃等）引起，评估时要注意其发生部位、形状与头发改变的特点。

头皮的评估主要观察头皮颜色、头皮屑，有无头癣、疖痈、外伤、血肿及瘢痕等。

### （二）头颅

头颅的评估主要观察其大小、外形变化及有无异常活动。头颅触诊可了解其外形、有无压痛和异常隆起。正常人头颅大小适中，各部分比例适当。头颅的大小以头围来衡量，测量时用软尺自眉间经枕骨粗隆绕头一周。头围在婴幼儿时期评估意义较大，新生儿约34cm，出生后的前半年增加8cm，后半年增加3cm，第二年增加2cm，第三、四年内增加约1.5cm，4～10岁共约增加1.5cm，1岁时约46cm，2岁时约48cm，到18岁可达53cm或以上，以后几乎不再变化。颅缝多于生后6个月骨化，骨化过早会影响颅脑的发育。

临床常见异常头颅及其临床意义如下。

#### 1. 小颅

小儿囟门多在12～18个月内闭合，如过早闭合可形成小头畸形，多伴有智力发育障碍。

#### 2. 尖颅

尖颅也称塔颅，头顶部尖突高起，造成与颜面的比例异常，是由于矢状缝与冠状缝闭合过早所致（图3-10）。见于先天性疾病尖颅并指（趾）畸形，即Apert综合征。

#### 3. 巨颅

额、顶、颞及枕部突出膨大呈圆形，颈部静脉充盈，对比之下颜面很小。因颅内压增高，压迫眼球，致双目下视，巩膜外露，称落日现象。见于脑积水（图3-11）。

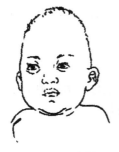

图3-10 尖颅

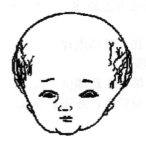

图3-11 巨颅（脑积水）

#### 4. 方颅

前额左右突出，头顶平坦呈方形。见于小儿佝偻病或先天性梅毒。

头部的运动异常，一般视诊即可发现。头部活动受限，见于颈椎疾病；与颈动脉搏动一致的点头运动，称Musset征，见于严重主动脉瓣关闭不全；头部不随意地颤动，见于震颤麻痹（帕金森病）。

## 二、眼

眼包括视功能评估和眼相关结构评估。

## （一）视功能评估

### 1. 视力

视力分远视力和近视力。一般采用国际标准视力表评估，两眼分别测量。近视者除测裸眼视力外，还需测戴眼镜后的矫正视力。临床中屈光不正（如散光、近视、远视）和老视可影响视力，此外一些器质性病变，如白内障、眼底病变等亦可导致视力异常。

（1）远视力评估　让被评估者距远视力表5m，用干净的遮眼板遮挡一侧眼前，勿使眼球受压，评估另一眼的裸眼视力。若被评估者不能看清0.1行的试标时，嘱其逐步走近视力表，直至看清0.1行试标为止，然后按下列公式计算视力：

$$视力=0.1×被检眼与视力表的距离（m）/5$$

（2）近视力评估　在距视力表33cm处，若不清晰，可将视力表移近或远离直到清晰为止，以便测得其最佳视力和估计其屈光性质与程度。因此，近视力评估能了解眼的调节能力，与远视力评估配合则可初步评估是否存在屈光不正（散光、近视、远视）和老视，或有无器质性病变。

以上两种评估方法均是单眼裸眼视力1.0为正常视力。对视力减退较严重者，可让患者在一定距离辨认眼前手指数目。若评估无光感，称完全失明。此类患者除眼疾病所致外，常见于视神经萎缩、球后视神经炎等。

### 2. 视野

视野为眼球向正前方固视不动时所见的空间范围，反映黄斑中心凹以外的视网膜功能。可采用手试对比评估法或应用视野计测定视野。被评估者背光与评估者对坐，相距为65～100cm，各自用手遮住相对一侧的眼睛（被评估者遮左眼，评估者遮右眼），另一侧的眼睛对视片刻，保持眼球不动，评估者用手指自上、下、左、右的周边向中央慢慢移动，注意手指位置应在评估者与被评估者之间，如评估者视野正常，被评估者应与评估者同时看到手指，用同法再测另一眼。如患者视野变小或异常时，应进一步做视野计检查。

视野缺损可表现为视野狭小、偏盲、象限盲、暗点等，视觉传导通路不同位置损伤可出现不同类型的视野缺损。

### 3. 色觉

色觉异常分色盲和色弱两种。色盲是对某种颜色的识别能力丧失；色弱是对某种颜色的识别能力减低。可在适宜的光线下进行，应用色盲表进行评估。

## （二）眼相关结构评估

### 1. 眼睑

（1）睑内翻　由于瘢痕形成使睑缘向内翻转，多见于沙眼。

（2）上眼睑下垂　单侧上眼睑下垂可见于蛛网膜下隙出血、脑脓肿、脑炎、脑外伤等引起的动眼神经麻痹；双侧眼睑下垂见于先天性上眼睑下垂、重症肌无力。

（3）眼睑闭合障碍　双侧眼睑闭合障碍可见于甲状腺功能亢进症，单侧闭合障碍见于面神经麻痹。

（4）眼睑水肿　常见于营养不良、肾炎、慢性肝病、贫血等。

### 2. 结膜

结膜可分为睑结膜、球结膜和穹隆部结膜三部分。评估上眼睑结膜时，先嘱被评估者下视，评估者将示指置于上眼睑中央眉下凹处，拇指放在睑缘中央稍上方的睑板前方，示指与拇指配合向外向下牵拉眼睑，同时示指轻轻下压，拇指将眼睑皮肤向上捻转。评估下睑结膜时，嘱被评估者上视，评估者以一手的拇指或示指在下睑中央部睑缘稍下方向下牵拉下睑，下眼睑结膜和下穹隆结膜就可显露。

黏膜充血发红见于结膜炎、角膜炎；颗粒与滤泡见于沙眼；结膜苍白见于贫血，结膜发黄见于黄疸；大片的结膜下出血多见于高血压、动脉硬化。

### 3. 眼球

主要检查眼球的外形与运动。

（1）眼球突出　双侧眼球突出见于甲状腺功能亢进症，单侧眼球突出，多由于眶内占位性病变或局部炎症所致，偶见于颅内病变。

（2）眼球下陷　双侧下陷见于老年人、严重脱水，单侧下陷见于 Horner 综合征和眶尖骨折。

（3）眼球运动　被评估者头位固定，评估者置目标物（棉签或手指尖）于被评估者眼前30～40cm 处，嘱被评估者眼球随目标方向移动，一般按左→左上→左下，右→右上→右下6 个方向的顺序进行，观察眼球运动有无异常。眼球运动障碍可由动眼、滑车、外展神经麻痹和颅脑外伤、脑炎、脑膜炎、脑脓肿、脑血管病变等引起。

### 4. 角膜

正常角膜无色透明、无血管、其表面布满丰富的感觉神经末梢，因此角膜的感觉十分灵敏。评估时需用斜照光观察，注意其透明度、有无白斑、云翳、软化、溃疡、新生血管等。

角膜软化见于婴幼儿营养不良、维生素 A 缺乏症等。老年人角膜边缘及周围可见灰白色混浊环，称老年环，为类脂质沉积的结果，不妨碍视力。角膜周围有新生血管，见于严重沙眼。角膜边缘出现黄色或棕褐色色素环，称 Kayser-Fleischer 环，是铜代谢障碍的结果，见于肝豆状核变性（Wilson 病）。

### 5. 巩膜

正常巩膜为瓷白色，不透明，血管分布少。黄疸时可见巩膜黄染，中年以后在内眦部可出现黄色斑块，为脂肪沉着所致。

### 6. 瞳孔

评估时应注意瞳孔的形状、大小、位置，双侧是否等圆、等大，对光反射及集合反射等。

（1）瞳孔的形状与大小　正常瞳孔为圆形，直径 3～4mm，双侧等大。生理情况下，婴幼儿和老年人瞳孔较小，青少年瞳孔较大；光亮处瞳孔较小，兴奋或在暗处瞳孔扩大。病理情况下，瞳孔缩小可见于中毒（有机磷类农药）、药物反应（吗啡、毛果芸香碱、氯丙嗪）、虹膜炎症等。瞳孔扩大见于外伤、颈交感神经受刺激、视神经萎缩、药物影响（阿托品、可卡因）、酒精中毒及低血糖等。双侧瞳孔散大并伴有对光反射消失为濒死状态的表现；双侧瞳孔大小不等见于脑外伤、脑肿瘤、脑疝等颅内病变。

（2）对光反射　嘱被评估者正视前方，评估者用手电筒照射一侧瞳孔，若被照侧瞳孔立即缩小，移开光源后又迅速复原，称直接对光反射；若照射一侧瞳孔时，另一侧瞳孔立即缩小，移开光线，瞳孔扩大，则称间接对光反射。瞳孔对光反射迟钝或消失，见于昏迷患者。

（3）集合反射　集合反射包括调节反射和辐辏反射。嘱被评估者注视 1m 以外的目标，然后将目标逐渐移近眼球，正常人瞳孔缩小，称为调节反射；同时双眼内聚，称为辐辏反射。动眼神经功能受损，调节及辐辏反射消失。

## 三、耳

耳是听觉和平衡器官，包括外耳、中耳和内耳三部分。

### （一）外耳

注意耳郭的外形、大小、位置和对称性，观察外耳道的皮肤是否正常，有无异常分泌物。耳郭红肿并伴局部发热和疼痛，见于感染；耳郭处皮下痛性结节，常见于痛风患者。外耳道有脓液流出同时伴发全身症状，可能为急性中耳炎；有血液或脑脊液流出可能为颅底骨折。

### （二）中耳

中耳主要为鼓膜。正常鼓膜平坦，色苍白，呈圆形。评估时注意鼓膜色泽以及有无内陷、外凸、是否穿孔及其位置。

### （三）乳突

乳突区压痛明显，耳郭后方皮肤红肿，可能为乳突炎，常由化脓性中耳炎引流不畅导致。

### （四）听力

可分别用粗测及精测法了解被检查者的听力。粗测法：被评估者堵塞一侧耳道，闭目、取坐位。评估者持手表或摩擦自己的拇指与示指，自1m以外逐渐移近被评估者耳部，测量被评估者能听到声音时的距离，同法检查另一耳。评估中注意保持环境安静。精测法：借助规定频率的音叉或电测听设备进行精确的测试。临床中听力减退见于耳道阻塞、听神经损害、中耳炎、耳硬化等。

## 四、鼻

### （一）鼻的外形

观察鼻部皮肤颜色和鼻外形有无改变。若鼻梁部出现红色突出于皮面的红色斑块，且病损向颜面两侧扩展呈蝴蝶状，常见于系统性红斑狼疮；鼻尖和鼻翼处皮肤发红变厚，同时伴有毛细血管扩张和组织肥厚，常见于酒渣鼻。此外，蛙状鼻常见于肥大鼻息肉患者，鞍鼻可见于鼻骨骨折、鼻骨发育不良、先天性梅毒和麻风病等患者。

### （二）鼻腔

#### 1. 鼻中隔

评估鼻中隔有无偏曲或穿孔。正常人鼻中隔均稍有偏曲，但明显的偏曲，常可导致呼吸困难，引起神经性头痛，需给予纠正。鼻中隔穿孔多为鼻腔慢性炎症、外伤等引起。

#### 2. 鼻腔黏膜

鼻黏膜充血肿胀，并伴鼻塞和流涕，常见于急性鼻炎；鼻黏膜肿胀、组织肥厚，常见于各种因素引起的慢性鼻炎；鼻黏膜萎缩、分泌物减少，鼻腔宽大、嗅觉减退或丧失，见于慢性萎缩性鼻炎；大量清水鼻涕，可见于急性上呼吸道感染、过敏性鼻炎、麻疹或猩红热的前驱征象；黄绿色黏稠带腥味的鼻涕，多见于化脓性鼻窦炎和慢性鼻炎等。

### 3. 鼻出血

单侧常见，可由外伤、鼻腔感染、鼻咽癌、鼻中隔偏曲等引起。双侧出血可由发热性传染病（流行性出血热、伤寒等）、血液系统疾病（再生障碍性贫血、白血病、血小板减少性紫癜）、高血压、肝疾病等全身性疾病引起。女性的周期性鼻出血可能为子宫内膜异位症所致。

### （三）鼻窦

鼻窦为鼻腔周围含气的骨质空腔，共四对（图3-12），即额窦、筛窦、蝶窦、上颌窦。鼻窦通过窦口与鼻腔相通，故引流不畅时易引发鼻窦炎，表现为鼻塞、流涕、头痛和鼻窦压痛。

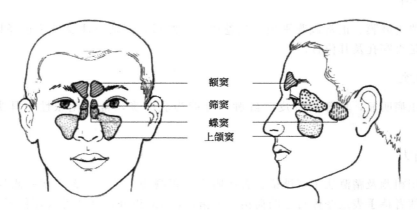

额窦
筛窦
蝶窦
上颌窦

图 3-12  鼻窦位置示意图

各鼻窦区压痛检查法如下。

### 1. 上颌窦

评估者将双手在被评估者两侧耳后固定，两拇指分别放于左右颧部向后按压，询问有无疼痛。

### 2. 额窦

评估者一手扶住被评估者枕部，另一手拇指或示指置于其眼眶上缘内侧，用力向后上按；或以两手固定头部，两拇指分置于眼眶上缘内侧向后上按压，询问有无疼痛。

### 3. 筛窦

评估者双手固定于被评估者两侧耳后，两拇指分置于鼻根部与眼内眦之间，向后方按压，询问有无疼痛。

### 4. 蝶窦

因位置较深，不能在体表进行检查。

## 五、口

口包括口唇、口腔内器官和组织以及口腔气味等的评估。

### （一）口唇

健康人口唇红润光泽，评估时注意观察颜色、有无疱疹、口角糜烂及歪斜。贫血、虚脱、主动脉瓣关闭不全等可致口唇苍白；心肺功能不全时口唇青紫；发热性疾病或一氧化碳中毒时口唇呈樱桃红色；严重脱水的患者常有口唇干燥并伴皲裂。此外，大叶性肺炎、流行性脑脊髓膜炎、疟疾等患者可出现口唇疱疹；维生素 $B_2$ 缺乏症者可见口角糜烂。

## （二）口腔黏膜

正常人口腔黏膜光滑呈粉红色。麻疹早期，在相当于第二磨牙的颊黏膜处可见帽针头大小白色斑点，称为麻疹黏膜斑（Koplik 斑）。此外，肾上腺皮质功能减退症（艾迪生病）患者，其口腔黏膜可见蓝黑色色素沉着斑片。白色念珠菌感染可引发雪口病（鹅口疮），常见于衰弱的患儿或老年患者，也可因长期使用广谱抗生素或抗癌药引起。

## （三）牙

正常牙齿呈瓷白色。注意观察牙齿的色泽、形状，有无龋齿、残根、缺牙和义齿等。

<pre>
                                  上
  右  8  7  6  5  4  3  2  1 | 1  2  3  4  5  6  7  8  左
      8  7  6  5  4  3  2  1 | 1  2  3  4  5  6  7  8
                                  下
</pre>

1.中切牙；2.侧切牙；3.尖牙；4.第一前磨牙；5.第二前磨牙；6.第一磨牙；7.第二磨牙；8.第三磨牙。

牙齿异常，可按下列格式标明病变部位。

如：$\dfrac{5}{\quad}\Big|\dfrac{\quad}{7}$ 表示病变的部位在右上第二前磨牙及左下第二磨牙。

## （四）牙龈

正常牙龈呈粉红色，质坚韧、与牙颈部紧密贴合，压迫无出血及溢脓。牙龈水肿可见于慢性牙周炎，牙龈缘出血可见于牙石、维生素 C 缺乏症、肝疾病或血液系统疾病等。牙龈游离缘的蓝灰色点线称铅线，为铅中毒的表现。

## （五）舌

正常人舌色淡红、舌苔薄白，舌体柔软、活动自如，伸舌居中、无震颤。

### 1. 形态异常

常见的异常舌的特点及其临床意义见表 3-2。

表 3-2 异常舌的特点及其临床意义

| 类型 | 特点 | 临床意义 |
| --- | --- | --- |
| 干燥舌 | 轻度干燥多无异常；重度干燥舌体缩小，有纵沟 | 鼻部疾病、大量吸烟、阿托品作用、严重脱水、放射治疗后 |
| 游走性舌炎 | 舌面因黄色上皮细胞堆积而隆起,状如地图 | 维生素 $B_2$ 缺乏症 |
| 草莓舌 | 舌乳头肿胀、发红,状似草莓 | 猩红热或长期发热者 |
| 牛肉舌 | 舌面绛红如生牛肉状 | 糙皮病 |
| 裂纹舌 | 舌面上出现横向裂纹 | 唐氏综合征、维生素 $B_2$ 缺乏症 |
| 镜面舌 | 舌萎缩,舌体较小,舌面光滑呈粉红色或红色 | 缺铁性贫血、恶性贫血及慢性萎缩性胃炎 |

## 2. 运动异常

舌震颤见于甲状腺功能亢进症,伸舌偏斜见于舌下神经麻痹。

### (六) 咽部及扁桃体

#### 1. 检查方法

被评估者取坐位,头略后仰,张大口发"啊"音,此时评估者用压舌板在舌的中后 1/3 交界处迅速下压,配合照明观察软腭、腭垂、软腭弓、扁桃体、咽后壁等。

#### 2. 临床意义

咽部黏膜充血、红肿、分泌物增多,常见于急性咽炎;咽部黏膜充血、表面粗糙,并有淋巴滤泡簇状增殖,见于慢性咽炎。急性扁桃体炎时,腺体红肿、增大,扁桃体隐窝内常有黄白色分泌物,有时可见易剥离的苔片状假膜形成。

扁桃体增大分度:可分三度,不超过咽腭弓者为Ⅰ度;超过咽腭弓者为Ⅱ度;达到或超过咽后壁中线者为Ⅲ度,见图 3-13。

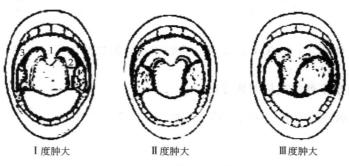

Ⅰ度肿大    Ⅱ度肿大    Ⅲ度肿大

图 3-13　扁桃体肿大示意图

### (七) 口腔的气味

健康人的口腔无特殊气味,如出现称口臭,可由口腔或非口腔疾病所引起。

口腔疾病引起的口腔异常气味:牙龈炎、牙周炎等可产生臭味;牙槽脓肿为腥臭味;牙龈出血为血腥味。

非口腔疾病引起的口腔异常气味:大量饮酒后或醉酒者或酒精中毒者口腔可有浓烈的酒味;有机磷农药中毒者口腔可有刺激性大蒜味;糖尿病酮症酸中毒者口腔可有烂苹果味;肝性脑病患者口腔可有肝臭味;尿毒症患者口腔可有刺激性氨味。

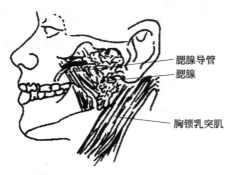

图 3-14　腮腺与腮腺导管的位置

### 六、腮腺

腮腺位于耳屏、下颌角及颧弓所构成的三角区内,其导管位于颧骨下 1.5cm 处,横过咀嚼肌表面,开口相当于上颌第二磨牙对侧的颊黏膜上(图 3-14)。正常人腮腺薄而软,不能触及腺体轮廓。腮腺肿大时,可发现以耳垂为中心的隆起,并可触及边沿不明显的包块。评估时应注意腮腺有无肿大、局部皮肤有无发热及导管开口处有无分泌等。

急性流行性腮腺炎可见单侧或双侧腮腺肿大、压痛，导管开口处可见红肿；急性化脓性腮腺炎腮腺肿大同时在导管开口处加压后可有脓性分泌物流出；腮腺的恶性肿瘤触之质地硬，有痛感，发展快，与周围组织粘连，同时可伴面瘫。

## 七、相关护理诊断

（1）恶心：颅内压增高　与脑积水有关。
（2）知识缺乏：智力发育障碍　与囟门过早闭合有关。
（3）缺乏娱乐活动：视力异常　与高度近视、白内障有关。
（4）体液过多：眼睑水肿　与营养不良有关。
（5）听觉紊乱：听力减退　与中耳炎、听神经损害有关。
（6）自主呼吸障碍：鼻黏膜充血肿胀　与急（慢）性鼻炎、鼻窦炎有关。
（7）气体交换障碍：口唇青紫　与心、肺功能不全有关。
（8）体温过高：腮腺肿大　与急（慢）性炎症有关。
（9）口腔黏膜受损：口角糜烂　与维生素 $B_2$ 缺乏症有关。
（10）有电解质紊乱的危险：执行治疗方案无效　与佝偻病相关。
（11）有肝功能受损的危险：结膜黄染　与慢性肝病有关。
（12）有情境性低自尊的危险：视力异常　与眼病相关。
（13）有窒息的危险：咽及扁桃体充血红肿　与急性咽炎、扁桃体炎有关。

（张　颖）

# 第四节　头部评估实训指导

## 实训一　瞳孔对光反射

**【实训目的】**
1. 掌握瞳孔直接和间接对光反射的操作方法。
2. 熟悉判定标准及瞳孔对光反射异常的临床意义。

**【实训器材】**
手电筒。

**【实训内容】**
1. 实训前被评估者心理准备
向被评估者阐述评估的必要性，简述评估方法。
2. 直接对光反射的评估方法
被评估者取站立位、坐位或仰卧位，背对光源，评估者与其相对或站在其右手边。嘱被评估者双眼平视前方，先观察瞳孔的正常大小，即正常人瞳孔直径 3～4mm，双侧等大、等圆。评估者用手电光源从侧方划向前方照射一侧瞳孔，观察被照侧瞳孔缩小情况；移开光源后，观察瞳孔复位情况及动态过程。同样方法评估另一侧瞳孔。说出被评估者瞳孔直接对光反射情况：灵敏、迟钝、消失。

3.间接对光反射的评估方法

被评估者取站立位、坐位或仰卧位，背对光源，评估者与其相对或站在其右手边。嘱被评估者双眼平视前方，先观察瞳孔的正常大小，即正常人瞳孔直径 3～4mm，双侧等大、等圆。评估者将一手隔挡于被评估者两眼之间，用手电光源从侧方划向前方照射一侧瞳孔，观察另一侧瞳孔收缩情况；移开光源后观察复位情况及动态过程。同样方法评估另一侧瞳孔。说出被评估者瞳孔直接对光反射情况：灵敏、迟钝、消失。

【判定标准】

1.直接对光反射

遇光照后，被照侧瞳孔立即缩小，移开光源后，瞳孔迅速恢复。

2.间接对光反射

遇光照后，未被照侧瞳孔立即缩小，移开光源后，瞳孔迅速恢复。

【实训方法】

1.教师讲解相关理论知识。

2.观看视频录像或到医院现场见习。

3.教师边示教边强调操作要点。

4.学生通过角色扮演，2人一组，一人扮演护士一人扮演患者，交换角色相互练习，教师巡回辅导。

5.随机抽查考核，教师点评。

6.布置作业。

【注意事项】

1.用手电光源从侧方划向前方照射瞳孔前观察瞳孔情况；照射过程中观察瞳孔缩小情况及动态过程；移开光源后，还要注意观察瞳孔复位情况及动态过程。

2.检查间接对光反射时，遮蔽两眼之间的手注意不能漏光。

3.手电筒距瞳孔距离为 10cm 为宜。

【布置作业】

1.掌握瞳孔对光反射的评估方法，会熟练准确操作。

2.书写实训报告。

3.熟悉瞳孔对光反射异常的判断及其临床意义。

# 实训二　眼球运动、眼球震颤、辐辏反射的检查

【实训目的】

1.掌握眼球运动、眼球震颤、辐辏反射检查的评估方法。

2.熟悉判定标准和异常的临床意义。

【实训器材】

棉签。

【实训内容】

1.眼球运动的评估方法

被评估者取站立位、坐位或仰卧位，评估者与其相对或站在其右手边。被评估者头位固定，双眼平视前方，评估者置视标（棉签）于被评估者眼前 30～40cm 处，嘱被评估者眼球随目标方向移动，一般按左→左上→左下，右→右上→右下 6 个方向的顺序进行，观察眼球运动有无异常。

2.眼球震颤的评估方法

被评估者取站立位、坐位或仰卧位，评估者与其相对或站在其右手边。嘱被评估者双眼随评估者手指所示方向（水平、垂直或旋转）运动数次，观察是否出现水平、垂直或旋转眼球震颤。

3.调节与辐辏反射

被评估者取站立位、坐位或仰卧位，评估者与其相对或站在其右手边。嘱受评估者注视1m 以外的视标（棉签），然后将视标逐渐移近眼球（距眼球约 20cm 处），观察双侧瞳孔缩小情况和内聚情况。正常反应为瞳孔缩小，称为调节反射；如同时双侧眼球向内集合，称为辐辏反射。

【实训方法】

1.教师讲解相关理论知识。

2.观看教学视频录像或到医院现场见习。

3.教师边示教边强调操作要点。

4.学生通过角色扮演，2 人一组，一人扮演护士一人扮演患者，交换角色相互练习，教师巡回辅导。

5.随机抽查考核，教师点评。

6.布置作业。

【注意事项】

1.评估眼球震颤、眼球运动时，注意每做完一个方向，评估者手指均要求恢复到原来的位置。先左眼后右眼分别检查。观察眼球有无运动障碍和快速往返运动。

2.评估眼球震颤时，按照水平、垂直和旋转三个方向，分别评估。

【布置作业】

1.掌握眼球运动、眼球震颤、辐辏反射的评估，能熟练准确操作。

2.熟悉判定标准和异常的临床意义。

（张　颖）

# 第五节　颈部评估

## 一、颈部分区

颈部的评估方法主要为视诊和触诊，必要时听诊。评估时要求诊室环境安静，光线充足。评估对象最好取坐位，也可取半坐位或者卧位。评估时须松解颈部衣扣，充分暴露其颈部及肩部。

在进行颈部评估时，为标记和描述颈部病变部位，根据颈部的解剖结构将其每侧分为两个大三角区域：颈前区、颈外侧区。胸锁乳突肌前缘、下颌骨下缘和前正中线之间的区域为颈前区，胸锁乳突肌后缘、锁骨上缘、斜方肌前缘之间的区域为颈外侧区。

## 二、颈部外形与活动

正常人坐、立位时颈部直立，两侧对称，且伸屈、转动自如。男性甲状软骨较为突出，女性较平坦，静坐时颈部的血管不显露，转头时胸锁乳突肌突出。颈部向一侧偏斜称斜颈，多见于瘢痕收缩、颈肌外伤、先天性颈肌挛缩或先天性斜颈。颈部向前倾，或头不能抬起，见于严重的消耗性疾病晚期、重症肌无力、进行性肌萎缩等。颈部活动受限并伴疼痛，常见于颈肌扭伤、软组织炎症、肥大性脊椎炎、颈椎病变等。颈强直是脑膜刺激征的特征，见于蛛网膜下隙出血、各种脑膜炎等。

## 三、颈部血管

### （一）颈静脉

#### 1. 颈静脉怒张

正常人立位、坐位时颈外静脉不显露，而平卧位时则稍见充盈，但充盈水平在锁骨上缘至下颌角连线下 2/3 以内。若坐位或立位时颈静脉充盈，或取 30°～45°半卧位时，颈静脉充盈超出正常水平，称颈静脉怒张，提示静脉压增高，常见于心包积液、右心衰竭、上腔静脉阻塞综合征、缩窄性心包炎。

#### 2. 颈静脉搏动

正常情况下无颈静脉搏动，当三尖瓣关闭不全伴有颈静脉怒张时，才可见颈静脉搏动。须鉴别颈静脉搏动和颈动脉搏动：静脉搏动较柔和，范围相对弥散，触诊时无明显搏动感；动脉搏动相对强劲，搏动较明显。

### 知识链接

#### 肝颈静脉回流征

右心衰竭的患者，如按压其肿大的肝时，则颈静脉充盈更为明显，称肝颈静脉回流征阳性，常见于右心功能不全、右心衰竭。原因是当患者出现右心衰竭时，右心房淤血或右心室舒张受限，不能完全接受回流血量。

### （二）颈动脉

正常人的颈动脉搏动仅在剧烈活动后、心排血量增加时可见到，且比较微弱。若在安静状态下出现明显颈动脉搏动，则提示脉压增宽，见于高血压、严重贫血、主动脉瓣关闭不全及甲状腺功能亢进症。

### （三）颈部血管的听诊

若在颈部大血管区闻及收缩期血管性杂音，考虑为椎动脉或颈动脉狭窄，多见于动脉硬化或大动脉炎。在锁骨上窝闻及杂音，考虑为锁骨下动脉狭窄。在右侧锁骨上窝闻及连续性的静脉"嗡鸣"音，则为生理性的情况，可为颈静脉的血流快速流入上腔静脉中口径较宽的球部引起。杂音在指压颈静脉后即消失。

## 四、甲状腺

甲状腺位于（图 3-15）甲状软骨的下方及环状软骨的两侧，正常表面光滑，柔软且不易触及，在做吞咽动作时甲状腺可随吞咽上下移动（可以此与颈前的其他肿块鉴别）。评估过程中能看到或触及甲状腺均视作甲状腺肿大。甲状腺评估应按视诊、触诊、听诊的顺序。

#### 1. 视诊

嘱评估对象取坐位，头稍后仰，并做吞咽动作，观察其甲状腺大小与对称性。女性的甲状腺在青春期可略增大，属生理现象。

#### 2. 触诊

触诊包括甲状腺的峡部及侧叶的触诊。双手触诊时，评估者立于评估对象背后，双手置于其颈部。检查右叶时，以左手示指、中指在甲状软骨下的气管左侧将甲状腺轻推向右侧，右手的拇

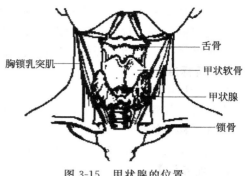

图 3-15 甲状腺的位置

指在右胸锁乳突肌后缘向前推甲状腺，其余的手指在其前缘触甲状腺右叶。同法检查左侧叶甲状腺。单手触诊时，评估者立于评估对象的前面，触左叶时，右手的拇指放在环状软骨下的气管右侧向左轻推挤右叶甲状腺，其余手指触摸甲状腺的左叶，然后换手检查右叶。检查的过程中须嘱评估对象做吞咽动作。若触及肿大的甲状腺，应注意观察甲状腺的大小、是否对称、质地、表面是否光滑、有无结节、有无震颤及压痛等。

甲状腺肿大分三度：不可见但可触及者为Ⅰ度；可见又可触及，但在胸锁乳突肌以内为Ⅱ度；超过胸锁乳突肌的外缘为Ⅲ度。

#### 3. 听诊

若触及肿大的甲状腺应把钟型听诊器放在肿大的甲状腺上听诊。当甲状腺功能亢进时，由于血管增粗、增多、血流加速，可闻及连续性低调的静脉"嗡鸣"声。甲状腺肿大多见于甲状腺功能亢进症、单纯性甲状腺肿、甲状腺肿瘤等。

## 五、气管

正常人气管位于颈前正中部。嘱评估对象取坐位或仰卧位，评估者将一手示指、环指分置于两侧胸锁关节之上，中指置于气管上，观察中指、示指及中指、环指间的距离，来判断气管是否出现偏移。正常人两侧的距离相等，气管居中。若两侧距离不等，提示气管移位。若一侧出现胸腔积气、积液或纵隔肿瘤，气管向健侧移位；若肺纤维化、肺不张、胸膜增厚粘连，则气管向患侧移位。

（施阳宁）

# 第六节　颈部评估实训指导

## 实训一　气管有无移位

【实训目的】

掌握气管有无移位的检查方法、判断标准及移位的临床意义。

【实训内容】

1.嘱被评估者取端坐或仰卧位，双上肢置于身体两侧，颈部自然直立。

2.检查者站于其前（或右）侧，将示指、环指端分别置于双侧胸锁关节上，手掌与胸骨

平行，中指指端置于胸骨上窝处，上下、左右触摸气管之后，将手指向双侧气管旁间隙触诊，感觉双侧是否一致，最后固定指端于气管正中处。

3.观察示指、中指、环指三指指端间的距离。

**【判断标准】**

1.气管居中依据

中指置于气管前正中线上，中指距示指、环指指端间距离相等。

2.气管移位依据

中指置于气管前正中线上，中指距示指、环指指端间距离不等，气管移位侧的距离小。

**【实训方法】**

1.教师讲授相关知识。

2.观摩教学视频或进行临床见习。

3.教师示教，并强调操作要点。

4.学生进行角色扮演，2人一组，一人扮演检查者，一人扮演被检者，相互练习，教师给予辅导。

5.考核，教师进行点评。

6.布置课后作业。

**【注意事项】**

手掌与受检者胸骨平行，注意触摸力度。

**【布置作业】**

1.检查气管有无移位的方法有哪些？

2.气管移位有哪些临床意义？

# 实训二　甲状腺检查

**【实训目的】**

掌握甲状腺检查的操作方法、判断标准及肿大的临床意义。

**【实训内容】**

1.视诊

观察甲状腺的大小与对称性。检查时嘱受检者做吞咽动作，若甲状腺有肿大，则可见肿大的甲状腺随吞咽而上下移动。

2.触诊

（1）受检者取端坐位，同时颈部的自然直立。

（2）甲状腺峡部的触诊　检查者站于受检者前侧用拇指或站其后面用示指由颈静脉切迹向上触摸，并让其配合做吞咽动作，判断甲状腺峡部有无肿大及肿块。

（3）甲状腺侧叶的触诊　①前面触诊法：受检者取坐位，评估者立于其前侧，先检查左叶，用左手拇指放在甲状软骨下气管的右侧，向左侧轻推右叶，右手示指、中指于左胸锁乳突肌后侧向前推挤甲状腺的左侧叶，拇指于胸锁乳突肌前缘进行触诊，嘱受检者配合吞咽动作，反复检查，可触及肿大的甲状腺侧叶。同法换手检查甲状腺右侧叶。②后面触诊法：评估者立于受检者后侧，左手示指、中指放在甲状软骨下气管的左侧，向右轻推左侧叶，右手拇指于右侧胸锁乳突肌后向前推甲状腺右侧叶，而示指、中指在胸锁乳突肌前缘触诊，配合吞咽，反复检查，便可触及肿大的甲状腺侧叶。同法换手检查甲状腺左侧叶。

3.听诊

触到甲状腺有肿大时，可用听诊器进行听诊，检查有无血管杂音。

**【判断标准】**

甲状腺的肿大分三度。①Ⅰ度：不可见但可触及；②Ⅱ度：能看出肿大且能触及，但尚在胸锁乳突肌以内；③Ⅲ度：肿大超过胸锁乳突肌外缘。若肿大的甲状腺可听到低调的连续性杂音，则见于甲状腺功能亢进症患者。

**【实训方法】**

1. 教师讲授相关知识。

2. 观摩教学视频或进行临床见习。

3. 教师示教，并强调操作要点。

4. 学生通过角色扮演，2人一组，一人扮演检查者，一人扮演受检者，相互练习，教师给予辅导。

5. 考核，教师给予点评。

6. 布置作业。

**【注意事项】**

注意操作手法和力度。

**【布置作业】**

1. 甲状腺触诊的方法有哪些？

2. 甲状腺肿大的分度标准是什么？

（施阳宁）

# 第七节　胸部评估

胸部是指颈部以下和腹部以上的区域。主要由胸壁、胸廓、乳房、气管、支气管、肺、心脏、淋巴管、血管、食管、纵隔等组成。目前广泛应用于临床的胸部检查项目有很多，例如 X 线检查、肺功能检查、纤维支气管镜检查、胸腔镜检查、血气分析、病原学、生物化学检查、细胞学和组织学检查等，甚至一些检查项目可以提供深入细致的早期诊断数据及病变图像，从而可以作出病因学和病理学的决定性诊断。然而，基本的胸部物理检查方法所能发现的触觉改变、叩诊音的变化以及听诊所闻及的各种异常呼吸音、啰音和胸膜摩擦音等，却不能从上述检查中反映出来。因此，这些检查方法至今尚未能完全取代一般体格检查。胸部体格检查临床上沿用已久，设备条件要求不高，检查方便，并能收集到许多具有重要价值的资料和征象，因此对胸部疾病的诊断具有十分重要的意义。

胸部检查应在安静、合适的温度和光线充足的环境下进行，包括视诊、触诊、叩诊、听诊四个部分。被评估者视病情或检查需要取坐位或卧位，尽可能暴露被检查部位，全面系统地按照视、触、叩、听的顺序进行检查。一般先检查前胸部及侧胸部，然后再检查背部，注意两侧对比。胸部检查的主要内容包括胸壁、胸廓外形、乳房、纵隔、支气管、肺、胸膜、心脏、血管和淋巴结。胸部检查的主要目的是判断胸部器官的病理生理状态。

## 一、胸部体表标志

胸廓内含有肺、心等重要器官，胸廓内各脏器的位置可以通过体表检查并参照体表标志予以确定。为了标记正常胸廓内脏器的轮廓和位置，以及异常体征的部位和范围，借此可明确地反映和记录脏器各部分的异常变化在体表上的投影；同时，还可用于标记胸部穿刺的部位等。因此，熟悉胸廓上的自然标志和人工划线具有十分重要的意义。体表标志包括胸廓上的骨骼标志、自然陷窝和一些人为划线及分区。

### （一）骨骼标志

胸廓由 12 个胸椎和 12 对肋骨、锁骨及胸骨组成，其骨骼标志见图 3-16。

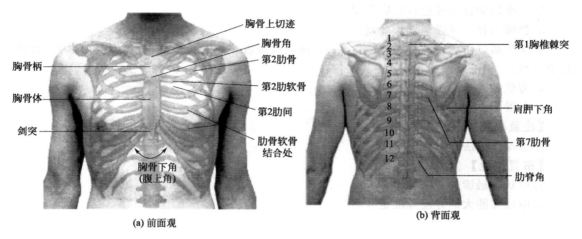

(a) 前面观　　　　　　　　　　　　　　　　(b) 背面观

图 3-16　胸部骨骼标志

#### 1. 胸骨

胸骨呈扁平状，位于胸壁正中，自上而下分为胸骨柄、胸骨体和剑突三部分。

（1）胸骨柄　为胸骨上端略呈六角形的骨块。两侧与左右锁骨的胸骨端相连，下部与胸骨体连接。

（2）胸骨角　又称 Louis 角。位于颈静脉切迹下约 5cm 处，由胸骨柄与胸骨体的连接处向前突起而成。其两侧分别与左右第 2 肋软骨连接，为计数肋骨和肋间隙顺序的重要标志。胸骨角还标志支气管分叉、心房上缘和上下纵隔交界及相当于第 4 胸椎或第 5 胸椎的水平。

（3）剑突　为胸骨体下端的突出部分，呈三角形，其底部与胸骨体相连。正常人剑突的长短存在很大差异。

#### 2. 肋骨

肋骨共 12 对。每根肋骨由后上方向前下方倾斜，其倾斜度上方略小，下方稍大。第 1～7 肋骨在前胸部借各自的肋软骨与胸骨相连。第 8～10 肋骨与 3 个联合一起的肋软骨连接后，再与胸骨相连，从而构成胸廓的骨性支架。第 11～12 肋骨不与胸骨相连，其前端为游离缘，称为浮肋。12 对肋骨在背部与相应的胸椎相连。大多数肋骨可在胸壁上能触及，唯有第 1 对肋骨因与锁骨重叠，常不能触及。

#### 3. 肋间隙

肋间隙为两个肋骨之间的空隙。前胸壁的水平位置多以肋间隙标志。第 1 肋骨下面的间隙为第 1 肋间隙，第 2 肋骨下面的间隙为第 2 肋间隙，其余依此类推。

#### 4. 腹上角

腹上角为左右肋弓（由两侧的第 7～10 肋软骨相互连接而成）在胸骨下端会合处所形成

的夹角，又称胸骨下角，相当于横隔的穹隆部。正常70°～110°，临床上常以此作为判断体型的标志，体型瘦长者较锐，矮胖者较钝，深吸气时可稍增宽。其后为肝左叶、胃及胰腺的所在区域。

### 5. 肩胛骨

肩胛骨位于后胸壁脊柱两侧第2～8肋骨之间。肩胛冈及其肩峰端均易触及。肩胛骨的最下端称为肩胛下角。被检查者取直立位、两上肢自然下垂时，肩胛下角可作为第7或第8肋骨水平的标志，或相当于第8胸椎的水平。此可作为后胸部计数肋骨的标志。

### 6. 脊柱棘突

脊柱棘突是后正中线的标志。第7颈椎棘突最为突出，其下即为胸椎的起点，常以此处作为识别和计数胸椎的标志。

### 7. 肋脊角（左、右）

肋脊角为第12肋骨与脊柱构成的夹角。其前方为肾和上输尿管所在区域。

★ **考点提示：胸部骨骼标志**

### （二）自然陷窝和解剖区域

胸部有4个自然陷窝和3个解剖区域（图3-17）。

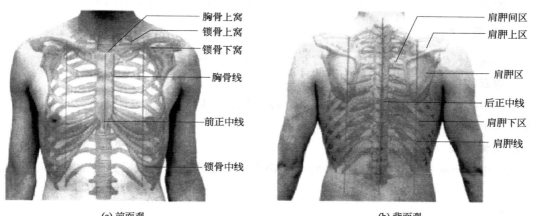

(a) 前面观

胸骨上窝
锁骨上窝
锁骨下窝
胸骨线
前正中线
锁骨中线

肩胛间区
肩胛上区
肩胛区
后正中线
肩胛下区
肩胛线

(b) 背面观

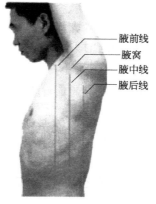

腋前线
腋窝
腋中线
腋后线

(c) 侧面观

图 3-17　胸部自然凹陷、解剖区域与垂直线标志

**1. 胸骨上窝**

胸骨上窝为胸骨柄上方的凹陷部,正常气管位于其后正中。

**2. 锁骨上窝(左、右)**

锁骨上窝为锁骨上方的凹陷部,相当于两肺尖的上部。

**3. 锁骨下窝(左、右)**

锁骨下窝为锁骨下方的凹陷部,下界为第3肋骨下缘。相当于两肺尖的下部。

**4. 腋窝(左、右)**

腋窝为上肢内侧与胸壁相连的凹陷部。

**5. 肩胛上区(左、右)**

肩胛上区为肩胛冈以上的区域,其外上界为斜方肌的外缘。相当于两肺上叶肺尖的下部。

**6. 肩胛下区(左、右)**

肩胛下区为两肩胛下角连线与第12胸椎水平之间的区域。后正中线将此区分为左、右两部分。

**7. 肩胛间区(左、右)**

肩胛间区为两肩胛骨内缘之间的区域。后正中线将此区分为左、右两部分。

**(三)垂直线标志**

自前胸部、侧胸部到后胸部,共有9条垂直线(图3-17)。

**1. 前正中线**

前正中线即胸骨中线。为通过胸骨正中的垂直线。其上端位于胸骨柄上缘的中点,向下通过剑突中央的垂直线。

**2. 锁骨中线(左、右)**

锁骨中线为通过锁骨的肩峰端与胸骨端两者中点的垂直线,即通过锁骨中点向下的垂直线。

**3. 胸骨线(左、右)**

胸骨线为沿胸骨边缘与前正中线平行的垂直线。

**4. 胸骨旁线(左、右)**

胸骨旁线为通过胸骨线和锁骨中线中间的垂直线。

**5. 腋前线(左、右)**

腋前线为通过腋窝前皱襞沿前侧胸壁向下的垂直线。

**6. 腋后线(左、右)**

腋后线为通过腋窝后皱襞沿后侧胸壁向下的垂直线。

**7. 腋中线(左、右)**

腋中线为自腋窝顶端于腋前线和腋后线之间向下的垂直线。

**8. 肩胛线(左、右)**

肩胛线为双臂下垂时通过肩胛下角与后正中线平行的垂直线。

### 9. 后正中线

后正中线为通过椎骨棘突，或沿脊柱正中下行的垂直线，即脊柱中线。

## 二、胸壁、胸廓与乳房

### （一）胸壁

检查胸壁时，除注意营养状态、皮肤、淋巴结和骨骼肌发育的情况外，还应该着重检查以下项目。

#### 1. 静脉

正常胸壁皮肤弹性好，无明显静脉显露。当上腔静脉或下腔静脉血流受阻建立侧支循环时，出现胸壁静脉充盈或曲张。通过检查血流方向可明确。当下腔静脉梗阻时，静脉血流方向自下而上；当上腔静脉梗阻时，血流方向自上而下（图3-18）。

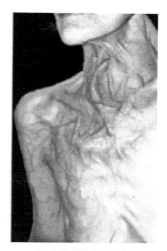 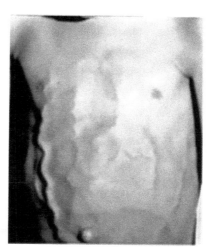

(a) 上胸壁浅静脉曲张    (b) 下胸壁、腹壁静脉曲张

图 3-18　静脉曲张

#### 2. 皮下气肿 （subcutaneous emphysema）

胸部皮下组织有气体积存时谓之皮下气肿。正常胸壁无皮下气肿。检查时以手按压存在皮下气肿的皮肤，引起气体在皮下组织内移动，可出现捻发感或握雪感。用听诊器加压听诊，可听到类似捻动头发的声音。胸部皮下气肿的产生多由于肺、气管或胸膜受损，气体自病变部位逸出，积存于皮下所致。也偶见于局部产气杆菌感染而产生。严重者气体可由胸壁皮下向颈部、腹部或其他部位的皮下蔓延。

#### 3. 胸壁压痛

正常情况下，胸壁无压痛。胸壁软组织炎、肋间神经炎、肋软骨炎及肋骨骨折的患者，胸壁受累的局部可有压痛。骨髓异常增生者常有胸骨压痛及叩击痛，常见于白血病患者。

#### 4. 肋间隙

注意肋间隙有无回缩或膨隆。吸气时肋间隙回缩，提示呼吸道阻塞使气体不能自由地进入肺内。肋间隙膨隆见于严重肺气肿、大量胸腔积液或张力性气胸患者用力呼气时。此外，胸壁肿瘤、主动脉瘤或婴幼儿心脏明显增大者，其相应部位的肋间隙常膨出。

## （二）胸廓

正常胸廓的大小和外形，个体间具有一定差异。一般来说，正常成人两侧大致对称，呈椭圆形，两肩基本在同一水平上。成年人胸廓的前后径较左右径为短，两者的比例约为1：1.5。小儿和老年人胸廓的前后径略小于左右径或几乎相等，故呈圆柱形。常见的胸廓外形改变如下（图3-19）。

### 1. 桶状胸（barrel chest）

胸廓前后径增大与左右径几乎相等，甚或超过左右径，呈圆桶状。肋间隙增宽且饱满，两侧肋骨平举与脊柱的夹角常大于45°，腹上角增大，且呼吸时改变不明显［图3-19（a）］。常见于慢性阻塞性肺疾病患者，亦可发生于老年人或矮胖体型者。

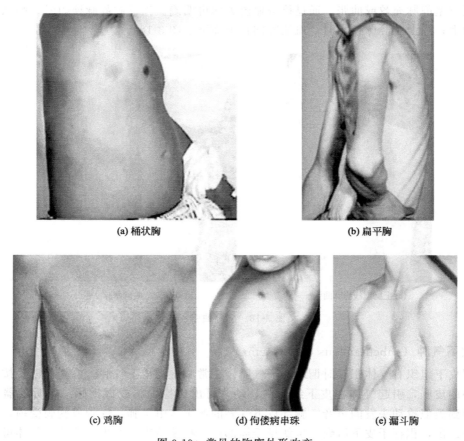

(a) 桶状胸　　　　　　　　　　　　　(b) 扁平胸

(c) 鸡胸　　　　　(d) 佝偻病串珠　　　　(e) 漏斗胸

图3-19　常见的胸廓外形改变

### 2. 扁平胸（flat chest）

胸廓前后径短于左右径的一半，胸廓呈扁平状［图3-19（b）］。见于慢性消耗性疾病，如肺结核、晚期肿瘤等，也见于瘦长体型者。

### 3. 佝偻病胸（rachitic chest）

佝偻病胸为佝偻病所致胸廓改变，多发生于儿童。其表现如下。

（1）鸡胸　胸廓的上下距离较短，胸廓的前后径略长于左右径，其上下距离较短，胸骨下端常前突，胸廓前侧壁肋骨凹陷。形如鸡的胸廓，故称之为鸡胸［图3-19（c）］。

（2）佝偻病串珠　沿胸骨两侧各肋软骨与肋骨交界处隆起，形成串珠状，谓之佝偻病串珠［图 3-19（d）］。

（3）肋膈沟　下胸部前面的肋骨常外翻，沿膈附着的部位其胸壁向内凹陷形成的沟状带，称为肋膈沟。

（4）漏斗胸　胸骨剑突处显著内陷，形似漏斗，谓之漏斗胸［图 3-19（e）］。多为先天性。

### 4. 胸廓一侧变形

胸廓一侧膨隆多见于大量胸腔积液、气胸、一侧严重代偿性肺气肿。胸廓一侧平坦或下陷常见于肺不张、肺纤维化、广泛性胸膜增厚和粘连。

### 5. 胸廓局部隆起

见于心脏明显增大、大量心包积液、胸内或胸壁肿瘤及主动脉瘤等。还可见于肋软骨炎和肋骨骨折，前者于肋软骨突起处常有压痛，后者在前后挤压胸廓时，局部常出现剧痛，还可在骨折断端处查到骨擦音。

### 6. 脊柱畸形引起的胸廓改变

因脊柱前凸、后凸、侧凸，导致胸廓两侧不对称，肋间隙变窄或增宽（图 3-20）。常见于脊柱先天性畸形、脊柱外伤、脊柱结核及肿瘤等。严重脊柱畸形所致胸廓外形改变可引起呼吸、循环功能障碍。

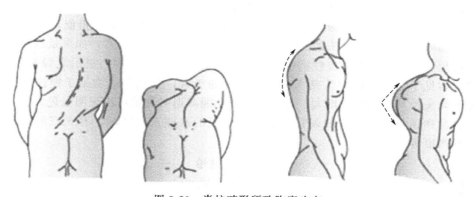

图 3-20　脊柱畸形所致胸廓改变

### （三）乳房

乳房的上界是第 2 或第 3 肋骨，下界是第 6 或第 7 肋骨，内界起自胸骨缘，外界止于腋前线。乳房的检查依据正确的顺序，先健侧后患侧，不能仅检查患者叙述不适的部位，以免发生漏诊。除检查乳房外，还应检查引流乳房部位的淋巴结。检查乳房时的体位，以坐位为宜，也可仰卧位。检查时要充分暴露双侧乳房并有良好的照明。按视诊、触诊的顺序检查。

### 1. 视诊

正常儿童及男性乳房一般不明显。正常女性乳房于青春期逐渐开始增大，呈半球状。中老年女性乳房多下垂呈袋状，妊娠期及哺乳期乳房明显增大前突或下垂，乳晕扩大，色素加深，皮肤可见表皮静脉扩张，有时乳房组织可扩展至腋窝顶部，此为乳房组织肥大，以供哺乳。乳房视诊的主要内容如下。

（1）对称性　正常女性坐位时两侧乳房基本对称。但也有轻度不对称者，此是由于两侧乳房发育程度不完全相同的结果。一侧乳房明显增大见于先天畸形、囊肿形成、炎症或肿瘤等。一侧乳房明显缩小多因为发育不全。

（2）乳房皮肤　应注意乳房皮肤有无红、肿、溃疡、皮疹、瘢痕、凹陷、色素沉着。

① 乳房皮肤发红并伴有局部肿、热、痛，提示乳腺炎；乳房皮肤深红，不伴有热、痛，发展快，面积多超过一个象限，常提示乳腺癌累及表浅淋巴管引起的癌性淋巴管炎。

② 乳房水肿使毛囊和毛囊开口变得明显可见，见于炎症和乳腺癌。炎性水肿由于炎症刺激毛细血管通透性增加，血浆渗出至血管外，并进入组织间隙，故常伴有皮肤发红。乳腺癌引起的乳房水肿可使毛囊及毛囊孔明显下陷，故局部皮肤外观呈现"橘皮"样或"猪皮"样。乳房皮肤水肿应注意其确切部位和范围。

③ 乳房皮肤回缩，可由于外伤、炎症、恶性肿瘤引起。外伤及炎症可使局部脂肪坏死，成纤维细胞增生，造成受累区域乳房表层和深层之间悬韧带缩短引起。必须注意如无确切的乳房急性炎症、外伤病史，提示恶性肿瘤的存在，特别是当尚未触及局部肿块、无皮肤固定和溃疡等晚期乳腺癌表现者，轻度的皮肤回缩，常为早期乳腺癌的表现。为了能发现早期乳腺皮肤回缩的现象，检查时应请患者接受各种能使前胸肌收缩、乳房悬韧带拉紧的上肢动作，如双手上举超过头部或相互推压双手掌面或双手推压两侧髋部等，均有助于发现乳房皮肤或乳头回缩的征象。

④ 乳房溃疡及瘘管常提示皮肤及皮下组织破坏，为乳腺癌晚期的典型表现，也可为乳腺结核或脓肿，也可继发于外伤、感染或放射性损伤。

（3）乳头　检查时应注意乳头的位置、大小、颜色，两侧是否对称、有无乳头内陷及分泌物。正常乳头位置大约位于锁骨中线第 4 肋间隙，呈圆柱状，颜色相似，大小相等，对称，无乳头回缩和分泌物。乳头回缩，如果是自幼发生，为发育异常；如果是近期发生，则可能是病理改变，如乳腺癌或炎性病变。非哺乳期乳头出现分泌物，提示乳腺导管有病变；血性分泌物常见于导管内良性乳突状瘤及乳腺癌的患者；黄色分泌物见于慢性囊性乳腺炎等。妊娠期乳头及其活动性均增大，肾上腺皮质功能减退时乳晕可出现明显色素沉着。

（4）腋窝和锁骨上窝　详细观察乳房淋巴引流的这些重要区域，有无红肿、包块、溃疡、瘘管和瘢痕等。

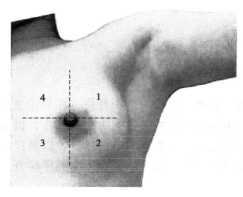

图 3-21　乳房病变的定位与划区

## 2. 触诊

触诊内容主要包括乳房的质地、皮肤温度、弹性、压痛、包块、硬结及分泌物等。

触诊乳房时，被评估者采取坐位，先两臂下垂，然后双臂高举过头或双手叉腰进行检查。当仰卧位检查时，可垫以小枕头抬高肩部使乳房能较对称地位于胸壁上，便于检查。以乳头为中心作一水平线和一垂直线，将乳房分为四个象限（图 3-21）。

触诊顺序先由健侧开始，后检查患侧。检查者的手指和手掌平置在乳房上，用指腹轻施压力以旋转或来回滑动进行触诊。检查左侧乳房时由外上象限开始，顺时针方向进行由浅入深触诊，直至 4 个象限检查完毕，最后触诊乳头。以同样方法按逆时针方向检查右侧乳房。

正常乳房柔软有弹性，可有模糊的颗粒感及柔韧感。随着不同年龄而有区别。青年人乳房柔韧，质地均匀一致，老年人乳房则多松弛呈结节感。乳房是由腺体组织的乳腺小叶组成，触诊时切不可把乳腺小叶误认为肿块。月经期乳腺小叶充血，乳房有紧绷感，月经后充血迅即消退；妊娠期乳房增大并有柔韧感，而哺乳期有结节感。乳房皮下脂肪的多少，可影响乳房触诊的感觉。触诊乳房时必须注意下列征象。

（1）硬度和弹性（consistency elasticity） 乳房硬度增加，弹性减退或消失，提示局部皮下组织病变，如炎症或新生物浸润等。此外，还应注意乳头的硬度和弹性，当乳晕下有癌肿存在时，该区域的皮肤弹性常消失。

（2）压痛（tenderness） 乳房局部压痛见于炎症、月经前和乳腺增生。月经期乳房也较敏感。恶性病变则甚少出现压痛。

（3）包块（masses） 触及包块时应注意以下特征。

① 部位：根据包块所处的象限明确记录病变位置，并记录包块与乳头之间的距离，使包块的定位准确无误。

② 大小：应详细描述包块的长度、宽度和厚度，以便在病程进展中对包块增大或缩小进行对比。

③ 外形：应描述包块边缘是否规则，表面是否光滑，边缘是否清楚，与周围组织是否粘连固定。恶性包块外形多不规整、表面凸凹不平，边缘多固定，良性包块表面多光滑规整。但也应注意与炎性病变相区别。

④ 硬度：包块的硬度、软度必须明确描述。一般可描述为柔软、质韧、中等硬度或坚硬等。良性肿瘤多呈中等硬度；恶性病变多为坚硬伴形态不规则。仅极少见的情况下，坚硬区域可由炎症病变引起。

⑤ 活动度：触诊到包块时，应确定其是否可自由移动，判断其活动度情况。如仅能向某一方向移动或固定不动，则应明确包块是固定于皮肤、乳腺周围组织抑或固定于深部结构。多数良性包块活动度较大，炎性病变则较固定。而早期恶性包块虽可活动，但随着病程发展至晚期，癌肿侵犯其他组织结构时，其固定度明显增加。

⑥ 压痛：触诊到包块时，必须确定其是否具有压痛及其程度。一般炎性病变常表现为中度至重度压痛，而多数恶性病变压痛不明显。

⑦ 数目：应具体明确包块数目。

乳房触诊后，还应仔细触诊腋窝、锁骨上窝及颈部淋巴结是否增大或其他异常。因为这些部位常为乳房炎症或恶性肿瘤扩展和转移的常见部位。

## 三、肺和胸膜

评估肺和胸膜时，被检查者可采取坐位或仰卧位，脱去上衣，使腰部以上的胸部得到充分暴露。室内应有良好的自然光线，环境要温暖舒适，避免因寒冷诱发肌颤，造成视诊不满意和听诊被干扰。检查顺序：先前胸，后侧胸及背部，自上而下，左右对比。肺与胸膜的检查一般按照视诊、触诊、叩诊、听诊的顺序进行。

### （一）视诊

#### 1. 呼吸运动

呼吸运动是借助膈肌和肋间肌的收缩和松弛来完成的，胸廓随呼吸运动扩大和缩小，以带动肺的扩张和收缩。健康人在静息状态下呼吸运动稳定而有节律，此是通过中枢神经和神经反射的调节予以实现。某些体液因素，如高碳酸血症可直接抑制呼吸中枢，使呼吸变浅。低氧血症时可兴奋颈动脉窦及主动脉体化学感受器使之变快。代谢性酸中毒时，血 pH 降低，通过肺代偿性排出 $CO_2$，使呼吸变浅变慢，此外，肺的牵张反射，也可改变呼吸节律，如肺炎或心力衰竭时肺充血，呼吸可变得浅快。另外，呼吸节律还可受意识支配。

正常情况下吸气为主动运动，此时肋间外肌收缩，使胸廓前部肋骨向上外方移动，膈肌收缩下移使腹部突出，因而胸廓增大，胸膜腔内负压增高，肺扩张，空气经呼吸道进入肺内。一般成人静息状态下呼吸时，潮气量大约 500ml。平静呼气时呼气为被动运动，此时肋间外肌松弛使胸廓前部肋骨向下内方移动，膈肌松弛，腹部回缩，肺弹力回缩，胸廓缩小，胸膜腔内负压降低，肺内气体呼出。当用力呼气时，呼气肌才参与收缩，肋间内肌收缩使肋骨和胸骨下移，肋骨还可以向内旋转，使胸腔前后左右径缩小；腹壁肌的收缩可压迫腹腔脏器，推动膈肌上移，同时又牵拉下部的肋骨向下向内移位，使胸腔进一步缩小，利于肺内气体呼出，此时，呼气也成为主动。因此，吸气和呼气与胸膜腔内负压、进出肺的气流以及胸内压力的变化密切相关。

正常男性和儿童的呼吸以膈肌运动为主，胸廓下部及上腹部起伏动度较大，形成腹式呼吸；女性呼吸以肋间肌的运动为主，胸廓起伏动度较大，形成胸式呼吸。实际上，正常人该两种呼吸运动不同程度地同时存在。在某些疾病状态下，可致呼吸运动发生改变或呼吸困难。

（1）呼吸运动改变

① 胸式呼吸减弱而腹式呼吸增强：当肺和胸膜病变时，如肺炎、重症肺结核、胸膜炎等，或胸壁疾病（如肋间神经痛、肋骨骨折等），均可使胸式呼吸减弱而腹式呼吸增强。

② 腹式呼吸减弱而胸式呼吸增强：腹膜炎、大量腹水、腹腔内巨大肿瘤、肝脾极度肿大及妊娠晚期等，膈肌向下运动受限，均可使腹式呼吸减弱而胸式呼吸增强。

③ 呼吸运动增强：双侧增强多见于剧烈运动之后、上下呼吸道部分阻塞、代谢性酸中毒；单侧或局部增强多见于代偿性。

④ 呼吸运动减弱或消失：双侧减弱或消失见于慢性阻塞性肺疾病、双侧胸腔积液或气胸、呼吸肌麻痹等；单侧减弱或消失见于单侧大叶性肺炎、大量胸腔积液、气胸、膈神经麻痹、胸膜增厚或粘连等。

（2）呼吸困难

① 吸气性呼吸困难：上呼吸道部分阻塞患者，因为气流不能顺利进入肺内，故当吸气时呼吸肌收缩，造成肺内负压极度增高，从而引起胸骨上窝、锁骨上窝及肋间隙向内凹陷，称为"三凹征"（three depressions sign），因吸气时间延长，称为吸气性呼吸困难。临床常见于气管异物、气管肿瘤、喉癌、急性喉炎及白喉等。

② 呼气性呼吸困难：下呼吸道部分阻塞患者，因气流呼出不畅，呼气时需要用力，从而引起肋间隙膨隆，表现为呼气时间延长，称为呼气性呼吸困难。常见于慢性喘息性支气管炎、支气管哮喘和慢性阻塞性肺疾病等。

③ 混合性呼吸困难：广泛肺组织病变时，呼吸面积减少，影响肺换气功能，吸气和呼气均感费力，呼吸频率增加，称为混合性呼吸困难。见于大面积肺炎、弥漫性肺纤维化、大量胸腔积液和气胸等。

**2. 呼吸频率、节律和深度**

见本章第一节。

**（二）触诊**

**1. 胸廓扩张度**（thoracic expansion）

胸廓扩张度即呼吸时胸廓的动度，胸廓前下部呼吸时动度较大，检查较易获得。检查前胸廓扩张度时，检查者两手掌和伸展的手指平放在前胸下部两侧，拇指分别沿肋缘指向剑突，拇指尖置于前正中线两侧对称部位；检查后胸廓扩张度时，将两手平置于患者背部，约第 10 肋骨水平，拇指与中线平行，并将两侧皮肤向中线轻推。嘱被检查者做深呼吸运动，观察和比较两手的动度是否一致（图 3-22）。正常人平静呼吸或深呼吸时，两侧胸廓呈对称性张缩。一侧胸廓扩张度增强，见于对侧肺扩张受限，如对侧膈肌麻痹、肺不张或肋骨骨折等；一侧胸廓扩张度降低，见于同侧大量胸腔积液、气胸、胸膜粘连或肺不张等；双侧胸廓扩张度降低，见于双侧胸膜炎、胸膜增厚或慢性阻塞性肺疾病等。

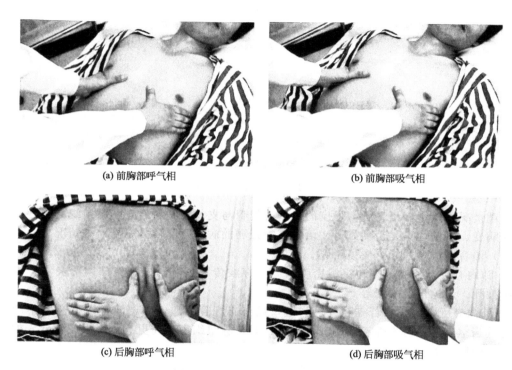

(a) 前胸部呼气相　　　　　　　　　　(b) 前胸部吸气相

(c) 后胸部呼气相　　　　　　　　　　(d) 后胸部吸气相

图 3-22　检查胸廓扩张度的方法

### 2. 语音震颤 （vocal fremitus）

语音震颤是指患者发出语音时，声波沿气管、支气管及肺泡传到胸壁引起的共鸣振动，可用手触及，称为语音震颤，又称触觉震颤。根据其振动的增强或减弱，从而判断胸内病变的性质。

检查者将双手尺侧置于胸壁两侧的对称部位，嘱被检查者用同等强度重复发"yi"长音，从上到下，从内到外，由前胸到侧胸及后背，双手交换，比较两侧相应部位语音震颤的异同，注意有无增强或减弱（图 3-23）。

正常人双侧语音震颤基本一致。语音震颤的强弱主要取决于气管、支气管是否通畅，胸壁传导是否良好而定。正常人语音震颤的强度受发音的强弱、音调的高低、胸壁的厚薄以及支气管至胸壁距离的差异等因素的影响。一般来说，发音强、音调低、胸壁薄及支气管至胸壁的距离近者语音震颤强，反之则弱。因此，正常情况下影响语音震颤强度的因素有：①年龄：成人较儿童强；②性别：男性较女性强；③胸壁厚薄：瘦者较胖者强；④部位：前胸上部较下部强，右胸上部较左胸上部强，肩胛间区及左右胸骨旁第 1、第 2 肋间隙部位最强，肺底最弱。

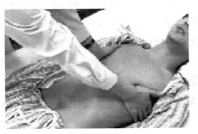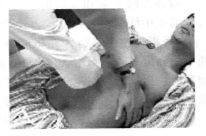

(a) 前胸部检查

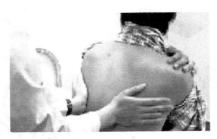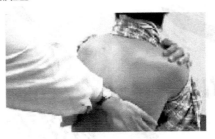

(b) 后胸部检查

图 3-23  语音震颤示意图

病理情况下，影响语音震颤强度的因素有气管与支气管是否通畅、肺组织的密度、胸膜腔有无病变、胸壁传导是否良好等。语音震颤强弱的病理意义常见以下几种情况。

(1) 语音震颤增强  主要见于：

① 肺内有炎性浸润：因肺组织密度增高，声波传导良好，如肺炎球菌肺炎实变期、大面积肺梗死、压迫性肺不张等。

② 肺内有巨大空腔：若空腔接近胸壁，且与支气管相通，则声波可以在空腔中产生共鸣，尤其当空腔周围有炎性浸润并与胸膜粘连时，肺组织密度高更有利于声波传导，如肺结核空洞、肺脓肿等。

(2) 语音震颤减弱或消失  主要见于：

① 支气管阻塞：声波传导受阻，如阻塞性肺不张。

② 肺泡内含气增多：肺组织密度降低，如慢性阻塞性肺疾病。

③ 大量胸腔积液或气胸。

④ 胸膜显著增厚粘连。

⑤ 胸壁皮下气肿。

**3. 胸膜摩擦感** （pleural friction fremitus）

胸膜摩擦感是指当急性胸膜炎时，因纤维蛋白沉着于两层胸膜，使其表面变为粗糙，呼吸时脏层和壁层胸膜相互摩擦，可由检查者的手感觉到，称为胸膜摩擦感。正常时胸膜脏层和壁层之间滑润，呼吸运动时不产生摩擦感。胸膜炎症、胸膜原发或继发肿瘤、胸膜高度干燥、肺部病变累及胸膜时，可触及胸膜摩擦感。该征象常于胸廓的下前侧部触及，因该处呼吸时胸廓动度较大。通常于呼吸两相均可触及，但以吸气时较明显，犹如皮革互相摩擦的感觉。

必须注意，当空气通过呼吸道内的黏稠分泌物或狭窄的气管、支气管时，也可产生一种震颤传导至胸壁，应与胸膜摩擦感予以鉴别，一般前者可由患者咳嗽后消失，而后者则否。

## （三）叩诊

胸部叩诊是根据胸廓、肺组织的物理特性，叩击时产生的不同音响，来判断肺部病变的部位及其性质。

### 1. 叩诊方法

用于胸部叩诊的方法有间接叩诊法和直接叩诊法两种，以间接叩诊法常用。

（1）间接叩诊法　叩诊时，被检查者采取坐位或卧位，两臂垂放，放松肌肉，呼吸均匀。检查前胸时，被检查者胸部稍向前挺，检查者以左手中指第二指节为叩诊板，与肋骨平行，平贴肋间隙，右手中指指端以垂直方向叩击于板指第二指节前端，判断由胸壁及其下面的结构发出的声音，从上至下逐一肋间隙进行叩诊；检查侧胸壁时，被检查者上臂置于头部，自腋窝开始逐一肋间隙叩诊至肋缘；检查背部时，被检查者上身前倾头略低，双手交叉抱肘，尽可能使肩胛骨移向外侧方，上半身略向前倾，叩诊肩胛间区时，板指与脊柱平行，叩诊肩胛下区时，板指与肋间隙平行，逐一肋间隙向下叩诊，直至肺底膈活动范围被确定位置。

叩诊顺序是自肺尖开始，叩出肺尖的宽度后，由上到下，由外到内。先叩击前胸，再叩侧胸和背部。并作左右、上下、内外对比，仔细辨别叩诊音的变化。

（2）直接叩诊法　检查者用右手二、三、四、五指并拢的掌面直接拍击被检查的部位，判断不同部位发出的声音。该法主要用于判断大量胸腔积液或积气时液体或气体的大致含量及病变所在部位。

### 2. 影响叩诊音的因素

（1）胸壁组织厚度　胸壁组织增厚，如皮下脂肪较多、肌肉较发达、乳房较大和胸壁水肿等，均可使叩诊音变浊。

（2）胸壁骨骼支架大小　胸壁骨骼支架较大者，可加强共鸣作用，叩诊音响较强。

（3）肋软骨是否钙化　肋软骨钙化，胸廓变硬，可使叩诊的振动向周围传播的范围增大，因而定界叩诊很难得出准确的结果。

（4）胸腔有无积液、肺内含气量、肺泡弹性及张力等　这些因素均可影响叩诊的震动及声音的传播，如深吸气时，肺泡张力增加，叩诊音调也增加。

### 3. 叩诊音的分类

叩诊音在强度、音调、时限和性质方面具有各自特点。

（1）清音　为正常肺组织的叩诊音。

（2）鼓音　正常人可于左胸前下方叩得，此系左侧膈顶下胃肠内含气较多之故。

（3）过清音　成年人过清音常见于慢性阻塞性肺疾病患者，正常儿童也可叩得相对过清音。

（4）浊音　常见于心脏、肝被肺的边缘覆盖的部分或肺组织含气量减少时，如肺炎、肺不张等。

（5）实音　见于大量胸腔积液和肺实变等。

### 4. 正常胸部叩诊音

正常肺部叩诊呈清音。因胸部各部位的含气量不同，胸壁的厚薄及邻近器官的影响，正常胸部各部位叩诊音性质也不完全相同。①前胸上部较下部叩诊音稍浊，这是由于肺上叶较下叶体积小，含气量少，且胸上部肌肉较发达之故；②右上肺较左上肺叩诊音稍浊，是因右

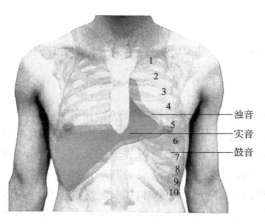

图 3-24　正常前胸叩诊音

肺尖位置较低，右肺上叶较左肺上叶体积小，且惯用右手者右侧胸大肌较左侧发达之故；③右侧腋下部因受肝影响叩诊稍浊；④左侧腋前线下方有胃泡的存在，故叩诊音呈鼓音，又称 Traube 鼓音区，其大小随胃泡含气量多少而改变（图 3-24）；⑤背部肌肉、骨骼层次较多，故背部的叩诊音较前胸稍浊。

**5. 异常胸部叩诊音**

在正常肺部的清音区范围内，若出现浊音、实音、过清音或鼓音时，即为异常胸部叩诊音。提示肺、胸膜、胸壁有病理性改变。异常胸部叩诊音的性质和范围取决于病变的大小、性质及病变的深浅。一般病变部位深度距体表 5cm 以上、病变范围直径小于 3cm 或少量胸腔积液，常不能分辨出叩诊音的改变。异常胸部叩诊音的临床意义如下。

（1）浊音、实音　浊音或实音出现可见于下列病变：①肺部大面积含气量减少，如肺炎、肺结核、肺不张、肺梗死及肺水肿等；②肺内有不含气的占位病灶，如肺肿瘤、未液化的肺脓肿、肺包囊虫病等；③胸腔积液、胸膜增厚。

（2）鼓音　见于肺内空腔性病变，如空洞型肺结核、肺脓肿或肺肿瘤破溃形成的空洞，其直径大于 3cm，且靠近胸壁的大空洞时，病变区叩诊呈鼓音；以及胸膜腔积气，如气胸，病侧呈鼓音。

（3）过清音　肺泡含气量增加且弹力减弱时，叩诊呈过清音，见于肺气肿患者。

（4）浊鼓音　当肺泡壁松弛，肺组织含气量减少的情况下，如压迫性肺不张、肺水肿、肺炎的充血期和消散期等，局部叩诊时可呈现一种兼有浊音和鼓音特点的混合性叩诊音。

**6. 肺界的叩诊**

（1）肺上界　即肺尖的宽度，内侧为颈肌，外侧为肩胛带。叩诊方法：患者取坐位，两肩自然下垂，自斜方肌前缘中央开始逐渐叩向外侧，当清音变为浊音时，即为肺上界的外侧终点，标记该点；然后再由上述中央叩向内侧，直至清音变为浊音时，即为肺上界的内侧终点，再标记该点，两标记中间清音带的宽度即肺尖的宽度，也称 Kronig 峡，正常为 4～6cm。因右肺尖位置较低，右肩胛带的肌肉较发达，所以右侧较左侧稍窄（图 3-25）。肺上界变窄或叩诊浊音，常见于肺结核所致的肺尖

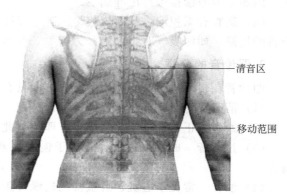

图 3-25　正常肺尖宽度与肺下界移动范围

浸润和纤维性变或萎缩、肺尖肿瘤及胸膜增厚；肺上界增宽，见于慢性阻塞性肺疾病、气胸、肺尖部肺大疱等。

（2）肺前界　相当于心的绝对浊音界。右肺前界相当于胸骨线的位置，左肺前界则相当于胸骨旁线自第 4 肋间隙至第 6 肋间隙的位置。当心脏扩大、心包积液、主动脉瘤、肺门淋

巴结明显增大时，可使左、右肺前界间的浊音区扩大，而慢性阻塞性肺疾病时可使其缩小。肺前界临床应用甚少。

（3）肺下界　检查时，嘱患者平静呼吸，自肺野的清音区开始，分别从锁骨中线第2肋间、腋窝顶部、肩胛线上第8肋间隙开始向下叩诊，于腋中线及肩胛线上，当叩诊音由清音转为浊音，即为肺下界；由于肝被肺缘覆盖，右侧锁骨中线上当叩诊音由清音转为浊音，再由浊音转为实音时，即为肺下界，左侧由于心浊音界的影响，可只叩出后两条线。正常人平静呼吸时，两侧肺下界大致相同，于锁骨中线、腋中线、肩胛线上肺下界分别为第6肋间隙、第8肋间隙和第10肋间隙。因体型、发育情况不同，肺下界位置可稍有差异。异常情况下，肺下界上移见于肺不张、膈肌麻痹、腹水、腹腔巨大肿瘤、鼓肠等；肺下界下移见于慢性阻塞性肺气肿、腹腔内脏下垂等。

（4）肺下界的移动范围　相当于呼吸时膈肌移动范围。叩诊方法：在平静呼吸时于肩胛线上叩出肺下界位置，用笔在该处作出标记，嘱患者深吸气后在屏住呼吸的同时，沿肩胛线继续向下叩诊，当由清音变为浊音时，即为肩胛线上肺下界的最低点，在该处作出标记；当被检查者恢复平静呼吸后，同样先于肩胛线上叩出平静呼吸时肺下界，并做一标记，再嘱其作深呼气并屏住呼吸，然后再由下向上叩诊，当浊音转为清音时做一标记，即为肩胛线上肺下界的最高点。最高点至最低点间的距离，即为肺下界的移动范围，正常6～8cm。肺下界移动范围的大小与肋膈窦的大小有关，故不同位置肺下界的移动度也稍有差异，一般腋中线及腋后线上的移动度最大（图3-25）。

肺下界移动范围减小，见于肺组织弹性消失，如慢性阻塞性肺疾病等；肺组织萎缩，如肺不张、肺间质纤维化；肺组织炎症、水肿，如肺炎、肺水肿；局部胸膜粘连等。大量胸腔积液、积气及广泛胸膜增厚粘连时肺下界及其移动范围均不能叩出。膈神经麻痹者，肺下界移动范围也消失。

## （四）听诊

听诊是评估肺部疾病最重要和最基本的方法。听诊的顺序一般由肺尖开始，自上而下，左右对比，上下对比，由前胸到侧胸，最后背部。听诊时被检查者取坐位或卧位，嘱其微张口作均匀呼吸，必要时作深呼吸或咳嗽，这样更有利于察觉病变。肺部听诊的内容如下。

**1. 正常呼吸音**（normal breath sound）

正常人呼吸时，气流进出呼吸道及肺泡，发生湍流引起振动，该振动传递到胸壁，在体表可以听到，即呼吸音。胸部不同部位听到的呼吸音性质不同，可分为以下三种（图3-26）。

（1）支气管呼吸音（bronchial breath sound）　为呼吸时的气流在声门、气管或主支气管形成湍流所产生的声音。吸气是主动运动，声门裂增宽，气流通过的快，产生的湍流弱；呼气是被动运动，声门裂变窄，气流通过的较慢，产生的湍流强，所以该呼吸音的特点是呼气相比吸气相时间较长，音调较高，音响较强。类似将舌抬高，呼气时所发出的"哈"音。正常人在喉部、胸骨上窝、背部第6、第7颈椎及第1、第2胸椎附近可闻及支气管呼吸音。

（2）支气管肺泡呼吸音（bronchovesicular breath sound）　为兼有支气管呼吸音和肺泡呼吸音特点，又称混合性呼吸音。其特点是呼气相与吸气相大致相等。其吸气音与肺泡呼吸音相似，但音调较高且较响亮。呼气音与支气管呼吸音相似，但强度稍弱且音调稍低，时间较短。正常人在胸骨两侧第1、第2肋间隙，肩胛间区第3、第4胸椎水平及肺尖前后部可闻及支气管肺泡呼吸音。

（3）肺泡呼吸音（vesicular breath sound）　吸气时气流经支气管进入肺泡，冲击肺泡壁使肺泡壁由松弛变为紧张，呼气时肺泡壁由紧张变为松弛，这种肺泡弹性的变化和气流产

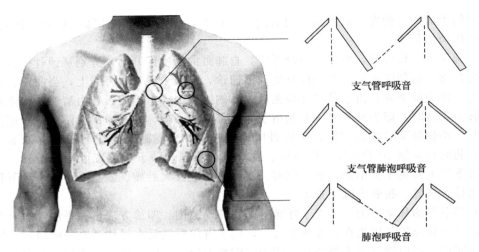

支气管呼吸音

支气管肺泡呼吸音

肺泡呼吸音

图 3-26　三种正常呼吸音的分布及特点

生的振动是形成肺泡呼吸音的主要因素。因为吸气是主动运动，单位时间内吸入肺泡的空气流量较大，流速较快，肺泡壁紧张性较强；呼气为被动运动，呼出气流逐渐减弱，气流速度减慢，肺泡也随之转为松弛状态所致。一般在呼气终止前呼气声即先消失，实际上此并非呼气动作比吸气短，而是呼气末气流量太小，未能听到其呼气声而已。所以肺泡呼吸音的特点是吸气相较呼气相时间较长，音调较高，音响较强。类似上齿咬住下唇，吹气时发出的"夫"音。正常人除支气管呼吸音和支气管肺泡呼吸音以外的部位均可闻及，以乳房下部、肩胛下部肺泡呼吸音最强，其次为两腋窝下部听诊最清晰。

正常人肺泡呼吸音的强弱与性别、年龄、呼吸深浅、肺组织弹性的大小及胸壁的厚薄等有关：①呼吸愈深愈快，肺泡呼吸音愈强；②年龄愈小、胸壁愈薄、肺组织的弹性愈好，则肺泡呼吸音愈强；③男性较女性强，因为男性呼吸运动力量较强且皮下脂肪较少；④肺组织较多，肌肉较薄的部位，如乳头以下及肩胛下区和两腋下肺泡呼吸音较强，而肺尖及肺下缘区域则较弱。此外，矮胖体型者肺泡呼吸音亦较瘦长者为弱。

★ **考点提示：正常呼吸音的听诊特点**

**2. 异常呼吸音**（abnormal breath sound）

（1）异常肺泡呼吸音（abnormal vesicular breath sound）

① 肺泡呼吸音减弱或消失：其原因与进入肺泡的空气量减少或气流速度减慢及呼吸音传导障碍有关。可出现于双侧、单侧或局部。常见原因有：a.胸廓活动受限，如胸痛、肋骨切除、肋软骨骨化等；b.呼吸肌疾病，如重症肌无力、膈肌麻痹或痉挛；c.支气管狭窄或阻塞，如慢性阻塞性肺疾病、慢性支气管炎、支气管哮喘、支气管受压或肿瘤；d.压迫性肺膨胀不全，如胸腔积液、气胸；e.腹部疾病，如大量腹水、腹部巨大肿瘤。

② 肺泡呼吸音增强：双侧肺泡呼吸音增强，与呼吸运动及通气功能增强，使进入肺泡的空气流量增多和（或）流速加快有关。发生的原因有：a.机体需氧量增加，引起呼吸深长和增快，如运动、发热、代谢亢进等；b.缺氧兴奋呼吸中枢，导致呼吸运动增强，如贫血等；c.血液酸度增高，刺激呼吸中枢，使呼吸深长，如代谢性酸中毒等。单侧肺泡呼吸音增强，常见于一侧肺、胸病变使健侧肺发生代偿性肺泡呼吸音增强。

③ 呼气音延长：下呼吸道狭窄或部分阻塞，使呼气阻力增加，如支气管哮喘、支气管炎；或由于肺泡壁弹性减弱，使呼气驱动力下降所致，如慢性阻塞性肺疾病。

④ 粗糙性呼吸音：主要由于支气管黏膜轻度水肿或炎症浸润，使内壁不光滑或狭窄，气流进出不畅所致。见于支气管或肺部炎症的早期。

⑤ 断续性呼吸音：由于肺组织局部炎症或支气管狭窄，空气不能均匀地进入肺泡，出现不规则断续的呼吸音所致，又称齿轮状呼吸音。常见于肺结核、肺炎等。

（2）异常支气管呼吸音（abnormal bronchial breath sound） 在正常肺泡呼吸音的听诊范围内听到支气管呼吸音，则为异常支气管呼吸音，又称管样呼吸音。可由下列因素引起：

① 肺组织实变：使支气管呼吸音通过较致密的肺实变组织，传导到体表易于闻及。异常支气管呼吸音的部位、范围及强弱与病变部位、大小和深浅有关。实变范围愈大、愈浅，其声音愈强，反之则弱。常见于大叶性肺炎实变期、肺梗死。

② 肺内大空腔：当肺内有较大的空腔与支气管相连通，且空腔周围肺组织又有实变时，声音在空腔内共鸣，并通过空腔周围实变肺组织的良好传导，故可听及清晰的支气管呼吸音。常见于肺脓肿或空洞型肺结核。

③ 压迫性肺不张：胸腔积液时压迫肺组织，使肺组织膨胀不全，密度增加有利于支气管呼吸音的传导，所以于积液的上方有时可听到支气管呼吸音，但强度较弱而且遥远。

（3）异常支气管肺泡呼吸音（abnormal bronchovesicular breath sound） 在正常肺泡呼吸音的听诊范围内听到支气管肺泡呼吸音，则为异常支气管肺泡呼吸音。其产生机制是：①肺实变位置较深，被正常肺组织覆盖；②肺实变范围较小与正常肺组织互相掺杂。见于支气管肺炎、肺结核、大叶性肺炎早期，或在胸腔积液上方压迫性肺膨胀不全区域闻及。

**3. 啰音**（crackles rales）

啰音是呼吸音以外的附加音，该音正常情况下并不存在，所以非呼吸音的改变。依据其性质的不同可分为干啰音和湿啰音两种。

（1）干啰音（wheezes，rhonchi）

① 产生机制：是由于气管、支气管或细支气管狭窄或部分阻塞，空气吸入或呼出时形成湍流所产生的声音。呼吸道狭窄或阻塞的病理基础是：a.炎症引起呼吸道黏膜充血水肿和分泌增加；b.支气管平滑肌痉挛；c.管腔内肿瘤或异物阻塞；d.管壁被管外增大的淋巴结或纵隔肿瘤压迫（图 3-27）。

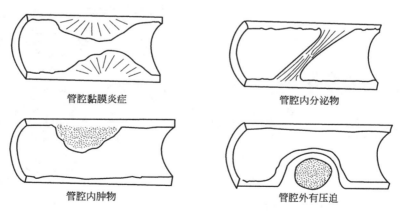

图 3-27 干啰音产生机制

② 听诊特点：a.干啰音为一种带音乐性的呼吸附加音，音调较高；b.持续时间较长，吸气及呼气均可以听到，但以呼气时明显；c.强度、性质和部位均易变化，瞬间内数量可明显增减。

③ 分类：根据音调高低分为两种。a. 低调干啰音：又称鼾音。音调低而响亮，类似熟睡时发出的鼾声或呻吟声。多发生于气管或主支气管。发生于主支气管以上的大气道的干啰音，有时不用听诊器也可闻及，称为喘鸣。b. 高调干啰音：又称哨笛音。音调高，呈短促的"zhi-zhi"声或带音乐性，常被描述为哮鸣音、飞箭音。用力呼气时其声音常呈上升性。发生于较小的支气管或细支气管（图 3-28）。

④ 临床意义：局限性干啰音见于肺癌、支气管内膜结核等；两侧弥漫性干啰音见于慢性阻塞性肺疾病、支气管哮喘、心源性哮喘及慢性支气管炎等。

（2）湿啰音（moist rales）

① 产生机制：a. 由于吸气时气流通过呼吸道内的稀薄分泌物（如渗出液、痰液、血液、黏液或脓液等），使形成的水泡破裂所产生的声音，故又称为水泡音（图 3-28）；b. 由于小支气管壁、细支气管壁及肺泡壁因分泌物黏着而陷闭，当吸气时突然张开重新充气所产生的爆裂音。宛如水煮沸时冒泡音或用小管插入水中吹水的声响。

② 听诊特点：a. 断续而短暂，一次常连续多个出现；b. 大水泡音、中水泡音、小水泡音可同时存在；c. 多出现于吸气相，也可出现于呼气早期，但以吸气终末较为明显；d. 部位恒定、性质不易变，咳嗽后可减轻或消失。

③ 分类：按发生的呼吸道腔径大小和腔内分泌物的多少分为大水泡音、中水泡音、小水泡音及捻发音（图 3-28，图 3-29）。a. 大水泡音：又称粗湿啰音。发生于气管、支气管或空洞部位，多出现在吸气早期。常见于支气管扩张症、肺水肿、肺结核或肺脓肿空洞。昏迷或濒临死亡的患者因为无力排出呼吸道分泌物，可出现大水泡音，有时不用听诊器也可听到，谓之痰鸣音。b. 中水泡音：又称中湿啰音。发生于中等大小的支气管内，多出现于吸气中期。常见于支气管炎、支气管肺炎等。c. 小水泡音：又称细湿啰音。发生于细小支气管内，多出现于吸气后期。常见于细支气管炎、支气管肺炎、肺淤血和肺梗死（图 3-30）。d. 捻发音：为一种极细而均匀一致的湿啰音，颇似在耳边用手指捻搓一束头发时所发出的声音，多出现于吸气末期。常见于细支气管或肺泡炎症或充血，如肺淤血、肺炎早期、肺泡炎。老年人或长期卧床患者，深呼吸时于肺底也可听到，经数次呼吸后消失，一般无临床意义。

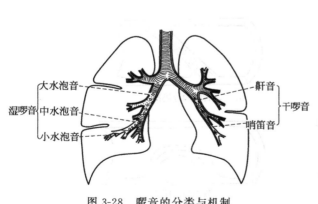

图 3-28  啰音的分类与机制

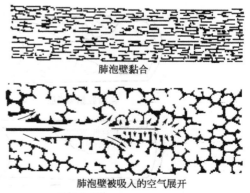

图 3-29  捻发音的发生机制

④ 临床意义：局限性湿啰音，提示该处的局部病变，见于肺炎、肺结核、支气管扩张症；两肺底湿啰音见于肺淤血、支气管肺炎；两肺满布湿啰音见于急性肺水肿。

★ 考点提示：干啰音、湿啰音的听诊特点

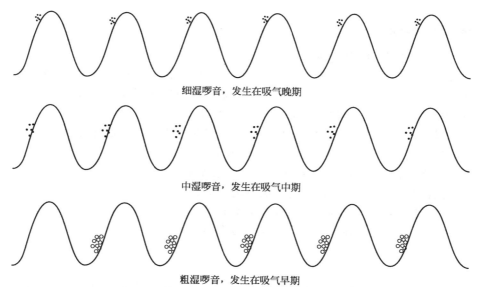

细湿啰音，发生在吸气晚期

中湿啰音，发生在吸气中期

粗湿啰音，发生在吸气早期

图 3-30　各种湿啰音发生时间示意图

### 4.语音共振（vocal resonance）

语音共振又称听觉语音，产生机制同语音震颤基本相同，通过听觉感受，较触诊更敏感。

（1）检查方法　检查时嘱患者发出一般的声音强度重复发出"yi"的长音，喉部发音产生的震动经气管、支气管、肺泡传至胸壁，同时用听诊器听取语音。正常人闻及的语音共振音节含糊难辨。语音共振一般在气管、大支气管附近听到的声音最强，肺底则最弱。听诊时应上下左右比较。

（2）临床意义　语音共振增强、减弱或消失，其临床意义同语音震颤。

### 5.胸膜摩擦音（pleural friction sound）

正常胸膜表面光滑，胸膜腔内微量液体起润滑作用，呼吸时无声响。当胸膜发生炎症时，由于纤维素渗出，胸膜表面粗糙，随着呼吸运动脏层和壁层胸膜互相摩擦产生的声音，称为胸膜摩擦音。胸膜摩擦音特点为吸气和呼气时均可闻及，以吸气末或呼气初最为明显，屏气时消失，深呼吸或听诊器加压时声音可增强。

摩擦音可发生于任何部位，以前下侧胸壁最易闻及，因呼吸时该区域的呼吸动度最大。可随体位的改变消失或复现。胸腔积液增多时，两层胸膜被分开，摩擦音可消失，在积液吸收过程中，当两层胸膜又接触时，可再出现。胸膜摩擦音常见于纤维素性胸膜炎、肺梗死、胸膜肿瘤和尿毒症等。

---

**知识链接**

#### 慢性阻塞性肺疾病

慢性阻塞性肺疾病是气道、肺实质及肺血管的慢性非特异性炎症。起病浅隐，发展缓慢。主要症状为慢性咳嗽、咳痰及呼吸困难。早期可无明显体征。随着病情的加重出现明显体征，可见胸廓呈桶状，肋间隙增宽，呼吸动度减弱；胸廓扩张度降低，语音震颤减弱；双肺叩诊呈过清音，肺下界下移，肺下界移动范围变小；肺泡呼吸音普遍性减弱，呼气音延长，双肺底可闻及湿啰音，咳嗽后可减少或消失。

## 四、相关护理诊断

(1) 气体交换受损：呼吸过速　与肺部感染有关。

(2) 低效性呼吸型态：桶状胸/呼吸费力/呼气时间延长/双侧胸廓扩张度降低/语音震颤减弱或消失/肺部叩诊呈过清音/肺下界下移　与阻塞性肺气肿所致呼吸困难有关。

(3) 自主呼吸障碍：双侧呼吸运动减弱/心率增快　与呼吸衰竭有关。

(4) 呼吸机依赖：撤机后出现呼吸困难　与患者对撤机信心不足有关。

(5) 沐浴/卫生自理缺陷：呼吸困难　与呼吸衰竭有关。

(6) 穿着/修饰自理缺陷：呼吸困难　与呼吸衰竭有关。

(7) 进食自理缺陷：呼吸困难　与呼吸衰竭有关。

(8) 如厕自理缺陷：呼吸困难　与呼吸衰竭有关。

(9) 清理呼吸道无效：肺部干啰音　与痰液多而黏稠有关。

## 五、心脏

评估时受检者一般可取仰卧位或坐位，听诊时可根据病情或需要嘱受检者采取左侧卧位或前倾坐位，充分暴露胸部，不宜隔着衣服检查，环境应安静、温暖，光线最好源于左侧。评估时按视诊、触诊、叩诊、听诊的顺序进行。

### (一) 视诊

#### 1. 心前区隆起

正常人心前区外形与右侧相应部位基本对称。先天性心脏病（如法洛四联症、肺动脉狭窄）或儿童期患风湿性心瓣膜病伴心脏增大，特别是右心室增大时，发育中的胸壁受挤推而向外隆起；大量心包积液时，心前区外观饱满。

#### 2. 心尖搏动

心尖主要由左心室构成。心脏收缩时，心尖向前冲击前胸壁相应部位，使局部向外搏动，称为心尖搏动。正常成人心尖搏动位于左胸第 5 肋间锁骨中线内侧 0.5～1.0cm 处，搏动范围的直径为 2.0～2.5cm。肥胖或女性乳房垂悬时不易看见。

(1) 心尖搏动移位　心尖搏动的位置改变受多种生理和病理性因素影响。

生理情况下，心尖搏动位置可受体型、体位和呼吸的影响。矮胖体型者，横膈位置较高，使心脏呈横位，心尖搏动向外上方移位可达第 4 肋间；瘦长体型者使横膈下移，心脏呈垂位，心尖搏动向内下移位可达第 6 肋间；仰卧位时，心尖搏动稍上移；左侧卧位时，心尖搏动可左移 2.0～3.0cm；右侧卧位时，心尖搏动可右移 1.0～2.5cm。深吸气时，横膈下降，心尖搏动向下移位；深呼气时，横膈上升，心尖搏动可向上移位。

病理情况下，心尖搏动可因心血管、胸部或腹部疾病而发生改变。左心室增大时，心尖搏动向左下移位，可见于风湿性心瓣膜病二尖瓣关闭不全；右心室增大时，心尖搏动向左移位，可见于风湿性心瓣膜病二尖瓣狭窄；左、右心室均增大时，心尖搏动也向左下移位，常伴有心浊音界向两侧扩大；一侧胸膜粘连、增厚或肺不张时，心尖搏动移向患侧；一侧胸腔积液或气胸时，心尖搏动移向健侧；大量腹水或腹腔巨大肿瘤时，横膈抬高，心脏呈横位，心尖搏动向上移位。

(2) 心尖搏动强度和范围的改变　生理情况下，胸壁肥厚、乳房悬垂或肋间隙变窄时，心尖搏动较弱，范围缩小；胸壁薄或肋间隙增宽时，心尖搏动增强，范围较大。此外，剧烈运动或情绪激动时，心尖搏动增强。

病理情况下，左心室肥厚心功能代偿期、甲状腺功能亢进症、高热和贫血时，使心尖搏动增强，范围大于正常；心肌炎、心肌病、心肌梗死等使心肌收缩力下降，心尖搏动减弱；心包积液、肺气肿、左侧胸腔大量积液或气胸，由于心脏与前胸壁距离增加，使心尖搏动减弱或消失。

（3）负性心尖搏动　心脏收缩时，心尖搏动内陷，称为负性心尖搏动。主要见于粘连性心包炎或心包与周围组织广泛粘连时。

**3. 心前区其他部位异常搏动**

胸骨左缘 3～4 肋间心尖搏动，见于右心室肥大；剑突下搏动，见于肺气肿、腹主动脉瘤等。

★ **考点提示：心尖搏动的位置及其改变的意义**

**（二）触诊**

心脏的触诊检查既可进一步证实视诊所见，又可发现视诊未能察觉的体征。通常用右手全手掌、手掌尺侧（小鱼际）或指腹触诊。

**1. 心尖搏动及心前区搏动**

触诊可进一步确定心尖搏动的位置、强弱和范围，并可发现心尖或心前区的抬举性搏动。当心尖搏动增强时，用手指触诊，可使指端被强有力的心尖搏动抬起并停留片刻，称抬举性心尖搏动，是左心室肥大的可靠体征。而胸骨左下缘收缩期抬举性搏动是右心室肥厚的可靠指征。心尖搏动的触诊对确定 $S_1$、$S_2$ 及杂音和震颤出现的时期均有帮助。

**2. 震颤**

震颤是触诊时手掌感觉到的一种细微振动，又称猫喘，是器质性心血管疾病的特征性体征之一。其产生的机制和杂音相同。由于触诊对低频振动较敏感，而听诊对高频振动较敏感。因此，有震动时一定可以听到杂音。有杂音时不一定能触到震颤。临床上凡触及震颤均可认为有器质性病变，常见于先天性心血管疾病及狭窄性瓣膜病变。

震颤的时期、部位及其临床意义见表 3-3。

表 3-3　心前区震颤的时期、部位及其临床意义

| 时期 | 部位 | 临床意义 |
| --- | --- | --- |
| 收缩期 | 胸骨右缘第 2 肋间 | 主动脉瓣狭窄 |
| | 胸骨左缘第 2 肋间 | 肺动脉瓣狭窄 |
| | 胸骨左缘第 3～4 肋间 | 室间隔缺损 |
| 舒张期 | 心尖部 | 二尖瓣狭窄 |
| 连续性 | 胸骨左缘第 2 肋间 | 动脉导管未闭 |

**3. 心包摩擦感**

心包摩擦感是心包炎时在心前区触到的一种摩擦震动感。多在心前区或胸骨左缘第 3、第 4 肋间触及，心脏收缩期及舒张期均能触知，但以收缩期、坐位前倾或呼气末（使心脏靠近胸壁）更为明显，见于急性心包炎。

★ **考点提示：心前区震颤的临床意义**

## （三）叩诊

心脏叩诊用于确定心脏的大小、形态及其在胸腔内的位置。叩诊方法是采用间接叩诊法。叩诊时，被检查者可取仰卧位或坐位。当卧位时，扳指与肋间平行叩诊；坐位时，扳指与心脏边缘平行叩诊。一般要求轻叩，用力要均匀。叩诊顺序：先左后右、由下而上、自外向内。

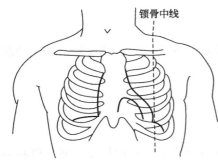

图 3-31　心脏浊音界和相对浊音界

### 1. 心脏浊音界

叩诊心脏和大血管不含气，叩诊呈实音，而心脏两侧边缘，尤其左侧边缘被肺遮盖，叩诊呈相对浊音（浊音）。心脏相对浊音界反映心脏的实际大小和形状，具有重要的临床意义（图 3-31）。

叩诊心脏左界，自心尖搏动最强部位外 2～3cm 处开始，由外向内，由下而上依次叩击。叩诊心脏右界，先沿右锁骨中线自上而下叩出肝上界，然后于其上一肋自下而上叩至第 2 肋间，自外向内，叩诊音由清音变浊音，在此胸壁上作一标记，后用直尺测量各肋间浊音点距前正中线的垂直距离，再测量左锁骨中线距前正中线的距离。

### 2. 正常心脏浊音界

正常心左界在第 2 肋间几乎与胸骨左缘一致，自第 3 肋间向下逐渐向左移形成一外凸的弧形。正常人心脏相对浊音界见表 3-4。

表 3-4　正常人心脏相对浊音界

| 右界/cm | 肋间 | 左界/cm |
| --- | --- | --- |
| 2～3 | 2 | 2～3 |
| 2～3 | 3 | 3.5～4.5 |
| 3～4 | 4 | 5～6 |
|  | 5 | 7～9 |

注：正常锁骨中线距前正中线的距离为 8～10cm。

### 3. 心界各部的组成

心脏左界第 2 肋间处相当于肺动脉段，其下第 3 肋间为左心房耳部，第 4、第 5 肋间为左心室；心脏右界第 2 肋间相当于上腔静脉或主动脉升部，自其下第 3 肋间以下为右心房。心脏上界相当于第 3 肋骨前端下缘水平，其上方相当于第 1～2 肋间隙水平的胸骨部分，为心底部浊音区，是大血管在胸壁上的投影区；心脏下界由右心室及左心室心尖部组成。主动脉结于左心室交接处的凹陷，称为心腰部（图 3-32）。

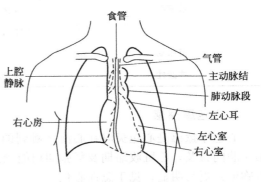

图 3-32　心各部在胸壁的投影

#### 4. 心脏浊音界改变及其临床意义

心脏浊音界大小、形态和位置可因心脏疾病及心外因素而发生变化。

（1）心脏及血管病变

① 左心室增大：心脏浊音界向左下扩大，心腰部由原来的钝角变为近似直角，心脏浊音界呈靴形。常见于主动脉瓣关闭不全，故称为主动脉型心（图3-33），也可见于高血压性心脏病等。

② 右心室增大：轻度增大，仅使心脏绝对浊音界扩大；显著增大，心脏相对浊音界向两侧扩大，因心脏沿长轴顺钟向转位，故以向左侧扩大为主。常见于肺源性心脏病、单纯二尖瓣狭窄等。

③ 左心房及肺动脉扩大：胸骨左缘2、3肋间心脏浊音界向外扩大，使心腰部饱满膨出，心脏浊音界呈梨形。常见于二尖瓣狭窄，故称为二尖瓣型心（图3-34）。

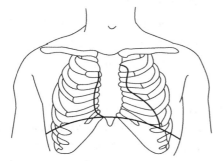
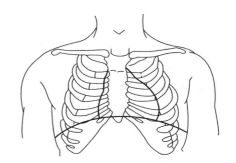

图3-33　主动脉瓣关闭不全的心浊音界（靴形心）　　　图3-34　二尖瓣狭窄的心浊音界（梨形心）

④ 主动脉扩张及升主动脉瘤：心底部浊音区增宽。

⑤ 双侧心室增大：心脏浊音界向两侧扩大，且左界向左下扩大，呈普大型心。常见于扩张型心肌病、重症心肌炎、全心力衰竭等。

⑥ 心包积液：心脏浊音界向两侧扩大，相对浊音界与绝对浊音界几乎相同，且随体位改变而变化。坐位时心脏浊音界呈三角烧瓶形，卧位时心底部增宽，心脏浊音界近似球形。

（2）心外疾病　①一侧大量胸腔积液、积气时，心脏浊音界向健侧移位；一侧胸腔粘连或肺不张，心脏浊音界向患侧移位；②肺实变、肺肿瘤或纵隔淋巴结增大，当与心脏浊音界重叠时，则心界叩不出；③肺气肿时，心脏浊音界变小甚至叩不出；④大量腹水或腹腔巨大肿瘤时，因膈肌上抬，心脏呈横位，叩诊心界扩大。

### （四）听诊

心脏听诊是全身体格检查，尤其是心脏检查中重要而又难以掌握的方法，同时心脏听诊对许多心血管疾病的诊断起到了非常重要的作用。如心尖部闻及隆隆样舒张期杂音，即可诊断二尖瓣狭窄。所以在学习过程中，要求反复实践，用心体验，逐步准确而熟练掌握心脏听诊。

#### 1. 心脏瓣膜听诊区

心脏瓣膜活动后所产生的声音顺血流方向传至前胸壁后听诊最清晰的部位，称某瓣膜听诊区，且各瓣膜听诊区与瓣膜的解剖位置并不完全一致。传统的心脏瓣膜听诊区见图3-35。

（1）二尖瓣听诊区　位于心尖部，即左侧第5肋间锁骨中线稍内侧。当心脏增大时，通常选择心尖搏动最强点作为二尖瓣听诊区。

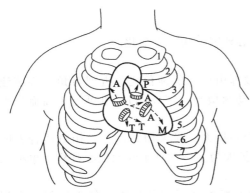

图 3-35　心脏瓣膜解剖部位及其在胸壁的投影
M—二尖瓣区；A—主动脉瓣区；
P—肺动脉瓣区；T—三尖瓣区

（2）主动脉瓣听诊区　主动脉瓣第一听诊区在胸骨右缘第二肋间，主要用于主动脉瓣狭窄的收缩期杂音听诊；主动脉瓣第二听诊区在胸骨左缘第 3 肋间，主动脉瓣关闭不全的舒张期杂音，在此听诊较清晰。

（3）肺动脉瓣听诊区　位于胸骨左缘第 2 肋间。

（4）三尖瓣听诊区　位于胸骨体下端稍左或稍偏右。

除以上听诊部位，还可根据病情需要听诊其他部位，如颈部、腋下和背部等。

**2. 心脏听诊顺序**

临床上心脏听诊顺序有二：①二尖瓣听诊区、主动脉瓣第一听诊区、主动脉瓣第二听诊区、肺动脉瓣听诊区、三尖瓣听诊区；②二尖瓣听诊区、肺动脉瓣听诊区、主动脉瓣第一听诊区、主动脉瓣第二听诊区、三尖瓣听诊区。

**3. 心脏听诊的内容**

心脏听诊的内容包括心率、心律、心音、额外心音、心脏杂音及心包摩擦音。

（1）心率　指每分钟心跳的次数，以心尖部听诊第一心音为准，正常成人心率为 60～100 次/分。在 100 次/分以上时，称为窦性心动过速，常见于情绪激动、活动后、发热、甲状腺功能亢进症、心脏疾病和药物影响等。成人窦性心律少于 60 次/分，称为窦性心动过缓，常见于安静状态、颅内压增高和药物影响等。

（2）心律　指心脏跳动的节律，正常成人心律规整。部分青年及儿童的心律可受呼吸的影响，如吸气时心率稍快，呼气时心率稍慢，称为窦性心律不齐，多无临床意义。听诊能够确定的心律失常最常见的是期前收缩和心房颤动。

① 期前收缩：也称过早搏动（简称早搏）。在规则的心律基础上突然提前出现一次心跳，听诊特点为：a. 早搏其后有一较长间歇（即代偿间歇）；b. 期前收缩的第一心音增强，第二心音减弱或难以听到。期前收缩按起源部位可分为房性、交界性和室性三种，临床上以室性多见，通常做常规心电图即可确诊，听诊难以辨别。如期前收缩每分钟＞6 个称频发，＜5 个为偶发。期前收缩如每隔一次正常心脏搏动出现一次，称为二联律；如每隔两次正常心脏搏动出现一次，称为三联律。临床多见于心脏病、电解质紊乱、洋地黄等药物中毒，但也见于正常人过度疲劳、情绪激动、惊吓、酗酒、大量吸烟、饮浓茶等。

② 心房颤动（简称房颤）：是由心房的异位起搏点快速而不规则的发出冲动或由心房异位起搏点发出冲动产生多部位折返所致。听诊特点：a. 第一心音强弱不等；b. 心律绝对不规则；c. 心率快于脉率，即脉搏短绌。心房颤动常见于二尖瓣狭窄、冠心病、高血压性心脏病、甲状腺功能亢进症等。

（3）心音　心音有 4 个，临床按其出现的先后顺序依次命名为第一心音（$S_1$）、第二心音（$S_2$）、第三心音（$S_3$）和第四心音（$S_4$）。通常只能听到 $S_1$ 和 $S_2$，部分健康的青年和儿童可听到 $S_3$，$S_4$ 一般听不到。

① 心音的产生机制和听诊特点：第一心音标志着心室收缩期的开始，主要由于心室收缩导致二尖瓣和三尖瓣突然关闭，瓣叶突然紧张引起振动而产生。此外，血流冲击心室壁和

血管壁振动（也参与第一心音的形成）共同所致。第二心音标志心室舒张期的开始，主要是由于心室舒张开始，主动脉瓣和肺动脉瓣突然关闭引起瓣膜振动所产生。此外，血流冲击大血管壁振动（也参与第二心音的形成）共同所致。第三心音出现在心室舒张早期，第二心音之后 0.12～0.18s，其产生机制与心室快速充盈有关。

第一心音与第二心音是听诊心音的首要环节，只有正确区分第一心音、第二心音之后，才能判定心室收缩期和舒张期，以便确定异常心音或杂音出现的时期，以及第一心音、第二心音的时间关系。两者鉴别见表 3-5。

表 3-5　第一心音与第二心音听诊特点

| 听诊特点 | 第一心音 | 第二心音 |
| --- | --- | --- |
| 音调 | 较低 | 较高 |
| 强度 | 较响 | 较第一心音低 |
| 性质 | 较钝 | 较第一心音清脆 |
| 所占时间 | 较长，约持续 0.1s | 较短，0.08s |
| 与心尖搏动关系 | 同时出现 | 之后出现 |
| 听诊部位 | 心尖部最清楚 | 心底部最清楚 |

② 心音改变：包括心音强度及心音性质的改变和心音分裂。

a. 心音强度的改变：受心脏本身（如心室收缩力、心脏充盈情况、心脏瓣膜弹性和肺内含气量多少）的影响。心音强度的改变可两个心音同时改变或分别改变。一个心音增强的明显改变，见于心脏本身疾病所致。两个心音同时改变：同时增强可见于活动后、情绪激动、贫血等；同时减弱可见于肥胖、胸壁水肿、心脏病、心肌梗死等。

第一心音增强：见于心肌收缩力增强、心室充盈度小、房室瓣的弹性和位置低。如运动时、发热、甲状腺功能亢进症、期前收缩、使用加快心率的药物、心功能代偿时、二尖瓣狭窄等。二尖瓣狭窄时由于瓣口狭窄，左室充盈度减少，加上收缩期相应缩短，室内压骤升，瓣膜位置低，关闭时振动幅度大，使第一心音增强。若瓣膜钙化、纤维化、僵硬等，致瓣膜活动明显减弱，使第一心音减弱。完全性房室传导阻滞时，如房室同时收缩，则第一心音极响亮，称为"大炮音"。

第一心音减弱：见于心肌炎、心肌病和心肌梗死时，心肌收缩力减弱，第一心音减弱。二尖瓣关闭不全和主动脉瓣关闭不全时，因心室舒张时过度充盈、房室瓣位置较高，故第一心音减弱。心房颤动和室性心动过速可致第一心音强弱不等。

第二心音的改变：取决于主动脉和肺动脉内的压力、半月瓣的弹性和完整性。第二心音（$S_2$）有两个主要成分，即主动脉瓣成分（$A_2$）和肺动脉瓣成分（$P_2$），通常 $A_2$ 在主动脉瓣听诊区最清楚，$P_2$ 在肺动脉瓣听诊区最清晰。

第二心音增强：主动脉瓣区第二心音（$A_2$）增强，见于高血压、主动脉粥样硬化，主要是由于主动脉内压力增强所致；肺动脉瓣区第二心音（$P_2$）增强，见于二尖瓣狭窄、左向右分流的先天性心脏病、左心衰竭、肺源性心脏病等，主要是由于肺动脉内压力增高所致。

第二心音减弱：主动脉瓣区第二心音（$A_2$）减弱，见于主动脉狭窄或关闭不全，主要是由于主动脉内压力减低及瓣叶弹性减低或瓣膜闭合不严所致；肺动脉瓣区第二心音（$P_2$）减弱，见于肺动脉瓣狭窄或关闭不全，主要是由于肺动脉内压力减低和瓣膜缺乏完整性所致。

b. 心音性质的改变：当心肌严重损伤时，第一心音失去原有特征，其声音性质于第二心音相似，同时舒张期与收缩期的时间几乎相等，此时的声音极似钟摆声，称为钟摆律。如同时伴有心率加快，则此时的声音又极似胎儿的心音，故又称胎心律。以上两音均提示心肌病损严重，见于重症心肌炎、急性心肌梗死、扩张型心肌病等。

c. 心音分裂：在生理情况下，心室收缩时二尖瓣关闭略早于三尖瓣；而心室舒张时主动脉瓣关闭略早于肺动脉瓣，但在一般情况下，这种差别人耳不能分辨，故听诊时仍呈单一的第一心音和第二心音。若在某种情况下，使瓣膜关闭的时间差距加大，在听诊时出现一个心音分成两个部分的现象，称为心音分裂。

(4) 额外心音　又称为附加音，指在第一心音和第二心音之外又额外出现的病理性附加音。大多数额外心音为一个，与第一心音和第二心音共同形成三音律；少数额外心音为两个，与第一心音和第二心音共同形成四音律。根据额外心音出现的时期不同，可分为舒张期额外心音和收缩期额外心音。

① 舒张期额外心音：包括奔马律、开瓣音和心包叩击音。

a. 奔马律：是出现在第二心音之后的额外心音，同第一心音和第二心音共同组成三音律，这种组合在心率达 100 次/分时，极似马奔跑时的马蹄声，故称为奔马律。奔马律的出现表示心肌严重受损，在临床上具有重大意义。根据奔马律出现的时间不同可分三种。

舒张早期奔马律：又称为室性奔马律。其产生机制一般认为是当心肌严重受损时，心室在舒张早期负荷过重，心肌张力减低，心室壁振动所致。此种奔马律的出现意味着心肌严重受损，故临床上常称之为心脏呼救声。常见于心肌炎、急性心肌梗死、重度左心衰竭等。舒张早期奔马律实际上是由病理性第三心音与第一心音和第二心音共同构成的声音，此音与生理性第三心音产生的机制、发生的时间、声音的性质大致相同，故需与生理性第三心音相鉴别。两者区别是：舒张早期奔马律见于严重器质性心脏病的患者，而生理性第三心音出现在正常人，尤其是儿童和青少年；舒张早期奔马律常出现于心率超过 100 次/分的时候，而生理性第三心音多出现于心率正常时；舒张早期奔马律不受体位的影响，而生理性第三心音于立位或坐位时消失；舒张早期奔马律的额外心音距第二心音较远，声音较响，而生理性第三心音距第二心音较近，声音较低。

舒张晚期奔马律：又称为房性奔马律，为增强的第四心音。其产生的机制是舒张末期右心室压力增高和顺应性降低，左心房为克服来自心室的充盈阻力而加强收缩所致。实际是舒张晚期奔马律是由病理性第四心音与第一心音和第二心音所构成。此额外心音出现在第一心音之前，音调较钝，通常在心尖部或胸骨左缘第 3、第 4 肋间所致、呼气末明显。常见于冠心病、心肌炎、心肌病等。

重叠奔马律：为舒张早期奔马律和舒张晚期奔马律共同存在，并与第一心音和第二心音所组合构成的四音律。当心率加快时（心率＞120 次/分），舒张早期奔马律和舒张期奔马律的额外心音重叠在一起，称为重叠性奔马律。而当心率减慢时，又恢复为四音律。常见于左心室衰竭或右心室衰竭伴心率加快时。

b. 开瓣音：又称二尖瓣开放拍击音。此音的产生机制是：二尖瓣狭窄时，使左心房内的压力异常增高，当心室舒张早期，狭窄及弹性尚好的二尖瓣开放突然中止引起振动所致。开瓣音的听诊特点：为在第二心音之后约 0.07s 出现的一个高调而清脆的额外心音；心尖部及其内侧较易听到；呼气时增强。听到此音的临床意义：表示狭窄的瓣膜具有一定弹性，适合作二尖瓣分离术和二尖瓣扩张术。当此音消失说明二尖瓣有严重的纤维化或钙化。

c. 心包叩击音：此音的产生机制是当缩窄性心包炎时，增厚、粘连的心包严重限制了心室的舒张，当心室快速充盈时，心室舒张受心包阻碍而被迫骤然停止，使室壁振动所致。此音的听诊特点：在第二心音后约0.1s出现的一较响亮而短促的声音；心尖部和胸骨下段左缘最易听清。

② 收缩期额外心音：包括收缩期喷射音和喀喇音。可发生在收缩早期、中期或晚期。此音临床意义较小。

a. 收缩期喷射音：又称为收缩早期喀喇音。此音产生机制是当主动脉和肺动脉扩张或狭窄时，心室收缩射血动脉壁突然扩张振动，或狭窄的半月瓣突然开放又突然受限使之振动所致。此音听诊特点：在第一心音之后0.05～0.07s出现；调高清脆，时间短促；胸骨右缘第2、第3肋间听诊最清楚（主动脉收缩早期喷射音）胸骨左缘第2、第3肋间听诊最清代表肺动脉收缩早期喷射音。此音主要见于高血压、肺动脉高压、主动脉和肺动脉狭窄和关闭不全等。

b. 收缩中、晚期喀喇音：此音产生机制是二尖瓣后叶或前叶在收缩中、晚期凸入左心房，引起腱索和瓣膜突然紧张振动所致。此音听诊特点：在第一心音后0.08s出现；调高、音强、时间短；心尖部听诊最清；随体位改变而变化，即某一体位可听到，改变体位可能消失。此音的出现说明二尖瓣脱垂，见于原发性二尖瓣脱垂、冠心病、乳头肌功能不全、心肌病等。几种主要三音律及第二心音分裂比较见表3-6。

**表3-6    几种主要三音律及第二心音分裂比较**

| 鉴别点 | 第三心音 | 舒张早期奔马律 | 二尖瓣开放拍击音 | 第二心音分裂 |
|---|---|---|---|---|
| 最响部位 | 心尖部或其内上方 | 心尖部或其上方 | 心尖部及其内侧 | 肺动脉瓣区 |
| 出现时间 | 舒张早期 | 舒张早期 | 舒张早期 | 舒张期开始 |
| 声音性质 | 音调低、音响弱 | 音调钝、有时响亮 | 音调高而清脆 | 音调较高、短促分裂两音相同 |
| 最响体位 | 左侧卧位 | 仰卧位或左侧卧位 | 仰卧位或坐位 | 仰卧位或坐位 |
| 与第二心音时距 | 0.12～0.18s | 约0.15s | 约0.07s | 分裂间隔0.04～0.05s |
| 呼吸影响 | 吸气末最响 | 呼气末较响 | 呼气末最响 | 呼气末最响 |
| 临床意义 | 儿童健康 | 成人心功能损伤 | 二尖瓣狭窄 | 肺动脉高压 |

（5）心脏杂音    是指除心音和额外心音之外而出现的具有不同性质和强度，且持续时间较长的夹杂声音。它可与心音分开或连接，甚至可遮盖心音。心脏杂音对心脏瓣膜病和心血管畸形具有重要的诊断价值。

① 心脏杂音的产生机制：心脏杂音是由于血流速度加快或血流方向异常而产生湍流，使心壁、瓣膜或血管壁产生振动所致（图3-36）。

a. 血流速度加快和血液黏稠度降低：正常情况下，血液在血管内流动是分层次的，中央部流速最快，而边缘部流速最慢。但当血流速度加快或血液黏稠度降低时，血流就可从层流变为湍流，使心壁、瓣膜或血管壁产生振动，从而出现心脏杂音。常见于正常人运动后、发热、贫血、甲状腺功能亢进症等。

b. 瓣膜口狭窄或关闭不全：当血流通过狭窄或关闭不全的瓣膜口流入心腔时可产生湍流，使瓣膜和心壁振动而产生杂音。常见于二尖瓣狭窄及关闭不全、主动脉瓣狭窄及关闭不全，也可见于因心室腔或主动脉根部、肺动脉根部扩大所致的瓣膜口相对狭窄，以及左心室扩大引起的二尖瓣关闭不全、主动脉瓣膜环扩张所致的主动脉瓣相对关闭不全。

c. 异常通道：当血液流经心腔内或大血管间存在的异常通道时，血流形成分流，产生湍

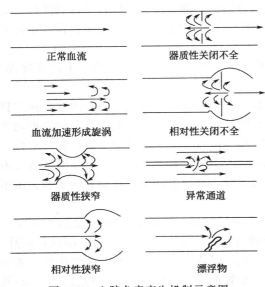

正常血流　　　器质性关闭不全

血流加速形成旋涡　　相对性关闭不全

器质性狭窄　　　异常通道

相对性狭窄　　　漂浮物

图3-36　心脏杂音产生机制示意图

流而产生杂音。常见于房间隔缺损、室间隔缺损、动脉导管未闭。

d.心腔内漂浮物：心腔内存在可漂动的赘生物或乳头肌、腱索断裂干扰血流而引起杂音。见于感染性心内膜炎、部分冠心病患者。

e.血管腔扩大：血流经正常的血管腔流入扩大异常的血管腔时，产生湍流而引起杂音。常见于血管瘤。

②分析杂音的要点：当临床上听到杂音时，应根据杂音的最响部位、出现的时期、性质、传导、强度及体位、呼吸、运动对杂音的影响来判断杂音的临床意义。

a.最响部位：通常杂音在某瓣膜听诊区最响，则表示该瓣膜有病变。如杂音在心尖部最响，提示二尖瓣病变；杂音在主动脉瓣区最响，则提示主动脉瓣病变；杂音在肺动脉瓣区最响，则提示肺动脉瓣病变；杂音在胸骨下端最响，则提示三尖瓣病变。而室间隔缺损时，可在胸骨左缘第3、第4肋间听到响亮而粗糙的收缩期杂音。

b.时期：心脏杂音按出现的时期不同可分为收缩期杂音、舒张期杂音二种。发生在第一心音与第二心音之间的杂音，称为收缩期杂音；发生在第二心音和下一心动周期和收缩期连续出现者，称为连续性杂音。但如舒张期和收缩期均出现杂音，而不连续的为双期杂音。按杂音在收缩期和舒张期出现的早晚和持续时间的长短，又可分为早期、中期、晚期和全期杂音。如二尖瓣狭窄多为舒张中、晚期杂音；二尖瓣关闭不全的杂音为全收缩期杂音；主动脉狭窄多为舒张中期杂音；而主动脉瓣关闭不全多为舒张早期杂音。临床上，一般认为，收缩期杂音有功能性和器质性两种，而舒张期杂音和连续性杂音则均为器质性杂音。

c.性质：杂音的性质是指因杂音的振动频率不同而表现的音色和音调不同。不同病变产生不同的杂音性质，如吹风样、隆隆样、叹气样、喷射样、机器声样、乐音样等，临床上以吹风样杂音多见。功能性杂音多柔和，而器质性杂音则多粗糙。如心尖部舒张早期隆隆样杂音是器质性二尖瓣狭窄的最重要体征，而心尖部柔和的收缩期吹风样杂音多为功能性杂音，心尖部粗糙的收缩期吹风样杂音多提示二尖瓣关闭不全。主动脉瓣叹气样杂音，为主动脉瓣关闭不全的特征性杂音，而主动脉瓣区喷射性杂音，则提示主动脉狭窄。机器样杂音多见于动脉导管未闭。乐音样杂音多见于感染性心内膜炎。

d.传导：心脏杂音往往沿血流方向传导或借助于周围组织向四周扩散。根据杂音的最响部位及其传导方向，可帮助确定心脏杂音的来源及其病理性质。如二尖瓣关闭不全的心尖部收缩期杂音可向左腋下及左肩胛下传导；主动脉瓣关闭不全的舒张期杂音，在胸骨左缘3、4肋间最响，向胸骨下端及心尖部传导；主动脉瓣狭窄的收缩期杂音，在胸骨右缘第2肋间最响，向右锁骨上及颈部传导；三尖瓣关闭不全的心尖部收缩期杂音可向心尖部传导，三尖瓣狭窄临床少见；而二尖瓣狭窄的舒张期杂音则局限在心尖部。

临床上，如果两个心脏瓣膜听诊均听到时期和性质相同的杂音时，可根据杂音传导越远，声音越弱，但性质不变的道理，将听诊器从一个听诊区逐渐移向另一个听诊区，即可很容易地判断心脏杂音的来源。若心脏杂音先逐渐减弱，而移至另一心脏瓣膜听诊区时，杂音又增强，则考虑两个心脏瓣膜均有病变。

e.强度：即杂音的强度。杂音强度的取决因素如下。

狭窄程度：一般情况下，狭窄程度越重，杂音响度越强，但极度狭窄时，因血流通过极少，则杂音反而减弱或消失。

血流速度：血流速度越快，杂音越强。

狭窄口两侧的压力差：压力差越大，杂音越强。如心力衰竭时，因心肌收缩力减弱，狭窄口两侧压力差减少，血流变缓，则杂音减弱；而心力衰竭纠正后，狭窄口两侧压力差增大，血流变快，则杂音又增强。

其他：一切使杂音传导不良的因素存在，均可使心脏杂音减弱（如胸壁增厚、肺气肿、心包积液等）。

收缩期杂音的强弱一般分6级。

1级：杂音极弱，占时很短，需在安静环境下仔细听诊才可听到。

2级：较易听到弱的杂音。

3级：中等强度响亮的杂音。

4级：响亮杂音，可伴有震颤。

5级：很响亮杂音，震耳，但听诊器离开胸壁即听不到。

6级：极度响亮杂音，震耳，听诊器稍离开胸壁仍可听到。

杂音强度的记录方法：杂音的级别为分子，6级分类为分母。如杂音强度为2级，则记录为2/6级杂音。

舒张期杂音是否分级，目前尚未统一。临床上多用轻度、中等程度和重度来描述杂音的强度。如分级，可按收缩期杂音6级标准来分级。

一般认为，2/6以下的收缩期杂音多为功能性杂音，3/6级以上的收缩期杂音和舒张期杂音为器质性杂音。

根据杂音强度变化特点，一般将杂音分为4种形态。

一贯型：杂音强度始终保持基本一致，如二尖瓣关闭不全吹风样收缩期杂音。

递增型：杂音由弱而逐渐增强，如二尖瓣狭窄的隆隆样舒张期杂音。

递减型：杂音由强而逐渐减弱，如主动脉瓣关闭不全的叹气样舒张期杂音。

递增递减型：又称菱形杂音，杂音由弱变强，再由强变弱，如主动脉瓣狭窄的吹风样收缩期杂音。

f.体位：改变体位可使某些杂音的强度发生变化。如左侧卧位时，二尖瓣狭窄的隆隆样舒张期杂音更明显；坐位前倾时，主动脉瓣关闭不全的叹气样舒张期杂音更明显；仰卧位时，二尖瓣、三尖瓣、肺动脉瓣听诊区的杂音更清楚；由立位立即平卧或下蹲时，可使回心血量增加，则二尖瓣关闭不全、主动脉瓣关闭不全、主动脉瓣狭窄的杂音增强，而梗阻性肥厚型心肌病的杂音减弱；由平卧或下蹲立即站立，使回心血量减少，则二尖瓣、三尖瓣、主动脉瓣关闭不全及肺动脉瓣狭窄与关闭不全的杂音减弱，而梗阻性肥厚型心肌病的杂音则增强。

g.呼吸：呼吸可使左心室、右心室的排血量及心脏的位置发生改变而心排血量增加，使肺循环血量增加；且吸气时，心脏顺钟向转位，三尖瓣贴近胸壁，使肺动脉瓣区和三尖瓣区的杂音增强。深呼气时，胸壁内压变大，肺循环血量减少，流入左心室血量增加；且心脏逆钟向转位，二尖瓣贴近胸壁，使主动脉瓣区和二尖瓣区的杂音增强。

h.运动：运动时心率增快，心肌收缩力增强，循环血流加速，则心脏杂音增强。

③功能性杂音与器质性杂音的区别：功能性杂音是指心脏没有器质性病变时出现的杂音。器质性杂音是指产生的部位有器质性损害出现的杂音。临床上正确区别功能性杂音与器

质性杂音，具有重要的临床价值，见表 3-7。

**表 3-7　功能性杂音与器质性杂音的区别**

| 区别点 | 功能性杂音 | 器质性杂音 |
|---|---|---|
| 年龄 | 多见于青少年、儿童 | 可见于任何疾病 |
| 时期 | 收缩期 | 舒张期、连续期,也可见于收缩期 |
| 部位 | 二尖瓣、肺动脉瓣听诊区 | 可见于任何瓣膜听诊区 |
| 性质 | 柔和吹风样 | 粗糙吹风样和其他性质杂音 |
| 传导 | 不传导 | 传导 |
| 持续时间 | 短 | 较长 |
| 强度 | 多在 2/6 级以下 | 多在 3/6 级以上 |
| 震颤 | 无 | 有 |

④ 杂音特点与临床意义：心脏杂音的产生可见于心血管疾病，也可见于正常健康人，故临床上往往要根据各瓣膜听诊区杂音的特点，来正确判定其临床意义。

a. 二尖瓣听诊区

功能性杂音：杂音呈吹风样、收缩期、柔和、局限、一般在 2/6 级以下，去除原因后杂音消失，多见于健康人运动后、发热、贫血、甲状腺功能亢进症等。

器质性：收缩期杂音呈吹风样、粗糙、向左腋下传导、一般在 3/6 级以上，见于风湿性心瓣膜病伴二尖瓣关闭不全、二尖瓣脱垂等；舒张期杂音呈隆隆样、局限、常见舒张期震颤、第一心音亢进和开瓣音，可见于风湿性心瓣膜病伴二尖瓣狭窄。

相对性：收缩期杂音呈吹风样、柔和、局限、病因去除后，杂音可减弱或消失，多见于高血压性心脏病、贫血性心脏病、心肌炎等所致的由左心室扩张，造成相对二尖瓣关闭不全产生的杂音；舒张期杂音呈隆隆样、柔和杂音，见于主动脉瓣关闭不全所致的相对性二尖瓣狭窄，此杂音称为 Austin-Flint 杂音。

b. 主动脉瓣听诊区

器质性：收缩期杂音呈喷射样、粗糙、向颈部传导常伴有收缩期震颤，多见于风湿性心瓣膜病主动脉瓣狭窄、老年主动脉瓣退行性病变等；舒张期杂音呈叹气样、向胸骨下端和心尖部传导，多见于风湿性心瓣膜病伴主动脉瓣关闭不全。

相对性：收缩期杂音呈吹风样、柔和，多不伴有收缩期震颤，见于高血压性心脏病、主动脉粥样硬化等。

c. 三尖瓣听诊区

器质性：收缩期杂音呈吹风样、粗糙，但不向左腋下传导，多见于风湿性心瓣膜病伴三尖瓣关闭不全；舒张期杂音呈隆隆样杂音，吸气可增强，见于风湿性心瓣膜病伴二尖瓣狭窄，但临床很少见。

相对性：多为收缩期吹风样、柔和，多在 3/6 级以下，见于右心室扩大引起的相对三尖瓣关闭不全（如肺源性心脏病）。

d. 肺动脉瓣听诊区

功能性杂音：呈吹风样、收缩期、柔和、局限、一般在 2/6 级以下，见于健康儿童和青少年。

器质性：收缩期杂音呈吹风样、粗糙、多在 3/6 级以上，可伴震颤，见于先天性肺动脉狭窄、风湿性心瓣膜病伴肺动脉瓣狭窄，少见。

相对性：舒张期杂音呈叹气样，为二尖瓣狭窄引起肺动脉扩张所致的肺动脉瓣相对性关闭不全的杂音，又称为 Graham-Steel 杂音。

e.其他部位的杂音：先天性动脉导管未闭时，因血液连续从主动脉经未关闭的动脉导管流向肺动脉，使胸骨左缘第 2 肋间及其附近出现粗糙响亮、类似机器转动声样的连续性杂音。室间隔缺损时，可在胸骨左缘第 3、第 4 肋间出现粗糙响亮 3/6 级以上的收缩期杂音，可向心前区广泛传导。

★ 考点提示：心脏杂音产生机制、收缩期杂音的分级与临床意义

（6）心包摩擦音　心包炎症早期，纤维蛋白渗出，使心包壁层和脏层变得粗糙不平，随心脏收缩舒张互相摩擦而产生的振动，称为心包摩擦音。心包摩擦音的听诊特点为：呈搔抓样，与心跳一致，性质粗糙，在胸骨左缘 3、4 肋间最响，收缩期和舒张期均可听到，与呼吸无关，屏气时仍然存在。当心包积液增多时，心包摩擦音可减弱或消失。

心包摩擦音最常见于心包炎（结核性、风湿性、化脓性、非特异性），也可见于急性心肌梗死、尿毒症和系统性红斑狼疮等。

★ 考点提示：正常心脏瓣膜听诊区和听诊的内容

**知识链接**

**风湿性心瓣膜病**

风湿性心瓣膜病是我国最常见的心脏病，在成人心血管疾病中，本病约占 40%，多数患者为 20～40 岁的青壮年，女性稍多。临床上以单纯二尖瓣病变最为常见，占 70%～80%。患者多有反复链球菌扁桃体炎或咽峡炎史，是风湿性心脏炎后所遗留下来的以心脏瓣膜病变为主的一种心脏病。表现为单个或多个瓣膜及附属结构的功能或结构异常，导致瓣膜狭窄和（或）关闭不全，导致血流动力学改变从而出现心脏增大、心力衰竭等临床表现。

（宋长平　刘士生）

# 第八节　胸部评估实训指导

**【实训目的】**

1.掌握胸部检查的基本方法。

2.运用视、触、叩、听方法，正确评估被检查者的胸部情况。

3.重点掌握呼吸运动、语音震颤、肺部叩诊和听诊。

**【实训器材】**

听诊器、皮尺、标记笔等。

**【实训内容】**

1.视诊

视诊主要观察呼吸频率、深度及节律。

视诊注意事项：①自然光线下进行；②环境温暖，充分暴露胸部。

2.触诊

胸廓扩张度、语音震颤。

触诊注意事项：①剪短指甲，手要温暖，动作要轻柔；②检查者站立于被检查者右侧；③语音震颤检查时要对称进行，交叉对比。

3.叩诊

掌握胸部正常叩诊音和病理叩诊音、肺界叩诊以及肺下界移动度。

叩诊注意事项：①环境安静，检查者手要温暖；②被检查者取坐位或卧位；③按顺序进行叩诊，并作左右、上下、内外对比。

4.听诊

正常呼吸音、异常呼吸音、啰音、语音共振。

听诊注意事项：①环境安静，听诊器胸件暖和后再接触被检查者体表；②听诊时注意力集中，摒除其他音响的干扰，必要时可嘱患者深呼吸或咳嗽；③按照顺序依次听诊，注意上下左右两侧对比。

【实训方法】

1.观看教学视频。

2.教师示范，并强调动作要点和注意事项。

3.学生分组，角色扮演及互换。

4.教师巡回指导，发现问题及时纠正。

5.学生将身体评估情况及时进行分析、归纳、整理。

【注意事项】

1.注意衣帽整洁，不穿戴工作衣帽者不得进实训室。遵守实训规则，服从教师指导，不大声喧哗，保持环境安静；保持实训室清洁。

2.按照教师示教的方法，训练规范化的操作手法。

（宋长平）

# 第九节　心脏评估实训指导

【实训目的】

1.掌握心脏检查的基本方法及检查内容。

2.运用视、触、叩、听方法，正确评估被检查者的心脏情况。

3.重点掌握心脏叩诊和听诊。

【实训器材】

听诊器、心肺听诊仪、皮尺、标记笔等。

【实训内容】

1.视诊

心尖搏动的位置、范围、强弱，心前区有无隆起，有无其他部位的搏动。

2.触诊

心尖搏动的位置，触诊有无其他部位的搏动，在心肺模拟听诊人进行震颤触诊检查。

3.叩诊

练习叩诊方法，心脏相对浊音界叩诊。

4. 听诊

指出心脏各瓣膜区的位置，按听诊顺序进行心率、心律、正常心音、心脏杂音和心包摩擦音的听诊。注意区别正常第一心音、第二心音。在心肺模拟听诊人进行心脏杂音和心包摩擦音的听诊。

**【实训方法】**

1. 观看教学视频。

2. 教师示范，并强调动作要点和注意事项。

3. 学生分组，角色扮演及互换。

4. 教师巡回指导，发现问题及时纠正。

5. 学生将身体评估情况及时进行分析、归纳、整理。

**【注意事项】**

1. 评估环境要安静、温暖适宜、光线充足。

2. 评估前应向受检者说明评估目的和要求，消除其紧张情绪；评估结束后应对患者的密切配合表示感谢。

3. 听诊时切忌隔着衣服，听诊器体件直接接触皮肤，以获取确切的听诊效果。

4. 心脏听诊时，注意力要集中，听心音时要摒除呼吸音的干扰，必要时嘱患者控制呼吸配合听诊。

（刘士生）

# 第十节　周围血管评估

血管检查是体格检查的重要组成部分之一，它可为许多疾病的诊断提供极有价值的资料。血管检查主要包括血管的视诊、触诊、听诊和血压的测量。

## （一）视诊

### 1. 手背静脉充盈情况

让患者取卧位或坐位，将一手保持与右心同一水平（仰卧位时平腋中线、坐位时平第4肋骨），然后以肩关节为轴将手逐渐上抬至一定高度时，即可见原充盈的手背静脉下陷，手上抬的距离即大约为静脉压的高度。此方法对右心衰竭、上腔静脉梗阻、渗出性心包炎等所致的静脉压升高有一定的评估作用。

### 2. 毛细血管搏动征

用手指轻压患者指甲甲床末端，或以干净透明的玻片轻压患者口唇黏膜，如见到红白交替的节律性毛细血管搏动现象，称为毛细血管搏动征阳性，见于主动脉瓣关闭不全、甲状腺功能亢进症、重度贫血等，为脉压增大所致。

### 3. 肝-颈静脉回流征

用手掌按压无右心功能不全患者的右上腹时，并不引起颈静脉充盈。而用手掌按压（用力适中）右心功能不全患者淤血肿大的右上腹时，可见颈静脉充盈更为明显，肝-颈静脉回流征阳性是右心功能不全的重要体征之一，也可见于心包积液、缩窄性心包炎。其发生的机制是按压右心功能不全患者的淤血肿大肝时，使下腔静脉和右心房内的回心血量增加，脉压增大，但因右心功能不全时完全接受过多的回心血量，致使颈静脉充盈更加明显。

### （二）触诊

血管触诊主要是指对动脉搏动，即脉搏的触诊。触诊脉搏通常将互相并拢的示指、中指及环指的指腹平放于动脉上，力量适中，进行触摸。临床上以检查桡动脉常见，必要时也可检查颞动脉、颈动脉、肱动脉、股动脉、足背动脉等。

检查动脉搏动时，应注意其速率、节律、紧张度、强度等。

#### 1. 速率

速率即频率，指每分钟脉搏的次数。脉搏的频率受年龄、性别、体力、活动和情绪的影响。在安静状态下，正常成人脉搏为 60～100 次/分，平均 72 次/分，儿童较快，约 90 次/分，婴幼儿可达 130 次/分；女性较男性为快；老年人较慢，55～60 次/分；活动后、情绪激动时较快，休息时较慢；白昼较快，夜间较慢。成人脉搏超过 100 次/分，为脉搏增快，见于活动后、情绪激动、发热、甲状腺功能亢进症、贫血、心肌炎、心力衰竭、休克等。成人脉搏少于 60 次/分，为脉搏减慢，见于休息时、颅内压增高、甲状腺功能减退症、阻塞性黄疸等。

正常人脉搏与心率一致。当脉率少于心率时，称为脉搏短绌，见于心房颤动、室性期收缩等，产生的机制是心排血量有时明显减少，不能使动脉产生搏动所致。

#### 2. 节律

脉搏的节律是心搏节律的反映。正常人脉搏节律规整。部分健康的儿童、青少年和部分成人，在吸气时脉搏较快，而呼气时脉搏较慢，为窦性心律不齐，一般无临床意义。但在心律失常时，脉搏的节律不整，则具有诊断价值。如心房颤动，脉搏绝对不整；期前收缩脉搏多有间歇；房室传导阻滞常有脉搏脱漏。

#### 3. 紧张度

脉搏的紧张度主要由收缩压的高低来决定。触诊以近端手指按压动脉，逐渐施压阻断动脉搏动，所施压力的大小即为脉搏的紧张度。血压高者，脉搏紧张度高；血压低者，脉搏紧张度低。

#### 4. 强度

脉搏强度取决于心脏排血量、脉压高低和周围血管阻力的大小。当心脏排血量多、脉压大；周围动脉阻力小时，脉搏强而大者，称为洪脉，见于高热、甲状腺功能亢进症、主动脉瓣关闭不全等。相反，心脏排血量少、脉压小、周围动脉阻力大时，脉搏弱而小者，称为细脉，见于心功能不全、休克等。

#### 5. 波形

临床上利用脉搏触诊或脉波仪描记，来了解脉搏搏动后所形成的一定形态曲线，为脉搏波形。

### （三）听诊

#### 1. 静脉杂音

正常人静脉压不高，故静脉杂音多不明显。当静脉高压时，在曲张的腹壁静脉上有时可听到连续性的"营营"音，听诊器体件加压后消失。

**2.动脉杂音**

甲状腺功能亢进时，可在甲状腺部位听到连续性杂音；肾动脉狭窄时，可在上腹部肾区听到收缩期吹风样杂音；腹主动脉瘤时，可在腹部听到收缩期血管杂音。

## （四）血压

推动血液在血管流动并作用于血管壁的压力称为血压。一般血压是指动脉血压而言，是重要的生命体征。心室收缩时，动脉内最高压力称为收缩压；心室舒张时，动脉内最低的压力称为舒张压。收缩压与舒张压之差称为脉压。详见第三章第二节。

（宋长平　刘士生）

# 第十一节　腹部评估

腹部上起横膈、下达骨盆，前面及侧面为腹壁，后面有脊柱及腰肌。腹部几乎涵盖了所有的消化器官，同时也包含了绝大部分泌尿和生殖器官。腹部检查是身体评估的重要组成部分。

腹部检查要求充分暴露全腹部，注意保暖，光线自然、柔和，评估者站立于患者右侧，手法轻柔，通常遵循先左后右、由上而下、逆时针方向进行、由远离病变部位开始。腹部检查顺序为视、听、叩、触，而记录时为了格式统一，仍按视、触、叩、听顺序记录，检查顺序改变主要是为了避免触诊的各种手法对胃肠蠕动的影响，使肠鸣音发生变化。

## 一、腹部体表标志及分区

### （一）体表标志

常用的体表标志有胸骨剑突、肋弓下缘、耻骨联合、髂前上棘、脐、腹中线、腹直肌外缘、腹股沟韧带、髂棘、腰椎棘突、第 12 肋骨、肋脊角、腰肋角及髂后上棘等（图 3-37、图 3-38）。

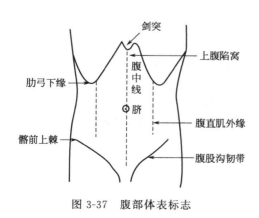

图 3-37　腹部体表标志

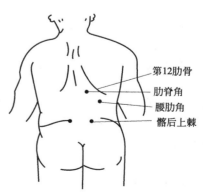

图 3-38　背部体表标志

 此处图标注：第12肋骨、肋脊角、腰肋角、髂后上棘

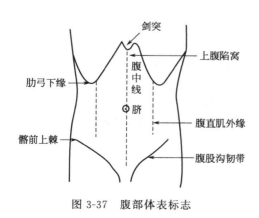 此处图标注：剑突、上腹陷窝、肋弓下缘、腹中线、脐、腹直肌外缘、髂前上棘、腹股沟韧带

### (二）腹部分区

**1. 四区法**

通过脐画一条水平线与垂直线，将腹部划分为右上腹、右下腹、左上腹、左下腹四个区（图 3-39）。各区所包含的主要脏器如下。

（1）右上腹（right upper quadrant，RUQ）　肝、胆囊、幽门、十二指肠、小肠、胰头、右肾上腺、右肾、结肠肝曲、部分横结肠、腹主动脉、大网膜。

（2）右下腹（right lower quadrant，RLQ）　盲肠、阑尾、部分升结肠、小肠、右输尿管、膨胀的膀胱、女性右侧卵巢和输卵管、增大的子宫、男性右侧精索、淋巴结。

（3）左上腹（left upper quadrant，LUQ）　肝左叶、脾、胃、小肠、胰体、胰尾、左肾上腺、左肾、结肠脾曲、部分横结肠、腹主动脉、大网膜。

（4）左下腹（left lower quadrant，LLQ）　乙状结肠、部分降结肠、小肠、左输尿管、膨胀的膀胱、女性左侧卵巢和输卵管、增大的子宫、男性左侧精索、淋巴结。

**2. 九区法**

用两条水平线和两条垂直线将腹部划分为九个区。两条水平线：连接两侧肋弓下缘的肋弓线和连接两侧髂前上棘的髂棘线。两条垂直线：髂前上棘至腹正中线的水平线的中点所作的垂直线（图 3-40）。各区所包含的主要脏器如下。

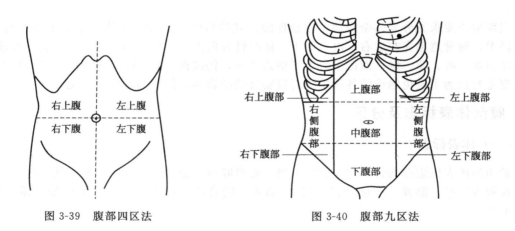

图 3-39　腹部四区法　　　　　　　　　图 3-40　腹部九区法

（1）右上腹部　肝右叶、胆囊、结肠脾曲、右肾、右肾上腺。

（2）右侧腹部　升结肠、空肠、右肾。

（3）右下腹部　盲肠、阑尾、回肠末段、淋巴结、女性右侧卵巢及输卵管、男性右侧精索。

（4）上腹部　胃、肝左叶、十二指肠、胰头、胰体、横结肠、腹主动脉及大网膜。

（5）中腹部　十二指肠下部、空肠及回肠、下垂的胃或横结肠、输尿管、腹主动脉、肠系膜及淋巴结、大网膜。

（6）下腹部　回肠、乙状结肠、输尿管、胀大的膀胱或增大的子宫。

（7）左上腹部　脾、胃、结肠脾曲、胰尾、左肾、左肾上腺。

（8）左侧腹部　降结肠、空肠或回肠、左肾。

（9）左下腹部　乙状结肠、女性左侧卵巢及输卵管、男性左侧精索。

★ **考点提示：腹部体表标志及分区**

## 二、视诊

视诊的内容主要有腹部外形、腹壁皮肤、呼吸运动、腹壁静脉、胃肠型、蠕动波、上腹部搏动及疝等。

### （一）腹部外形

正常人腹部外形对称，腹壁厚薄程度与营养状况有关。仰卧位时，从侧面观察，腹部平坦是指前腹壁与肋缘至耻骨大致位于同一水平面，见于健康成年人；腹部低平是指前腹壁低于肋缘至耻骨水平面，见于老年人或消瘦者；腹部饱满是指前腹壁稍微高出肋缘至耻骨的水平面，见于小儿或肥胖者。

#### 1. 全腹膨隆

（1）腹水　腹腔大量积液时，仰卧位呈蛙腹状，立位时下腹隆起，伴脐凸出。临床上可见于肝硬化失代偿期、严重右心衰竭、肾病综合征、结核性腹膜炎等。

（2）胃肠胀气　明显时腹部呈球形，转动体位时形状不变。见于肠梗阻、中毒性肠麻痹等。

（3）巨大腹块　巨大卵巢囊肿患者仰卧位可见腹部中央膨隆，立位时膨隆以脐为中心，本身并不凸出，需与腹水鉴别。

（4）其他　妊娠晚期、肥胖症等。

#### 2. 局部膨隆

局部膨隆多由腹腔内有增大的脏器、炎性肿块、肿瘤、局部肠胀气、局部积液等引起。腹壁上的肿块也会引起局部膨隆，鉴别方法是嘱患者抬头，腹壁肌肉紧张，如肿块更加明显，说明是在腹壁上。

#### 3. 全腹凹陷

全腹凹陷见于消瘦和脱水者。严重时前腹壁凹陷几乎贴近脊柱，肋弓、髂棘和耻骨联合显露，腹外形如舟状，称为舟状腹，见于恶病质、神经性厌食等患者。吸气时腹凹陷见于膈肌麻痹和上呼吸道梗阻。

#### 4. 局部凹陷

局部凹陷较少见，见于手术后腹壁瘢痕收缩所致。

### （二）腹壁皮肤

#### 1. 色素

皮肤皱褶处有褐色素沉着见于肾上腺皮质功能减退症（艾迪生病）；左侧腰部皮肤呈蓝色见于急性出血坏死型胰腺炎；脐周或下腹壁呈蓝色见于急性出血坏死性胰腺炎或异位妊娠破裂；腹部和腰部不规则斑片状色素沉着见于多发性神经纤维瘤。

#### 2. 腹纹

经产妇、肥胖者由于真皮层裂开可见白色纹；皮质醇增多症患者可见腹部紫纹。

#### 3. 皮疹

充血性或出血性皮疹常出现于传染病或药物过敏；紫癜或荨麻疹也可出现腹部皮疹；一

侧腰部的疱疹提示带状疱疹。

#### 4. 瘢痕

腹部瘢痕多为手术或外伤所致,应询问原因。

#### 5. 疝

腹外疝是腹腔内容物经腹壁或骨盆壁的间隙或薄弱部位向体表突出所形成;脐疝多见于婴幼儿,成人则见于大量腹水患者;手术瘢痕愈合不良处可有切口疝;股疝位于腹股沟韧带中部;腹股沟疝偏于内侧,咳嗽用力时明显,卧位时可缩小或消失。

### (三) 呼吸运动

正常成年男性及儿童以腹式呼吸为主,女性则以胸式呼吸为主。急性腹膜炎时,腹式呼吸运动受限;膈肌上升、剧烈腹痛、膈肌麻痹时,腹式呼吸运动减弱或消失。

### (四) 腹壁静脉

正常人腹壁静脉不显现,腹壁皮肤薄的老人、瘦弱者可隐见。正常时脐水平线以上的腹壁静脉自下向上流入上腔静脉,脐水平线以下的腹壁静脉自上向下流入下腔静脉。

#### 1. 腹壁静脉曲张原因

上下腔静脉阻塞时,血量方向和正常相反;肝硬化门静脉高压时,脐周可见呈放射状的静脉曲张,呈水母头状。

#### 2. 检查方法

医师将右手示指和中指并拢压在一段没有分支的曲张静脉上,然后将一只手指沿着静脉紧压而向外移动3~5cm,挤空静脉中的血液,放松这一手指,另一指仍紧压静脉。如果这一段挤空的静脉迅速充盈,则血液是从放松的手指一端流向紧压的手指一端(图 3-41)。

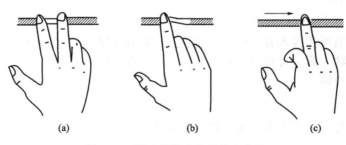

(a)    (b)    (c)

图 3-41　腹壁静脉曲张的检查方法

### (五) 胃肠型和蠕动波

正常人一般看不到胃肠的蠕动和胃肠型,老年人、极度消瘦者可见。胃肠道梗阻时,梗阻近端的胃或肠段扩张而隆起,可呈现胃肠的轮廓,称为胃肠型,同时伴该部位的蠕动增强,可以看到蠕动波。肠麻痹时,肠蠕动波消失但可见胃肠型。

### (六) 上腹部搏动

大多由腹主动脉搏动传导而来,可见于消瘦者。肺源性心脏病可在剑突下出现明显搏动;腹部肿瘤压迫腹主动脉时可在相应部位出现腹壁搏动。

## 三、触诊

触诊是腹部检查的主要方法。触诊时主要检查腹壁紧张度、压痛、反跳痛、液波震颤、肿块、实质脏器的大小及质地等。根据触诊内容和部位不同采用浅部触诊、深部触诊、冲击法、勾手法及深压法触诊。

### (一) 腹壁紧张度

正常人腹部触之柔软、紧张度适中、有一定弹性。

#### 1. 紧张度增加

全腹紧张度增加见于急性炎症（如急性胃肠穿孔、实质脏器破裂出血）。当腹壁紧张、腹肌强直、腹壁硬如木板时谓之板状腹。严重感染腹肌高度紧张，常禁止触摸时称之肌抵抗。结核性腹膜炎时腹部触诊柔韧而有抵抗力，不易压陷，称为揉面感。

#### 2. 紧张度减弱或消失

常见于慢性消耗性疾病、脊髓损伤、肌无力、大量腹水放腹水后。

### (二) 压痛与反跳痛

#### 1. 压痛

正常腹部按压后不会出现疼痛。真正的压痛多来自腹壁或腹腔内病变。浅表的腹壁病变触诊局部或抬头屈颈使腹肌紧张时触痛明显，有别于腹腔内病变引起者。临床常见疾病压痛点：

① 阑尾炎：右下腹右髂前上棘与脐连线中外 1/3 交界点（McBurney 点）。

② 胆囊炎：右侧锁骨中线肋缘下。

③ 输尿管结石、炎症：上输尿管点（脐水平腹直肌外缘）、中输尿管点（髂前上棘水平腹直肌外缘）。

④ 肾盂肾炎：季肋点（前肾点，于第 10 肋前缘）、肋脊点（12 肋与脊柱交界）、肋腰点（第 12 肋与腰肌外缘）。

#### 2. 反跳痛

保持按压片刻，然后突然松开，疼痛加剧、表情痛苦即反跳痛阳性，是腹膜壁层受炎症累及的征象。

#### 3. 腹膜刺激征

腹壁紧张度增高、压痛、反跳痛同时存在即腹膜刺激征阳性，是壁层腹膜受累的标志。

★ **考点提示：压痛与反跳痛的概念**

### (三) 液波震颤

液波震颤是大量腹水的重要体征。腹水 4000～5000ml 时可出现液波震颤。被评估者仰卧位，检查者一手掌面置于患者一侧腹壁，另一手手指并拢，指端拍击对侧腹壁，如腹腔有大量液体时紧贴腹壁的手有被液体冲击的感觉，即液波震颤阳性。为防止因腹壁本身振动传至对侧而发生误诊，可让另一人将一伸直的手掌尺侧缘轻压在脐部正中线上，阻止腹壁振动的传导。

### （四）肿块

触及肿块应注意以下方面：部位、大小、形态、表面、边缘、质地、硬度、压痛、活动度、搏动、确定肿块与邻近脏器、皮肤和腹壁的关系等。

### （五）脏器触诊

#### 1. 肝

触诊要注意肝的大小、质地、压痛、搏动、肝颈静脉回流征、肝区摩擦感、震颤等。触诊时被评估者取屈膝仰卧位、屈膝右侧卧位，同时做好腹式呼吸配合检查；检查者采用双手法、单手滑行法、冲击法及勾手法进行触诊（图3-42）。

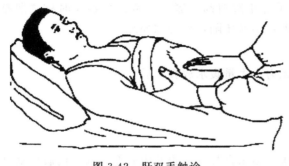

图3-42　肝双手触诊

（1）大小　正常人肝在右肋缘下不能触及，消瘦或体弱者在1cm以内；剑突下可触及，但在3cm以内；或不超过上腹部剑突下至脐连线上1/3处。

（2）质地　肝质地可分为三个等级，即质软（如触口唇）、质韧（如触鼻尖）、质硬（如触前额）。肝癌最硬，肝硬化次之，急、慢性肝炎质韧，肝囊肿或肝脓肿含有液体呈囊性感，大而表浅者，可触到波动感。

（3）压痛　正常肝无压痛，当有炎症、肿瘤、脓肿时可表现为压痛阳性。急性肝炎、肝淤血常有弥漫性轻度压痛，肝脓肿的压痛较明显且局限于病变部位。

（4）形态　肝表面是否平滑，有无结节，边缘钝锐、是否整齐。

（5）搏动　三尖瓣关闭不全所致肝大时，右心室收缩搏动通过右心房、下腔静脉而传导至肝，可触及肝扩张性搏动。肝大压迫腹主动脉时，搏动只向一个方向传导，不向四面扩散。鉴别方法：医师将左手贴放在增大肝的右侧表面，右手平放在肝左侧表面，让患者暂停呼吸，如感到左手被推向右侧外，右手被推向左侧，则为扩张性搏动；如仅右手被推向前，则搏动是由腹主动脉传导所致。

（6）肝颈静脉回流征　右心功能不全时，肝淤血肿大，按压肿大肝表面时可见颈静脉充盈。

（7）肝区摩擦感　肝炎症纤维素渗出时可及摩擦感。

（8）震颤　肝孢子虫病，孢子囊浮动撞击囊壁，在相应部位可触及震颤。

#### 2. 胆囊

胆囊触诊主要注意胆囊有无肿大、压痛、活动度等。被评估者要求屈膝仰卧位、腹式呼吸，检查手法有滑行法、勾指法。

（1）大小　正常胆囊不能触及，胆囊增大时，在右季肋弓下腹直肌外缘可触及一个张力较高、卵圆形或梨形的肿块，随呼吸上下移动。

（2）胆囊触痛检查方法　医师以左手掌放在被检查者的右肋缘部，将拇指放在腹直肌外缘与肋弓交界处，拇指用力压迫腹壁后，再嘱其深呼吸（图3-43）。深吸气时，被检查者因疼痛而突然屏气，即胆囊触痛征，又称墨菲（Murphy）征阳性，见于急性胆囊炎。当胰头癌、Oddi 括约肌肿瘤、肝胰壶腹部肿瘤压迫胆总管时，可触及肿大、无压痛、活动的胆囊，常伴有黄疸，称为 Courvoisier 征。

### 3. 脾

脾触诊时要求被评估者取屈膝仰卧位（图 3-44），当仰卧位不易触及时，可改右侧卧位，右下肢伸直、左下肢屈髋、屈膝进行检查。常采用双手法进行。触诊时要注意脾有无肿大。

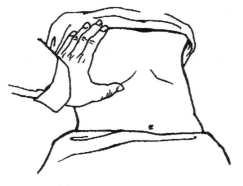
图 3-43　胆囊触痛检查

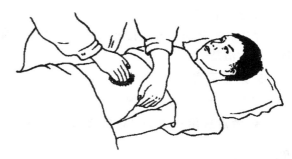
图 3-44　脾触诊

脾大小测量方法：脾大分为轻度、中度、高度三种。深吸气时，如脾在肋缘下不超过 2cm 为轻度肿大；左锁骨中线肋缘下 2cm 以外至脐水平为中度肿大；超过前正中线为重度肿大。中度以上增大的脾，在其右缘可触及切迹，以此与其他腹部包块鉴别。

### 4. 胰腺

胰腺大部分位于腹膜后（胰尾部除外），在网膜囊后面，触诊比较困难。被评估者取屈膝仰卧位，常用单手深压滑行触诊法，注意有无压痛、肿块。

### 5. 肾

肾属于腹膜后脏器，右肾较左肾低一个椎体。触诊时被评估者取屈膝仰卧位、侧卧位、站立位，必要时可深吸气配合检查，检查者采用双手触诊法，注意肾活动度、有无压痛、触痛。

肾活动度分三级，一级仅及肾下极，移动小；二级移动范围不超过前正中线；三级移动范围超过前正中线。

### 6. 空腔脏器触诊

空腔脏器通常不易触及，在消瘦、梗阻等情况下可触及肠管，麻醉、尿道梗阻时可触及涨大的膀胱。

## （六）正常腹部可触及的其他脏器和组织

### 1. 腹壁肌肉

腹肌发达者可触及对称、浅表的腹直肌腱划，增加腹压或仰卧坐起时明显。

### 2. 腹主动脉

腹壁瘦薄松弛或腰椎明显前凸者可触及，位于脐略左处，与脉搏搏动一致。

### 3. 右肾下极

见于瘦弱者和经产妇。

**4. 盲肠**

在右下腹近腹股沟韧带处可触及，呈圆柱状，表面光滑，可移动，无压痛。

**5. 横结肠**

消瘦者多见，在上腹部呈横条状物，可活动，稍向下弯曲。

**6. 乙状结肠**

在左下腹近腹股沟韧带处可被触及，呈平滑、稍硬的圆筒状，无压痛。

**7. 腰椎椎体**

见于腹壁薄而松弛或腰椎明显前凸者，在前正中线的后腹壁前方可触及第 3～5 腰椎椎体，轮廓清楚。

**8. 妊娠子宫**

多在妊娠 4 个月后可触及。

★ **考点提示：腹部触诊的方法和内容**

## 四、叩诊

腹部叩诊的主要目的在于叩诊脏器大小、叩痛、充气量、扩张度等。有直接叩诊法和间接叩诊法，以间接叩诊法为主。

**1. 正常腹部叩诊音**

正常腹部除了肝脾区为浊音外大部分是鼓音。鼓音范围扩大见于胃肠胀气、人工气腹、胃肠穿孔；范围缩小见于肝脾大、腹腔肿瘤、腹水。

**2. 腹水的叩诊**

正常腹部为鼓音，当腹腔有积液时在腹部的低位处可叩及浊音，而腹中部由于肠管内有气体而叩诊呈鼓音。当浊音随体位的改变而改变时称为移动性浊音阳性，当腹水量在 1000ml 以上时可出现。卵巢囊肿腹中部为浊音而腹部两侧为鼓音，且不随体位改变（图 3-45）。少量腹水可采用肘膝位叩诊。

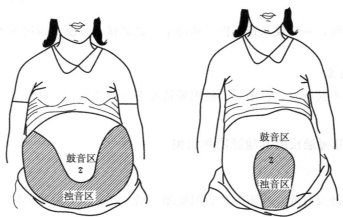

图 3-45　腹水与卵巢囊肿叩诊音鉴别

**3. 肝叩诊**

肝叩诊主要叩诊肝上下界及肝区叩击痛。

（1）肝上下界　肝本身不含气，在不被肺遮盖的部分，叩诊呈实音，为肝绝对浊音界；肝上界被肺遮盖的部分叩诊呈浊音，称为肝相对浊音界，是肝真正的上界。确定肝下界时，由腹部鼓音区向上叩，鼓音转为浊音处即为肝下界。体型匀称的正常肝在右锁骨中线上，其上界在第5肋间，下界在右肋弓下缘，两者之间距离9～11cm；在右腋中线上，上界在第7肋间，下界相当于第10肋骨水平；在右肩胛线上，上界在第10肋间。矮胖体型者肝上下界均可高一个肋间，瘦长体型者则低一个肋间。

肝浊音界扩大见于肝炎、脓肿、肝淤血、肿瘤、肝囊肿等；浊音界缩小见于肝硬化晚期、急性肝坏死、胃肠积气、气胸；浊音界上移见于右肺不张、肺纤维化、肺下叶切除后；浊音界下移见于右侧张力性气胸、严重肺气肿等。

（2）肝叩击痛　被评估者取仰卧位，检查者左手手掌置于被评估者右胸廓前下端，右手半握拳从15～20cm高度轻轻叩击左手掌，观察有无肝区叩击痛。叩击痛阳性见于肝炎、肿瘤、肝脓肿等。

#### 4. 脾叩诊

脾触诊不满意时可进行叩诊检查其大小。叩诊宜采用轻叩法，在左腋中线进行，脾绝对浊音界在左腋中线9～11肋间，宽度4～7cm。

#### 5. 胃泡鼓音区

胃泡鼓音区又称Traube区，位于左前胸下部，因胃含气所致，呈半月形。胃扩张时，此鼓音区增大；肝脾大、心包积液或左侧胸腔积液时，该鼓音区缩小。

#### 6. 肾叩诊

主要观察其有无叩击痛。被评估者取坐位或侧卧位，检查者用左手掌平贴在被检查者肾区，右手握空拳用轻至中等强度的力量向左手背叩击，正常时肾区无叩击痛，叩击痛阳性见于肾盂肾炎和肾周围炎等。

#### 7. 膀胱叩诊

膀胱充盈时，在耻骨联合上方可叩得浊音，尿液排出后叩诊为鼓音。

## 五、听诊

听诊内容主要包括肠鸣音、振水音、血管杂音和腹膜摩擦音等。妊娠5个月以上的妇女还可在脐下方听到胎心音。

#### 1. 肠鸣音

肠蠕动时，肠管内气体和液体随之流动，产生一种断续的咕噜声或气过水声，称为肠鸣音。听诊时间要求在5min以上，在脐周听诊。正常情况下，肠鸣音每分钟为4～5次；肠鸣音达10次以上，但音调不高亢称为肠鸣音活跃，见于急性胃炎、消化道出血或服用泻药后。如果次数增多伴肠鸣音高亢则称为肠鸣音亢进，见于机械性肠梗阻；肠鸣音连续在3～5min以上才听到一次，称为肠鸣音减弱；始终听不到肠鸣音称为肠鸣音消失，见于急性腹膜炎、肠麻痹。

★ 考点提示：肠鸣音的异常表现

#### 2. 振水音

被评估者取仰卧位，检查者用稍弯曲、并拢的手指在其上腹部连续迅速地冲击，将耳凑近可直接听到胃内气体与液体相撞击发出的声音，称为振水音。饭后6h以上仍出现振水音，提示幽门梗阻或胃扩张。

### 3. 血管杂音

通常腹部听不到血管声音，动脉血管狭窄时可闻及血管杂音。

（1）肾动脉狭窄　在脐上部正中线稍外侧可听到强弱不等吹风样杂音。

（2）腹主动脉狭窄　腹部听到收缩期杂音，下肢血压低于上肢。

（3）左叶肝癌　肝区肿瘤部位听到吹风样杂音。

（4）髂动脉狭窄　两下腹部可闻及收缩期杂音。

（5）门静脉高压　脐附近或上腹剑突下可闻及连续性的静脉"营营"音，按压脾时，此声音可增强。

### 4. 腹膜摩擦音

炎症引起脏壁腹膜之间纤维素渗出，随呼吸运动内脏移动引起脏壁腹膜之间的摩擦时出现腹膜摩擦音。主要见于深吸气时。

## 六、相关护理诊断

（1）营养失调：低于机体需要量　与腹部恶性肿瘤有关。

（2）体液过多　与腹水有关。

（3）腹痛　与腹腔脏器炎症刺激、胆道病变、肾病变等有关。

（4）焦虑　与慢性腹痛迁延不愈有关。

（孙国庆　祝芳芳）

# 第十二节　腹部评估实训指导

**【实训目的】**

1.掌握腹部检查的基本方法。

2.运用视、触、叩、听方法，正确评估被检查者的腹部情况。

**【实训器材】**

听诊器、皮尺、标记笔等。

**【实训内容】**

1.视诊

腹部皮肤、外形、运动、血管、色素、皮纹等。

视诊注意事项：①自然光线下进行；②环境温暖，充分暴露全腹；③全面系统地视诊，避免遗漏体征；④被检查者采取仰卧位，检查者站立于被检查者右侧。

2.触诊

腹壁紧张度、压痛与反跳痛、肝脾触诊、液波震颤。

触诊注意事项：①剪短指甲，手要温暖，动作要轻柔；②触诊时由浅到深，由轻到重，检查顺序一般自左下腹开始逆时针方向检查腹部，先评估健康的部位，再评估可能有病变的部位；③被检查者取仰卧位，下肢屈曲，双臂置于身体两侧，放松腹肌。检查者站立于被检查者右侧。

3. 叩诊

肝界叩诊、肾区叩击痛、移动性浊音叩诊。

叩诊注意事项：①环境安静，使肌肉充分放松，检查者手要温暖；②被检查者取仰卧位；③按顺序进行叩诊。

4. 听诊

肠鸣音、血管杂音、振水音。

听诊注意事项：①环境安静，充分显露腹部，并使听诊器胸件暖和后再接触被检查者体表；②听诊时注意力集中，摒除其他音响的干扰；③肠鸣音听诊时间一般在 5min 以上。

**【实训方法】**

1. 观看教学视频。

2. 教师示范，并强调动作要点和注意事项。

3. 学生分组，角色扮演及互换。

4. 教师巡回指导，发现问题及时纠正。

5. 学生将身体评估情况及时进行分析、归纳、整理。

**【注意事项】**

1. 注意衣帽整洁，不穿戴工作衣帽者不得进入实训室。遵守实训规则，服从教师指导，不大声喧哗，保持环境安静；保持实训室清洁。

2. 按照教师示教的方法，训练规范化的操作手法。

（孙国庆　祝芳芳）

# 第十三节　生殖器、肛门与直肠评估

生殖器、肛门与直肠的评估是身体评估的一部分，正确地评估对临床诊断具有重要意义。在临床实践中，有的患者不愿接受评估，非专科医师对该项检查认识不足，常被忽视，导致误诊、漏诊及延误治疗。因此，评估前应对患者说明其目的、方法和重要性，说服患者接受并配合评估。男医师评估女患者时，须有家属及女医务人员在场。

## 一、男性生殖器评估

男性生殖器包括阴茎、阴囊、前列腺和精囊等。评估时嘱被评估者可取仰卧位、站立位，充分暴露外阴部，双下肢呈外展位。先评估外生殖器（阴茎及阴囊），后评估内生殖器（前列腺及精囊）。

### （一）外生殖器

#### 1. 阴茎

阴茎（penis）为前端膨大的圆柱体，分头、体、根三部分，由一个尿道海绵体和两个阴茎海绵体构成，正常成年人阴茎长 7～10cm，若成年人阴茎过小，呈婴儿型，常见于垂体功能或性腺功能不全患者；若儿童期阴茎过大，呈成人型，常见于促性腺激素过早分泌等因素所致的性早熟；睾丸间质细胞瘤可引起假性性早熟。

（1）包皮（prepuce） 指在阴茎颈前向内翻转覆盖于阴茎表面的皮肤。成年人包皮翻起后应露出阴茎头，不掩盖尿道口，上翻后可被退到冠状沟，露出阴茎头。包皮翻起后不能露出尿道外口或阴茎头者称为包茎（phimosis），常见于先天性包皮口狭窄，炎症、外伤所致的粘连；包皮长度超过阴茎头，但翻起后能露出尿道口或阴茎头者称为包皮过长（prepuce redundant）。包茎及包皮过长均可引起感染、嵌顿，甚至诱发阴茎癌，故提倡早期手术处理。

（2）阴茎头与阴茎颈 阴茎前端膨大的部分称为阴茎头，俗称龟头。正常阴茎头红润、光滑，无红肿及结节。在阴茎头、颈交界部位有一环形浅沟，称为阴茎颈，俗称冠状沟。评估时将包皮上翻暴露全部阴茎头及阴茎颈，观察其色泽及有无充血、水肿、异常分泌物、结节等。如有暗红色溃疡、易出血或融合成菜花状，并伴有硬结，多为阴茎癌；如阴茎颈部有单个椭圆形质硬溃疡为下疳（chancre），愈后有瘢痕，对诊断梅毒有重要价值；如阴茎头部有多个淡红色小丘疹融合成蕈样，呈乳突状突起，多为尖锐湿疣。

（3）尿道口 评估尿道口时评估者用示指与拇指分别从两侧轻轻挤压龟头即可使尿道张开（图3-46）。观察尿道口有无红肿、溃疡、异常分泌物、触痛及狭窄。正常尿道口黏膜红润、清洁，无分泌物。如有红肿、溃疡、异常分泌物及触痛，常见于淋球菌或其他病原体感染所致的尿道炎；尿道口狭窄可见于先天性畸形或炎症所致的粘连。

**2. 阴囊**

阴囊（scrotum）为腹壁的延续部分，正常阴囊皮肤呈深暗色而多皱褶，囊壁由多层组织构成，阴囊内有一隔膜将其分为左右两个囊腔，每个囊腔内有精索、睾丸及附睾。评估时嘱被评估者取站立位或仰卧位，两腿稍分开。先视诊观察阴囊皮肤有无皮疹、脱屑、溃烂等损害，外形有无肿胀、肿块等，后进行阴囊触诊，评估者将双手拇指分别置于阴囊前面，其余手指放在阴囊后面起托护作用，拇指来回做滑动触诊，可双手同时进行（图3-47），也可单手触诊。常见的阴囊皮肤及外形病变及特点见表3-8。

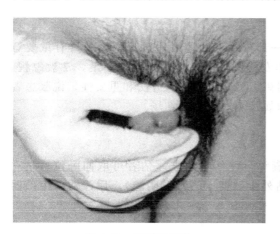

图 3-46 尿道口评估

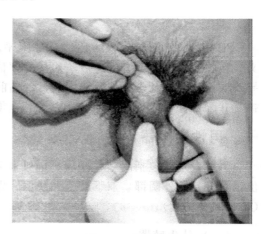

图 3-47 阴囊触诊

表 3-8 常见的阴囊皮肤及外形病变及特点

| 病变 | 特点 |
| --- | --- |
| 阴囊湿疹 | 皮肤呈暗红色、糜烂；或增厚呈苔藓样，有小片鳞屑；或有大量浆液渗出，可形成软痂，伴有顽固性奇痒(此为阴囊湿疹的特征) |

| 病变 | 特点 |
|---|---|
| 阴囊水肿 | 皮肤因水肿而紧绷,可为肾病综合征所致的全身性水肿的一部分,也可由局部炎症或超敏反应、静脉血或淋巴液回流受阻等局部因素所致 |
| 阴囊象皮肿 | 皮肤水肿、粗糙,增厚如象样,又称阴囊象皮病。多为血丝虫病引起的淋巴管炎或淋巴管阻塞所致 |
| 阴囊疝 | 单侧或双侧阴囊肿大,触之有囊样感,为肠管或肠系膜经腹股沟管下降至阴囊内形成,可还纳回腹腔,当患者用力咳嗽使腹腔内压增高时可再降入阴囊 |
| 鞘膜积液 | 阴囊肿大触之有水囊样感,可用透光试验与阴囊疝及睾丸肿瘤相鉴别 |

(1) 精索 (spermatic cord) 位于附睾上方,为柔软的条索状圆形结构,左右各有一条,由输精管、提睾肌、动脉、静脉、精索神经及淋巴管等组成。评估者可用拇指和示指从附睾到腹股沟环触诊精索,正常无压痛,无结节,无肿胀。若呈串珠样肿胀,常见于输精管结核;若局部皮肤红肿伴挤压痛,常见于精索急性炎症;若靠近附睾的精索触及硬结,常见于丝虫病;若呈蚯蚓团样感,常见于精索静脉曲张。

(2) 睾丸 (testis) 椭圆形,左、右各一,表面光滑柔韧。评估时评估者用拇指、示指和中指触诊睾丸。注意其大小、形状、硬度、有无触压痛等,并两侧对比。睾丸急性肿痛,压痛明显者,常见于急性睾丸炎(多继发于流行性腮腺炎、淋病等);睾丸慢性肿痛常见于结核;一侧睾丸肿大、质硬并有结节,常见于睾丸肿瘤或白血病细胞浸润;睾丸萎缩常见于流行性腮腺炎、外伤后遗症及精索静脉曲张;睾丸过小常为先天性或肥胖性生殖无能症等内分泌异常所致。

阴囊触诊未触及睾丸,若睾丸隐藏在腹股沟管内、阴茎根部、会阴部或腹腔等处称为隐睾症 (cryptorchism)。单侧多见,也可双侧。若为双侧隐睾,未在幼儿时复位,常可影响生殖器官和第二性征发育,甚至丧失生育能力。正常小儿可因受冷或提睾肌强烈收缩,使睾丸暂时隐匿于阴囊上部或腹股沟管内,嘱小儿咳嗽可使睾丸降入阴囊,也可由上方从腹股沟向下将睾丸推入阴囊。无睾丸可为单侧或双侧,常见于性染色体数目异常所致的先天性无睾症,双侧无睾症可致生殖器官及第二性征均发育不良。

(3) 附睾 (epididymis) 位于睾丸后外侧,上端膨大为附睾头,下端细小如囊锥状为附睾尾,是贮存精子和促进精子成熟的器官。触诊时应注意其大小,有无结节和压痛,若肿痛明显,且伴有睾丸肿大,触诊分不清附睾与睾丸,常见于急性炎症;若附睾肿大,压痛轻常见于慢性附睾炎;若附睾肿胀,无压痛,质硬,有结节感,伴输精管增粗呈串珠状改变,可能为附睾结核。

## (二) 内生殖器

### 1. 前列腺

前列腺 (prostate) 位于膀胱下方、耻骨联合后约2cm处,上端宽大,下端窄小,后面较平坦,像前后稍扁的栗子。其正中有纵行浅沟将其分为左、右两叶,尿道从中纵行穿过,排泄管开口于尿道前列腺部。评估时嘱被评估者取肘膝卧位(也可用右侧卧位或站立弯腰位),跪卧于检查台上,评估者示指戴指套(或手套),涂以润滑剂,徐徐插入肛门,向腹侧触诊。正常前列腺质韧,有弹性,可触及正中沟。良性前列腺增生时,表面光滑,质韧,无压痛及粘连,正中沟消失,多见于老年人;若有明显前列腺触诊压痛,多见于急性前列腺炎；若质硬、无压痛，表面有硬结节，多为前列腺肿瘤。

**2. 精囊**（seminal vesicle）

精囊为位于前列腺外上方的菱锥形囊状非成对的附属性腺，其排泄管与输精管末端汇合成射精管。正常情况下，肛诊一般不易触及。若触及索条状肿胀伴触压痛，多为炎症所致；若表面呈结节状，多为结核；若质硬肿大，应考虑癌变。精囊病变常继发于前列腺炎症、结核和前列腺癌。

## 二、肛门与直肠

直肠全长 12～15cm，下连肛管，肛管在体表的开口为肛门，位于会阴中心体与尾骨尖之间。肛门与直肠的评估方法简便，以视诊和触诊为主，辅以内镜检查，常能发现许多有重要临床意义的体征。

评估时可根据病情及评估目的，选择合适的体位。临床常用的体位有：

① 肘膝位（图 3-48）：被检查者两膝关节屈曲成直角跪于检查台上，两肘关节屈曲置于检查台上，胸部尽量贴近检查台，臀部抬高。常用于前列腺、精囊及内镜检查。用于肛门和直肠评估时，记录发现的病变需注明体位，并按时针方向进行记录。

② 左侧卧位（图 3-49）：取左侧卧位，左腿伸直，右腿向腹部屈曲，臀部向检查台右边靠近。评估者站在被评估者背后进行评估。常用于病重、年老体弱或女性患者。

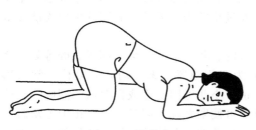

图 3-48　肘膝位

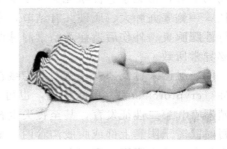

图 3-49　左侧卧位

③ 仰卧位或截石位（图 3-50）：仰卧于检查台上，臀部垫高，两下肢屈曲、抬高并外展。常用于重症体弱患者、膀胱直肠窝的评估，也可用于直肠双合诊，评估盆腔脏器的病变情况。

④ 蹲位：被评估者下蹲、屏气，呈排大便的姿势。常用于直肠脱出、内痔及直肠息肉等的评估。

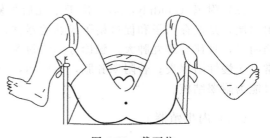

图 3-50　截石位

### （一）视诊

采取合适的体位，评估者用手分开被评估者臀部，观察肛门及其周围皮肤颜色及皱褶，肛周有无脓血、黏液、肛裂、外痔、瘘管口或脓肿等。正常肛周皮肤颜色较深，皱褶自肛门向外周呈放射状。嘱被评估者做排便动作时皱褶变浅，提肛时括约肌皱褶更明显。常见的肛门、直肠病变特点及临床意义见表3-9。

表 3-9　常见的肛门、直肠病变特点及临床意义

| 病变 | 特点及临床意义 |
|---|---|
| 肛门闭锁 | 常见于新生儿先天性畸形 |
| 肛门狭窄 | 常见于新生儿先天性畸形;感染、外伤或手术形成的肛周瘢痕所致 |
| 肛门红肿 | 肛周红肿、压痛,常见于肛门周围炎症或脓肿 |
| 肛裂 | 排便时有疼痛感,排出的粪便周围附有少许鲜血。检查时肛门常可见裂口,触诊时有明显触压痛 |
| 痔 | 可有大便带血、痔块脱出、疼痛或瘙痒感等,是由直肠下端黏膜下或肛管边缘皮下的内痔静脉丛或外痔静脉丛扩大和曲张所致,常见于成人 |
| 肛门直肠瘘 | 简称肛瘘,评估时可见肛周皮肤有瘘管开口,可有脓性分泌物流出,在直肠或肛管内可见瘘管的内口或伴有硬结。常为肛管或直肠周围脓肿与结核所致,不易愈合 |
| 直肠脱垂 | 又称脱肛,有直肠部分脱垂和直肠全部脱垂,前者可回复至肛门内,后者不易回复 |

## （二）触诊

　　肛门和直肠的触诊通常称为肛诊或直肠指诊。评估方法:被评估者可采取肘膝位、左侧卧位或仰卧位等,评估者示指戴指套或手套,并涂以液体润滑剂(如肥皂液、凡士林、液状石蜡)后,于肛门外口轻轻按摩,待肛门括约肌适应放松后,再缓慢插入肛门、直肠内(图3-51)。评估肛门及括约肌的紧张度、肛管及直肠的内壁、黏膜是否光滑、有无压痛、有无肿块及搏动感。男性可触诊前列腺与精囊;女性可检查子宫颈、子宫、输卵管。

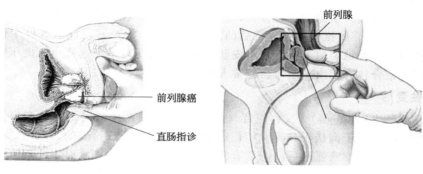

图 3-51　直肠指诊

　　直肠指诊的临床意义:①剧烈触痛,常见于肛裂及感染;②触痛伴有波动感,常见于肛门、直肠周围脓肿;③直肠内触及柔软、光滑、有弹性的包块,常为直肠息肉;④触及坚硬、凹凸不平的包块,常应考虑直肠癌;⑤指诊后指套表面带有黏液、脓液或血液,应做镜检或细菌学检查。肛门和直肠的评估结果及其病变部位按时钟方向进行记录,并说明评估的体位。如仰卧位时,肛门前正中点为12点钟位,后正中点为6点钟位,而肘膝位的时钟位则与此相反。

## 三、相关护理诊断

　　(1)排尿障碍:尿道口狭窄　与包皮过长有关。

　　(2)有感染的风险:尿道口红肿、粘连　与包茎、包皮过长有关。

　　(3)皮肤完整性受损:阴囊皮肤脱屑、溃烂　与阴囊湿疹有关。

　　(4)长期自尊低下　与隐睾有关。

（5）尿潴留　与前列腺炎、前列腺增生相关。

（6）恐惧：排便疼痛　与肛裂、痔有关。

（张　颖）

# 第十四节　脊柱与四肢评估

## 一、脊柱

脊柱（vertebral column）是由 24 块椎骨、1 块骶骨及 1 块尾骨经椎间盘、椎间关节和许多韧带连接而成的一个整体，坚固而柔韧。脊柱是人体的中轴骨骼，也是身体的支柱，具有负重、减震、保护及运动等功能。脊柱病变主要包括形态异常、活动受限、疼痛等。评估时以视诊为主，结合触诊和叩诊，应注意其有无畸形、弯曲度、活动范围是否受限、有无叩击痛、压痛等。

### （一）脊柱弯曲度

在检查脊柱的弯曲度时，嘱评估对象取立位或坐位，肌肉放松，双上肢自然下垂，并充分暴露背部。

**1. 生理性弯曲**

正常人直立的时候，从侧面观察脊柱，一般有颈、胸、腰及骶 4 个生理性弯曲（"S"形弯曲），包括颈椎前凸、腰椎前凸、胸椎后凸及骶椎后凸。检查时，评估者位于评估对象的后方，以手指沿其脊椎棘突由上向下划压皮肤，并观察按压时出现的红色充血压痕是否位于后正中线，以观察脊柱有无出现侧弯。正常人的脊柱无侧弯。

**2. 病理性变形**

（1）脊柱后凸（kyphosis）　又称驼背（gibbus），多发生在胸段。儿童在坐位时胸段呈明显的均匀性后凸，见于佝偻病；青少年在胸椎下段或腰段形成特殊的成角畸形，见于脊柱结核；成年人胸椎呈弓形或弧形后凸，常有脊柱的强直性固定，仰卧时不能伸直，见于强直性脊柱炎；老年人椎间盘出现退行性萎缩，骨质退行性变，胸、腰后凸曲线增大，为骨质退行性变所致；另外，外伤造成的脊柱压缩性骨折、青少年脊椎骨软骨炎及发育姿势不良等也可造成脊柱后凸。

（2）脊柱前凸（lordosis）　即脊柱过度向前凸出性弯曲，多发生在腰段，腹部明显向前凸，臀部明显向后凸出。多见于妊娠晚期、腹腔巨大肿瘤、大量腹水等各种原因所致腹压增大和先天性髋关节脱位、髋关节结核、先天性髋关节脱位等病变。

（3）脊柱侧凸（scoliosis）　是指脊柱离开后正中线向左或右偏曲。根据侧凸发生部位可分为胸段侧凸、腰段侧凸及胸腰段联合侧凸。据侧凸的性质可分为功能性侧凸（姿势性侧凸）和器质性侧凸。出现功能性侧凸时，脊柱结构无异常，可通过改变体位使其纠正，见于儿童姿势不良、椎间盘脱出、脊髓灰质炎后遗症等；出现器质性侧凸时，改变体位已不能使其纠正，多见于佝偻病后遗症期、慢性胸膜增厚、肩或胸廓畸形、胸膜粘连等。

### （二）脊柱活动度

评估时，评估对象须做前屈、后伸、侧弯及旋转运动。嘱其注意动作小心缓慢，严禁作急速或剧烈的运动检查。

正常脊柱有一定的活动度，活动范围以颈椎和腰椎最大，胸椎较小，骶椎几乎不活动。一般颈椎可前屈、后伸 45°，左右侧弯 45°，一侧旋转 60°左右；腰椎在臀部固定时可前屈、后伸 45°，左右侧弯 30°，旋转 45°左右。但受年龄、运动和脊柱结构差异等因素的影响，脊柱的活动范围也存在着较大的个体差异。

颈椎活动受限多见于：颈部韧带受损或肌纤维组织炎、颈椎病、颈椎结核或肿瘤浸润、颈椎外伤、关节脱位或骨折。若腰椎活动受限，多见于腰部韧带受损或肌纤维组织炎、腰椎椎管狭窄、椎间盘突出、腰椎肿瘤或结核、腰椎脱位或骨折。

### （三）脊柱压痛与叩击痛

#### 1. 压痛

评估对象应取坐位，身体稍向前倾。检查者以右手拇指由上向下逐个按压脊柱棘突及椎旁肌肉，并观察有无局限性的压痛和肌肉痉挛。正常人无压痛和肌肉痉挛。若脊椎出现压痛，一般见于脊椎外伤、脊椎结核、椎间盘脱出或脊椎骨折；若椎旁肌肉出现压痛或痉挛，常见于急性腰肌劳损或腰背肌纤维炎。

#### 2. 叩击痛

检查时，评估对象应取坐位，检查方法包括直接叩诊法与间接叩诊法。使用直接叩诊法时，检查者以中指或者叩诊锤直接叩击各棘突。使用间接叩诊法时，检查者把左手掌置于评估对象的头顶，右手握拳用小鱼际肌部叩击自己的左手背，并观察评估对象是否疼痛。正常脊柱无叩击痛。出现叩击痛的部位多为病变所在部位，叩击痛阳性常见于脊柱肿瘤、骨折、椎间盘脱出及脊椎肿瘤结核及椎间盘脱等。

### （四）直腿抬高试验

患者取仰卧位，下肢伸直，检查者一手置于其大腿伸侧，另一只手握踝部，并抬高其同侧下肢，屈曲髋关节，然后询问患者是否有不适，有何不适，何时出现，并进行双侧对比。正常下肢可抬高 70°以上。若抬高不到 40°即出现疼痛，且放射至大、小腿后外侧，则为阳性，常见于单纯性坐骨神经痛或腰椎间盘突出症。若抬高超过 40°出现疼痛，或伴放射痛，一般见于坐骨神经痛、腰椎间盘突出症、腰部骨骼肌损伤等。

## 二、四肢与关节

评估四肢与关节以视诊、触诊为主，必要时辅以叩诊，主要评估其形态及功能。检查前，应充分暴露受检部位，观察其有无畸形或形态的改变，有无红、肿、热、痛或结节等。检查其运动功能时，应注意观察评估对象的步态、姿势和肢体活动等情况，以确定有无出现功能障碍。正常情况下四肢与关节应左右对称，形态正常，且活动不受限。

### （一）形态异常

#### 1. 匙状甲 （spoon nails）

匙状甲或称反甲（koilonychia）。特点为指（趾）甲中间凹陷，而边缘翘起，指甲变薄且脆，表面出现粗糙条纹 ［图 3-52（a）］。常见于缺铁性贫血、高原疾病，偶见于甲癣及风湿热等。由于高原疾病、缺铁性贫血等使指（趾）甲组织缺氧、缺血、缺铁或某些氨基酸代谢紊乱，尤其是半胱氨酸的缺乏，使甲板细胞出现分化障碍，以至指（趾）甲的张力及硬度降低。

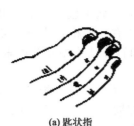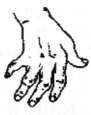

(a) 匙状指　　　　　　　　(b) 杵状指　　　　　　　　(c) 梭形关节

图 3-52　四肢关节的形态改变

### 2. 杵状指（趾）

杵状指（趾）是指手指（或足趾）末端指节出现增生、肥厚，呈杵状膨大［图 3-52（b）］。特点是末端指（趾）节明显增宽、增厚，指（趾）甲自根部到末端呈拱形的隆起，指（趾）端背面皮肤和指（趾）甲构成的基底角大于 180°。其发生机制尚不明确，一般认为与肢体末端的慢性缺氧、中毒损害及代谢障碍有关。见于支气管肺癌、支气管扩张症、肺脓肿、脓胸、感染性心肌炎、发绀型先天性心脏病、亚急性感染性心内膜炎、肝硬化、溃疡性结肠炎等疾病。

### 3. 指关节变形

指关节变形包括梭形关节和爪形手。

①梭形关节：近端指间关节呈梭形的畸形，可伴有红、肿、痛和活动受限，晚期手指与腕部向尺侧偏移，常呈双侧对称性改变，常见于类风湿关节炎等［图 3-52(c)］。

②爪形手：大小鱼际肌及骨间肌萎缩，指间关节屈曲，掌指关节过伸，手状类似鸟爪，多见于脊髓空洞症、尺神经损伤、麻风病、进行性肌萎缩等。

### 4. 肢端肥大症（acromegaly）

因青春期发育成熟后腺垂体功能亢进，生长激素分泌过多，使骨末端以及其韧带等软组织出现增生、肥大而致使肢体末端变得特别粗大。多见于成人腺垂体前叶生长激素细胞增生或腺瘤。

### 5. 膝关节变形

膝关节出现红、肿、热、痛和活动障碍，多为膝关节的急性炎症，如风湿性关节炎等。若膝关节腔内有过多积液，则称关节腔积液，视诊可见关节周围有明显的肿胀，当膝关节屈曲 90°时，髌骨两侧凹陷消失，触诊时出现"浮髌现象"，是指按压髌骨时有明显浮动感。评估方法为：嘱评估对象取平卧位，患体侧肢伸直、放松，检查者的左、右手拇指与其余手指分别固定于肿胀的膝关节上、下方两侧，使关节腔内液体不至于向四周流动而影响浮力，而后以右手示指连续向下方按压髌骨数次，压下时髌骨与关节面有碰触感，松手时髌骨有随手浮起感，此为浮髌试验阳性（图 3-53）。

### 6. 足内翻、足外翻（foot varum，foot valgum）

正常人膝关节固定时，足内翻、足外翻均可达到 35°。恢复原位时足跟、足掌可全面着地。足内翻、足外翻畸形者则呈固定性外内翻、外展位或内外翻、内收位，足跟不能着地，表现为足掌部位活动受限。多见于先天性畸形和脊髓灰质炎后遗症。

### 7. 膝内翻、膝外翻（genua varum，genua valgum）

当正常人进行直立双脚并拢时，双膝及双踝能够靠拢。膝内翻者的双踝接触时，双膝不

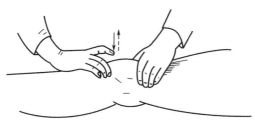

图 3-53　浮髌试验

能够靠拢，呈"O"形，也称"O"形腿；膝外翻者的双膝靠拢时，双踝向相反的方向分离，呈"X"形，也称"X"形腿（图 3-54）。膝内翻、膝外翻畸形常见于佝偻病和大骨节病。

★ **考点提示：四肢与关节的异常形态**

### 8. 肌肉萎缩（muscle atrophy）

评估对象的肌肉体积较正常缩小、肌纤维出现变细甚至消失，肌肉也松弛无力。多见于进行性肌营养不良症、脊髓灰质炎后遗症、长期肢体失用及周围神经损害等。

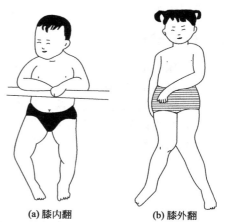

(a) 膝内翻　　(b) 膝外翻

图 3-54　膝内翻和膝外翻

### 9. 下肢静脉曲张

主要由下肢浅静脉的血液回流受阻所致。其表现为：患者下肢静脉怒张且迂曲如蚯蚓，小腿比大腿明显，严重者小腿有肿胀的感觉，局部皮肤出现萎缩、瘙痒、色素沉着、脱屑，甚至形成溃疡、湿疹，经久不愈。常见于从事久站、重体力工作者或下肢深静脉血栓的患者。

### 10. 水肿

可呈现凹陷性或非凹陷性、全身或局部、单侧或双侧性水肿等不同的表现。

## （二）运动障碍与异常

在神经的协调下，肌肉、肌腱带动关节完成四肢运动，其中任一环节损害，如关节脱位、骨折、肌腱和软组织炎症或损伤、中枢或周围神经损害等，均可造成运动功能障碍。评估时让被检者作主动及被动各个方向的关节运动，同时观察其活动范围、有无出现活动受限或疼痛。关节正常活动范围如下。

### 1. 肩关节

屈曲约为 90°，伸约为 45°，内收肘部时可至正中线，肩胛固定不动并外展达 90°，内旋达 80°，外旋达 30°。

### 2. 肘关节

屈肘、腕时，拇指可触及肩部，伸直为 180°。

### 3. 腕关节

伸直约为 40°，屈曲为 50°～60°，内收约为 30°，外展约为 15°。

### 4. 指关节

屈曲时可握拳，各指关节均可以伸直。

**5. 髋关节**

屈曲股前部可贴近腹壁，后伸约为 30°，内收约为 25°，外展为 60°，内旋及外旋均为 45°。

**6. 膝关节**

小腿向后屈曲时其可贴近股部后侧，伸直可达180°；当膝关节呈半屈曲位时，小腿可以作小幅度的旋转运动。

**7. 踝关节**

背屈约为 35°，跖屈约为 45°，内、外翻均可达到 35°。

## 三、相关护理诊断

（1）床上活动障碍：脊柱活动受限　与脊柱病变有关。
（2）身体活动障碍：脊柱/关节活动受限　与脊柱病变/关节病变有关。
（3）有失用综合征的危险：肌肉萎缩　与关节病变有关，与肢体受损有关。
（4）行走障碍：下肢肌肉萎缩　与脑卒中后功能锻炼不足有关。
（5）有受伤的危险　与脊柱病变、关节病变有关。

（施阳宁）

# 第十五节　神经系统评估

神经系统分为中枢神经系统与周围神经系统两大部分。神经系统评估包括脑神经、运动功能、感觉功能、神经反射和自主神经功能等方面的评估。此外，还有意识状态与精神状态的整体评估。神经系统评估需在被评估者充分的合作下进行，准确性要求较高。

## 一、脑神经

脑神经共有 12 对，评估时避免遗漏按顺序进行，注意双侧对比，对颅脑损害的定位诊断有重要意义。

### （一）嗅神经

评估时先询问患者是否有鼻黏膜病变，评估其鼻道是否通畅，并通过问诊了解其嗅觉的灵敏度，并测试嗅觉。嘱被评估者闭目，分别压住一侧鼻孔，用熟悉的、无刺激性溶液的物品（如醋、茶叶、香皂、松节油、牙膏、香水或香烟等）置于另一侧鼻孔下，让其辨别各种气味。两侧鼻孔交替测试，并注意双侧比较。根据评估结果判断患者嗅觉是否正常、有无不良或缺失，鉴别是由于鼻腔病变还是嗅神经病变所致。嗅觉改变多提示同侧嗅神经损害，如嗅沟病变压迫嗅球、嗅束可引起嗅觉丧失等。鼻黏膜炎症或萎缩等鼻腔本身疾病也可引起嗅觉减退，导致嗅觉障碍。

### （二）视神经

视神经评估包括视力、视野和眼底。

## 1. 视力

视力减退严重时，可用手电筒评估光感，完全失明时光感消失。

## 2. 视野

视野是指与中心视力相对的周围视力，是当眼球向正前方固视不动时所见的空间范围，是评估黄斑中心凹以外的视网膜功能。一般可用手测法粗略评估。患者与护士相隔约 1m 相对而坐，嘱患者遮住右眼，护士遮住左眼，相互对视，保持眼球不动，评估左眼；护士用手指自上、下、左、右 4 个方向从外周逐渐向眼的中央移动，嘱患者如发现手指时，立即示意。注意手指位置应在护士与患者中间。如患者能在各个方向与护士同时看到手指，则大致属正常视野；如患者视野变小或异常时应进一步用视野计作精确评估。视神经通路损害可出现多种类型的视野缺损。

## 3. 眼底

眼底需借助眼底镜进行评估。嘱患者背光而坐，眼球正视前方勿动。护士站在患者右侧，以右手持眼底镜，用右眼观察右眼眼底；左侧则反之。正常眼底的视盘呈圆形或卵圆形，边缘清楚，色淡红，颞侧较鼻侧稍淡；中央凹陷，色较淡白，称生理凹陷。动脉色鲜红，静脉色暗红，动静脉管径正常比例为 2：3。评估眼底主要观察的项目为视神经乳头、视网膜血管、黄斑区及视网膜各象限，注意视盘的颜色、边缘、大小、形状，观察有无视盘水肿、充血、苍白，有无动脉硬化、出血和渗出物等。

### （三）动眼神经、滑车神经、展神经

此三对神经共同支配眼球运动，可同时评估。

## 1. 外观

评估双侧眼裂是否等大、有无增大或变窄。上眼睑有无下垂，眼球有无外凸或内陷，眼球有无偏斜或同向偏斜。

## 2. 眼球运动

如眼球向下及向外运动减弱，提示滑车神经受损；眼球向外转动障碍，提示展神经受损；眼球运动向内、向上、向下活动受限，上眼睑下垂、调节反射消失，提示动眼神经受损。

## 3. 瞳孔及反射

瞳孔形态及对光反射、调节反射评估方法详见本章第四节。两侧瞳孔大小不等、对光反射迟钝或消失都是动眼神经或视神经受损的重要体征。

### （四）三叉神经

三叉神经既有感觉纤维又有运动纤维，是混合性神经，同时具有感觉功能和运动功能。

## 1. 感觉功能

三叉神经的感觉纤维分布于面部皮肤、眼、鼻及口腔黏膜处。分别评估面部 3 个分支区域的触觉、痛觉和温度觉。评估方法详见本节"三、感觉功能"评估。注意两侧对比，确定功能障碍区域，观察有无感觉减退、消失或过敏。

## 2. 运动功能

三叉神经的运动纤维支配咀嚼肌和颞肌。评估时先观察患者咬肌、颞肌有无萎缩，再将

双手分别置于两侧咀嚼肌和颞肌上，嘱患者做咀嚼动作，注意比较两侧肌力强弱；再嘱患者做张口动作，以露齿时上下门齿的中缝线为标准，观察下颌有无偏斜。若偏向一侧，常见于该侧三叉神经运动纤维受损，咀嚼肌肌力减弱或萎缩所致。

### （五）面神经

面神经主要支配面部表情肌和司管舌前 2/3 味觉。

#### 1. 运动功能评估

先观察双侧额纹、鼻唇沟是否对称、变浅，眼裂是否对称、增宽，口角是否对称、低垂或歪向一侧。再嘱患者做皱额、闭眼、鼓腮或吹哨、露齿和微笑动作，比较左右两侧是否对称、幅度是否一致。患侧额纹减少、眼裂增大、鼻唇沟变浅，不能皱额、闭眼，露齿时口角歪向健侧，鼓腮及吹口哨时患侧漏气，见于周围性面瘫；健侧下半部分面肌瘫痪无力、鼻唇沟变浅、口角下垂，不能鼓腮及吹口哨，皱额、闭眼无明显影响，见于中枢性面瘫。

#### 2. 味觉评估

嘱患者伸舌，用棉签蘸少量糖水、盐水、醋或奎宁溶液，涂于舌面前 2/3 的一侧，询问患者所感受的味道，测试完一种漱口后再测试下一种味道。注意两侧对比，味觉丧失见于面神经损伤。

### （六）位听神经

位听神经包括前庭神经和蜗神经两种神经纤维。

#### 1. 听力

评估方法详见本章第三节，蜗神经主要评估听力。

#### 2. 前庭功能

先询问患者有无眩晕、平衡失调，再评估患者有无眼球震颤，眼球震颤者可做外耳道冷水、热水灌注的变温试验或旋转试验，观察眼球震颤有无减弱或消失。前庭功能受损时，患者会出现闭目难立眩晕、眼球震颤等。

### （七）舌咽神经、迷走神经

这两对脑神经在解剖位置及生理功能上关系密切，常同时受损，多同时评估。它们的感觉纤维分布于咽、喉部，并分管舌后 1/3 味觉；运动纤维支配腭、咽、喉部的肌肉运动。

#### 1. 运动功能评估

先询问患者有无声音低哑、带鼻音、吞咽困难和饮水呛咳，然后嘱其张口发"啊"音，观察两侧软腭上抬是否对称、有力，腭垂是否居中、有无偏斜。若一侧软腭上提减弱，腭垂偏向健侧，提示该侧神经受损。

#### 2. 感觉功能评估

用棉签轻触咽后壁和两侧软腭，观察感觉功能和评估舌后 1/3 味觉，舌后 1/3 味觉减退见于舌咽神经损害。

#### 3. 咽反射评估

评估者用压舌板轻触患者两侧咽后壁，正常会引起咽部肌肉收缩和舌后缩，应出现恶心反射，又称为咽反射。咽反射迟钝或消失，提示神经损害。

## （八）副神经

副神经主要支配胸锁乳突肌和斜方肌的运动。评估前先观察胸锁乳突肌与斜方肌有无萎缩。评估者将一手以适当的力度置于患者一侧腮部，嘱其对抗阻力向该侧转头，以测试侧胸锁乳突肌的肌力；再将两手置于患者双肩，以适当的力度向下压，嘱其对抗阻力耸肩，以测试斜方肌的肌力。注意双侧对比。若一侧耸肩及对侧转头无力，则为该侧肌力下降或肌肉萎缩，提示该侧副神经损害。

## （九）舌下神经

舌下神经支配舌肌运动。评估时嘱患者伸舌，观察有无舌偏斜、舌肌萎缩或颤动。单侧舌下神经麻痹时，伸舌向患侧偏斜，常见于脑血管病变；双侧舌下神经麻痹时，舌不能伸出口外，伴语言及吞咽困难。一侧舌肌瘫痪、萎缩，有时可见震颤，伸舌向该侧偏移，提示该侧舌下神经周围性受损；伸舌时向一侧偏移，舌肌无萎缩、无震颤，则提示对侧舌下神经中枢性受损。

# 二、运动功能

运动功能分为随意运动和不随意运动两种。随意运动由锥体束支配，不随意运动（不自主运动）由锥体外系和小脑系支配。运动功能评估包括肌力、肌张力、不随意运动、共济运动等。

## （一）肌力

肌力指肌肉运动时的最大收缩力。评估时嘱患者用力做肢体伸屈动作，评估者从相反方向施以适当力度的阻力，测试其对抗阻力的能力，注意双侧对比。

肌力采用 0～5 级的六级分类法，其判断标准如下。

0 级：肌肉完全瘫痪，无收缩。

1 级：肌肉可收缩，但不能产生动作。

2 级：肢体能在床面上水平移动，但不能抬离床面。

3 级：肢体能抬离床面，但不能对抗阻力。

4 级：肢体能对抗阻力，但较正常差。

5 级：正常肌力。

★ 考点提示：肌力评估

瘫痪指肌力减退。根据肌力减退的程度分为完全性瘫痪和不完全性瘫痪（轻瘫）；根据瘫痪部位不同或不同组合可分为单瘫、偏瘫、截瘫、交叉瘫和四肢瘫（表 3-10）；根据病变神经元部位不同可分为上运动神经元瘫痪（中枢性瘫痪）和下运动神经元（周围性瘫痪）瘫痪。

表 3-10　常见瘫痪的特点及其临床意义

| 类型 | 特点 | 临床意义 |
|---|---|---|
| 单瘫 | 为单一肢体瘫痪 | 脊髓灰质炎、大脑皮质运动区损伤 |
| 偏瘫 | 一侧肢体瘫痪，并伴有同侧中枢性面瘫及舌瘫 | 颅内病变、脑血管意外，如脑出血、脑动脉血栓形成、脑栓塞、蛛网膜下腔出血等 |
| 截瘫 | 多为双侧下肢瘫痪 | 脊髓横贯性损伤，如脊髓外伤、炎症、脊髓结核等 |
| 交叉瘫 | 同侧周围性脑神经麻痹及对侧肢体的中枢性瘫痪 | 一侧脑干病变 |
| 四肢瘫 | 四肢瘫痪 | 高位（颈段）脊髓横断 |

## （二）肌张力

肌张力指静息状态下的肌肉紧张度。多以触摸肌肉的硬度及伸屈肢体时感知的阻力来作判断。肌张力异常见表 3-11。

表 3-11　异常肌张力的特点及其临床意义

| 肌张力 | | 特点 | 临床意义 |
|---|---|---|---|
| 增高 | 痉挛性 | 在被动伸屈肢体时，起始阻力大，终末突然减弱，称"折刀现象" | 锥体束损害 |
| | 强直性 | 被动伸屈肢体时各方向阻力增加均匀一致，称"铅管样强直" | 锥体外系损害 |
| 降低 | | 肌肉松软，被动伸屈肢体时阻力低，关节运动范围扩大 | 周围神经炎、脊髓前角灰质炎、小脑病变等 |

## （三）不随意运动

不随意运动指患者意识清醒的状况下，随意肌不自主收缩所产生的无目的的异常动作，多为锥体外系损害的表现。常见的有震颤、舞蹈样运动、手足搐搦、手足徐动等（表 3-12）。

表 3-12　不随意运动的特点及其临床意义

| 不随意运动 | | 特点 | 临床意义 |
|---|---|---|---|
| 震颤 | 静止性震颤 | 安静时表现明显，意向性动作时减轻，睡眠时消失，常伴肌张力增高 | 震颤麻痹 |
| | 动作性震颤 | 安静时症状轻微，动作时症状加重，越近目的物越明显，休息时消失，又称意向性震颤 | 小脑疾病 |
| | 老年性震颤 | 无肌张力增高和动作迟缓，仅表现为点头或手抖 | 老年动脉硬化 |
| 舞蹈样运动 | | 面部肌肉和肢体的快速、无目的、不规则、不对称的不自主运动，形似舞蹈。表现为皱眉、眨眼、噘嘴等犹如做鬼脸，躯体扭曲，肢体扭动，睡眠时可减轻或消失 | 儿童期脑风湿病变 |
| 手足搐搦 | | 发作时手足肌肉紧张性痉挛 | 低钙血症、碱中毒 |
| 手足徐动 | | 手指或足趾的缓慢持续的伸展扭曲动作，如蚯蚓爬行样的扭转样蠕动，肢体远端过度伸张 | 肝豆状核变性、脑性瘫痪 |

## （四）共济运动

机体任一正常、随意动作的完成所依赖的相关组肌群协调一致的运动，称共济运动。这种协调一致是在运动系统、小脑、前庭系统、深感觉、视神经及椎体外系的共同参与下完成的，其中任何部位的损伤都可出现共济失调。常用的评估方法见表 3-13。

表 3-13　共济运动的评估

| 试验名称 | 评估方法 | 阳性表现 | 临床意义 |
|---|---|---|---|
| 指鼻试验 | 被评估者前臂外展伸直，用示指触自己的鼻尖，由慢到快，先睁眼后闭眼重复进行 | 患侧指鼻不准，睁眼准闭眼不准 | 小脑半球病变、感觉性共济失调 |

| 试验名称 | 评估方法 | 阳性表现 | 临床意义 |
|---|---|---|---|
| 跟-膝-胫试验 | 被评估者仰卧,一侧下肢伸直,另一下肢先伸直抬高,再将足跟放在对侧膝盖上,沿胫骨前缘向下滑动 | 动作不准或偏向一侧 | 小脑损害、迷路病变 |
| 轮替动作 | 被评估者伸直手掌,以前臂作快速旋前旋后动作 | 动作缓慢、不协调 | 小脑损害 |
| 闭目难立征 | 被评估者足跟并拢直立,双手向前平伸,闭眼 | 身体摇晃或倾斜 | 小脑蚓部病变 |

## 三、感觉功能

评估前向被评估者说明评估的目的与方法,以取得充分合作。评估时应注意:①被评估者必须意识清晰,宜闭目,以避免主观或暗示作用的影响;②注意左右两侧和远近两端部位的对比;③从感觉缺失区向感觉正常部位移行检查。

感觉功能包括浅感觉、深感觉和复合感觉。

### (一)浅感觉评估

浅感觉评估指对皮肤、黏膜的痛觉、触觉、温度觉的评估,见表3-14。

**表3-14　浅感觉评估**

| 类型 | 评估方法 | 感觉异常的临床意义 |
|---|---|---|
| 痛觉 | 用大头针的针尖轻刺被评估者皮肤,并记录感觉正常、减退、消失或过敏及范围,注意两侧对称部位的比较 | 脊髓丘脑侧束损害 |
| 触觉 | 用棉签轻触被评估者的皮肤或黏膜 | 脊髓后索病损 |
| 温度觉 | 用盛有热水(40~50℃)或冷水(5~10℃)的试管交替测试 | 脊髓丘脑侧束损害 |

### (二)深感觉评估

深感觉评估指对肌肉、肌腱和关节等深部组织的运动觉、位置觉和震动觉的评估,见表3-15。

**表3-15　深感觉评估**

| 类型 | 评估方法 | 感觉异常的临床意义 |
|---|---|---|
| 运动觉 | 被评估者闭目,评估者用拇指和示指轻轻夹住被评估者的手指或足趾两侧,上下移动,嘱其说出运动方向 | 脊髓后索病变 |
| 位置觉 | 被评估者闭目,评估者将其肢体放于某一位置或摆成某一姿势,嘱其描述该肢体位置或姿势,或用对侧肢体做模仿 | |
| 震动觉 | 将震动着的音叉柄置于内外踝、手指、桡尺骨茎突、胫骨、膝等骨突起处,询问有无震动感觉,两侧对比有无差别 | 生理:老年人下肢震动觉减退或消失;病理:脊髓后索病变 |

### (三)复合感觉评估

复合感觉又称皮质感觉,是大脑综合分析的结果,指皮肤定位觉、两点辨别觉、实体觉和体表图形觉等(表3-16)。

表 3-16　复合感觉评估

| 类型 | 评估方法 | 感觉异常的临床意义 |
| --- | --- | --- |
| 皮肤定位觉 | 被评估者闭目,评估者以手指或棉签轻触被评估者某处皮肤,嘱其指出被触部位 | 皮质病变 |
| 两点辨别觉 | 被评估者闭目,评估者用分开的钝角分规轻刺两点皮肤,检测其分辨两点的能力,逐渐缩小双脚分规间距,至其感觉为一点时,测双脚间距离,对称部位两侧比较 | 如触觉正常而两点辨别觉障碍时则为额叶病变 |
| 实体觉 | 被评估者闭目,用单手触摸钢笔、钥匙、硬币等熟悉的物体,嘱其说出物体的名称等。先测功能差的一侧,再测另一侧 | 皮质病变 |
| 体表图形觉 | 被评估者闭目,在其皮肤上画简单的图形(方、圆、三角形等)或写简单的字(一、二、十等),观察其能否辨别 | 丘脑水平以上病变 |

## 四、神经反射

神经反射通过反射弧来完成。反射弧包括感受器、传入神经纤维、中枢、传出神经纤维和效应器,如果反射弧中任何一个部位发生病变,反射即不能发生。评估时应保持肢体处于功能位置,注意双侧对比评估。神经反射的评估一般包括浅反射、深反射、病理反射和脑膜刺激征等。

### (一)浅反射

浅反射是指刺激皮肤、黏膜或角膜引起的肌肉快速收缩的反应。

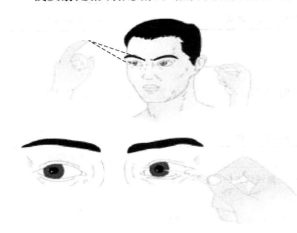

图 3-55　角膜反射检查

#### 1. 角膜反射

嘱患者眼睛向内上方注视,护士用棉絮由外向内轻触角膜外缘,被刺激侧眼睑立即闭合,称为直接角膜反射(图3-55);对侧眼睑也闭合,称为间接角膜反射。正常人直接角膜反射、间接角膜反射均存在。直接角膜反射与间接角膜反射均消失见于三叉神经病变;直接角膜反射消失,间接角膜反射存在见于同侧面神经麻痹;角膜反射完全消失见于深昏迷患者。

★ 考点提示:角膜反射的临床意义

#### 2. 腹壁反射

嘱患者仰卧,双下肢稍屈曲使腹壁松弛,用钝头竹签分别沿肋缘下、平脐水平、腹股沟上三个部位,由外向内轻轻快速划过皮肤(图3-56)。正常可见受刺激部位腹肌收缩。上腹壁反射消失见于胸髓第7～8节段病损;中腹壁反射消失见于胸髓第9～10节段病损;下腹壁反射消失见于胸髓第11～12节病损。一侧腹壁反射减弱或消失见于同侧锥体束病损,双侧腹壁反射消失见于昏迷及急腹症患者。肥胖或经产妇腹壁反射可引不出。

### 3. 提睾反射（cremasteric reflex）

患者仰卧，双下肢稍屈曲，腹部肌肉放松。用钝头竹签从下往上轻划大腿内侧上方皮肤。正常反应为同侧提睾肌收缩，睾丸上提。一侧反射减弱或消失见于同侧锥体束受损、老年人或腹股沟疝、阴囊水肿及睾丸炎等局部病变者。双侧反射消失见于腰髓第1～2节病损。

### 4. 跖反射

患者取仰卧位，下肢伸直。护士手持患者踝部，用钝头竹签沿足底外侧划至小趾根部足掌时转向拇趾侧。正常反应为足趾向跖屈。反射消失见于骶髓第1～2节段病损。

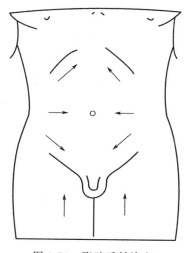

图 3-56　腹壁反射检查

### （二）深反射

深反射为刺激骨膜或肌腱引起的反射，又称腱反射。评估时应嘱患者完全放松肢体，护士叩击力量要均等；注意两侧对比。

### 1. 肱二头肌反射

反射中枢为颈髓第5～6节。患者取坐位或卧位，护士用左手扶托患者肘部，使前臂屈曲90°，将拇指置于肱二头肌腱上，右手持叩诊锤叩击拇指指甲（图3-57）。正常反应为肱二头肌收缩，肘关节快速屈曲。

### 2. 肱三头肌反射

反射中枢为颈髓第7～8节。患者上臂外展，护士用左手托起患者肘部，嘱其前臂略屈曲，用叩诊锤叩击尺骨鹰嘴上方的肱三头肌肌腱（图3-58）。正常反应为肱三头肌收缩致前臂稍伸展。

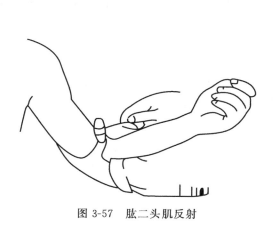

图 3-57　肱二头肌反射

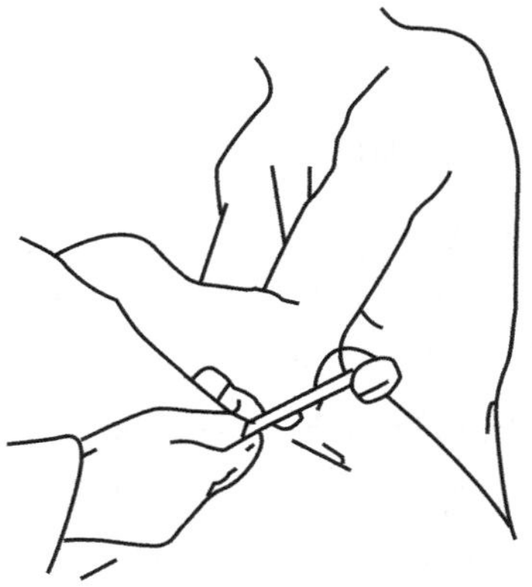

图 3-58　肱三头肌反射

### 3. 膝腱反射

反射中枢为腰髓第2～4节。坐位评估时，患者小腿完全松弛，自然下垂，与大腿约呈90°；卧位时，护士用左手在腘窝处托起患者双下肢，使髋、膝关节稍屈，与大腿约呈120°，然后右手持叩诊锤叩击髌骨下方的股四头肌肌腱（图3-59）。正常反应为股四头肌收缩致小腿伸展。

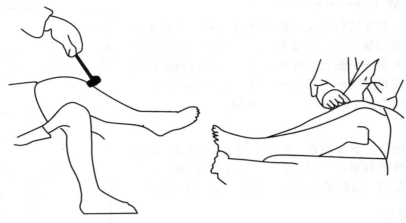

图 3-59　膝腱反射

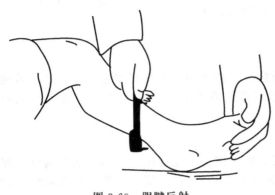

图 3-60　跟腱反射

### 4. 跟腱反射

反射中枢为骶髓1～2节。患者仰卧位，膝关节稍屈，下肢外展外旋，护士用左手握住患者足掌使足背背屈约90°，右手持叩诊锤叩击跟腱（图 3-60）。正常反应为腓肠肌收缩，足跖屈。

深反射减弱或消失多为器质性病变，可见于：①末梢神经炎、神经根炎及脊髓灰质炎等所致反射弧受损；②周期性瘫痪、重症肌无力、下运动神经元瘫痪、深昏迷及脑或脊髓急性损伤休克期；③骨关节病或肌营养不良。深反射亢进为上运动神经元瘫痪的重要体征。

### （三）病理反射

当锥体束受损时，因大脑失去对脑干和脊髓的抑制作用而出现的异常反射，也称锥体束征。1岁半以内的婴儿因锥体束发育尚未完善，可出现上述反射。成人如出现上述反射则为病理性，临床常见的有以下几种。

#### 1. 巴宾斯基征（Babinski 征）

巴宾斯基征检查方法同跖反射。正常表现为足趾向跖面屈曲。阳性反应为踇趾缓慢背伸，其余四趾呈扇形展开（图 3-61）。见于锥体束受损。

★ 考点提示：Babinski 征的临床意义

#### 2. 奥本海姆征（Oppenheim 征）

护士以拇指和示指沿患者胫骨前缘自上而下加压移动（图 3-62），正常反应与阳性表现同 Babinski 征。

上述两种病理反射评估方法不同，但阳性表现形式与临床意义相同，所以最常用，也最容易在锥体束损害时引出。

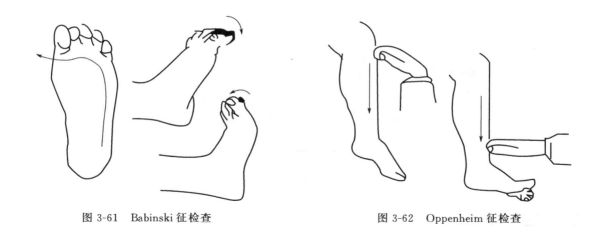

图 3-61　Babinski 征检查　　　　　　　　图 3-62　Oppenheim 征检查

### （四）脑膜刺激征

脑膜刺激征是脑膜受刺激的表现，见于各种脑膜炎、蛛网膜下隙出血及颅内压增高等。常见的脑膜刺激征有以下三种。

**1. 颈强直**

患者取去枕仰卧位，颈部放松，双下肢伸直。护士用手扶托患者枕部做屈颈动作，右手置于患者胸前。被动屈颈时抵抗力增加，下颌不能贴近前胸且阻力比较强，提示颈强直。颈强直见于颈椎关节炎、肌肉损伤、颈椎骨折及脱位等。

**2. 凯尔尼格征**（Kernig 征）

患者取仰卧位，一腿伸直，护士将另一腿的髋、膝关节屈成直角，再用手抬高小腿（图 3-63）。正常人膝关节可伸达 135°以上。如果阳性表现为伸膝受限，大腿与小腿的夹角不能达到 135°以上，且伴疼痛。

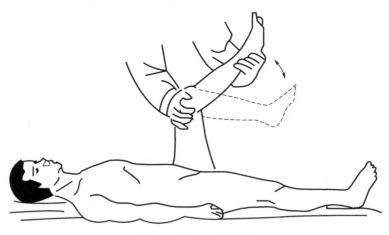

图 3-63　Kernig 征检查

**3. 布鲁津斯基征**（Brudzinski 征）

患者取仰卧位，双下肢自然伸直，护士一手托起患者枕部，一手置于患者胸前，然后使头前屈（图 3-64）。如果屈颈时，双下肢膝关节和髋关节屈曲为阳性反应。

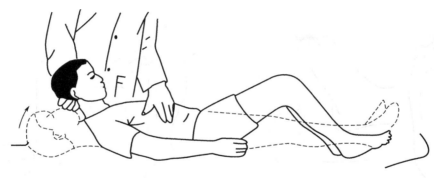

图 3-64 Brudzinski 征检查

## 五、自主神经功能

自主神经分为交感神经与副交感神经,主要功能是调节内脏、心血管、竖毛肌及汗腺等的活动,常用的评估方法为一般观察法和自主神经反射检查。

**1. 一般观察**

(1) 皮肤及黏膜 皮肤及黏膜是反映自主神经功能的重要部位。应注意有无下列改变:①色泽:有无苍白、潮红、红斑及发绀等;②质地:有无变硬、增厚、脱屑、潮湿及干燥,以及有无水肿和溃疡等。

(2) 毛发及指甲营养状况 有无多毛、毛发稀疏及指甲变形、变脆、裂痕等。

(3) 汗腺分泌 有无全身或局部出汗过多、出汗过少及无汗。

(4) 交感神经损伤 ①交感神经短期损伤:血管扩张、充血,局部皮肤潮红,温度升高;②交感神经长期损伤:血管调节功能丧失,血流淤滞,局部皮肤发绀、湿冷,温度降低。

**2. 自主神经反射检查**

(1) 眼心反射试验 压迫眼球可致心率轻度减慢称为眼心反射。嘱患者卧床休息片刻,计数 1min 脉搏次数。然后护士用示指和中指压眼球两侧,逐渐加压 20～30s 后,再计数 1min 脉搏。正常人脉搏每分钟可减少 10～20 次。迷走神经功能亢进者减少次数增加,交感神经功能亢进者脉搏不减少甚至增加。

(2) 卧立试验 让患者平卧,先计数 1min 脉搏,然后由平卧位转为立位,再计数 1min 脉搏,如脉搏增加超过 10～12 次,为交感神经兴奋性增强;或者先计数立位时 1min 脉搏,然后由立位转为卧位,计数 1min 脉搏,如减少超过 10～12 次,为副交感神经兴奋性增强。

(3) 皮肤划痕试验 用钝头竹签适当加力在皮肤上划一条线,数秒后先出现白色划痕,然后很快出现稍宽的红色条纹。白色划痕持续 1～5min 自行消失为正常反应,如持续时间较长,说明交感神经兴奋性增高;红色条纹持续时间较长且增宽甚至隆起,说明副交感神经兴奋性增高或交感神经麻痹。

(4) 竖毛反射试验 竖毛肌由交感神经支配。将冰块置于患者颈后或腋窝,数秒后可见竖毛肌收缩,毛囊处隆起如鸡皮。如果竖毛反射障碍为交感神经麻痹,根据竖毛反射障碍的部位可判断交感神经功能障碍的范围。

## 六、相关护理诊断

(1) 活动障碍 与中枢神经系统疾病有关。

(2) 自理缺陷 与中枢神经系统疾病有关。

（3）意识障碍 与中枢神经系统疾病有关。

（4）感知觉紊乱 与中枢神经系统疾病有关。

（5）有跌倒的危险 与中枢神经系统疾病有关。

（6）有皮肤完整性受损的危险 与长期卧床有关。

（7）有外伤的危险 与中枢神经系统疾病有关。

（张 颖 王 玲）

# 第十六节 脊柱与四肢及神经系统评估实训指导

## 实训一 脊柱与四肢评估

【实训目的】

1. 能正确进行脊柱、四肢评估。

2. 掌握脊柱的评估方式。

3. 能正确描述评估结果，并书写护理病历。

【实训器材】

脊柱与四肢检查视频；叩诊锤、竹签等。

【实训内容】

1. 脊柱

评估脊柱时受检者取站立位、坐位，评估按视、触、叩的顺序进行。

（1）脊柱弯曲度 受检者双足并拢站立，让其双臂自然下垂，检查者从背面观察其脊柱有无侧凸畸形，也可以手指沿其脊椎棘突用适当压力自上而下划压，使其皮肤出现一条红色的充血线，检查者以此线为标准，观察其脊柱有无侧弯。正常人直立时从背面观察其脊柱无侧弯。侧面观察时有四个生理弯曲，即颈椎前凸，胸椎后凸，腰椎前凸，骶椎后凸，类似"S"形。

（2）脊柱活动度 在评估脊柱活动度时，应嘱受检者作前屈、后伸、左右侧弯和旋转等动作，观察其脊柱的活动情况。

（3）脊柱触诊、叩诊

① 触诊：嘱受检者取端坐位且身体稍前倾。检查者用右手拇指从其枕骨粗隆开始自上而下地逐个按压脊椎棘突和椎旁肌肉。

② 叩诊：包括直接叩诊及间接叩诊。a. 直接叩诊：评估时用叩诊锤或中指直接叩击各脊柱棘突，同时观察有无疼痛；b. 间接叩诊：受检者取坐位，护士用左手掌放于其头顶，右手半握拳用小鱼际叩击左手背，并询问其脊柱各部位有无疼痛。

2. 四肢与关节

（1）四肢与关节的形态 观察受检者四肢与关节的形态、左右是否对称、有无肿胀或压痛；观察其有无肢端肥大症、关节脱位与骨折、肌肉萎缩或下肢静脉曲张等。

① 腕关节和手：观察其腕关节和手，注意有无猿掌、腕垂症、匙状甲、杵状指或指关节变形。

② 肘关节：嘱受检者伸直双上肢，手掌向前，进行左右对比，观察其肘部的形态；观

察双侧与肘窝部是否饱满、有无肿胀。

③ 肩关节：嘱受检者脱去上衣，取坐位，观察其双肩姿势及外形有无倾斜。

④ 膝关节：嘱受检者暴露双膝关节，取站立位、平卧位，对其进行评估。a. 观察膝关节有无红、肿、热、痛、功能障碍等；观察有无出现膝外、内翻或膝反张等。b. 浮髌现象。受检者取平卧位，且下肢伸直、放松。检查者左手拇指与其余四指分别固定于肿胀关节上方两侧，使其关节腔内的积液不能流动，然后用右手示指将其髌骨向后方连续按压数次，如果压下时出现髌骨与关节面的碰触感，放开时出现髌骨随手的浮起感，即为浮髌试验阳性。

⑤ 踝关节与足：受检者取站位或坐位，必要时需嘱其步行。观察其有无弓形足、扁平足、马蹄足、足外翻、足内翻等。

（2）四肢与关节的运动　嘱受检者作主动或被动运动，观察其关节的活动度、有无出现活动受限或疼痛。

① 指关节：要求受检者屈曲近指关节及远指关节作爪状、握拳，用拇指去碰触小指，并保持小指不动。

② 腕关节：以手、腕关节和前臂在一条直线上为0°。a. 将受检者的前臂处于前旋位，用一手握持，另一手轻轻将其腕关节向下屈曲，随后让受检者腕关节背伸；b. 受检者前臂旋前，检查者一手握住其前臂，让其手向身体方向内收，然后再外展。

③ 肘关节：检查者一手握持受检者一侧的肘关节，另一手握同侧手腕，使其前臂尽量屈向肩部。再用同法评估对侧。

④ 肩关节：让受检者尽可能地将上肢由前方上抬超过头部高度，随后让其尽可能将上肢作由下向后上方的运动。

⑤ 髋关节：a. 嘱受检者取仰卧位，双下肢伸直平放，固定其骨盆，检查者将一侧下肢由中立位越过另侧下肢向对侧活动；b. 检查者一手按压受检者髂脊，另一手将其屈曲的膝关节推向前胸；c. 受检者俯卧，检查者一手按压其臀部，另一手握住小腿下端，屈膝90°而后上提；d. 受检者仰卧，下肢伸直，髌骨与足尖向上，屈髋屈膝呈95°，检查者一手扶其臀部，另一手握其踝部，向相反的方向运动，小腿外展内收时，髋关节则出现外旋内旋。

⑥ 膝关节：检查者缓慢地尽量屈曲受检者的膝关节。检查者握住其膝及踝关节，从屈曲位尽量伸直其膝关节。

⑦ 踝关节：握住受检者足部并将之向上及下方推动。检查者一手握其踝部，另一手握足部让其踝部向左右两侧活动。

【实训方法】

1. 观摩相关视频。

2. 教师示教评估过程，强调操作要点。

3. 学生通过角色扮演，2人一组（其中一人扮演检查者，一人扮演被检者）相互练习，教师给予辅导。

4. 教师巡回指导。

5. 学生分析、归纳、整理评估结果。

# 实训二　神经系统评估

【实训目的】

1. 能正确对神经系统进行评估。

2. 重点掌握神经反射的评估方法、正常反应和阳性体征。

3.能正确描述神经系统评估所见，会书写护理病历中神经系统部分。

【实训器材】

神经系统评估的影像资料，治疗床，无刺激性溶液，手电筒，视力表，眼底镜，大头针，盐水，糖水，醋，冰块，压舌板，音叉，钝角分规，叩诊锤，钝头竹签，棉签或棉絮。

【实训内容】

1.脑神经

（1）嗅神经　嘱被评估者闭目，分别压住一侧鼻孔，用熟悉的、无刺激性溶液的物品（如醋、茶叶、香皂、松节油、牙膏、香水或香烟等）置于另一侧鼻孔下，让其辨别各种气味。两侧鼻孔交替测试，并注意双侧比较。

（2）视神经

① 视力：让被评估者距远视力表5m，用干净的遮眼板遮挡一侧眼前，勿使眼球受压，评估另一眼的裸眼视力。视力减退严重时，可用手电筒评估光感，完全失明时光感消失。

② 视野：一般可用手测法粗略评估。患者与护士相隔约1m相对而坐，嘱患者遮住右眼，护士遮住左眼，相互对视，保持眼球不动，评估左眼：护士用手指自上、下、左、右4个方向从外周逐渐向眼的中央移动，嘱患者如发现手指时，立即示意。注意手指位置应在护士与患者中间。

③ 眼底：眼底需借助眼底镜进行评估。嘱患者背光而坐，眼球正视前方勿动。护士站在患者右侧，以右手持眼底镜，用右眼观察右眼眼底；左侧则反之。评估眼底主要观察的项目为视神经乳头、视网膜血管、黄斑区及视网膜各象限，注意视盘的颜色、边缘、大小、形状，观察有无视盘水肿、充血、苍白，有无动脉硬化、出血和渗出物等。

（3）动眼神经、滑车神经、展神经

① 外观：评估双侧眼裂是否等大、有无增大或变窄。上眼睑有无下垂，眼球有无外凸或内陷，眼球有无偏斜或同向偏斜。

② 眼球运动：被评估者头位固定，评估者置目标物（棉签或手指尖）于被评估者眼前30～40cm处，嘱被评估者眼球随目标方向移动，一般按左→左上→左下，右→右上→右下6个方向的顺序进行，观察眼球运动有无异常。

③ 瞳孔及反射：正常瞳孔为圆形，直径3～4mm，双侧等大。嘱被评估者正视前方，评估者用手电筒照射一侧瞳孔，若被照侧瞳孔立即缩小，移开光源后又迅速复原，称直接对光反射；若照射一侧瞳孔时，另一侧瞳孔立即缩小，移开光线，瞳孔扩大，则称间接对光反射。嘱被评估者注视1m以外的目标，然后将目标逐渐移近眼球，正常人瞳孔缩小，称为调节反射；同时双眼内聚，称为辐辏反射。

（4）三叉神经

① 感觉功能：用大头针的针尖轻刺被评估者皮肤评估痛觉；用棉签轻触被评估者的皮肤或黏膜评估触觉；用盛有热水（40～50℃）或冷水（5～10℃）的试管交替测试评估温度觉。注意两侧对比，确定功能障碍区域，观察有无感觉减退、消失或过敏。

② 运动功能：评估时先观察患者咬肌、颞肌有无萎缩，再将双手分别置于两侧咀嚼肌和颞肌上，嘱患者做咀嚼动作，注意比较两侧肌力强弱；再嘱患者做张口动作，以露齿时上下门齿的中缝线为标准，观察下颌有无偏斜。

（5）面神经

① 运动功能评估：先观察双侧额纹、鼻唇沟是否对称、变浅，眼裂是否对称、增宽，口角是否对称、低垂或歪向一侧。再嘱患者做皱额、闭眼、鼓腮或吹哨、露齿和微笑动作，比较左右两侧是否对称、幅度是否一致。

② 味觉评估：嘱患者伸舌，用棉签蘸少量糖水、盐水、醋或奎宁溶液，涂于舌面前2/3的一侧，询问患者所感受的味道，测试完一种漱口后再测试下一种味道，注意两侧对比。

（6）位听神经

① 听力：a.粗测法。被评估者堵塞一侧耳道，闭目、取坐位。评估者持手表或摩擦自己的拇指与示指，自1m以外逐渐移近被评估者耳部，测量被评估者能听到声音时的距离，同法检查另一耳。评估中注意保持环境安静。b.精测法。借助规定频率的音叉或电测听设备进行精确的测试。

② 前庭功能：先询问患者有无眩晕、平衡失调，再评估患者有无眼球震颤，眼球震颤者可做外耳道冷水、热水灌注的变温试验或旋转试验，观察眼球震颤有无减弱或消失。

（7）舌咽神经、迷走神经

① 运动功能评估：先询问患者有无声音低哑、带鼻音、吞咽困难和饮水呛咳，然后嘱其张口发"啊"音，观察两侧软腭上抬是否对称、有力，腭垂是否居中、有无偏斜。

② 感觉功能评估：用棉签轻触咽后壁和两侧软腭，观察感觉功能和评估舌后1/3味觉。

③ 咽反射评估：评估者用压舌板轻触患者两侧咽后壁，正常会引起咽部肌肉收缩和舌后缩，应出现恶心反射，又称为咽反射。

（8）副神经

评估前先观察胸锁乳突肌与斜方肌有无萎缩。评估者将一手以适当的力度置于患者一侧腮部，嘱其对抗阻力向该侧转头，以测试侧胸锁乳突肌的肌力；再将两手置于患者双肩，以适当的力度向下压，嘱其对抗阻力耸肩，以测试斜方肌的肌力。注意双侧对比。

（9）舌下神经

评估时嘱患者伸舌，观察有无舌偏斜、舌肌萎缩或颤动。

2.运动功能

（1）肌力　嘱患者用力做肢体伸屈运动，2级以上肌力的患者护士分别从相反的方向测试其对阻力的克服力量，以此判断肌力等级。注意两侧肢体的对比。

（2）肌张力　静息状态下，嘱患者放松肌肉，触摸患者肌肉的硬度及伸屈其肢体时感知其阻力，判断肌张力。

（3）不随意运动　在意识清晰的情况下，观察患者有无随意肌不自主收缩所产生的无目的的异常动作。判断有无震颤、手足抽搐、手足徐动、舞蹈样运动。

（4）共济运动

① 指鼻试验：被评估者前臂外展伸直，用示指触自己的鼻尖，由慢到快，先睁眼后闭眼重复进行。

② 轮替动作：被评估者伸直手掌，以前臂作快速旋前旋后动作。

③ 跟-膝-胫试验：被评估者仰卧，一侧下肢伸直，另一下肢先伸直抬高，再将足跟放在对侧膝盖上，沿胫骨前缘向下滑动。

④ 闭目难立征：被评估者足跟并拢直立，双手向前平伸，闭眼。

3.感觉功能

（1）浅感觉

① 痛觉：用大头针的针尖轻刺被评估者皮肤，并记录感觉正常、减退、消失或过敏及范围，注意两侧对称部位的比较。

② 触觉：用棉签轻触被评估者的皮肤或黏膜，询问有无感觉。

③ 温度觉：用盛有热水（40～50℃）或冷水（5～10℃）的试管交替测试，嘱患者辨别

冷、热感。

（2）深感觉

① 运动觉：被评估者闭目，评估者用拇指和示指轻轻夹住被评估者的手指或足趾两侧，上下移动，嘱其说出运动方向。

② 位置觉：被评估者闭目，评估者将其肢体放于某一位置或摆成某一姿势，嘱其描述该肢体位置或姿势，或用对侧肢体做模仿，以评估其位置觉。

③ 震动觉：将震动着的音叉柄置于内外踝、手指、桡尺骨茎突、胫骨、膝盖等骨突起处，询问有无震动感觉，两侧对比有无差别。

（3）复合感觉

① 皮肤定位觉：被评估者闭目，评估者以手指或棉签轻触被评估者某处皮肤，嘱其指出被触部位。

② 两点辨别觉：被评估者闭目，评估者用分开的钝角分规轻刺两点皮肤，检测其分辨两点的能力，逐渐缩小双脚规间距，至其感觉为一点时，测双脚间距离，对称部位两侧比较。应注意两点须同时刺激，用力相等。正常情况下，手指的辨别间距是 2mm，舌是 1mm，脚趾是 3～8mm，手掌是 8～12mm，后背是 40～80mm。

③ 实体觉：被评估者闭目，用单手触摸钢笔、钥匙、硬币等熟悉的物体，嘱其说出物体的名称等。先测功能差的一侧，再测另一侧。正常情况能准确说出物体名称。

④ 体表图形觉：被评估者闭目，在其皮肤上画简单的图形（方、圆、三角形等）或写简单的字（一、二、十等），观察其能否辨别，需双侧对照。正常情况能准确识别图形或简单的字。

4.神经反射

（1）生理反射

① 浅反射

a.角膜反射：嘱患者眼睛向内上方注视。护士用棉絮轻触角膜外缘，被刺激侧眼睑立即闭合，称为直接角膜反射。刺激一侧角膜，对侧眼睑也闭合，称为间接角膜反射。正常人直接角膜反射、间接角膜反射均存在。

b.腹壁反射：患者仰卧，双下肢略屈曲使腹壁松弛，用钝头竹签按上、中、下三个部位轻划腹壁皮肤，正常可见受刺激部位腹肌收缩。

c.提睾反射：用钝头竹签从下往上轻划大腿内侧上方皮肤。正常反应为同侧提睾肌收缩，睾丸上提。

d.跖反射：患者取仰卧位，髋关节及膝关节伸直。护士手持患者踝部，用钝头竹签沿足底外侧划至小趾根部足掌时转向内侧，正常反应为足趾跖屈。

② 深反射

a.肱二头肌反射：护士用左手扶托患者肘部.使前臂屈曲 90°。将拇指置于肱二头肌腱上，右手持叩诊锤叩击拇指指甲。正常反应为肱二头肌收缩，肘关节快速屈曲。

b.肱三头肌反射：护士用左手托起患者肘部，嘱其前臂略屈曲，用叩诊锤叩击尺骨鹰嘴上方的肱三头肌肌腱。正常反应为肱三头肌收缩致前臂稍伸展。

c.膝腱反射：坐位评估时，患者小腿完全松弛，自然下垂；卧位时，护士用左手在腘窝处托起患者双下肢，使髋、膝关节稍屈，然后右手持叩诊锤叩击股四头肌肌腱，正常反应为小腿伸展。

d.跟腱反射：仰卧位时使患者髋、膝关节稍屈，下肢外展外旋，护士用左手握住患者足掌使足呈过伸位，叩击跟腱。正常反应为腓肠肌收缩，足跖屈。

（2）病理反射

① 巴宾斯基征：患者仰卧，髋及膝关节伸直，护士手持患者踝部，用棉签杆沿患者足底外侧缘，由后向前划至小趾跟部再转向内侧。正常表现为足趾向跖面屈曲。阳性反应为踇趾缓慢背伸，其余四趾呈扇形展开。

② 奥本海姆征：护士以拇指和示指沿患者胫前自上而下加压移动，正常与阳性表现同巴宾斯基征。

③ 戈登征：以手捏压腓肠肌。正常与阳性表现同巴宾斯基征。

④ 霍夫曼征：护士左手持患者腕部，以右手示指和中指夹住患者中指并稍向上提，使腕处于轻度过伸位。以拇指向下迅速弹拨患者的中指指甲，如引起其余四指轻度掌曲反应，则为阳性。

（3）脑膜刺激征

① 颈强直：患者取仰卧位，护士用手扶托患者枕部做屈颈动作。颈强直表现为颈部僵直，被动屈颈时阻力增强。

② 凯尔尼格征：患者取仰卧位，护士先将其髋、膝关节屈成直角，再用手抬高小腿。正常人膝关节可伸达135°以上。阳性表现为伸膝受限，伴疼痛。

③ 布鲁津斯基征：患者取仰卧位，下肢自然伸直，护士一手托患者枕部，一手置于患者胸前，然后使头前屈，阳性表现为两侧膝关节和髋关节屈曲。

5.自主神经功能

（1）眼心反射　压迫眼球可致心率轻度减慢称为眼心反射。嘱患者卧床休息片刻，计数1min脉搏次数，然后以手压迫双侧眼球20～30s再计数1min脉搏。正常人脉搏每分钟可减少10～20次。迷走神经功能亢进者减少次数增加，交感神经功能亢进者脉搏不减少甚至增加。

（2）卧立试验　平卧位后起立，计数1min脉搏，如增加超过10～12次，为交感神经兴奋性增强；由立位到卧位，计数1min脉搏。如减少超过10～12次，为副交感神经兴奋性增强。

（3）皮肤划痕试验　用钝头竹签适当加力在皮肤上划一条线，数秒后先出现白色划痕，持续1～5min自行消失为正常反应；如持续时间较长，说明交感神经兴奋性增高；划线后很快出现红色条纹，持续时间较长且增宽甚至隆起，说明副交感神经兴奋性增高。

（4）竖毛反射试验　竖毛肌由交感神经支配。将冰块置于患者颈后或腋窝，数秒后可见竖毛肌收缩，毛囊处隆起如鸡皮。

【实训方法】

1.先组织学生观看有关神经系统的教学录像，边观看教师边讲解相关理论知识。

2.请一名学生作为患者，教师边示教边强调神经系统评估过程的操作要点及注意事项。

3.学生通过角色扮演，2人一组，一人扮演护士一人扮演患者，交换角色相互练习，教师巡回辅导，发现问题及时纠正。

4.随机抽查考核，教师点评指出问题所在。

5.学生将评估结果进行归纳、整理并分析。书写护理病历中神经系统部分，交教师审阅、修改。

6.布置作业。

【注意事项】

1.注意着装整齐，着护士服进入实训室。

2.遵守实训规则，服从教师指导，实训室内保持安静。不得随意搬动实训室内的器材、标本、药品等，实训完毕，保持实训室整齐清洁。

3.神经系统评估前，注意取得被评估者的合作，转移其注意力，使其放松心态，以免因紧张而使反射受到抑制。

4.感觉功能评估前，嘱被评估者闭眼，避免主观或暗示作用影响评估结果。

5.评估时注意两侧对比。

**【布置作业】**

1.掌握神经反射的评估方法，会熟练准确操作。

2.巴宾斯基征的表现是什么？

3.书写实训报告。

（施阳宁　张　颖）

**思考题**

1.身体评估包括哪些内容？

2.身体评估的基本技能是什么？

3.如何掌握身体评估的基本功？

# 第四章

# 常见症状评估

○○○○○○○○○○○○○○○○○○○○○○○○○○○○○○○○○○○○○○○○○○○

## 第一节  发  热

【学习目标】

◆ **掌握：** 发热的病因与分类；发热的护理问诊。

◆ **熟悉：** 发热的临床表现。

◆ **了解：** 发热的病因机制。

◆ **应用：** 熟练掌握体温测量方法。

### 案例导入

**案例回放：**

患者，女，27 岁。一天前淋雨后突发寒战、高热，伴咳嗽咳痰，体温波动在 39.2～39.8℃，持续 3 日。

**思考问题：**

1. 患者发热为何种热型、热度？

2. 可能的病因有哪些？

3. 发热是如何发生的？

发热（fever）是由于各种原因使机体产热和散热失衡，导致体温升高超出正常范围。临床上以口腔温度、腋窝温度或直肠温度代表体温。正常人口腔温度为 36.3～37.2℃，腋温为 36～37℃（较口温低 0.3～0.5℃），肛温 36.5～37.7℃（较口温高 0.3～0.5℃）。正常人体温受个体差异及体内外因素影响有波动，在 24h 内，下午较早晨稍高，剧烈运动、劳动或进餐后也轻微升高，但波动范围一般不超过 1℃，妇女在月经前和妊娠期体温稍高于正常，老年人代谢率较低，体温相对低于青壮年。根据体温升高的程度可分为：（以口腔温度为标准）低热，37.3～38℃；中度热，38.1～39℃；高热，39.1～41℃；超高热，41℃以上。

★ 考点提示：发热的临床分度

## 一、病因与分类

### 1.感染性发热

各种病原体如病毒、细菌、支原体、衣原体、立克次体、螺旋体、真菌、寄生虫等引起的感染均可出现发热。感染性发热在临床常见。

### 2.非感染性发热

非感染性发热指由于非病原体物质引起的发热，主要有以下几个方面。

（1）无菌性组织损伤或坏死　由于组织损伤或坏死、组织蛋白分解及坏死物的吸收，导致无菌性炎症引起发热，也称为吸收热。

（2）抗原-抗体反应　如风湿热、血清病、药物热、结缔组织病等。

（3）内分泌代谢疾病　如甲状腺功能亢进症（简称甲亢）、重度脱水和失血时散热减少等。

（4）皮肤散热减少的疾病　如广泛性皮炎、鱼鳞癣等。

（5）体温调节中枢功能异常　这类发热是由于直接损害体温调节中枢，体温调定点上移，造成产热大于散热，体温升高，称为中枢性发热。见于物理因素（如中暑）、化学因素（如重度安眠药中毒）、机械因素（如脑出血、颅内压升高等）。

（6）自主神经功能紊乱　属于功能性发热，常伴有自主神经功能紊乱的其他表现。常见的有感染后低热、夏季低热、生理性低热等。

## 二、发病机制

有关体温调节公认的学说是调定点学说（set point）。该学说认为视前区-下丘脑前部（POAH）是产热和散热中枢，其本身活动受温度敏感神经元的调节，下丘脑前部的热敏神经元可能起着调定点的作用，热敏神经元对温热的感受有一定的阈值，正常一般为37℃，当致热原使热敏神经元阈值升高，体温调定点上移，产热大于散热，引起发热。致热原包括内源性和外源性两大类。

### 1.外源性致热原

外源性致热原包括各种微生物病原体及其产物、炎性渗出物、无菌性坏死组织及抗原-抗体复合物等，这类致热原多为大分子物质，不能通过血-脑屏障，而是通过激活血液中的中性粒细胞、嗜酸性粒细胞及单核-巨噬细胞系统，使其释放内源性致热原引起发热。

### 2.内源性致热原

内源性致热原（EP）如白细胞介素-1(IL-1)、白细胞介素-6（IL-6）、肿瘤坏死因子（TNF）和干扰素（IFN）等，其分子量小，可通过血-脑屏障直接作用于体温调节中枢的体温调定点，使调定点上升，导致体温上升。

大量的研究证明：内源性致热原无论以何种方式入脑，它们都不是引起调定点上升的最终物质。EP可能是首先作用于体温调节中枢，引起发热中枢介质的释放，继而引起调定点的改变。发热中枢介质可分为两类：正调节介质和负调节介质。正调节介质包括：前列腺素E（PGE）、$Na^+/Ca^{2+}$、环-磷酸腺苷（cAMP）、促肾上腺皮质激素释放素（CRH）、一氧化氮（NO）。负调节介质主要包括精氨酸加压素（AVP）、黑素细胞刺激素（MSH）及其他一些发现于尿中的发热抑制物。非致热原性发热是体温调节机制失控或调节障碍所引起的一种被动性体温升高（图 4-1）。

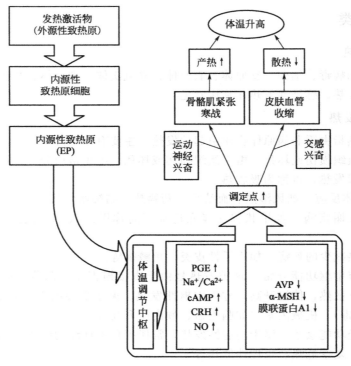

图 4-1　致热原性发热机制

知识链接

**体温调节中枢**

　　目前认为，发热体温调节中枢可能有两部分组成：一个是正调节中枢，主要包括视前区-下丘脑前部（POAH）等；另一个是负调节中枢，主要包括腹中隔（VSA）、中杏仁核（MAN）等。当外周致热信号传入中枢后，启动体温正负调节机制，一方面通过正调节介质使体温上升；另一方面通过负调节介质限制体温升高。正负调节相互作用的结果决定调定点上移的水平及发热的幅度和时程。

## 三、临床表现

### 1. 发热的临床过程

　　（1）体温上升期　在发热的开始阶段，调定点上移，产热大于散热，使体温上升。通常表现为寒战、肌肉酸痛、皮肤苍白、干燥、畏寒或寒战等。根据体温上升的速度，可分为以下两型。

　　① 骤升型：在数小时内体温快速升高达 39℃ 或以上，常伴有典型寒战症状，小儿易发生惊厥或抽搐。常见于急性感染性疾病，如肺炎球菌肺炎、败血症、流行性感冒、疟疾、急性肾盂肾炎等。

　　② 缓升型：体温上升缓慢，数日才达高峰。通常无寒战。见于伤寒、结核等。

　　（2）发热持续期　体温升高到达高峰后保持一段时间。此期体温已与调定点相适应，寒战消失并开始出现散热反应，皮肤血管开始舒张、发红并有灼热感，并伴有出汗、呼吸加快、头痛、食欲下降、腹胀或便秘，严重者可出现不同程度的意识障碍。此期产热与散热基本平衡。

(3) **体温下降期** 由于发热介质的消除，体温调节中枢的调定点返回正常水平，产热小于散热，皮肤血管进一步扩张，散热增强，产热减少，出汗明显，皮肤潮湿。此期大量出汗，严重者可致脱水。根据体温下降速度可分为以下两种。

① 骤降型：体温数小时内降至正常，甚至低于正常，多伴大汗淋漓。常见于疟疾、急性肾盂肾炎、肺炎球菌肺炎及输液反应等。

② 缓降型：体温在数日内逐渐降至正常，如伤寒、风湿热等。

**2. 热型**

按常规方法测量发热患者的体温，并标记在体温单上所形成不同形状的体温曲线，即热型。

(1) **稽留热** 体温恒定在 39～40℃或以上，24h 内体温波动范围不超过 1℃。常见于肺炎球菌肺炎、伤寒等的高热期（图 4-2）。

(2) **弛张热** 又称败血症热。体温在 39℃以上，24h 内波动范围超过 2℃，最低体温仍高于正常。常见于败血症、风湿热、重症肺结核及化脓性炎症等（图 4-3）。

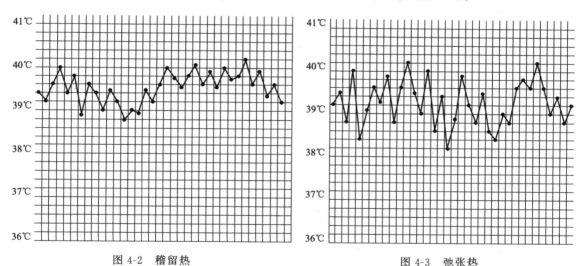

图 4-2　稽留热　　　　　　　　　　　　　　图 4-3　弛张热

(3) **间歇热** 体温骤升至高峰后持续数小时，又迅速降至正常水平，经过数小时或数日间歇后，体温再次突然升高，如此反复交替出现。常见于疟疾、急性肾盂肾炎等（图 4-4）。

(4) **波状热** 体温逐渐上升达 39℃或以上，数日后又逐渐降至正常，持续数日后又逐渐升高，如此反复多次。常见于布鲁菌病（图 4-5）。

(5) **回归热** 体温急骤上升至 39℃或以上，持续数日后又骤然降至正常。高热期与无热期各持续若干天后规律性交替一次。可见于回归热、霍奇金淋巴

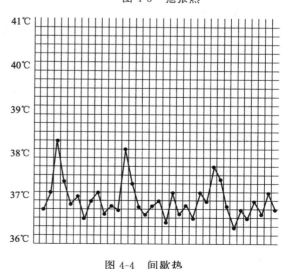

图 4-4　间歇热

瘤（图 4-6）。

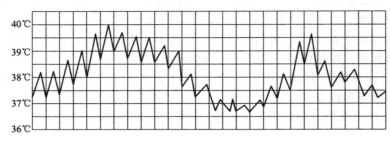

图 4-5　波状热

（6）不规则热　发热的体温曲线没有一定规律，可见于结核病、风湿热、支气管肺炎、渗出性胸膜炎、癌性发热等。

不同的发热性质有不同的热型，但需注意：①由于抗生素或糖皮质激素的应用，可使某些疾病的特征性热型变得不典型；②热型也与个体反应的强弱有关，如老年人休克型肺炎时仅可有低热或无热，而不具备肺炎的典型热型；③热型可交互存在，如肺炎合并脓胸。

★ 考点提示：常见热型的临床意义

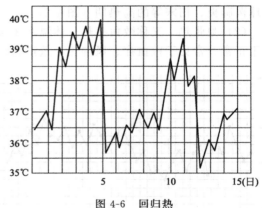

图 4-6　回归热

## 四、伴随症状

（1）发热伴寒战　常见于肺炎球菌肺炎、败血症、急性胆囊炎、疟疾、药物热、急性溶血或输血反应等。

（2）发热伴淋巴结增大　常见于传染性单核细胞增多症、淋巴结结核、局灶性化脓感染、白血病、淋巴瘤等。

（3）发热伴肝脾大　常见于传染性单核细胞增多症、病毒性肝炎、肝及胆道系统感染、疟疾、结缔组织病、急性血吸虫病等。

（4）发热伴皮疹　常见于麻疹、猩红热、风疹、斑疹伤寒、风湿热、药物热等。

（5）发热伴昏迷　先发热后昏迷常见于流行性乙型脑炎、流行性脑脊髓膜炎、斑疹伤寒、中暑等；先昏迷后发热见于脑出血、巴比妥类药物中毒等。

## 五、护理问诊

### 1. 发热情况

确定是否发热，发热程度及热型。

### 2. 相关病史

了解有无感染史；有无疫源接触史；有无药物史；有无内分泌、肿瘤或中枢功能失调等相关疾病。了解有何伴随症状。

**3. 身体状况**

对于发热尤其是高热患者应重点关注发热引起的机体反应，如呼吸、脉搏、意识状态、液体出入量、营养状况等。

**4. 诊疗经过**

就诊情况及经过，有无采取相应的治疗、护理措施，其效果如何。

## 六、相关护理诊断/问题

（1）体温过高　与病原体感染及体温调节中枢功能紊乱有关。
（2）体液不足/有体液不足的危险　与退热时出汗过多和（或）液体摄入不足有关。
（3）营养失调：低于机体需要量　与长期发热代谢率增高及营养物质摄入不足有关。
（4）皮肤黏膜受损　与水分丢失以及维生素缺乏导致皮肤黏膜受损有关。
（5）潜在并发症　惊厥与意识障碍。

（祝芳芳）

# 第二节　水　　肿

【学习目标】

◆ **掌握**：水肿程度的护理评估。
◆ **熟悉**：水肿的病因和临床表现。
◆ **了解**：水肿发生的病理机制。

**案例导入**

**案例回放：**

小刘，男，11岁，水肿伴血尿9天，进行性少尿4天就诊入院。1个月前曾患扁桃体炎，口服抗生素治疗。既往无肾病史。BP 144/80mmHg，急性病容，精神差，眼睑水肿，双下肢凹陷性水肿。尿蛋白（＋＋＋），红细胞（12～15)/HPF，白细胞（2～3)/HPF。门诊以"急性肾小球炎"收住院治疗。

**思考问题：**

1. 如何对患者进行正确的身体评估？
2. 结合病例提出正确的护理诊断。

水肿（edema）是指人体组织间隙内有过多的液体聚集使组织肿胀。当液体在体内组织间隙呈弥漫性分布时为全身性水肿，液体聚集在局部组织间隙时为局部性水肿。水肿发生于体腔时称积液，如胸腔积液、心包积液。一般情况下水肿不包括内脏器官局部的水肿，如脑水肿、肺水肿等。临床上可见组织水肿时组织间隙中的液体已经明显增加，称为显性水肿；在出现显性水肿前，组织间隙水分即有所增加，但临床上难以发现，称为隐性水肿。

## 一、发病机制

在正常人体中，血管内液体不断从毛细血管小动脉端滤出至组织间隙成为组织液，同时组织液又不断从毛细血管小静脉端回吸收入血管内，二者保持动态平衡，当这种平衡破坏后，即可产生水肿。

**1. 血管内外液体交换失衡——组织液生成大于回流**

（1）毛细血管内流体静力压升高　见于各种原因引起的静脉阻塞或静脉回流障碍，如右心衰竭等。

（2）血浆胶体渗透压降低　通常继发于血浆白蛋白减少，如肝硬化、肾病综合征、恶性肿瘤等。

（3）毛细血管通透性增高　此类水肿通常发生于血管壁受损的局部，如感染、超敏反应等。

（4）淋巴液回流受阻　如丝虫病、血栓性静脉炎等。

**2. 机体内外液体交换失衡——钠水潴留**

正常人体水和钠的摄入与排出的动态平衡主要是通过肾的滤过和重吸收功能来调节的。当肾功能紊乱时，水钠在体内潴留，出现水肿。

（1）肾小球滤过率下降　可见于急、慢性肾小球肾炎。此外，充血性心力衰竭、肝硬化腹水、肾病综合征时，由于有效循环血量减少，肾血流量随之减少，肾小球滤过率降低。

（2）肾小管重吸收增强　如继发性醛固酮增多症。

---

**知识链接**

**影响血管内外液体交换的因素**

（1）毛细血管流体静压和组织间液胶体渗透压，是促使液体滤出毛细血管的力量。

（2）血浆胶体渗透压和组织间流体静压，是促使液体回流至毛细血管的力量。

（3）淋巴液回流。

---

在病理情况下，当上述一个或两个以上因素同时或相继失调，影响了这一动态平衡，使组织液的生产大于回流，就会引起组织间隙内液体增多而发生水肿（图4-7）。

## 二、病因与临床表现

**1. 全身性水肿**

（1）心源性水肿　常见原因是右心衰竭。心源性水肿的发病机制是综合性的，其中水钠潴留和静脉压增高是不可缺少的基本因素。水肿的特点是首先出现在身体低垂部位，可随体位变化而变化。非卧床患者最早出现于下肢，特别是踝内

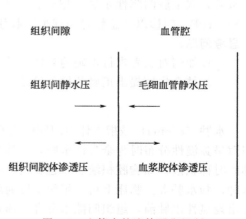

图4-7　血管内外液体平衡机制

侧，活动后明显，休息后减轻或消失；卧床患者则以腰骶部明显，水肿为对称性、凹陷性，颜面部一般不出现水肿。此外，通常还伴有颈静脉怒张、肝大，严重时出现胸腔积液、腹水等右心衰竭的其他表现。

（2）肾源性水肿　可分为两类，即以蛋白尿导致低蛋白血症为主的肾病性水肿，和以肾小球滤过率下降为主的肾炎性水肿。水肿的特点是疾病早期晨起时眼睑与颜面水肿，以后发展为全身水肿。常伴有血压升高、血尿、蛋白尿、肾功能异常等表现。肾源性水肿需与心源性水肿相鉴别，鉴别要点见表4-1。

表 4-1　肾源性水肿和心源性水肿的鉴别

| 鉴别点 | 肾源性水肿 | 心源性水肿 |
|---|---|---|
| 开始部位 | 从眼睑、颜面开始扩展到其他部位 | 从足部开始，向上延及全身 |
| 发展快慢 | 发展常迅速 | 发展较缓慢 |
| 水肿性质 | 软而移动性大 | 比较坚实，移动性较小 |
| 伴随症状 | 其他肾病表现：高血压、蛋白尿、血尿、管型尿等 | 心力衰竭表现：心脏增大、心脏杂音、肝大、静脉压升高和颈静脉怒张等 |

（3）肝源性水肿　常见原因是肝硬化失代偿期。水肿形成的主要机制是门静脉压力增高、低蛋白血症、淋巴液回流障碍、继发性醛固酮增多等。往往以腹水为主要表现，也可出现踝部水肿，而头面部及上肢多无水肿。

（4）营养不良性水肿　见于慢性消耗性疾病长期营养缺乏、蛋白丢失性胃肠病、重度烧伤等所致的低蛋白血症或维生素 $B_1$ 缺乏症。其特点是水肿发生前常有消瘦、体重减轻，水肿常从足部开始逐渐蔓延至全身。

（5）其他原因的水肿

① 黏液性水肿：多见于甲状腺功能减退症患者，多在眼睑、颜面及下肢出现。

② 经前期紧张综合征：特点为月经前1～2周出现眼睑、手部及踝部轻度水肿，可伴乳房胀痛及盆腔沉重感，月经后水肿逐渐消退。

③ 药物性水肿：可见于糖皮质激素、雄激素、雌激素、胰岛素、甘草制剂等治疗中，停药后水肿消退。

④ 特发性水肿：见于女性，发生原因不明，水肿常出现在身体下垂部位，站立过久或行走多后加重。

⑤ 妊娠高血压疾病：水肿多在妊娠24周后出现，以初产妇多见，常同时伴有蛋白尿和高血压。

## 2. 局部性水肿

（1）局部静脉回流受阻　如上腔静脉阻塞综合征、下腔静脉阻塞综合征、血栓性静脉炎等引起的局部水肿。

（2）淋巴回流受阻　如丝虫病性象皮肿、非特异性淋巴管炎等。

（3）血管神经性水肿　与超敏反应有关。特点是突发，患处皮肤硬而有弹性，呈苍白色或蜡样光泽，无疼痛，水肿多发于颜面、口唇和外生殖器等组织松弛部位，若伴喉头水肿易引起窒息。

（4）其他　局部炎症或烧伤、冰冻所致的水肿，流行性腮腺炎所致的胸骨前水肿。

★ **考点提示：水肿的临床表现**

## 三、伴随症状

（1）水肿伴黄疸、腹水、肝大　可为肝源性水肿或心源性水肿。

（2）水肿伴蛋白尿　可见于肾源性水肿、妊娠高血压综合征，轻度蛋白尿也可见于心源性水肿。

（3）水肿伴呼吸困难　见于心力衰竭、上腔静脉阻塞综合征等。

## 四、护理评估

### 1. 水肿程度评估

凹陷性水肿分为轻、中、重三度。

（1）轻度　仅见于皮下组织疏松处与下垂部位，如眼睑、踝部、胫前及卧位时的腰骶部等，指压后凹痕较浅，恢复较快。

（2）中度　全身组织水肿，指压后凹陷明显，恢复缓慢。

（3）重度　全身组织严重水肿，低垂部位皮肤绷紧发亮，甚至有液体渗出，同时伴有胸腔积液、腹水。

★ **考点提示：水肿的临床分度**

### 2. 相关病史评估

重点了解有无心、肝、肾、内分泌、代谢性等与水肿发生有关的疾病病史；有无使用激素类等可引起水肿的药物史；有无静脉血栓形成、妊娠高血压疾病、丝虫病及过敏性疾病等病史。

### 3. 出入量评估

对于中度或重度水肿患者，要求严格计算出入量，尤其对于因心、肾功能不全患者引起的水肿，必须严格限制水的入量。

### 4. 身体状况评估

对于水肿患者护理评估过程要注意监测生命体征（血压、呼吸、脉搏）的变化；体重的改变；腹围变化；以及对日常生活的影响。

### 5. 诊疗经过评估

就诊情况及经过，有无采取相应的治疗、护理措施，其效果如何。

## 五、相关护理诊断/问题

（1）体液过多、水肿　与右心功能不全有关；与肾疾病所致钠水潴留有关。

（2）皮肤完整性受损/有皮肤完整性受损的危险　与水肿所致组织细胞营养不良有关。

（3）活动无耐力　与胸腔积液、腹水所致呼吸困难有关；与心功能不全所致机体活动力下降有关。

（4）潜在并发症　急性肺水肿、急性心力衰竭等。

（祝芳芳）

# 第三节 咳嗽与咳痰

【学习目标】
- 掌握：咳嗽的性状，痰的性质与量。
- 熟悉：引起咳嗽、咳痰的常见病因。
- 了解：咳嗽常见的伴随症状。

## 案例导入

**案例回放：**

患者陈某，男，53岁，2天前淋雨，今晨出现寒战、高热、频繁咳嗽，咳少量铁锈色痰，伴左侧胸痛。身体评估：T 39.5℃，P 100次/分，R 26次/分，BP 100/70mmHg；急性病容，口角有疱疹，气管居中，左侧呼吸运动减弱，左下胸语颤增强；叩诊呈浊音，呼吸音降低，可闻及支气管呼吸音，并有少量湿性啰音，右肺正常，既往无肺结核病史。胸片示左肺下叶呈大片状密度增高阴影，密度均匀。血常规 WBC $12.0 \times 10^9$/L，N 0.89，L 0.10。临床诊断为"大叶性肺炎"。

**思考问题：**

1. 如何正确进行病情评估？
2. 提出护理诊断。

咳嗽（cough）是呼吸道受到炎症、异物或刺激性气体等的刺激后引发的一种保护性反射。通过咳嗽将呼吸道内的异物、分泌物、渗出物及坏死组织排出体外，但频繁的刺激性咳嗽消耗体力，增加心脏负担，影响工作和休息。咳痰（expectoration）是指呼吸道内的病理性分泌物借助咳嗽排出口腔的动作。

## 一、病因

### 1. 呼吸道疾病

从鼻咽部到支气管整个呼吸道黏膜受刺激时，均可引起咳嗽，如上呼吸道感染、支气管炎、肺炎、慢性支气管炎、肺结核、支气管肺癌、支气管哮喘、呼吸道异物等。

### 2. 胸膜疾病

各种胸膜炎、胸膜肿瘤或胸膜受到刺激（气胸、胸腔穿刺）时可出现咳嗽。

### 3. 心血管疾病

各种原因所致左心衰竭引起肺淤血、肺水肿，或来自右心及体循环静脉栓子引起肺栓塞时，肺泡及支气管内漏出物或渗出物刺激支气管黏膜，引起咳嗽。

### 4. 中枢神经系统疾病

如脑炎、脑膜炎等中枢神经病变可刺激延髓的咳嗽中枢引起咳嗽。

### 5. 药物不良反应

如服用血管紧张素转换酶抑制药（ACEI）、β受体阻滞药等。

★ 考点提示：咳嗽的常见病因

## 二、发病机制

咳嗽是由于延髓咳嗽中枢受刺激所致。位于喉、气管及支气管黏膜的感受器，在各种原因的刺激下，冲动由迷走神经、舌咽神经和三叉神经的感觉纤维传入延髓咳嗽中枢引起咳嗽反射，传出冲动经喉下神经、膈神经与脊神经，分别传到咽肌、声门、膈与其他呼吸肌，引起咳嗽。咳嗽动作的全过程包括：快速短促吸气，声门关闭，膈下降，呼吸肌强烈收缩，使肺内压力迅速升高，然后声门突然开放，气体以极高的速度从肺内喷射而出，冲击声门裂隙而发生咳嗽动作及特殊声响，咳嗽时，痰随之排出。

## 三、临床表现

### 1. 咳嗽的性质

咳嗽无痰或痰量很少，称为干性咳嗽。常见于急性或慢性咽喉炎、急性支气管炎初期、气道异物、气道受压、气管-支气管肿瘤、胸膜炎及肺结核的初期等。咳嗽伴有痰液，称为湿性咳嗽。常见于慢性支气管炎、支气管扩张症、肺炎、肺脓肿等。

### 2. 咳嗽的时间与节律

突然发作的咳嗽，多见于刺激性气体所致的急性上呼吸道炎症及气管、支气管异物；长期反复发作的慢性咳嗽，多见于慢性呼吸系统疾病，如慢性支气管炎、支气管扩张症、慢性纤维空洞性肺结核、慢性肺脓肿等；体位改变往往使慢性支气管炎、支气管扩张症、慢性肺脓肿的咳嗽于清晨起床或夜间睡眠时加剧；左心衰竭夜间咳嗽明显。

### 3. 咳嗽的音色

金属音调咳嗽，常见于纵隔肿瘤、原发性支气管肺癌、主动脉夹层等压迫气管等；咳嗽声嘶，常见于声带炎、喉炎、喉结核、喉癌及喉返神经麻痹；犬吠样咳嗽，常见于会厌、喉部疾病或气管受压；阵发性痉咳伴鸡鸣样回声见于百日咳；咳嗽声音低微或无力，见于极度衰竭、声带麻痹者。

### 4. 痰的性质与量

痰的性质可分为黏液性、浆液性、脓性、黏液脓性、血性等。白色或无色黏痰常见于慢性咽炎、急性支气管炎、慢性支气管炎临床缓解期、支气管哮喘等；支气管扩张症、肺脓肿、支气管胸膜瘘时，痰量多且呈脓性，静置后可出现分层现象，上层为泡沫，中层为黏液或浆液脓性，下层为坏死组织。黄脓痰提示呼吸道化脓性感染；草绿色痰或翠绿色痰提示铜绿假单胞菌感染；粉红色泡沫痰提示急性肺水肿；铁锈色痰提示肺炎球菌肺炎；果酱样痰见于肺吸虫病；棕褐色痰提示阿米巴肺脓肿；痰有恶臭时常提示合并厌氧菌感染；痰白黏稠且牵拉成丝难以咳出提示真菌感染；大量稀薄浆液性痰中含粉皮样物提示棘球蚴（包虫）病。

★ 考点提示：痰性状改变的临床意义

## 四、伴随症状

（1）咳嗽伴呼吸困难　见于喉头水肿、喉肿瘤、气道异物、慢性阻塞性肺疾病、大量胸腔积液、气胸、肺栓塞等。

（2）咳嗽伴发热　常见于呼吸道感染、肺炎、胸膜炎、肺结核等。

（3）咳嗽伴胸痛　常见于胸膜炎、肺炎、气胸、肺栓塞等。

（4）咳嗽伴咯血　常见于支气管扩张症、肺结核、原发性支气管肺癌、二尖瓣狭窄等。

（5）咳嗽伴大量脓痰　见于肺脓肿、支气管扩张症、脓胸合并支气管胸膜瘘等。

（6）咳嗽伴哮鸣音　常见于支气管哮喘、慢性喘息性支气管炎、心源性哮喘、气管及支气管异物等。

（7）咳嗽伴杵状指　常见于支气管扩张症、肺脓肿、原发性支气管肺癌等。

## 五、护理问诊

### 1. 相关病史

重点了解有无肺炎、支气管炎、肺结核、肺脓肿、急性肺水肿、支气管肺癌等与咳嗽咳痰有关的病史；了解咳嗽咳痰与体位、睡眠、吸烟、寒冷等诱发因素的关系；了解近期是否服用能引起咳嗽的药物。

### 2. 咳嗽咳痰的特点

详细询问咳嗽的性质、咳嗽的时间与节律、咳嗽的音色及痰液的性状与量。

### 3. 能否有效咳嗽和咳痰

诊断、治疗与护理经过，是否服用过止咳、祛痰药，药物的种类及剂量、疗效，有无采取促进排痰的护理措施。

## 六、相关护理诊断/问题

（1）清理呼吸道无效　与严重感染所致痰液黏稠不易咳出有关；与患者体质虚弱无力咳嗽或切口疼痛不敢咳嗽有关。

（2）活动无耐力　与患者长期频繁剧烈咳嗽、营养摄入不足等有关。

（3）睡眠型态紊乱　与夜间频繁剧烈咳嗽不能正常睡眠有关。

（4）知识缺乏　缺乏吸烟危害健康方面的知识。

（5）潜在并发症　自发性气胸。与剧烈咳嗽引起肺泡破裂有关。

（祝芳芳）

# 第四节　咯　　血

【学习目标】

◆ **掌握：** 咯血的定义；咯血的程度和表现、大咯血的并发症；咯血与呕血的区别；咯血的问诊要点以及相关护理诊断。

◆ **熟悉：** 导致咯血的主要病因。

◆ **了解：** 咯血的发病机制。

## 案例导入

**案例回放：**

患者王某，男，28岁。咳嗽伴咯血1日入院。患者1日前无明显诱因下出现咳嗽，为刺激性干咳，无明显咳痰。昨天晚上患者出现咯血，为鲜红色，约100ml，无发热、盗汗，无胸痛。于当地医院予以止血、抗感染等对症治疗（具体不详），咯血稍控制。为求进一步诊治来我院就诊，拟"支气管扩张症伴咯血"收住我科。病程中，饮食睡眠尚可，大小便正常。无既往病史。

**思考问题：**

    1. 患者主要症状是什么？

    2. 列举该患者的护理诊断。

喉及喉部以下的呼吸道任何部位的出血，经口腔排出称为咯血（hemoptysis）。

## 一、病因和发病机制

### 1. 呼吸系统疾病

呼吸系统疾病为咯血的常见病因。

（1）支气管疾病    主要是炎症、肿瘤等损伤了支气管黏膜或病灶处的毛细血管，使其通透性增加或黏膜下血管破裂。常见的疾病有支气管扩张症、支气管肺癌、支气管结核和慢性支气管炎等；少见的有支气管结石、支气管腺瘤、支气管黏膜非特异性溃疡等。

（2）肺部疾病    病变使毛细血管通透性增高，血液渗出，表现为痰中带血丝、血点或小血块；小血管因病变侵蚀破裂，表现为中等量咯血；空洞壁小动脉瘤破裂或继发性支气管扩张症形成的动静脉瘘破裂，可引起大量咯血，甚至危及生命。常见的疾病有肺结核、肺炎、肺脓肿等。在我国，咯血的主要原因首推肺结核；较少见于肺淤血、肺栓塞、肺寄生虫病、肺真菌病、肺泡炎、肺含铁血黄素沉着症和肺出血-肾炎综合征等。

### 2. 循环系统疾病

由于肺淤血造成肺泡壁或支气管内膜毛细血管破裂和支气管黏膜下层支气管静脉曲张破裂所致。少量咯血或痰中带血丝是由于肺淤血致肺泡壁或支气管内膜毛细血管破裂引起；大量咯血常见于支气管黏膜下层静脉曲张破裂。当出现急性肺水肿和任何性质心脏病所致的急性左心衰竭时，咳粉红色泡沫血痰；并发肺梗死时，咳黏稠暗红色血痰。较常见疾病是二尖瓣狭窄，其次为先天性心脏病所致肺动脉高压或原发性肺动脉高压症，另有肺栓塞、肺血管炎、高血压病等。

### 3. 全身性疾病

全身性疾病主要由于凝血功能障碍引起。常见疾病有：①血液病，如白血病、血小板减少性紫癜、再生障碍性贫血、血友病、弥散性血管内凝血；②急性传染病，如流行性出血热、肺出血型钩端螺旋体病等；③风湿性疾病，如系统性红斑狼疮、结节性多动脉炎等。

### 4. 其他疾病

如气管或支气管子宫内膜异位症等。

## 二、临床表现

### 1. 咯血程度与临床表现

根据咯血量的多少可分为少量咯血（每日咯血量在100ml以内）、中等量咯血（每日咯血量在100～500ml）、大量咯血（每日咯血量达500ml以上，或一次咯血达300～500ml）

（表4-2）。少量咯血有时仅表现为痰中带血；中等量咯血血液多为鲜红色，伴泡沫或泡沫痰，患者咯血前有胸闷、喉痒、咳嗽等症状；大量咯血时血液从口鼻涌出，常可阻塞呼吸道，造成窒息死亡。支气管肺癌很少出现大量咯血，主要表现为痰中带血，呈持续或间断性。慢性支气管炎和支原体肺炎也可出现痰中带血或血性痰，但常伴有剧烈咳嗽。

表 4-2　咯血的程度鉴别

| 咯血程度 | 咯血量 | 临床表现 |
| --- | --- | --- |
| 小量 | 每日＜100ml | 痰中带血 |
| 中等量 | 每日 100～500ml | 喉痒、胸闷、咳嗽 |
| 大量 | 一次 300～500ml 或每日＞500ml | 满口血液、伴呛咳、脉速、出冷汗、呼吸急促、面色苍白、紧张或恐惧感 |

注：咯血量不一定与疾病的严重程度一致。

大量咯血常伴呛咳、脉速、出冷汗、呼吸急促、面色苍白、紧张不安及恐惧感。主要见于空洞性肺结核、支气管扩张症和慢性肺脓肿。大量咯血因血液在支气管滞留，易导致各种并发症，常见的有：

① 窒息：易发生在急性大咯血、极度衰弱、应用镇静药及镇咳药和精神极度紧张患者。表现为咯血过程中突然咯血减少或停止，进而气促、胸闷、烦躁不安或紧张、惊恐、大汗淋漓、颜面青紫，重者出现意识障碍。

② 肺不张：咯血后出现呼吸困难、胸闷、发绀，呼吸音减弱或消失。

③ 继发感染：咯血后持续发热、咳嗽加剧，伴肺部干、湿啰音。

④ 失血性休克：表现为大咯血后出现脉搏增快、血压下降、四肢湿冷、烦躁不安和少尿等。咯血量不一定与疾病的严重程度一致，如肺癌可表现为痰中带血，肺结核可出现大咯血。大量咯血对患者产生的身心影响比少量咯血严重。

**2. 血液的颜色和性状**

因肺结核、支气管扩张症、肺脓肿和出血性疾病所致咯血，其颜色为鲜红色；铁锈色血痰可见于典型的肺炎球菌肺炎，也可见于肺吸虫病和肺泡出血；砖红色胶冻样痰见于典型的克雷伯杆菌肺炎；二尖瓣狭窄所致咯血多为暗红色；左心衰竭所致咯血为浆液性粉红色泡沫痰；肺栓塞引起咯血为黏稠暗红色血痰。

★ **考点提示：咯血的程度与临床表现**

## 三、护理问诊

**1. 病因和诱因**

询问与咯血相关的疾病病史或诱发因素，须注意有无结核病接触史、吸烟史、职业性粉尘接触史、生食海鲜史等。青壮年咯血多见于肺结核、支气管扩张症；40 岁以上有大量吸烟史者咯血，要高度警惕支气管肺癌。儿童慢性咳嗽伴少量咯血与低色素贫血，须注意特发性含铁血黄素沉着症的可能。如肺寄生虫病所致咯血，气管、支气管子宫内膜异位症所致咯血均须结合上述病史作出诊断。

**2. 主要症状特点**

一旦出现经口腔排血，首先需仔细鉴别究竟是口腔、鼻腔出血或者是上消化道的出血引起的呕血，还是呼吸道出血引起的咯血。鉴别时须首先检查口腔与鼻咽部，观察局部有无出血灶，鼻出血多自前鼻孔流出，常可在鼻中隔前下方发现出血灶；鼻腔后部出血，尤其是出血量较多，易与咯血混淆。此时由于血液经后鼻孔沿软腭与咽后壁下流，使患者在咽部有异物感，需由医生用鼻咽镜检查即可确诊。其次，还需要与呕血进行鉴别。咯血与呕血的鉴别见表4-3。

表4-3　咯血与呕血的鉴别

| 鉴别要点 | 咯血 | 呕血 |
|---|---|---|
| 常见病因 | 肺结核、支气管扩张症、肺炎、心脏病 | 消化性溃疡、肝硬化、食管胃底静脉曲张 |
| 出血前症状 | 喉部发痒、胸闷、咳嗽等 | 上腹部不适、恶心、呕吐等 |
| 出血方式 | 咯出 | 呕出，可呈喷射状 |
| 血的颜色 | 鲜红色 | 暗红、棕色，偶呈鲜红色 |
| 血中混合物 | 痰、泡沫 | 食物残渣、胃液 |
| 酸碱反应 | 碱性 | 酸性 |
| 黑便 | 无，如咽下可有 | 有，呕血停止后仍持续数日 |
| 出血后痰液的性状 | 痰中带血，常持续数日 | 无痰 |

### 3. 对人体功能性健康型态的影响

重点询问有无焦虑、恐惧等压力及压力应对型态的改变及有无意识障碍等认知与感知型态的改变。大量咯血者是否出现窒息、肺不张、继发感染、失血性休克等并发症。

### 4. 伴随症状

询问有无伴随症状是进行护理问诊的重要内容，如咯血伴发热、胸痛、咳嗽、咳痰首先须考虑肺炎、肺结核、肺脓肿等；咯血伴呛咳、杵状指（趾）须考虑支气管肺癌；咯血伴皮肤黏膜出血须注意血液病、风湿病及肺出血型钩端螺旋体病和流行性出血热等。

### 5. 诊断、治疗与护理经过

已接受过的诊断检查有哪些，结果如何。评估是否使用过止血药物，药物的种类、剂量及疗效如何，有无采取其他止血措施及其效果如何。

## 四、相关护理诊断

（1）有窒息的危险　与大量咯血所致呼吸道血液滞留有关；与意识障碍有关。
（2）有感染的危险　与血液潴留于支气管内有关。
（3）恐惧/焦虑　与咯血有关。
（4）体液不足　与大量咯血所致循环血量不足有关。
（5）潜在并发症　低血容量性休克。

（王　玲）

# 第五节　呼吸困难

【学习目标】

◆ **掌握**：呼吸困难的定义、肺源性呼吸困难和心源性呼吸困难的临床特点；呼吸困难的问诊要点以及相关护理诊断。

◆ **熟悉：** 中毒性呼吸困难、神经精神性呼吸困难的特点；呼吸困难的主要病因。

◆ **了解：** 肺源性呼吸困难和心源性呼吸困难的发病机制。

## 案例导入

**案例回放：**

患者张某，男，58 岁。因"胸闷、气喘 1 周"入院。患者反复咳嗽、咳痰伴胸闷气喘 10 年，活动后明显或加重，每年发作 3 个月以上。平时于当地医院输液治疗，咳嗽咳痰症状好转。1 周前无明显诱因下再次出现，活动后加重，平地行走约 20m 即感觉气喘，夜间不能平卧入睡。为求进一步诊治来我院治疗。门诊拟"慢性阻塞性肺疾病急性加重"收治入院。入院后精神尚可、饮食睡眠一般，大小便正常。体格检查：体温 37.8℃，呼吸 30 次/分，口唇发绀，呼吸费力，呼气时间延长，听诊两肺可闻及哮鸣音，右下肺较多湿性啰音。

**思考问题：**

1. 目前患者存在的主要症状是什么？

2. 列举该患者的护理诊断。

呼吸困难（dyspnea）是指患者主观上感到空气不足、呼吸费力。客观上表现为用力呼吸，可伴有呼吸频率、节律和深度的异常。严重者可出现鼻翼扇动、张口呼吸、端坐呼吸及发绀，呼吸辅助肌参与呼吸运动。

## 一、病因

引起呼吸困难的原因繁多，主要为呼吸系统和心血管系统疾病。

### 1. 呼吸系统疾病

呼吸系统疾病包括：①气道阻塞，如支气管哮喘、慢性阻塞性肺疾病，以及喉、气管与支气管的炎症、水肿、肿瘤或异物所致狭窄或阻塞；②肺部疾病，如肺炎、肺脓肿、肺淤血、肺水肿、肺不张等；③胸廓及胸膜腔疾病，如严重胸廓脊柱畸形、气胸、大量胸腔积液、胸廓外伤等；④神经肌肉疾病，如急性多发性神经根神经炎、脊髓灰质炎、重症肌无力、药物所致呼吸肌麻痹等；⑤膈运动障碍，如膈麻痹、大量腹水、腹腔巨大肿瘤、妊娠末期。

### 2. 循环系统疾病

如各种原因所致心力衰竭、心包填塞、原发性肺动脉高压和肺栓塞等。

### 3. 中毒

中毒包括：①代谢性酸中毒，如尿毒症、糖尿病酮症酸中毒；②急性感染性疾病；③某些药物中毒，如吗啡或巴比妥类中毒、有机磷农药中毒等；④化学毒物中毒，如一氧化碳中毒、氰化物中毒等。

### 4. 血液系统疾病

如重度贫血、高铁血红蛋白血症及硫化血红蛋白血症等。

### 5. 神经精神性疾病

如脑出血、脑外伤、脑肿瘤、脑炎、脑膜炎、脑脓肿等颅脑疾病引起呼吸中枢功能障碍和精神因素所致呼吸困难（如癔症等）。

## 二、发病机制

### 1. 肺源性呼吸困难

由于呼吸系统疾病引起的通气和（或）换气功能障碍，导致缺氧和（或）二氧化碳潴留而引起。常见的有以下三种类型。

（1）吸气性呼吸困难（inspiratory dyspnea）　由于炎症、水肿、肿瘤、异物等引起的喉部、气管、大支气管的狭窄与阻塞等。如喉炎、喉头水肿、喉癌、气管肿瘤或异物等。

（2）呼气性呼吸困难（expiratory dyspnea）　由于慢性喘息型支气管炎、慢性阻塞性肺疾病、支气管哮喘等导致的肺泡组织弹性减弱和（或）小支气管狭窄或痉挛等。

（3）混合性呼吸困难（mixed dyspnea）　由于肺部广泛病变或胸腔病变压迫肺组织，使呼吸面积减少，影响换气功能所致。见于重症肺炎、重症肺结核、大面积肺不张、弥漫性肺间质纤维化、大量胸腔积液、气胸及广泛性胸膜增厚等。

### 2. 心源性呼吸困难

主要由左心衰竭和（或）右心衰竭引起，尤其是左心衰竭时呼吸困难更为严重。

（1）左心衰竭　由于肺淤血和肺泡弹性减低，妨碍了肺组织的扩张与收缩，反射性兴奋呼吸中枢引起。

（2）右心衰竭　由于体循环淤血、肝大、腹水、呼吸运动受限，或右心房与上腔静脉压增高及酸性代谢产物增多兴奋呼吸中枢所致。另外，也可见于各种原因所致的急性或慢性心包积液，其发生呼吸困难的主要机制是大量心包渗液致心包填塞或心包纤维性增厚、钙化、缩窄，使心脏舒张受限引起体循环静脉淤血。

### 3. 中毒性呼吸困难

中毒性呼吸困难包括：①尿毒症、糖尿病酮症酸中毒等代谢性酸中毒，血中酸性代谢产物增多，刺激颈动脉窦、主动脉体化学感受器或直接兴奋呼吸中枢，使呼吸变得深长而引起的呼吸困难；②感染性中毒，由于体温升高和毒性代谢产物刺激呼吸中枢；③某些药物（如吗啡类、巴比妥类等中枢抑制药物）和有机磷农药中毒时，可抑制呼吸中枢，引起呼吸困难；④化学毒物中毒，如一氧化碳中毒（一氧化碳与血红蛋白结合形成碳氧血红蛋白而失去携氧能力，导致缺氧而产生呼吸困难）、亚硝酸盐和苯胺类中毒（血红蛋白转变为高铁血红蛋白而失去携氧能力，导致缺氧而产生呼吸困难）、氰化物中毒（氰离子抑制细胞色素氧化酶的活性，影响细胞呼吸作用，导致组织缺氧，引起呼吸困难，严重时可引起脑水肿并抑制呼吸中枢）等。

### 4. 神经精神性呼吸困难

神经精神性呼吸困难见于重症颅脑疾病（如脑外伤、脑出血、脑炎、脑膜炎及脑肿瘤等），呼吸中枢因血流减少或颅内高压刺激，使呼吸变得慢而深，常伴呼吸节律改变；癔症患者由于受精神或心理因素的影响，出现发作性呼吸困难。其发病机制多为过度通气而发生呼吸性碱中毒，严重时可出现意识障碍。

### 5. 血源性呼吸困难

红细胞携氧减少，血氧含量降低，致呼吸加速，同时心率加快。急性大出血或休克时因缺血及血压下降，刺激呼吸中枢，也可使呼吸加速。

## 三、临床表现

### 1. 肺源性呼吸困难

（1）吸气性呼吸困难  主要表现为吸气显著费力，吸气时间明显延长。严重者吸气时由于呼吸肌极度用力、胸腔负压增加可出现"三凹征"，表现为胸骨上窝、锁骨上窝和肋间隙明显凹陷，此时亦可伴有干咳及高调吸气性哮鸣音。

（2）呼气性呼吸困难  主要表现为呼气费力、呼气缓慢、呼吸时间明显延长，常伴有呼气期哮鸣音。

（3）混合性呼吸困难  主要表现为吸气及呼气均感呼吸费力，呼吸频率增快、深度变浅，可伴有呼吸音异常或病理性呼吸音。

### 2. 心源性呼吸困难

（1）左心衰竭  活动时呼吸困难出现或加重，休息时减轻或消失，称为"劳力性呼吸困难"。急性左心力衰竭时，常可出现夜间阵发性呼吸困难，表现为夜间睡眠中突感胸闷气急，被迫坐起，惊恐不安，轻者数分钟至数十分钟后症状逐渐减轻、消失。

呼吸困难在卧位时明显，坐位或立位时减轻，故而当患者病情严重时，往往被迫采取半坐位或端坐呼吸（orthopnea）。伴有发绀、大汗、有哮鸣音，咳粉红色泡沫痰。两肺底有较多湿啰音，心率加快，可有奔马律，此种呼吸困难称为心源性哮喘（cardiac asthma）。

（2）右心衰竭  常取半坐位，以缓解呼吸困难。

### 3. 中毒性呼吸困难

中毒性呼吸困难临床表现包括：①尿毒症、糖尿病酮症酸中毒，深而规则的呼吸，可伴有鼾声，称为库斯莫尔呼吸（Kussmaul 呼吸）或酸中毒大呼吸；②急性感染性疾病，由于体温升高和毒性代谢产物刺激兴奋呼吸中枢，使呼吸频率增快；③某些药物（如吗啡类、巴比妥类等中枢抑制药物）和有机磷杀虫药中毒，呼吸缓慢、变浅伴有呼吸节律异常的改变，如 Cheyne-Stokes 呼吸（潮式呼吸）或 Biots 呼吸（间停呼吸）；④化学毒物中毒，为深而慢的呼吸。

### 4. 神经精神性呼吸困难

神经精神性呼吸困难临床表现包括：①重度颅脑疾病者，呼吸变得慢而深，并常伴有呼吸节律的改变如双吸气（抽泣样呼吸）、呼吸遏制（吸气突然停止）等；②癔症患者可有发作性呼吸困难，表现为呼吸频率快而浅，伴有叹息样呼吸；常因过度通气而发生呼吸性碱中毒，出现口周、肢体麻木或手足搐搦。

### 5. 血源性呼吸困难

血源性呼吸困难表现为呼吸急促、心率快。

★ 考点提示：呼吸困难的临床表现

## 四、护理问诊

### 1. 病因和诱因

有无引起呼吸困难的相关疾病史及诱因，如心肺疾病、肾病、代谢性疾病病史，有无药物、毒物摄入史；以及头痛、意识障碍、颅脑外伤史。

### 2. 主要症状特点

呼吸困难发生的时间、起病缓急、发作时的症状以及与活动体位的关系。

### 3. 对人体功能性健康型态的影响

呼吸困难时因能量消耗增加以及缺氧，患者可因活动耐力下降使日常生活活动能力（activity daily living，ADL）受到不同程度的影响，临床上根据日常生活活动能力受限程度分为三种。①轻度：可在平地行走，登高及上楼时气急，中度或重度体力活动后出现呼吸困难；②中度：平地慢步行走需要中途休息，轻度体力活动可出现呼吸困难，日常生活需要他人协助；③重度：日常生活如洗脸、穿衣，甚至休息时也可出现呼吸困难，日常生活完全依赖他人照顾。评估有没有因为日常生活活动能力受限而产生不良情绪反应，如悲观、紧张等。对患者语言沟通能力有无影响。

### 4. 伴随症状

注意有无如发热、咳嗽、咳痰、咯血、胸痛等。如：呼吸困难伴发热多见于肺炎、肺脓肿、肺结核、胸膜炎、急性心包炎等；发作性呼吸困难伴哮鸣音多见于支气管哮喘、心源性哮喘；突发性重度呼吸困难见于急性喉头水肿、气管异物、大面积肺栓塞、自发性气胸等；呼吸困难伴一侧胸痛多见于大叶性肺炎、急性渗出性胸膜炎、肺栓塞、自发性气胸、急性心肌梗死、支气管肺癌等；呼吸困难伴咳嗽、咳痰可见于慢性支气管炎、阻塞性肺气肿继发肺部感染、支气管扩张症、肺脓肿等；呼吸困难伴大量泡沫痰可见于有机磷农药中毒；呼吸困难伴咳粉红色泡沫痰见于急性左心衰竭；呼吸困难伴意识障碍见于脑出血、脑膜炎、糖尿病酮症酸中毒、尿毒症、肺性脑病、急性中毒、休克型肺炎等危重疾病。

### 5. 诊断、治疗与护理经过

重点是了解是否采取氧气疗法及用氧浓度、流量和疗效情况。

## 五、相关护理诊断

（1）低效性呼吸型态　与上呼吸道梗阻有关；与心功能不全有关。
（2）气体交换受损　与心肺功能不全、肺部感染等引起有效肺组织减少、肺弹性减弱有关。
（3）活动无耐力　与呼吸困难所致能量消耗增加和缺氧有关。
（4）语言沟通障碍　与严重喘息有关。
（5）自理能力缺陷　与呼吸困难有关。
（6）焦虑/恐惧　与呼吸困难所致的濒死感有关。

（王　玲）

# 第六节　发　绀

【学习目标】

◆ **掌握**：发绀的定义；中心性发绀和周围性发绀的临床特点；发绀的问诊要点以及相关护理诊断。

◆ **熟悉**：中心性发绀的主要病因。

◆ **了解**：发绀的发病机制。

## 案例导入

**案例回放：**

李某，男，63岁。患者10年前受凉后出现咳嗽咳痰，喘息症状，无发热、胸闷胸痛，曾于外院就诊诊断为"慢性支气管炎肺气肿"，给予抗感染、止咳化痰、平喘等治疗后好转。此后每出现上述症状，使用"沙丁胺醇气雾剂"、家庭氧疗缓解。4日前受凉后出现咳嗽咳痰，气喘，无发热，在当地医院给予抗感染、止咳化痰治疗未见明显好转，为求进一步治疗来我院就诊，门诊以"慢性支气管炎肺气肿"收治入院。查体：神志清楚，口唇轻度发绀，双肺呼吸音清，未闻及干湿啰音。

**思考问题：**

1. 查体发现该患者存在的主要症状是什么？
2. 列举该患者的护理诊断。

发绀（cyanosis）是指血液中还原血红蛋白增多，或出现异常血红蛋白衍化物（如高铁血红蛋白、硫化血红蛋白）时，皮肤黏膜呈青紫色的现象。

发绀在皮肤较薄、色素较少和毛细血管丰富的部位，如唇、舌、两颊、鼻尖、耳垂和甲床等处较明显，易于观察。

# 一、病因及发病机制

发绀按不同病因分为以下两大类。

**1. 血液中还原血红蛋白量增多**（真性发绀）

真性发绀是由血液中还原血红蛋白的绝对量增加所致，所以任何原因所致毛细血管内还原血红蛋白超过50g/L即可出现发绀。

（1）**中心性发绀** 由于心肺疾病导致动脉血氧饱和度降低而引起。

① 肺性发绀：由呼吸系统疾病导致肺泡通气、换气功能及弥散功能障碍，血中还原血红蛋白增多。常见于严重的呼吸道阻塞、肺淤血、肺水肿、肺炎、大量胸腔积液等。

② 心性发绀：由于心与大血管之间存在异常通道，部分静脉血未经过充分氧合作用而混入体循环静脉血中。当分流量超过心排血量的1/3时即可引起发绀。见于发绀型先天性心脏病，如法络四联症等。

（2）**周围性发绀** 由于周围循环血流障碍所致。

① 淤血性周围性发绀：由于体循环淤血、周围血流缓慢，氧在组织中消耗过多，使还原血红蛋白增多所致。常见于右心功能不全、大量心包积液、缩窄性心包炎等。

② 缺血性周围性发绀：由于心排血量锐减，周围血管收缩，有效循环血量不足，周围组织缺血、缺氧所致。常见于严重休克。

**2. 血液中存在异常血红蛋白衍化物**（化学性发绀）

由于血红蛋白结构异常，使部分血红蛋白丧失携氧能力而出现发绀。

（1）**药物或化学物质中毒所致高铁血红蛋白血症** 由于各种化学物质或药物中毒引起血红蛋白分子中二价铁被三价铁所取代，致使血红蛋白失去与氧结合的能力，只要血液中高铁血红蛋白量达到30g/L即可出现发绀。如某些化学制剂或药物（如伯氨喹、亚硝酸盐、氯酸钾、苯及磺胺类药物）中毒或进食大量含有亚硝酸盐的变质蔬菜等可以导致高铁血红蛋白血症。

（2）硫化血红蛋白血症　服用某些含硫的药物或化学品后，同时有便秘，含硫药物在肠内形成大量硫化氢。血液中硫化血红蛋白达到 5g/L，即可引起发绀。

需要注意的是，临床上所见发绀有时并不一定能确切反映动脉血氧饱和度下降情况。如严重贫血患者即使氧合血红蛋白都处于还原状态，也不足以引起发绀。

★ **考点提示：引起发绀的常见病因**

## 二、临床表现

发绀主要表现为口唇、舌、甲床、鼻尖、面颊等部位皮肤黏膜青紫。

### 1. 中心性发绀

中心性发绀表现为全身皮肤黏膜（包括颜面、四肢）出现青紫，也可累及躯干的黏膜和皮肤。受累部位的皮肤是温暖的，可伴有杵状指（趾）及红细胞增多。心肺疾病引起的发绀常伴呼吸困难。

### 2. 周围性发绀

周围性发绀表现为肢体的末端与下垂部位青紫，如肢端、耳垂、鼻尖等部位的皮肤青紫。皮肤是冷的，但若给予按摩或加温使皮肤转暖，发绀可减轻或消退，此特点也可作为与中心性发绀的鉴别要点。

### 3. 高铁血红蛋白血症发绀

高铁血红蛋白血症发绀的特点是起病急，病情危重，抽出的静脉血呈深棕色。虽给予氧疗，但发绀不能改善。只有给予静脉注射亚甲蓝或大量维生素 C，发绀才可消退。用分光镜检查可证实血中高铁血红蛋白存在。

### 4. 硫化血红蛋白血症发绀

硫化血红蛋白血症发绀的特点是持续时间长，可达数月，血液呈蓝褐色。分光镜检查可证明有硫化血红蛋白存在。

## 三、护理问诊

### 1. 病因及诱因

询问有无与发绀相关的疾病病史或药物、化学物品、变质蔬菜摄入史，以及有无在便秘情况下服用含硫化物病史。自出生或幼年即出现发绀者，常见于发绀型先天性心脏病或先天性高铁血红蛋白血症。特发性阵发性高铁血红蛋白血症可见于育龄女性，且发绀出现多与月经周期有关。

### 2. 主要症状特点

注意了解发绀的部位、表现特点及严重程度，从而判断发绀的类型。如为中心性发绀，则须询问有无心脏和肺部疾病症状，如心悸、晕厥、胸痛、气促、咳嗽等。

### 3. 对人体功能性健康型态的影响

注意有无呼吸困难，对日常活动能力的影响；有无焦虑、恐惧等压力及压力应对型态的改变。

### 4. 伴随症状

发绀伴呼吸困难常见于重症心肺疾病及急性呼吸道梗阻、气胸等；而高铁血红蛋白血症虽有明显发绀，但一般无呼吸困难；发绀伴杵状指（趾）提示病程较长，主要见于发绀型先天性心脏病及某些慢性肺部疾病；发绀伴意识障碍及衰竭主要见于某些药物或化学物质中毒、休克、急性肺部感染或急性心力衰竭等。

### 5. 诊断、治疗和护理经过

了解有无采取氧疗、药物治疗及其治疗效果如何。

## 四、相关护理诊断

（1）气体交换受损　与心肺功能不全所致肺淤血有关。
（2）低效性呼吸型态　与肺泡通气、换气、弥散功能障碍有关。
（3）活动无耐力　与心肺功能不全所致机体缺氧有关。
（4）焦虑/恐惧　与缺氧所致呼吸困难有关。

（王　玲）

# 第七节　心　悸

【学习目标】

◆ **掌握**：心悸的临床表现、问诊要点以及相关护理诊断。
◆ **熟悉**：心悸的定义和病因。
◆ **了解**：心悸的发病机制。

## 案例导入

**案例回放：**

患者李某，女性，51岁。因"反复心悸、胸闷约10年，加重一周"入院。患者在10年前无明显诱因下出现心悸、胸闷不适，持续数秒后自行缓解，未在意，但间断发作，曾在当地医院就诊，诊断治疗不详。一周前疲劳后再次出现心悸、胸闷不适，多在活动后出现，休息后缓解，为求进一步诊治，入院治疗。病程中活动耐力稍减低，夜间能平卧，无夜间阵发性呼吸困难。进食、大小便正常，夜间睡眠欠佳。

**思考问题：**

1. 该患者最主要的症状是什么？
2. 列举该患者的护理诊断。

心悸（palpitation）是一种自觉心脏跳动的不适感或心慌感。常伴心前区不适，身体评估可发现心率增快、减慢，或心律失常，也可完全正常。

## 一、病因及发病机制

### 1. 心脏搏动增强

心脏收缩力增强引起的心悸。常见病因如下：

（1）生理性　健康人在剧烈运动或精神过度紧张时；饮酒、喝浓茶或咖啡后；应用某些药物，如肾上腺素、麻黄素、咖啡因、阿托品、甲状腺片等。

（2）病理性　①心室肥大：高血压性心脏病、主动脉瓣关闭不全、风湿性心脏病二尖瓣关闭不全、动脉导管未闭、室间隔缺损等引起的心室肥大，心脏收缩力增强，引起心悸；②贫血：以急性失血时心悸最为明显。贫血时血液携氧量减少，器官及组织缺氧，机体为保证氧的供应，通过增加心率、提高心排出量来代偿，心率加快导致心悸；③发热：发热时基础代谢率增高，心率加快、心排血量增加也可引起心悸；④低血糖症、嗜铬细胞瘤：使肾上腺素释放增多，心率加快，也可发生心悸；⑤甲状腺功能亢进症：是由于基础代谢与交感神经兴奋性增高，导致心率加快引起。

### 2. 心律失常

心动过速、过缓或其他心律失常时，均可出现心悸。

（1）心动过速　各种原因引起的窦性心动过速、阵发性室上性或室性心动过速等，均可发生心悸。

（2）心动过缓　高度房室传导阻滞（二度、三度房室传导阻滞）、窦性心动过缓或病态窦房结综合征，由于心率缓慢，舒张期延长，心室充盈度增加，心搏强而有力，引起心悸。

（3）其他心律失常　期前收缩（在一个较长的代偿期之后的心室收缩，往往强而有力，会出现心悸）、心房扑动或心房颤动等，由于心脏跳动不规则或有一段间歇，患者感到心悸，甚至有停跳感觉。

### 3. 心脏神经症

由自主神经功能紊乱所引起，心脏本身并无器质性病变。多见于青年女性。临床表现除心悸外，还常有心率加快、心前区或心尖部隐痛，以及疲乏、失眠、头晕、头痛、耳鸣、记忆力减退等神经衰弱表现。心悸的发生常与精神因素及注意力有关，焦虑、紧张及注意力集中时易于出现。

★ **考点提示：引起心悸的主要原因**

## 二、临床表现

心悸自身的表现是患者感觉心跳或心慌。不同病因所致的心悸，均有其原发病的表现。例如，严重心律失常者常有头晕、晕厥等表现；由器质性心脏病引起者常有呼吸困难等。评估临床表现时，要详细了解有无心脏活动过强、过快、过慢或不规则的情况；是持续性还是阵发性；是否伴有意识改变；注意周围循环状态（如四肢温度、面色）以及发作持续时间等；有无多食、怕热、易出汗、消瘦等；心悸发作与体位、体力活动、精神状态，以及麻黄素、胰岛素等药物的关系。

## 三、护理问诊

### 1. 病因和诱因

有无嗜好浓茶、咖啡、烟酒情况，有无精神刺激史；有无心脏病、内分泌疾病、贫血性疾病、神经症等病史；心悸出现时有无先兆症状。

### 2. 主要症状特点

注意了解心悸是在休息状态下发生还是劳累时发生；是注意力集中时发生还是在紧张的时候发生；心悸发作的频率、性质和程度，是偶发还是频发，是间断性发作还是持续性发作；心悸是自觉症状，依个人感受不同主诉方式各异，程度差异较大，须让患者详细描述发生心悸时的主观感受及伴随症状，如心跳快慢，有无不规则样感觉，是否伴有胸闷、胸痛、呼吸困难、头晕、晕厥等；注意观察心悸发生时脉搏、呼吸、血压等变化。

### 3. 对人体功能性健康型态的影响

注意观察患者有无紧张、害怕、恐惧等情绪；神经症者，一般心理反应更大；由心悸导致的心理或情绪上的反应对日常生活、工作是否造成影响。

### 4. 伴随症状

心悸伴心前区疼痛可见于冠状动脉粥样硬化性心脏病（如心绞痛、心肌梗死）、心肌炎、心包炎，也可见于心脏神经症等；伴发热见于急性传染病、风湿热、心肌炎、心包炎、感染性心内膜炎等；伴晕厥或抽搐见于高度房室传导阻滞、心室颤动或阵发性室性心动过速、病态窦房结综合征等；伴贫血见于各种原因引起的急性失血，此时常有虚汗、脉搏微弱、血压下降或休克，慢性贫血者心悸多在劳累后较明显；伴呼吸困难见于急性心肌梗死、心肌炎、心包炎、心力衰竭、重症贫血等；伴消瘦及出汗见于甲状腺功能亢进症。

### 5. 诊断、治疗和护理经过

是否用药，或采用电复率、人工起搏器治疗，已采取的治疗护理措施及效果等。

## 四、相关护理诊断

（1）活动无耐力　与心悸发作所致不适有关。
（2）睡眠型态紊乱　与心悸发作所致不适有关。
（3）焦虑　与心悸发作时所致不适及担心预后有关。

（王　玲）

# 第八节　胸　　痛

【学习目标】

◆ **掌握**：胸痛的性质及程度，胸痛持续时间，影响胸痛的因素；胸痛的问诊要点以及相关护理诊断。

◆ **熟悉**：胸痛的定义。

◆ **了解**：导致胸痛的主要病因。

## 案例导入

**案例回放：**

患者王某，男，65岁。因"发作性胸闷胸痛10余年，加重伴头晕、头昏1日"入院。患者自述10年前因劳累后出现胸闷、胸痛，休息后缓解，曾在当地县医院诊治，诊断为"冠心病"，给予硝酸异山梨酯、阿托伐他汀、阿司匹林肠溶片等药物治疗，用药后缓解。于1日前胸闷、胸痛再次发作，疼痛程度较之前加重，服药后不能缓解，伴有头晕、头昏1日而入院。

    疼痛（pain）是机体由于受到伤害性刺激而产生的痛觉反应，常伴不愉快感觉和情绪体验。胸痛（chest pain）是指头颈以下、肋骨分布范围之内任何部位的疼痛。

# 一、病因

## 1.胸壁疾病

    急性皮炎、带状疱疹、皮下蜂窝织炎、肋软骨炎、肋间神经炎、肋骨骨折、流行性肌炎、急性白血病、多发性骨髓瘤等。

## 2.心血管疾病

    冠状动脉粥样硬化性心脏病、心肌病、二尖瓣或主动脉瓣病变、急性心包炎、肺栓塞（梗死）、胸主动脉瘤（夹层动脉瘤）、肺动脉高压以及神经症等。

## 3.呼吸系统疾病

    胸膜炎、胸膜肿瘤、自发性气胸、胸腔积液、支气管炎、支气管肺癌等。

## 4.纵隔疾病

    纵隔炎、纵隔气肿、纵隔肿瘤等。

## 5.其他

    过度通气综合征、痛风、膈下脓肿、肝脓肿、食管炎、食管癌、食管裂孔疝、脾梗死等。

# 二、临床表现

    胸痛的程度因个体痛阈的差异而不同，与病情轻重程度不完全一致。

## 1.发病年龄

    青壮年胸痛多考虑结核性胸膜炎、自发性气胸、心肌炎、心肌病、风湿性心瓣膜病，40岁以上则须注意心绞痛、心肌梗死和支气管肺癌。

## 2.胸痛部位和范围

    ①胸壁疾病：胸痛常固定在病变部位，且局部有压痛；②胸壁皮肤的炎症性病变：局部可有红、肿、热、痛表现；③胸壁带状疱疹：可见成簇的水疱沿一侧肋间神经分布并伴有剧痛，且疱疹不超过体表中线；④肋软骨炎：常在第1、第2肋软骨处见单个或多个隆起，局部有压痛，但无红肿表现；⑤心绞痛及心肌梗死：疼痛部位多在胸骨后方和心前区或剑突下，可向左肩和左臂内侧放射；⑥夹层动脉瘤：疼痛多位于胸背部，向下放射至下腹、腰部与两侧腹股沟和下肢；⑦胸膜炎：疼痛多在胸侧部；⑧食管及纵隔病变：胸痛多在胸骨后；⑨肝胆疾病及膈下脓肿：胸痛多在右下胸，当侵犯膈肌中心部位时疼痛放射至右肩部；⑩肺尖部肺癌（肺上沟癌）：疼痛多以肩部、腋下为主，向上肢内侧放射。

## 3.胸痛性质及程度

    ①带状疱疹：刀割样或烧灼样剧痛；②食管炎：多呈烧灼痛；③肋间神经痛：阵发性灼

痛或刺痛；④心绞痛或心肌梗死：绞窄样痛并有重压窒息感，心肌梗死则疼痛更为剧烈，并有恐惧、濒死感；⑤气胸：发病初期有撕裂样疼痛；⑥胸膜炎：隐痛、钝痛和刺痛；⑦夹层动脉瘤：突然发生的胸背部撕裂样剧痛或锥痛；⑧肺梗死：突然发生胸部剧痛或绞痛，常伴呼吸困难与发绀。

**4. 胸痛持续时间**

平滑肌痉挛或血管狭窄缺血所致的疼痛为阵发性，炎症、肿瘤、栓塞或梗死所致疼痛常呈持续性。如心绞痛发作时间短暂（持续1～5min），而心肌梗死疼痛持续时间很长（数小时或更长）且不易缓解。

**5. 影响疼痛的因素**

主要为疼痛发生的诱因、加重与缓解的因素。例如，心绞痛可在劳力或精神紧张时诱发，休息后或含服硝酸甘油后于1～2min内缓解，而对心肌梗死所致疼痛则服药无效。食管疾病多在进食时发作或加剧，服用抗酸剂和促动力药物疼痛可减轻或消失。胸膜炎及心包炎所致胸痛可因咳嗽或用力呼吸而加剧。

★ **考点提示：胸痛的主要临床表现**

## 三、护理问诊

**1. 病因及诱因**

注意询问健康史中有无疼痛相关的疾病病史及诱发因素。

**2. 主要症状特点**

应注意了解胸痛起病缓急、部位、性质、程度、加重或缓解因素及有无牵涉痛及其部位等。

**3. 对人体功能性健康型态的影响**

注意患者有无焦虑、恐惧等压力及压力应对型态的改变；有无睡眠与休息型态的改变等。

**4. 伴随症状**

伴随症状：①胸痛伴咳嗽、咳痰和（或）发热常见于气管、支气管和肺部疾病；②胸痛伴呼吸困难常提示病变累及范围较大，如大叶性肺炎、自发性气胸、渗出性胸膜炎和肺栓塞等；③胸痛伴咯血则主要见于肺栓塞、支气管肺癌。

**5. 诊断、治疗与护理经过**

有无采取镇痛措施，镇痛的效果如何。慢性疼痛患者应注意有无药物滥用或依赖情况。

## 四、相关护理诊断

（1）急性/慢性疼痛　与各种刺激作用于机体引起的不适有关。
（2）睡眠型态紊乱　与疼痛有关。
（3）焦虑/恐惧　与疼痛迁延不愈、担心疾病预后不良有关。
（4）潜在并发症　心律失常、心源性休克。

（王　玲）

# 第九节 腹 痛

【学习目标】
◆ **掌握**：腹痛的定义、临床表现、护理问诊要点以及相关护理诊断。
◆ **熟悉**：腹痛的病因。
◆ **了解**：腹痛的发病机制。

**案例导入**

**案例回放：**
　　患者王某，男，40 岁。右上腹痛 2 日，伴恶心、呕吐、发热、腹痛加重来诊。患者自述 2 日前与朋友聚餐后出现右上腹绞痛，自服"利胆片"无缓解。身体评估：心肺无异常，腹软，肝脾肋下未触及，右上腹痛，Murphy 征阳性，既往有胆囊炎、胆石症病史，无药物过敏，无手术史。

**思考问题：**
　　1. 该患者属于哪种疼痛？原因可能是什么？
　　2. 列举该患者的护理诊断。

　　腹痛是临床中消化系统常见的症状。多由腹部脏器病变引起，也可由腹腔外脏器病变或全身性疾病引起。临床上根据起病急缓和病程长短，将腹痛分为急性腹痛和慢性腹痛，需外科紧急处理的腹痛称为急腹症。

## 一、病因

　　引起腹痛的病因很多，常见病因如下。

### 1. 急性腹痛

多起病急、进展快、病情重。

（1）腹腔脏器急性炎症　如急性胰腺炎、急性胆囊炎、急性胃炎、急性出血坏死性肠炎、急性阑尾炎等。

（2）腹膜炎症　大多由胃肠穿孔引起的急性腹膜炎，少部分可为自发性腹膜炎。

（3）腹腔内脏器扭转或破裂　如肠扭转、卵巢囊肿蒂扭转、肠绞窄、胃肠穿孔、肝破裂、脾破裂、异位妊娠破裂、肠系膜或大网膜扭转等。

（4）腹腔内空腔脏器阻塞或扩张　如胆道结石、胆道蛔虫症、肠梗阻、肠套叠、泌尿系统结石梗阻等。

（5）腹腔内血管阻塞　如脾梗死、门静脉栓塞、缺血性肠病、夹层腹主动脉瘤和肠系膜动脉栓塞等。

（6）腹壁疾病　如腹壁皮肤带状疱疹、腹壁挫伤、脓肿等。

（7）胸腔脏器病变所致的腹部牵涉性痛　如肺炎球菌肺炎、肺梗死、胸膜炎、心肌梗死、心绞痛、急性心包炎、食管裂孔疝、胸椎结核等。

（8）全身性疾病所致的腹痛　如腹型过敏性紫癜、尿毒症、铅中毒、糖尿病酮症酸中毒、血卟啉病等。

### 2. 慢性腹痛

（1）腹腔内脏器慢性炎症　如慢性胃炎、十二指肠炎、慢性胰腺炎、慢性胆囊炎及胆道感染、结核性腹膜炎、溃疡性结肠炎、克罗恩病等。

（2）胃溃疡、十二指肠溃疡。

（3）腹腔脏器扭转或梗阻　如慢性胃-肠扭转，慢性肠梗阻。

（4）脏器包膜的牵张　实质性器官因病变肿胀，导致包膜张力增加而产生的腹痛，如肝淤血、肝脓肿、肝炎、肝癌等。

（5）消化道神经功能障碍　如功能性消化不良、肠易激综合征等。

（6）中毒与代谢障碍　如尿毒症、铅中毒等。

（7）肿瘤压迫及浸润　与肿瘤不断生长、压迫和侵犯感觉神经有关，以恶性肿瘤居多。

★ **考点提示：急性腹痛和慢性腹痛的常见病因**

## 二、发病机制

腹痛的发病机制分为内脏性腹痛、躯体性腹痛和牵涉痛三种。

### 1. 内脏性腹痛

内脏性腹痛是腹内某一器官被轻度炎症或张力变化导致的牵拉因素所引起的痛觉信号，经由交感神经传入脊髓。腹痛部位不明确，接近腹中线；疼痛感觉模糊，多为不适、隐痛、钝痛、灼痛、痉挛；多伴有恶心、呕吐、出汗等其他自主神经兴奋症状。

### 2. 躯体性腹痛

躯体性腹痛是腹壁或腹膜壁层受到刺激产生的痛觉信号，经体神经传至脊神经根，反映到相应脊髓节段所支配的皮肤引起的疼痛感。多在腹部一侧，定位准确；腹痛剧烈而持续，且可因咳嗽、体位变化而加重；可伴有局部腹肌强直。

### 3. 牵涉痛

牵涉痛是内脏痛觉信号传至相应脊髓节段，即内脏性疼痛牵涉到身体体表部位、引起该节段支配的体表部位的疼痛。定位明确，疼痛剧烈，有压痛、肌紧张及感觉过敏等。

如阑尾炎早期常伴有恶心、呕吐，腹痛在脐周或上腹部，为内脏性疼痛；随着疾病的发展，强烈、持续的炎症刺激影响将痛觉信号传送至相应脊髓节段的躯体传入纤维，出现牵涉痛，疼痛转移至右下腹麦氏（McBurney）点；当炎症继续发展波及腹膜壁层，则出现躯体性疼痛，腹痛剧烈，伴以压痛、肌紧张及反跳痛。

## 三、临床表现

### 1. 腹痛部位

一般腹痛部位多为病变脏器所在位置。如中上腹部的疼痛多为胃、十二指肠和胰腺疾病；右上腹部的疼痛多为胆囊炎、胆石症、肝脓肿等；右下腹 McBurney 点疼痛为急性阑尾炎；脐部或脐周疼痛多为小肠疾病；下腹或左下腹疼痛多为结肠疾病；下腹部疼痛多为膀胱炎、盆腔炎及异位妊娠破裂。弥漫性或部位不定的疼痛见于急性弥漫性腹膜炎、急性出血坏死性肠炎、腹型过敏性紫癜、机械性肠梗阻等。

### 2. 腹痛性质和程度

突发的中上腹剧烈刀割样痛、烧灼样痛，常见于胃、十二指肠溃疡穿孔；中上腹持续性隐痛常见于慢性胃炎，胃、十二指肠溃疡；上腹部持续性钝痛或刀割样疼痛呈阵发性加剧常见于急性胰腺炎；患者辗转不安、阵发性剧烈绞痛常见于胆石症或泌尿系统结石；剑突下阵发性钻顶样疼痛是胆道蛔虫症的典型特征性表现；持续性、广泛性剧烈腹痛、肌紧张伴板状腹见于急性弥漫性腹膜炎。隐痛或钝痛多为内脏性疼痛，多由胃肠张力变化或轻度炎症引起，胀痛可能为实质脏器包膜牵张所致。

### 3. 诱发因素

胆囊炎或胆石症多由进食油腻食物诱发；急性胰腺炎发作前多有酗酒、暴饮暴食史；部分机械性肠梗阻多与腹部手术相关；肝破裂、脾破裂常由腹部受力作用引起，可伴随着剧痛并有休克。

### 4. 发作时间

周期性、节律性上腹痛多见于胃溃疡、十二指肠溃疡；餐后痛可能由于胆胰疾病、胃部肿瘤、消化不良所致；腹痛与月经来潮相关，常见于子宫内膜异位症；腹痛发作在月经间期，多由于卵泡破裂所致。

### 5. 与体位的关系

如左侧卧位可使疼痛减轻，多为胃黏膜脱垂；膝胸或俯卧位可使腹痛及呕吐等症状缓解，多为十二指肠壅滞症；仰卧位时疼痛明显，而前倾位或俯卧位时减轻，多为胰体癌，反流性食管炎患者烧灼痛在躯体前屈时明显，直立位时减轻。

## 四、护理问诊

### 1. 相关病史及诱因

幼儿常见病因有先天畸形、肠套叠、蛔虫病等；青壮年以急性阑尾炎、胰腺炎、消化性溃疡等多见；中老年以胆囊炎、胆石症、恶性肿瘤、心血管疾病多见；育龄妇女要考虑卵巢囊肿扭转、异位妊娠等；有长期铅接触史者要考虑铅中毒。

### 2. 腹痛的性质和严重度

腹痛的性质与病变性质密切相关。烧灼样痛多与化学性刺激有关，如胃酸的刺激；剧烈刀割样疼痛多为脏器穿孔或严重炎症所致；绞痛多为空腔脏器痉挛、扩张或梗阻引起，临床常见者有肠绞痛、胆绞痛、肾绞痛；持续钝痛可能为实质脏器牵张或腹膜外刺激所致；隐痛或胀痛反映病变轻微，可能为脏器轻度扩张或包膜牵扯等所致。

### 3. 伴随症状

腹痛伴发热、寒战见于急性胆道感染、胆囊炎、肝脓肿、腹腔脓肿及腹腔外感染性疾病；腹痛伴黄疸可见于肝胆胰疾病、急性溶血性贫血；腹痛伴贫血、休克多见于腹腔脏器破裂（如肝破裂、脾破裂或异位妊娠破裂）；腹痛伴休克见于胃肠穿孔、绞窄性肠梗阻、肠扭转、急性出血坏死性胰腺炎等；腹痛伴呕吐、反酸、腹泻多见于食管病变、胃肠病变；呕吐量大见于胃肠道梗阻；伴反酸、嗳气多见于胃十二指肠溃疡或胃炎；伴腹泻者见于消化吸收障碍或肠道炎症、溃疡或肿瘤；伴血尿多见于泌尿系疾病（如泌尿系结石）所致。

## 五、相关护理诊断

（1）疼痛　与内脏器官受刺激有关。

（2）恐惧　与剧烈疼痛有关。

（3）焦虑　与疼痛迁延不愈有关。

（4）潜在并发症　窒息、休克、营养失调。

（张　颖）

# 第十节　恶心与呕吐

【学习目标】

◆ 掌握：恶心与呕吐的定义、临床表现、护理问诊要点以及相关护理诊断。

◆ 熟悉：恶心与呕吐的病因。

◆ 了解：恶心与呕吐的发病机制。

## 案例导入

**案例回放：**

患者，男，50岁。慢性胃溃疡多年，上腹不适饱胀感近10日，难以进食2日，伴恶心、呕吐、发热，呕吐物为酸腐味的素食。

**思考问题：**

1. 该患者的护理问诊需要注意哪些？

2. 原因可能是什么？

3. 列举该患者护理诊断。

恶心与呕吐是临床常见症状。恶心为上腹不适和紧迫欲吐的感觉，可伴有皮肤苍白、出汗、流涎、血压降低、心动过缓等迷走神经兴奋症状。常为呕吐的前兆，但也可仅有恶心无呕吐，或仅有呕吐无恶心。呕吐是指通过胃的强烈收缩使胃或部分小肠内容物逆流经食管、口排出体外的现象。呕吐可排出胃内有害物，对机体有一定的保护作用。频繁、剧烈的呕吐可导致水、电解质紊乱，酸碱平衡失调，营养障碍及食管贲门黏膜撕裂。神志不清者，若呕吐物被吸入可造成吸入性肺炎或窒息而危及生命，应予以高度重视。

## 一、病因

引起恶心与呕吐的病因很多，通常按发病机制不同，大致分为以下几类。

### 1. 反射性呕吐

反射性呕吐是指由来自内脏末梢神经的冲动，经自主神经传入纤维刺激呕吐中枢引起的呕吐。

（1）咽部受到刺激或疾病　如剧咳、吸烟、急（慢）性咽炎等。

（2）胃肠疾病　如急（慢）性胃炎、急性食物中毒、消化性溃疡、胃肿瘤、急性胃扩张或幽门梗阻、功能性消化不良、急性肠炎、急性出血坏死性肠炎、急性阑尾炎、各型肠梗阻等。

（3）肝、胆、胰疾病　如急（慢）性肝炎、肝硬化、肝淤血、急（慢）性胆囊炎、胆石症、胆道蛔虫症、急性胰腺炎等。

（4）腹膜及肠系膜疾病　如急性腹膜炎、急性肠系膜淋巴结炎等。

（5）循环系统疾病　如急性心肌梗死、心力衰竭等

（6）泌尿生殖系统疾病　如肾输尿管结石、急性肾盂肾炎、急性盆腔炎、异位妊娠破裂等。

（7）眼部疾病　如青光眼、屈光不正等。

### 2. 中枢性呕吐

（1）中枢神经系统疾病　①颅内感染：如各种脑炎、脑膜炎、脑脓肿、脑寄生虫等；②脑血管疾病：如高血压脑病、脑栓塞、脑出血、脑血栓形成、偏头痛等；③颅脑外伤：如颅内血肿、脑挫裂伤、脑震荡等；④癫痫：特别是癫痫持续状态。

（2）全身性疾病　如糖尿病酮症酸中毒、肝性脑病、甲亢危象、甲状旁腺危象、肾上腺皮质功能不全、尿毒症、低血糖、低钠血症及早孕反应等。

（3）药物反应　如抗生素、抗肿瘤药物、吗啡、洋地黄等。

（4）中毒　如有机磷农药、鼠药、乙醇、一氧化碳、重金属中毒等。

（5）精神因素　如胃肠神经症、神经性厌食、癔症等。

### 3. 前庭功能障碍

常见于梅尼埃病、迷路炎、晕动病等。

★ **考点提示：引起恶心与呕吐的常见病因**

## 二、发病机制

呕吐是一个复杂的反射动作，其过程可分为恶心、干呕与呕吐三个阶段。恶心时胃蠕动和胃张力减弱，而十二指肠张力增强，可伴有或不伴有十二指肠反流；干呕时胃上部放松，胃窦部短暂收缩；呕吐时胃窦部持续收缩，继而贲门开放，最后腹肌、膈肌、肋间肌收缩，腹压骤增，使胃内容物急速、猛烈地经食管、口腔排出体外。

呕吐中枢位于延髓，它由两个功能不同的相邻结构组成。一个是呕吐中枢，位于延髓外侧网状结构的背部，它接受来自消化道、冠状动脉、内耳前庭、大脑皮质及化学感受器触发带的传入冲动，产生呕吐反射的动作；另一个是化学感受器触发带，位于延髓第四脑室的底面，它本身不能产生呕吐反射的动作，但能接受各种外来的药物、化学物质及内生代谢产物（如酮中毒、尿毒症等）的刺激，发出神经冲动，传至呕吐中枢，引起呕吐。

## 三、临床表现

### 1. 呕吐的时间

晨起呕吐见于育龄妇女早孕反应，也可见于慢性酒精中毒或功能性消化不良、尿毒症；晚上或夜间呕吐见于幽门梗阻；头部位置改变时呕吐见于前庭功能障碍；与乘车、乘船有关的呕吐见于晕动病。

### 2. 呕吐与进食的关系

胃源性呕吐多与进食有关，进食中或餐后即刻呕吐，可能为精神性呕吐或幽门管溃疡；餐后近期呕吐，尤其是集体发病者，多为食物中毒；餐后1h以上呕吐称延迟性呕吐，多提示胃张力下降或胃排空延迟；餐后较久甚至数餐后呕吐，呕吐物中可有隔夜宿食，见于幽门梗阻。

### 3. 呕吐的特点

颅内高压性疾病所致的呕吐以喷射状呕吐为特点，呕吐较剧烈，多无恶心先兆，吐后无轻松感，可伴剧烈头痛；进食后即刻呕吐，恶心很轻或缺如，吐后可进食，反复发作而无营养状态改变，多为神经官能性呕吐；胃源性呕吐，吐后既有轻松感。

### 4. 呕吐物的性质

呕吐物带发酵、腐败气味提示胃潴留；呕吐大量酸酵素食，见于幽门梗阻；含大量酸性液体多有胃泌素瘤或十二指肠溃疡，无酸味者可能为贲门失迟缓症或贲门狭窄；呕吐物带粪臭味提示低位小肠梗阻；含胆汁提示梗阻在十二指肠乳头平面以下，不含胆汁提示梗阻多在十二指肠乳头以上；咖啡色样呕吐物常见于上消化道出血。

## 四、护理问诊

### 1. 相关病史及诱因

询问有无与恶心、呕吐相关的病史或诱因。

### 2. 呕吐的特点

起病的急缓，呕吐发生与持续的时间、间歇或持续、晨起或夜间，呕吐的性质和频率，与进食、运动、情绪、药物的关系，呕吐物的量、性状、气味，加重与缓解因素。

### 3. 伴随症状

有无发热、寒战、腹痛、腹泻、头痛、意识障碍、眩晕、耳鸣、眼球震颤等。

### 4. 诊疗及护理经过

是否做 X 线钡餐、胃镜、血糖、尿素氮、腹部 B 超、CT 等检查及结果，采取的治疗措施及效果。

### 5. 人体功能性健康型态的影响

有无进食、进液体及体重变化，有无水、电解质紊乱、酸碱平衡失调等变化。对儿童、老年人、病情危重和有意识障碍者，还应密切观察面色、有无呛咳及呼吸道通畅情况等，以防窒息。

## 五、相关护理诊断

（1）舒适改变：恶心、呕吐　与各种原因引起的呕吐中枢兴奋性增高有关。
（2）体液不足或有体液不足的危险　与体液丢失过多及摄入量减少有关。
（3）营养失调：低于机体需要量　与长期频繁呕吐和营养物质摄入不足有关。
（4）潜在并发症：窒息　与呕吐物误吸有关。

（张　颖）

# 第十一节　呕血与便血

【学习目标】

◆ **掌握**：呕血与便血的定义、护理问诊要点以及相关护理诊断。

◆ **熟悉**：呕血与便血的临床表现。
◆ **了解**：呕血与便血的病因。

## 案例导入

**案例回放：**

　　患者，女，75岁。突然出现大量呕血，约500ml，昏迷近5min来诊。有慢性胃病史，没有到医院诊治过，有老年性高血压、眩晕病史。

**思考问题：**

　　1.该患者病因可能是什么？

　　2.该患者有哪些护理诊断？护理问诊需要注意哪些？

# 一、呕血

　　呕血是上消化道出血的主要症状。上消化道出血是指屈氏韧带以上的消化道（包括食管、胃、十二指肠、肝、胆、胰腺）疾病或全身性疾病所致的上消化道的出血，若血液通过呕吐经胃从口腔呕出称为呕血。呕血同时可有部分血液经肠道排出，即形成黑便。

## （一）病因

### 1. 食管疾病

　　食管静脉曲张破裂、反流性食管炎、食管癌、食管贲门黏膜撕裂、食管憩室炎、食管异物、食管损伤等。大量呕血常见于门静脉高压所致的食管静脉曲张破裂、食管异物刺穿主动脉，可危及生命。

### 2. 胃及十二指肠疾病

　　最常见于消化性溃疡，其次为胃癌、胃泌素瘤、急性糜烂性出血性胃炎、微血管异常等，其他病因有胃黏膜脱垂、息肉、急性胃扩张、胃扭转、憩室炎、克罗恩病、淋巴瘤、平滑肌瘤、平滑肌肉瘤等。

### 3. 肝、胆疾病

　　门静脉高压引起的食管胃底静脉曲张破裂及门静脉高压性胃病出血，胆道蛔虫、胆道结石、胆囊癌、胆管癌及壶腹癌出血等。

### 4. 胰腺疾病

　　急性胰腺炎、胰腺癌合并脓肿破溃等。

### 5. 上消化道邻近组织、器官疾病

　　主动脉瘤破入食管、胃或十二指肠，纵隔肿瘤破入食管等。

### 6. 血液病

　　白血病、血友病、血小板减少性紫癜、过敏性紫癜、弥散性血管内凝血及其他凝血机制障碍等。

### 7. 感染性疾病

　　流行性出血热、暴发型肝炎、钩端螺旋体病、败血症等。

### 8. 其他

肺源性心脏病、尿毒症等。

呕血的病因很多，但最常见的是消化性溃疡，其次是食管或胃底静脉曲张破裂，再次为急性糜烂性出血性胃炎、胃癌。

## （二）临床表现

### 1. 呕血与黑便

呕血前患者多有上腹部不适和恶心感，随后呕出血性胃内容物。呕出血液的颜色可因出血量的多少、在胃内滞留的时间长短及出血部位的不同而不同。若出血量大、在胃内滞留时间短、出血部位位于食管，则血色为鲜红色或混有凝血块，或为暗红色；若出血量少或在胃内滞留时间长，则由于血红蛋白与胃酸作用形成酸化正铁血红蛋白而使呕吐物呈棕褐色咖啡渣样。呕血的同时可有部分血液经肠道排出体外，可致便血或形成黑便。

### 2. 失血性周围循环障碍

其程度的轻重与出血量及出血速度有关。当出血量达循环血容量的 10% 以下时，一般无明显临床表现；当出血量达循环血容量的 10%～20% 时，除有头晕、无力等症状外，多无血压、脉搏的改变；当出血量达循环血容量的 20% 以上时，可有四肢厥冷、冷汗、心悸、脉搏增快等急性失血症状；当出血量达循环血容量的 30% 以上时，则可出现面色苍白、神志不清、脉搏细弱、心率加快、血压下降、呼吸急促、休克等急性周围循环衰竭的表现。

### 3. 血液学改变

早期可无明显血液学改变。出血后由于组织液渗出及输液等因素，血液被稀释，血红蛋白和血细胞比容逐渐降低，出现贫血表现。

### 4. 其他

上消化道出血后常在 24h 内即出现发热，但大多不超过 38.5℃；当大量呕血时可出现氮质血症等表现。

## （三）护理问诊

### 1. 确定是否为呕血

应排除口腔、鼻腔部出血及咯血。此外，还需排除饮食（如进食大量动物血、肝）及药物（服用铋剂、铁剂、炭粉及中药等）因素对粪便颜色的影响。但一般为灰黑色而无光泽，隐血试验为阴性。

### 2. 病史与起病情况

是否有饮食不节、进食粗硬或刺激性食物、剧烈呕吐、大量饮酒、精神刺激、毒物或特殊药物摄入史等诱因。

### 3. 呕血的颜色、量及形状，评估出血量

呕血的颜色可帮助推测出血的部位和速度；呕血与黑便的量、颜色、持续时间、次数及性状变化，可作为估计出血量的参考。一般粪便隐血试验阳性者常提示每日出血量大于5ml；出现黑便常提示出血量在 50ml 以上；出现呕血提示胃内蓄积血量达 250～300ml。另由于呕血与黑便常混有呕吐物与粪便，单凭此难以估计出血量，故临床上常根据全身反应综

合判断出血量。

### 4. 出血是否停止

需结合排便次数、颜色的变化等排便情况和意识状态、血压、脉搏、血红蛋白、红细胞计数及血细胞比容等临床表现综合判断。

### 5. 伴随症状

伴慢性上腹痛，呈周围性、节律性发作，且出血后疼痛减轻，多为消化性溃疡；伴脾大、黄疸、肝掌、蜘蛛痣、腹壁静脉曲张或腹水者，多为肝硬化门静脉高压所致的食管胃底静脉曲张破裂出血。

### 6. 诊疗及护理经过

是否做过 X 线钡餐、胃镜等检查及结果；是否服用过止血药物，其种类、剂量、疗程及疗效；是否采取了其他止血措施及效果。

### 7. 对人体功能性健康型态的影响

主要为有无紧张不安、焦虑、恐惧等压力与压力应对型态的改变。

## （四）相关护理诊断

（1）组织灌注量改变　与出血所致血容量不足有关。
（2）活动无耐力　与出血所致贫血有关。
（3）焦虑与恐惧　与大量呕血有关。
（4）潜在并发症　休克。

# 二、便血

消化道出血时，血液经由肛门排出称为便血。便血常提示下消化道出血，上消化道出血时，因出血量、速度和部位的不同，可表现为便血或黑便。若消化道出血每日在 5ml 以下，不会造成肉眼可见粪便颜色的改变，须经隐血试验才能确定者，称为隐血。

## （一）病因

引起便血的原因很多，除见于上消化道出血（视出血的量与速度不同可表现为便血或黑便）、全身性疾病外，主要见于下消化道疾病。

### 1. 小肠疾病

急性出血坏死性肠炎、克罗恩病、肠结核、肠伤寒、小肠息肉及肿瘤、空肠憩室炎或溃疡、肠套叠、钩虫病等。

### 2. 结肠疾病

阿米巴痢疾、急性细菌性痢疾、溃疡性结肠炎、缺血性结肠炎、结肠憩室炎、血吸虫病、结肠息肉、结肠癌等。

### 3. 直肠肛管疾病

直肠肛管受损、放射性直肠炎、非特异性直肠炎、直肠息肉、直肠癌、痔、肛裂、肛瘘等。

### 4. 肠道血管畸形

血管畸形、血管瘤、缺血性肠炎、血管退行性变、毛细血管扩张症、静脉曲张等。

## （二）临床表现

### 1. 便血

便血多为下消化道出血所致，可表现为急性大量出血、慢性少量出血、间歇性出血等。便血的颜色、性状与病因、出血部位、出血量、出血速度及血液在肠道内滞留的时间长短有关，可呈鲜红色、暗红色或黑色（柏油样便）。若出血部位越低、出血量多、速度快、在肠道内滞留的时间短则呈鲜红色；反之呈暗红色。粪便可全为血液、混合有粪便、黏附于粪便表面或于排便后肛门滴血。

（1）上消化道或小肠出血　在肠道内滞留时间较长，可呈黑色柏油样便。

（2）下消化道出血　出血量多为鲜红色血便，若停留时间较长，可为暗红色血便，血液可与粪便混合或全为血液。

（3）直肠、肛门或肛管疾病出血　血色鲜红黏附于粪便表面，不与粪便混合，或于排便后有鲜血滴出或喷射出，如肛裂、痔或直肠肿瘤。

（4）其他　急性细菌性痢疾可为黏液血便或脓血便；急性出血坏死性肠炎可为洗肉水样血性粪便，且伴有特殊腥臭味；阿米巴痢疾为暗红色果酱样脓血便。

### 2. 全身表现

因出血量、出血速度、持续时间而异。若短时间大量出血，可表现为急性失血性贫血及周围循环衰竭；若出血量较少，速度缓慢，可表现为持续性或间断性肉眼可见的少量便血而无明显的全身症状。长期慢性失血，可表现为面色苍白、头晕、乏力等贫血症状。

## （三）护理问诊

### 1. 确定是否为便血

排除饮食及药物因素的影响，必要时可做隐血试验。

### 2. 病史与起病情况

询问既往有无类似的便血史及相关疾病病史；有无进食生冷、辛辣刺激性食物、饮食不规律、过度劳累、便秘、精神刺激等诱因。

### 3. 便血特点

（1）注意观察便血的方式是出现在排便前还是排便后；血液是滴下、喷射出还是与粪便混在一起；便血的方式与出血量、速度及部位等密切相关。

（2）了解和观察便血的颜色、量、气味、性状及次数，结合全身反应估计失血量。

### 4. 伴随症状

伴随症状有：①伴发热常见于传染性疾病（如败血症、流行性出血热等）或部分恶性肿瘤（如白血病、肠道淋巴瘤等）；②便血伴无痛性鲜血便，应警惕直肠癌；③便血伴里急后重、肛门坠胀感，常提示肛门、直肠疾病；④便血伴全身出血倾向者，常提示急性传染性疾病或血液系统疾病。

### 5. 一般情况

是否伴面色苍白、头晕、眼花、冷汗、四肢厥冷、心悸、血压及脉搏改变等，结合其情况可判断血容量丢失情况。

### 6. 诊疗及护理经过

有无试用抗凝血药、有无肠胃手术史；是否做过直肠指诊、内镜等检查；采取了哪些止血措施及其效果；采取了哪些护理措施及效果。

#### 7. 便血对人体功能性健康型态的影响

便血对人体功能性健康型态的影响包括：①有无活动耐力下降等活动与运动型态的改变；②有无紧张不安、焦虑、恐惧等压力与压力应对型态的改变。

### （四）相关护理诊断

（1）组织灌注量改变　与大量便血所致血容量丢失有关。
（2）活动无耐力　与便血所致贫血有关。
（3）有体液不足的危险　与长期或大量便血所致周围循环衰竭有关。
（4）有皮肤完整性受损的危险　与频繁便血，排泄物对肛门周围皮肤反复刺激有关。
（5）焦虑　与长期便血、病因不明有关。

（张　颖）

# 第十二节　腹　泻

【学习目标】

◆ 掌握：腹泻的定义、护理问诊要点以及相关护理诊断。
◆ 熟悉：腹泻的病因及临床表现。
◆ 了解：腹泻的发病机制。

---

**案例导入**

**案例回放：**

患者，女，32岁。2日前出现发热，左下腹痛，腹泻，脓血便，有里急后重。

**思考问题：**

1. 该患者的病因可能是什么？
2. 护理问诊需要注意哪些？
3. 列举该患者的护理诊断。

---

腹泻是指大便次数增多，粪质稀薄，水分增加或带有黏液、脓血或未消化的食物等异常成分。一般人群通常每日粪便总量为 100～200g，含水量为 60%～80%。若每日粪便总量大于 200g，含水量大于 80%，则可认为是腹泻。

腹泻按病程可分为急性腹泻和慢性腹泻，超过 2 个月者为慢性腹泻。

## 一、病因

### 1. 急性腹泻

（1）急性肠道疾病　常见于病毒、细菌、真菌、原虫、蠕虫等感染所致的急性肠道感染、克罗恩病、急性缺血性肠病、溃疡性结肠炎急性发作及因抗生素使用所致的抗生素相关性小肠、结肠炎等。

（2）急性中毒　如河豚、鱼胆、毒蕈、桐油及化学药物（如砷、磷、铅、汞等）中毒所致的腹泻。

（3）全身性感染　如霍乱、败血症、伤寒、副伤寒、钩端螺旋体病等。

（4）其他　如变态反应性肠炎、过敏性紫癜；甲亢危象及肾上腺皮质功能减退危象等内分泌疾病；服用氟尿嘧啶、利血平、新斯的明等药物。

**2. 慢性腹泻**

（1）消化系统疾病　①胃部疾病：常见于慢性萎缩性胃炎及胃大部切除后胃酸缺乏等；②肠道感染：如慢性细菌性痢疾、慢性阿米巴痢疾、肠结核、血吸虫病、钩虫病、绦虫病等；③肠道非感染性病变：如溃疡性结肠炎、吸收不良综合征、克罗恩病、结肠多发性息肉等；④肠道肿瘤：如肠道恶性肿瘤、结肠绒毛状腺瘤、结肠癌、小肠淋巴瘤等；⑤胰腺疾病：如慢性胰腺炎、胰腺癌及胰腺广泛切除术后等；⑥肝胆疾病：如肝硬化、慢性胆囊炎及胆石症等。

（2）全身性疾病　①内分泌及代谢障碍疾病：如肾上腺皮质功能减退症、甲状腺功能亢进症、糖尿病性肠病、胃泌素瘤等；②其他系统疾病：如系统性红斑狼疮、尿毒症、系统性硬化症等；③药物不良反应：如甲状腺素、利血平、洋地黄类药物等；④神经功能紊乱：如肠易激综合征及神经功能性腹泻等。

## 二、发病机制

腹泻的发生机制很复杂，有些因素互相联系、互为因果，从病理生理角度，可将其归纳为下列几个方面（表4-4）。

**表 4-4　腹泻的发病机制及相关疾病**

| 腹泻的类型 | 发生机制 | 常见疾病 |
|---|---|---|
| 分泌性腹泻 | 肠道分泌大量液体超过肠黏膜吸收能力 | 霍乱、肠道感染或非感染性炎症、胃肠道内分泌肿瘤 |
| 消化功能障碍性腹泻 | 消化液分泌减少 | 胰腺炎、慢性萎缩性胃炎、胃大部切除术后、胰、胆管阻塞 |
| 渗透性腹泻 | 肠内容物渗透压增高，使肠内水分、电解质吸收受阻 | 服用盐类泻剂或甘露醇 |
| 动力性腹泻 | 肠蠕动亢进导致食糜停留时间过短，未被充分吸收 | 肠炎、甲状腺功能亢进症、糖尿病、胃肠功能紊乱 |
| 吸收不良性腹泻 | 肠黏膜吸收障碍或吸收面积减少 | 小肠大部分切除、吸收不良综合征、小儿乳糜泻、成人热带及非热带脂肪泻 |

腹泻多不是单一机制致病，可能涉及多种原因，只是以其中某一机制占优势而已。

## 三、临床表现

**1. 起病与病程**

急性腹泻起病急，病程短，多为感染或食物中毒所致；慢性腹泻常有原发病史，起病缓慢，病程较长，多见于慢性感染、吸收不良、非特异性炎症、肠道肿瘤、消化功能障碍及神经功能紊乱等。

### 2. 腹泻次数及粪便的量和性状

急性感染性腹泻多有不洁饮食史，进食后 24h 内发病，每日排便次数可达十次以上，甚至数十次，多呈糊状便或水样便，少数可为脓血便，常有腹痛，伴里急后重，由于短时间内丢失大量电解质和水分，可引起脱水、电解质紊乱、代谢性酸中毒等；慢性腹泻常表现为每日排便次数增多，常为稀便，可带黏液、脓血，伴或不伴有腹痛，长期慢性腹泻可导致营养障碍、体重下降、维生素缺乏，甚至营养不良性水肿。

### 3. 与腹痛的关系

急性腹泻常有腹痛，感染性腹泻较明显。小肠病变腹痛多在脐周，便后缓解不明显。结肠病变腹痛多在下腹，便后常可缓解。分泌性腹泻往往无明显腹痛。

### 4. 伴随症状

伴恶心呕吐，常见于食物或药物中毒、急性胃肠炎；伴发热，常见于急性细菌性痢疾、阿米巴痢疾、伤寒或副伤寒、败血症、肠结核、肠道恶性淋巴瘤等；伴里急后重，常见于痢疾、直肠炎、直肠肿瘤等；伴腹部包块，常见于肠结核、胃肠恶性肿瘤等；伴明显消瘦，常提示病变位于小肠，如胃肠道恶性肿瘤、肠结核、吸收不良综合征等。

## 四、护理问诊

### 1. 腹泻需与大便失禁相区别

大便失禁表现为排便节制失控，仅排便次数增加，每日粪便总量并不增加。

### 2. 病史与起病情况

起病的急缓，了解有无与腹泻相关病史、不洁饮食、聚餐史、旅行史等；了解有无受凉、过度劳累、情绪紧张、焦虑等诱因，加重及缓解因素。

### 3. 粪便的量及性状

每日排便的次数、量、颜色、气味、性状及影响因素等，大致区分腹泻的类型。

### 4. 伴随症状

询问是否伴有发热、腹痛、里急后重、腹部包块、消瘦、关节痛或关节肿胀、皮疹或皮下出血等。

### 5. 诊疗及护理经过

是否做过实验室检查及其结果；有无补液及其成分、量及速度；是否用药及其种类、剂量及疗效；采取的护理措施及其效果。

### 6. 对人体功能性健康型态的影响

有无脱水、电解质紊乱，消瘦及肛周皮肤破损等营养与代谢型态的改变；有无因频繁排便而影响睡眠与休息型态的改变。

## 五、相关护理诊断

（1）体液不足/有体液不足的危险　与腹泻所致体液丢失有关。
（2）有营养失调：低于机体需要量　与长期慢性腹泻有关。
（3）有皮肤完整性受损的危险　与排便频繁及粪便刺激肛周皮肤有关。
（4）睡眠不足　与夜间频繁排便有关。

（5）焦虑　与慢性腹泻迁延不愈有关。

（张　颖）

# 第十三节　便　　秘

【学习目标】

◈ **掌握**：便秘的定义、护理问诊要点以及相关护理诊断。
◈ **熟悉**：便秘的临床表现。
◈ **了解**：便秘的病因及发病机制。

## 案例导入

**案例回放**：

　　患者，男，40 岁，在精神病治疗期近 10 日未大便，腹部饱胀。

**思考问题**：

　　1.该患者病因可能是什么？
　　2.列举该患者的护理诊断。

　　便秘是指大便次数减少，一般每周大便次数少于 3 次，伴有排便困难、粪便量少且干硬。便秘是临床上常见的症状，病因很多，以肠道疾病最为常见。

## 一、病因及发病机制

　　食物在消化道消化吸收后，剩余的食糜残渣经由小肠送至结肠，大部分水分和电解质在结肠内被吸收后形成粪团，继而运送至乙状结肠和直肠，粪团刺激直肠壁内感受器产生神经冲动，沿传入神经传至脊髓低级排便中枢并上传至大脑皮质的相应区域，产生便意，引起排便反射，经一系列的排便活动将粪便排出体外。由此可见：正常排便需具备足够引起正常肠蠕动的肠内容物（即足够的食物量及适量的纤维素和水分）、正常的肠道内肌肉张力及肠道蠕动功能、正常的排便反射、正常的参与排便的肌肉功能 4 个条件。其中任何 1 个条件不满足均可产生便秘，如肠道平滑肌病变、神经系统活动异常、肛门括约肌等参与排便的肌肉功能异常或病变等。按病因不同将便秘分为以下两类。

### 1.功能性便秘

　　（1）进食量少或食物中纤维素或水分不足，对结肠运动的刺激减少。

　　（2）由于工作时间和性质变化、工作紧张、生活节奏快、社会竞争激烈、精神因素等使正常的排便习惯被打乱。

　　（3）结肠运动功能紊乱　常见于肠易激综合征（由结肠及乙状结肠痉挛导致的排便困难，表现为便秘与腹泻交替），年老体弱、活动少，特别是长期卧床者。

　　（4）腹肌及盆腔肌张力不足　排便推动力不足。

　　（5）结肠冗长　食糜残渣经过结肠时水分被过多吸收。

（6）滥用泻药　形成药物依赖，停药造成便秘。

**2. 继发性便秘**

（1）直肠与肛门病变　如直肠炎、肛周脓肿和溃疡、痔、肛裂等可引起肛门括约肌痉挛、排便疼痛而产生排便恐惧感。

（2）局部病变　如大量腹水、系统性硬化症、膈肌麻痹、肌营养不良等导致排便无力。

（3）结肠完全或不完全性梗阻　如克罗恩病、结肠良、恶性肿瘤、先天性巨结肠症、各种原因所致的肠粘连、肠套叠、肠扭转等。

（4）腹腔或盆腔内肿瘤的压迫　如子宫肌瘤等。

（5）全身性疾病　如糖尿病、尿毒症、甲状腺功能减退症、截瘫、脑血管意外等所致的肠肌松弛、排便无力；另有血卟啉病及铅中毒等所致的肠肌痉挛。

（6）药物影响　如吗啡类药、抗胆碱能药、神经阻滞药、钙通道阻滞药、镇静药、抗抑郁药，含钙、铝的制酸剂等所致的肠肌松弛。

## 二、临床表现

### 1. 排便障碍的表现

自然排便次数减少，有排便困难，粪便量少且坚硬，可逐渐加重；或粪便不干硬，但也有排便困难。

### 2. 便秘所致局部表现或全身表现

粪块较长时间停留在肠道内，可有食欲下降、腹胀、下腹部疼痛、下坠感和排便不尽感；部分患者还可以出现头痛、头晕、疲乏等神经症状；粪便过硬，排便时可引起肛门疼痛甚至肛裂；便秘还可以造成直肠和肛门过度充血，诱发或加重痔；患者也可因此感到紧张、焦虑。

### 3. 原发病表现

各种原因的肠梗阻多有恶心、呕吐、腹胀、腹绞痛等；慢性便秘多无特征性表现，少数可有口苦、食欲下降、腹胀、腹部不适，或有轻度头晕、头痛、乏力等神经症状；慢性习惯性便秘多见于中老年人，尤其是经产妇，可能与肠肌、腹肌及盆底肌张力降低有关；结肠肿瘤、肠结核及克罗恩病常有腹部包块；肠结核、溃疡性结肠炎、肠易激综合征常有腹泻与便秘交替出现；粪便变细、便血伴有消瘦，需考虑结肠癌或直肠癌的可能。

## 三、护理问诊

### 1. 确定是否便秘

询问患者大便的频度、排便量、性状、排便是否费力等。

### 2. 病史与起病情况

询问便秘的起病与病程，有无与便秘相关的疾病或手术史（腹部与盆腔手术史），有无精神紧张、工作压力、饮食（纤维素含量及是否偏食）及生活习惯的改变，是否长期服用泻药、使用镇静药或抗胆碱能药等。

### 3. 临床特点

每日排便的时间、频度、量、性状，是否有排便困难，并与既往的排便情况比较。

### 4. 伴随症状

头晕、头痛、恶心、呕吐、腹胀、腹痛、腹部包块、里急后重、便血。

**5. 诊疗及护理经过**

服用药物的种类、剂量及疗效；促进排便的措施及效果。

**6. 便秘对人体功能性健康型态的影像**

主要为长期便秘产生的精神紧张、焦虑等压力与压力应对型态的改变。

## 四、相关护理诊断

（1）便秘　与食物中纤维素量过少、运动量少、长期卧床、排便环境改变、肠梗阻或直肠肛管疾病等有关。

（2）疼痛　与粪便过于干硬、排便困难致肠平滑肌痉挛有关。

（3）组织完整性受损或有组织完整性受损的危险　与粪便干硬有关。

（4）知识缺乏　与缺乏形成定时排便习惯与预防便秘的知识有关。

（张　颖）

# 第十四节　黄　　疸

【学习目标】
- ◆ **掌握**：黄疸的定义、分类及临床表现、护理问诊要点以及相关护理诊断。
- ◆ **熟悉**：黄疸的病因及发病机制。
- ◆ **了解**：胆红素的正常代谢。

案例导入

**案例回放：**

患者，女，洗澡时发现全身皮肤黏膜黄染，以手掌、脚掌颜色最深。自述无乏力、食欲下降、厌食、恶心等任何不适感。入院检查肝胆无异常。

**思考问题：**

1. 该患者还需要搜集哪些护理问诊资料？

2. 病因可能是什么？

　　黄疸是由于胆红素代谢障碍，使血清中胆红素升高，引起皮肤、黏膜、巩膜黄染的症状和体征。血清总胆红素（结合胆红素和非结合胆红素）的正常浓度为 $1.7 \sim 17.1 \mu mol/L$（$0.1 \sim 1mg/dl$），当胆红素浓度在 $17.1 \sim 34.2 \mu mol/L$ 时，临床上不易察觉，尚未出现肉眼可见的黄疸，称为隐性黄疸，而当超过 $34.2 \mu mol/L$ 时即出现临床可见的黄疸。

## 一、胆红素的正常代谢

　　胆红素主要来源于血红蛋白。正常红细胞的平均寿命大约为 120 天，血液循环中衰老的红细胞被单核-巨噬细胞系统破坏、降解为血红蛋白，进而形成非结合胆红素（为脂溶性，不溶于水，亦不能从肾小球滤过，故不能从肾排出），经血液循环运输至肝，被肝细胞摄取，在肝细胞内与葡萄糖醛酸结合形成结合胆红素（为水溶性，可通过肾小球滤过从肾排出）。结合胆红素从肝细胞经胆管随胆汁排到肠道，在回肠末端及结肠被肠道细菌酶分解与还原为尿胆原，尿胆原大部分进一步被氧化为尿胆素从粪便排出，称粪胆素；小部分经肠道重吸收，由肝门静脉回到肝，其中的大部分再转化为结合胆红素，再次随胆汁排入肠道，这就是所谓的"胆红素的肠肝循环"。小部分经体循环由肾排出体外，为尿液中的尿胆原，见图4-8。

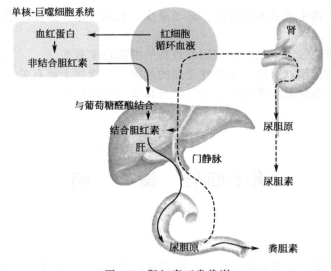

图 4-8　胆红素正常代谢

## 二、黄疸的分类、病因及发病机制

### （一）按病因学分类

#### 1. 溶血性黄疸

一方面，由于红细胞过多过快的破坏，使非结合胆红素生成过多，超过了肝细胞的摄取、结合与排泌的处理能力。另一方面，由于溶血引起的缺氧、贫血以及红细胞破坏产物的毒性作用等，降低了肝细胞对胆红素的代谢功能，使血液中非结合胆红素超过正常水平，见图4-9。可见于遗传性球形红细胞增多症、海洋性贫血等；还可见于异型输血后的溶血、自身免疫性溶血性贫血、新生儿溶血及蚕豆病、阵发性血红蛋白尿等后天性获得性溶血性贫血。

#### 2. 肝细胞性黄疸

一方面，由于肝细胞的广泛损伤使肝细胞对胆红素的摄取、结合等处理能力降低，导致血液中的非结合胆红素升高。而未受损的肝细胞仍可进行正常的胆红素代谢，生成的部分结合胆红素仍经胆道排泄。另一方面，由于肝细胞的肿胀压迫毛细胆管和胆小管、炎性细胞浸润或胆栓阻塞，使胆汁排泄受阻，结合胆红素反流入血，导致血液中结合胆红素也升高，见图4-10。可见于中毒性肝炎、病毒型肝炎、肝硬化、败血症、钩端螺旋体病等各种肝细胞严重损害的疾病。

#### 3. 胆汁淤积性黄疸

由于胆道阻塞，胆汁淤积，阻塞上方的胆管内压力升高、胆管扩张，小胆管和毛细胆管

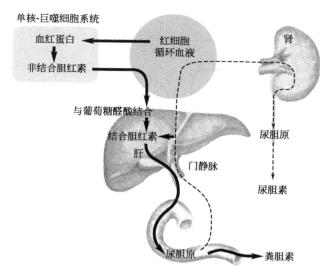

图 4-9 溶血性黄疸

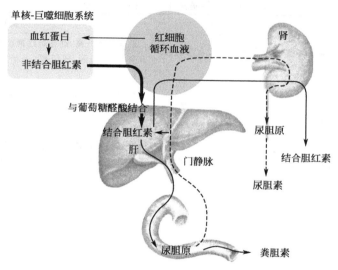

图 4-10 肝细胞性黄疸

破裂，使胆汁中的结合胆红素反流入血而升高，见图 4-11。可见于肝内泥沙样结石、癌栓、寄生虫病等肝内阻塞性胆汁淤积及病毒性肝炎、原发性胆汁性肝硬化、药物性胆汁淤积等肝内胆汁淤积，以上均属于肝内性胆汁淤积；还可见于胆总管狭窄、炎性水肿、胆总管结石、肿瘤、蛔虫等阻塞引起的肝外性胆汁淤积。

### （二）按胆红素性质分类

按胆红素性质分类可以分为以非结合胆红素升高为主的黄疸和以结合胆红素升高为主的黄疸。

## 三、临床表现特点及鉴别要点

临床表现特点及鉴别要点详见表 4-5。

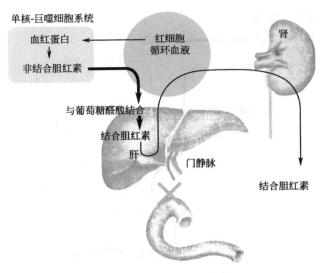

图 4-11　胆汁淤积性黄疸

表 4-5　三种黄疸的临床特点和鉴别

| 分类 | 临床特点 | 实验室检查 |
|---|---|---|
| 溶血性黄疸 | 黄疸呈浅柠檬色,无皮肤瘙痒,有溶血性原发病的表现 | 总胆红素升高,结合胆红素正常,非结合胆红素明显升高,尿色加深,尿胆原(＋＋),尿胆红素阴性,粪色加深 |
| 肝细胞性黄疸 | 黄疸呈浅黄色至深黄色,轻度皮肤瘙痒,有肝原发病的表现 | 总胆红素升高,结合胆红素和非结合胆红素均升高,尿色加深,尿胆原(＋),尿胆红素(＋),粪色正常或变浅 |
| 胆汁淤积性黄疸 | 黄疸呈暗黄色甚至黄绿色,有皮肤瘙痒 | 总胆红素升高,结合胆红素明显升高,非结合胆红素正常,尿色加深,尿胆原阴性,尿胆红素(＋＋),粪色变浅或白陶土色 |

## 四、护理问诊

### 1. 确定是否黄疸

注意与球结膜下脂肪沉积、高胡萝卜素血症、进食过多橘子、南瓜等食物引起的皮肤发黄相区别。注意检查巩膜有无黄染及询问尿色有无变化。

### 2. 病史及起病情况

起病急缓,黄疸出现和持续的时间,有无与黄疸相关的疾病、有无群集发病、外出旅游史、近期内血制品输注史;有无长期酗酒、长期药物使用史等。

### 3. 确定黄疸的类型

皮肤色泽的深浅、是否伴有皮肤瘙痒、尿粪颜色有无变化等。一般黄染越深,病情越严重;梗阻越完全,皮肤瘙痒越严重,粪色越浅。

### 4. 伴随症状

伴随症状有:①黄疸伴发热,见于肝脓肿、急性胆管炎、钩端螺旋体病、大叶性肺炎、败血症、疟疾、急性溶血等;②黄疸伴上腹部剧烈疼痛,常见于胆道结石、胆道蛔虫病或肝脓肿等；持续性右上腹钝痛或胀痛可见于肝脓肿、病毒性肝炎或原发性肝癌等；③黄疸伴肝大，可见于病毒性肝炎、肝癌、急性胆道感染或胆道阻塞；④黄疸伴胆囊肿大，多见于胆总管癌、胆总管结石、胰头癌、壶腹癌等；⑤黄疸伴脾大，见于病毒性肝炎、肝硬化、败血症、钩端螺旋体病、疟疾、溶血性贫血及淋巴瘤等；⑥黄疸伴腹水，可见于重症肝炎、肝硬化失代偿期及肝癌等。

### 5. 诊疗及护理经过

是否做过其他辅助检查及其结果，采取了哪些治疗、护理措施及其效果。

### 6. 黄疸对人体功能性健康型态的影响

主要为了解有无因皮肤瘙痒而引起的睡眠与休息型态的改变；有无因皮肤、黏膜及巩膜黄染而引起的自我概念型态的改变、有无原发病及各种检查（尤其是创伤性检查）所致的压力与压力应对型态的改变。

## 五、相关护理诊断

(1) 舒适的改变：皮肤瘙痒　与胆红素排泄障碍所致血中胆盐升高有关。
(2) 有皮肤完整性受损的危险　与皮肤瘙痒等有关。
(3) 自我形象紊乱　与黄疸所致皮肤、黏膜、巩膜黄染有关。
(4) 焦虑　与病因不明及创伤性病因学检查有关。

（张　颖）

# 第十五节　排尿异常

【学习目标】

◆ **掌握**：多尿、少尿、无尿的定义；少尿、多尿、尿急尿痛、血尿的临床表现；尿三杯实验；排尿异常的问诊要点以及相关护理诊断。
◆ **熟悉**：导致少尿、无尿的病因。
◆ **了解**：排尿异常的发病机制。

## 案例导入

**案例回放：**

患者王某，男，24岁。以"间断性血尿、蛋白尿2月余"而入院。患者自述1个月前上呼吸道感染后2日发现尿色发红，呈茶色，就诊当地医院，查尿蛋白（＋＋），红细胞满视野10～20/HP，诊断"慢性肾小球肾炎"，具体诊疗不详，效果欠佳，为求进一步诊治来我院就诊。眼睑及双下肢轻度水肿，无关节痛、发热、脱发，无光过敏、面部皮疹、皮下出血点。既往体健，无高血压、糖尿病、肝炎病史。

**思考问题：**

1. 该患者最主要的症状是什么？
2. 提出该患者的护理诊断。

正常成人 24h 尿量为 1000～2000ml。24h 尿量少于 400ml 或每小时尿量少于 17ml 称为少尿（oliguria）；24h 尿量少于 100ml 或 12h 完全无尿则称为无尿或尿闭（anuria）；24h 尿量超过 2500ml 则称为多尿（polyuria）。

尿频（frequent micturition）是指单位时间内排尿次数增多。正常成人白天排尿 4～6 次，夜间 0～2 次。

尿急（urgent micturition）是指患者一有尿意即迫不及待需要排尿，难以控制。

尿痛（odynuria）是指患者排尿时感觉耻骨上区、会阴部和尿道内疼痛或烧灼感。尿频、尿急和尿痛合称为膀胱刺激征。

血尿（hematuria）包括镜下血尿和肉眼血尿。镜下血尿是指尿色正常，须经显微镜检查方能确定，通常离心沉淀后的尿液镜检每高倍视野有红细胞 3 个以上的为镜下血尿。肉眼血尿是指尿呈洗肉水色或血色，肉眼即可见的血尿。

## 一、病因及发病机制

### 1. 少尿、无尿

（1）肾前性　有效血容量减少、心脏排血功能下降、肾血管病变导致肾血流减少或肾缺血等。多种原因引起的休克、重度失水、大出血、肾病综合征、肝肾综合征和烧伤等；各种原因所致的心功能不全、严重的心律失常、心肺复苏后体循环功能不稳定等；肾血管狭窄或炎症、肾病综合征、狼疮肾炎、长期卧床不起所致的肾动脉栓塞或血栓形成；高血压危象、妊娠期高血压疾病等。

（2）肾性　肾小球、肾小管病变导致肾功能障碍。如重症急性肾炎、急进性肾炎和慢性肾炎严重感染；急性间质性肾炎，包括药物性和感染性间质性肾炎；生物毒、重金属及化学毒所致的急性肾小管坏死；严重的肾盂肾炎并发肾乳头坏死。

（3）肾后性　各种原因引起的机械性尿路梗阻、尿路的外压及肾扭转等。如结石、血凝块，坏死组织阻塞输尿管、膀胱进出口或后尿道；肿瘤、腹膜后淋巴瘤、特发性腹膜后纤维化、前列腺增生；其他如输尿管手术后、结核病或溃疡愈合后瘢痕挛缩、肾严重下垂或游走肾所致的肾扭转、神经源性膀胱等。

### 2. 多尿

（1）暂时性多尿　短时内摄入过多水、饮料和含水分过多的食物，使用利尿药后，可出现短时间多尿。

（2）持续性多尿　内分泌代谢障碍、肾疾病导致肾小管浓缩功能不全。导致内分泌代谢障碍疾病，如垂体性尿崩症、糖尿病、原发性甲状旁腺功能亢进症、原发性醛固酮增多症；肾疾病，如肾性尿崩症、肾小管浓缩功能不全、急性肾衰竭多尿期等；精神因素，如精神性多饮患者常自觉烦渴而大量饮水，引起多尿。

### 3. 尿频、尿急、尿痛

一般情况下多为炎症、结石、肿瘤、结核病或损伤所致。

（1）尿频　①生理性尿频：因饮水过多、精神紧张或气候寒冷而排尿次数增多属正常现象；②病理性尿频：糖尿病、尿崩症、精神性多饮和急性肾衰竭多尿期；炎症性尿频，如膀胱炎、尿道炎、前列腺炎和尿道旁腺炎等；神经性尿频，见于中枢及周围神经病变如癔症、神经源性膀胱；膀胱容量减少性尿频，见于膀胱占位性病变、妊娠子宫增大或卵巢囊肿等压迫膀胱、膀胱结核引起膀胱纤维性缩窄；尿道口周围病变性尿频，尿道口息肉、处女膜伞和尿道旁腺囊肿等刺激尿道口可引起尿频。

（2）尿急　①炎症：急性膀胱炎、尿道炎，特别是膀胱三角区和后尿道炎症。尿急症状特别明显，急性前列腺炎常有尿急，慢性前列腺炎因伴有腺体增生肥大，故有排尿困难、尿线细和尿流中断；②结石和异物：膀胱和尿道结石或异物刺激黏膜产生尿频；③肿瘤：膀胱癌和前列腺癌；④高温环境下尿液高度浓缩，酸性高的尿可刺激膀胱或尿道黏膜发生尿急。

（3）尿痛　临床上凡是可以引起尿急的病因几乎都可以引起尿痛，疼痛部位一般多在耻骨上区、会阴部和尿道内，尿痛性质可为灼痛或刺痛。尿道炎多在排尿开始时出现疼痛；后尿道炎、膀胱炎和前列腺炎常在排尿终末出现疼痛。

### 4. 血尿

（1）泌尿系统疾病　①肾小球疾病，如急、慢性肾小球肾炎，IgA肾病，遗传性肾炎和薄基膜肾病；②各种间质性肾炎、尿路感染、泌尿系统结石、结核病、肿瘤、多囊肾；③其他，如血管异常、尿路憩室、息肉和先天性畸形等。

（2）全身性疾病　①感染性疾病：败血症、流行性出血热、猩红热、钩端螺旋体病和丝虫病等；②血液病：白血病、再生障碍性贫血、血小板减少性紫癜、过敏性紫癜和血友病；③免疫和自身免疫性疾病：系统性红斑狼疮、结节性多动脉炎、皮肌炎、类风湿关节炎、系统性硬化症等引起肾损害时；④心血管疾病：亚急性感染性心内膜炎、急进性高血压、慢性心力衰竭、肾动脉栓塞和肾静脉血栓形成等。

（3）其他　尿路邻近器官的疾病、化学物品或药品对尿路损害也可出现血尿。平时运动量少的健康人，突然加大运动量可出现运动性血尿。

## 二、临床表现

### 1. 少尿

① 少尿伴肾绞痛，见于肾动脉血栓形成或栓塞、肾结石；②少尿伴心悸、气促、胸闷、不能平卧，见于心功能不全；③少尿伴大量蛋白尿、水肿、高脂血症和低蛋白血症，见于肾病综合征；④少尿伴有乏力、食欲下降、腹水和皮肤黄染，见于肝肾综合征；⑤少尿伴血尿、蛋白尿、高血压和水肿，见于急性肾炎、急进性肾炎；⑥少尿伴发热、腰痛、尿频、尿急、尿痛，见于急性肾盂肾炎；⑦少尿伴排尿困难，见于前列增生。

### 2. 多尿

①多尿伴烦渴多饮、排低比重尿，见于尿崩症；②多尿伴多饮、多食和消瘦，见于糖尿病；③多尿伴高血压、低血钾和周期性瘫痪，见于原发性醛固酮增多症；④多尿伴酸中毒、骨痛和肌麻痹，见于肾小管性酸中毒；⑤少尿数日后出现多尿，可见于急性肾小管坏死恢复期；⑥多尿伴神经症症状，可能为精神性多饮。

### 3. 尿频、尿急、尿痛

①生理性尿频：特点是每次尿量不少，也不伴随尿急、尿痛等其他症状；②病理性尿频：炎症性尿频特点是尿频而每次尿量少，多伴有尿急和尿痛，尿液镜检可见炎性细胞；神经性尿频特点是尿频而每次尿量少，不伴尿急、尿痛，尿液镜检无炎性细胞；膀胱容量减少性尿频特点是持续性尿频，药物治疗难以缓解，每次尿量少。

尿频、尿急、尿痛同时存在称为膀胱刺激征，多见于泌尿系统感染。尿频伴尿急和尿痛，多见于膀胱炎和尿道炎；膀胱刺激征存在但不剧烈而伴双侧腰痛，见于肾盂肾炎；尿频伴会阴部、腹股沟和睾丸胀痛，见于急性前列腺炎；尿频、尿急伴有血尿、午后低热、乏力、盗汗，见于膀胱结核；尿频不伴尿急和尿痛，但伴有多饮、多尿和口渴，见于精神性多饮、糖尿病和尿崩症；尿频、尿急伴无痛性血尿，见于膀胱癌；老年男性尿频伴尿线细、进行性排尿困难，见于前列腺增生；尿频、尿急、尿痛伴尿流突然中断，见于膀胱结石堵住出口或后尿道结石嵌顿。

### 4. 血尿

主要表现是尿颜色的改变，除镜下血尿颜色正常外，肉眼血尿根据出血量多少而呈不同颜色。尿呈淡红色洗肉水样，提示每升尿含血量超过1ml。出血严重时尿可呈血液状。①肾出血时，尿与血混合均匀，尿呈暗红色；②膀胱或前列腺出血尿色鲜红，有时有血凝块；③血尿的同时患者伴有全身或局部症状，而以泌尿系统症状为主，如伴有肾区钝痛或绞痛提示病变在肾；④膀胱和尿道病变则常有尿频、尿急和排尿困难；⑤部分患者血尿既无泌尿道症状也无全身症状，见于某些疾病病变早期，如肾结核、肾癌或膀胱癌早期。

红色尿不一定是血尿，需仔细辨别。如尿呈暗红色或酱油色，不混浊、无沉淀，镜检无或仅有少量红细胞，见于血红蛋白尿；尿呈棕红色或葡萄酒色，不混浊，镜检无红细胞，见于卟啉尿；服用某些药物（如大黄、利福平），或进食某些红色蔬菜也可排红色尿，但镜检无红细胞。

尿三杯试验：用三个清洁玻璃杯分别留起始段、中段和终末段尿观察，如：起始段血尿，提示病变在尿道；终末段血尿，提示出血部位在膀胱颈部、三角区或后尿道的前列腺和精囊；三段尿均呈红色即全程血尿，提示血尿来自肾或输尿管。

## 三、护理问诊

### 1. 起病情况、病因和诱因
注意询问排尿异常开始出现的时间、严重程度，有无慢性病史、用药史及疗效情况等。

### 2. 主要症状特点
应注意了解排尿异常的特点和相关伴随症状。

### 3. 对人体功能性健康型态的影响
注意了解有无焦虑、恐惧等压力与压力应对型态的改变，有无睡眠与休息型态的改变。

### 4. 伴随症状
具体见"临床表现"。

### 5. 诊断、治疗与护理经过
主要包括已做尿液、血液检查项目及结果，相应的治疗措施及效果。

## 四、相关护理诊断

（1）体液过多　与尿量减少、水钠潴留有关。
（2）睡眠型态紊乱　与排尿规律改变有关。
（3）发热　与急性膀胱炎、膀胱癌并发感染有关。
（4）焦虑　与预感自身受到疾病威胁有关。
（5）排尿疼痛/困难　与膀胱或尿路结石有关。
（6）活动无耐力　与发热、并发症有关。

（王　玲）

# 第十六节 头 痛

## 案例导入

**案例回放：**

陈某，男，58 岁。患者 4h 前在无明显诱因下出现头痛、头晕。随后摔倒，即刻出现意识障碍，约 2min 后清醒。约 1h 前患者病情突然加重，神志不清，肢体活动障碍，随即来我院急诊入院。入院后急诊 CT 检查示：左侧基底核区脑出血。急诊拟"脑出血高血压病"收住我科。既往"高血压病"10 年，服药治疗（具体药物不详）。

**思考问题：**

1. 该患者最主要的症状是什么？
2. 列举该患者的护理诊断。

头痛（headache）是指额、顶、颞及枕部的疼痛。

## 一、病因

### 1. 颅脑病变

（1）感染 如脑膜炎、脑膜脑炎、脑炎、脑脓肿等。

（2）血管病变 如脑出血、蛛网膜下隙出血、脑血栓形成、脑栓塞、脑供血不足、脑血管畸形、高血压脑病、风湿性脑脉管炎和血栓闭塞性脑脉管炎等。

（3）占位性病变 如脑肿瘤、颅内转移瘤、颅内囊虫病或棘球蚴病等。

（4）颅脑外伤 如脑震荡、脑挫伤、颅内血肿、硬膜下血肿、脑外伤后遗症。

（5）其他 如偏头痛、丛集性头痛、腰椎穿刺后或腰椎麻醉后头痛、头痛型癫痫。

### 2. 颅外病变

（1）颅骨疾病 如颅底凹陷症、颅骨肿瘤。

（2）颈部疾病 颈椎病及其他颈部疾病。

（3）神经痛 如三叉神经、舌咽神经及枕神经痛。

（4）其他 如眼、耳、鼻和齿疾病所致的头痛。

### 3. 全身性疾病

（1）急性感染 如流行性感冒、伤寒、肺炎等发热性疾病。

（2）心血管疾病 如高血压病、心力衰竭。

（3）中毒　如酒精、一氧化碳、铅、有机磷农药、药物（如颠茄、水杨酸类等）中毒。

（4）其他　尿毒症、低血糖、贫血、肺性脑病、系统性红斑狼疮、月经及绝经期头痛、中暑等。

#### 4. 神经症

如神经衰弱及癔症性头痛。

## 二、临床表现

#### 1. 发病情况

①急性头痛：颅内血管病变、颅内感染性疾病；②慢性进行性头痛：颅内占位性病变、情绪紧张导致的肌收缩性头痛。

#### 2. 头痛部位

①高血压：头痛多在额部或整个头部；②全身性或颅内感染性疾病：多为全头部痛；③偏头痛及丛集性：头痛多在一侧；④颅内病变：头痛常为深在性且较弥散，颅内深部病变的头痛部位不一定与病变部位相一致，但疼痛多向病灶同侧放射；⑤蛛网膜下腔出血或脑脊髓膜炎：头痛伴有颈痛；⑥眼源性头痛：头痛浅在性且局限于眼眶、前额或颞部；⑦鼻源性或牙源性头痛：也多为浅表性疼痛。

#### 3. 头痛的程度与性质

①三叉神经痛、偏头痛及脑膜刺激的疼痛：最为剧烈，有时神经功能性头痛也颇剧烈；②脑肿瘤的头痛：多为中度或轻度；③高血压性头痛、血管性头痛及发热性疾病所致头痛：头痛往往带有搏动性；④神经痛头痛：电击样痛或刺痛；⑤肌肉收缩性头痛：多为重压感、紧箍感或钳夹样痛。但是头痛的程度和病情严重的程度没有一定的关系。

#### 4. 头痛出现的时间与持续时间

某些头痛可发生在特定时间，如颅内占位性病变往往于清晨加剧，鼻窦炎的头痛也常发生于清晨或上午，丛集性头痛常在晚间发生，女性偏头痛常与月经期有关，脑肿瘤的头痛多为持续性并有长短不等的缓解期。

#### 5. 加重、减轻头痛的因素

①颅内高压性头痛、血管性头痛、颅内感染性头痛及脑肿瘤性头痛：咳嗽、打喷嚏、摇头、俯身可使加剧；②丛集性头痛：在直立时可缓解；③颈肌急性炎症：头痛可因颈部运动而加剧；④慢性或职业性的颈肌痉挛所致的头痛：可因活动按摩颈肌而逐渐缓解；⑤偏头痛：在应用麦角胺后可得到缓解。

## 三、护理问诊

#### 1. 病因和诱因

注意询问健康史中有无疼痛相关的疾病病史及诱发因素。长期的反复发作性头痛或搏动性头痛，多为血管性头痛（如偏头痛）或神经症。青壮年慢性头痛，但无颅内压增高，常因焦急、情绪紧张而引起，多为肌收缩性头痛（或称肌紧张性头痛）。

#### 2. 主要症状特点

应注意了解疼痛的急缓、部位、性质、程度、加重或缓解因素及有无牵涉痛及其部位等。

### 3. 对人体功能性健康型态的影响

注意患者有无焦虑、恐惧等压力及压力应对型态的改变；有无睡眠与休息型态的改变等。强烈、持久的疼痛可致生理功能紊乱，甚至导致休克。

### 4. 伴随症状

慢性进行性头痛合并有呕吐、缓脉、视盘水肿应注意颅内占位性病变，如果突然加剧并有意识障碍，提示可能发生脑疝；头痛伴脑膜刺激征（详见第三章第十五节），提示有脑膜炎或蛛网膜下隙出血；头痛急性发作并有发热者常为感染性疾病所致，如脑膜炎、脑炎等；急剧的头痛，持续不减，并有不同程度的意识障碍而无发热者，提示颅内血管性疾病（如蛛网膜下隙出血）。

### 5. 诊断、治疗与护理经过

重点为镇痛措施及其效果，慢性疼痛患者应注意有无药物滥用或依赖情况。

## 四、相关护理诊断

（1）急性/慢性疼痛　与各种刺激作用于机体引起的不适有关。
（2）睡眠型态紊乱　与疼痛有关。
（3）焦虑/恐惧　与疼痛迁延不愈，担心疾病预后不良有关。

（王　玲）

# 第十七节　焦　　虑

【学习目标】

◆ 掌握：焦虑的概念、临床表现、护理问诊要点及护理诊断。
◆ 熟悉：焦虑的病因。
◆ 了解：焦虑的发病机制。

## 案例导入

**案例回放：**

患者女性，60 岁，有乙型肝炎病史 10 余年。近来自觉肝区疼痛，伴厌食、乏力，体重明显下降，遂前往医院就诊。经检查确认为肝癌，医生未将检查结果告知患者，但建议其立即住院并接受手术治疗。李女士怀疑自己可能得了不治之症，茶饭不思，坐卧不宁。

**思考问题：**

1. 作为病区护士，请预测其可能会发生的问题有哪些？
2. 列举该患者进一步问诊的重点和内容。
3. 进一步评估发现，患者经常追问医生和家人所患的是什么病，每餐进食量很少，夜间辗转反侧，难以入眠，常为小事大发脾气，无法平静，自诉头痛、面部表情紧张。根据上述资料，列举该患者初步的护理诊断假设。

在临床治疗护理过程中，焦虑是比较常见的护理问题，是需要进行护理评估与干预的情绪状态。焦虑（anxiety）是人们对环境中一些即将来临的危险或发生重要事件产生的一种紧张不安的情绪状态。焦虑是临床最常见的心理反应和情绪表现。

★ 考点提示：焦虑的概念

## 一、病因

### 1. 生物学因素

生物学因素包括遗传因素与生理因素。

### 2. 社会因素

城市过密、居住空间拥挤、环境污染、紧张、工作压力过大等。

### 3. 心理因素

焦虑的最常见原因是生活事件引起的心理冲突。任何可威胁到身体和（或）心理安全的情景、事件或变化，如工作调动、患病、久病不愈、意外不幸、亲人病危、人际关系紧张等都可因应激而产生焦虑。一贯胆小羞怯、缺乏自信、躯体情况不良，应对心理、社会应激能力较差者，较易发生焦虑。

### 4. 某些躯体疾病所引起的焦虑

常见于内分泌系统疾病如甲状腺功能亢进症或甲状腺功能减退症、甲状旁腺功能亢进症，神经系统疾病如脑炎、脑肿瘤、脑血管病等。

### 5. 长期应用某些药物、中毒或戒断后引起的焦虑

如苯丙胺、阿片类及某些抗精神病药物等。

### 6. 精神疾病伴发焦虑

如疑病症、恐怖症、精神分裂症等精神疾病均可出现不同程度的焦虑症状。

## 二、发病机制

焦虑是一种与不确定的危险因素有关的忧虑和不良预感，是机体对危险的一种内部警告机制。焦虑通常发生于危险或不利情况来临之前，而这种危险或不利情况往往是不明确的，往往与一定的现实情景相联系，是由外部事物的不确定性、威胁性所激发的令人不快的情绪体验，是应激反应的表现，按以下三个阶段逐渐发展。

### 1. 警报反应期（alarm reaction stage）

应激对机体的刺激通过下丘脑作用于肾上腺、肝等腺体和组织，促使激素分泌增加、血糖升高以做好防御准备。若应激持续存在，则进入抵抗期。

### 2. 抵抗期（resistance stage）

此期消化系统功能降低，肺的通气量增加、心跳增强、增快，以便向骨骼肌输送含氧量更高、更有营养的血液，满足机体进行各种防御反应的需要。若应激被克服、个体适应成功，机体的各种反应逐渐恢复正常。

### 3. 衰竭期（exhaustion stage）

发生于应激未被克服而长期存在，上述生理反应被持续激发，直至机体的所有适应性资源被耗尽仍无力恢复，最终导致衰竭死亡。

## 三、临床表现

焦虑是在不确定的危险因素情况下，产生紧张、不安或恐惧的内心体验，并伴有相应的生理及行为表现。焦虑的表现与个体的心理、成熟程度、社会素质、所受教育及生活经验等有关。

### 1. 心理反应

感到紧张、不安、疲倦，严重者可产生恐惧感。

### 2. 外部表现

紧张、不安的期待情绪是焦虑的典型特点。表现为紧缩双眉、语音及语调发生变化、哭泣、易怒、坐立不安、肌肉震颤等。可产生各种复杂的行为反应，以缓解内心的紧张、不安，如咬指甲、反复翻弄东西、来回踱步、对自身健康状况过分关注及反复询问某一问题等。

### 3. 睡眠障碍

表现为入睡困难、躺在床上思虑所担心的问题、睡眠间断或有不愉快的梦境体验等。

### 4. 自主神经功能失调

以交感神经功能亢进为主要特点，如面色潮红或苍白、头痛、眩晕、呼吸急促或窒息感、过度换气、心悸、血压升高、手足湿冷、四肢抽搐、喉部紧促、胃部灼热感、出汗、恶心、尿频、腹部不适、腹泻等。

### 5. 生理、生化改变

如血糖升高、肾上腺皮质类固醇激素增加、淋巴结增大、体重减轻等。

### 6. 认知功能改变

焦虑对个体的影响与焦虑的程度、持续时间以及应对焦虑的能力等有关。其主要影响表现为焦虑所引起的认知能力改变对工作、学习及日常生活的影响。轻度焦虑时注意力集中、有好奇心、提问较多、解决问题的能力增强；重度焦虑时注意力分散、定向力改变、难以沟通，不能正常工作和学习。

焦虑是一个连续体，为了便于观察和评估，依据其对个体的影响程度不同可分为以下四级。

（1）轻度　个体的认知能力增强，注意力集中；有好奇心、常提问题；考虑问题全面；能应对和解决各种情况和问题；工作效率高。

（2）中度　能专心于某些事情，做事非常认真、有效率，但是对其他事情则无法面面俱到，甚至会选择性拒绝。易激惹，一旦对其提出过多要求，则会发生冲突。有时可能没有注意到周围情况及变化，在适应和分析方面存在一定困难。

（3）重度　认知能力明显降低，注意力集中在细节上，或高度分散，不能集中，甚至给予指导也难以改善。常用过去的观点观察现在的经历，几乎不能理解目前的情境。严重影响日常生活和学习。

（4）恐慌　是一种严重的精神失调。表现为接受能力失常，经常曲解当时的情景，并失去维持有目的活动的能力。过分专注细节，有时对微小的刺激可产生不可预料的反应。有临近死亡的感觉，学习难以进行，日常生活受到严重影响。

★ 考点提示：焦虑的临床表现及程度分级

## 四、护理问诊

焦虑者一般注意力不集中或容易误解交谈内容，因此交谈内容应尽可能简单明了，并注意适当的重复，耐心倾听患者的叙述及解答有关提问。

**1. 焦虑的发作情况**

（1）发作急缓及持续的时间　焦虑可突然发作，如惊恐发作，也可以经历数分钟、数小时或数日而缓慢发生。焦虑持续时间也长短不一，可以数秒也可以数年。

（2）询问有无焦虑的情绪体验　注意有无面色潮红或苍白、头痛、眩晕、呼吸急促、心悸、手足湿冷、恶心、尿频、腹泻等自主神经失调的表现；有无入睡困难、睡眠间断等睡眠障碍表现等。

（3）观察焦虑所引起的生理、行为表现　有无哭泣、易怒、声音颤抖、坐立不安等。

（4）认知能力的评估　注意有无注意力不集中或分散、是否对外界事物不关心、思维混乱或过度专注细节、学习及生活情况等。

（5）焦虑的程度　根据焦虑的表现及认知能力情况判断焦虑的程度。

**2. 焦虑引起的身心反应**

焦虑引起的身心反应包括思维、行为模式，对人生、自我及周围环境的态度及看法等。观察有无思维僵化、刻板，缺乏灵活性及想象力；有无行为谨慎、恪守常规、追求完美；是否对自身及周围环境容易采取否定和怀疑的态度等。

**3. 病因及诱因**

既往有无类似病史，有无生物学、社会及心理因素影响；有无甲状腺功能亢进症、脑炎、低血糖、精神疾病等；有无酗酒及长期应用某些药物或滥用药物等。

**4. 社会支持系统**

家人、朋友、同事提供帮助及情感支持情况等。

**5. 诊断、治疗与护理经过**

首选抗焦虑药物治疗，注意观察用药效果及不良反应。

★ 考点提示：焦虑的护理问诊要点

# 五、相关护理诊断/问题

（1）焦虑　与担心疾病预后不良、缺乏术后康复知识、即将分娩等有关。
（2）睡眠型态紊乱　与焦虑引起的思虑过度有关。
（3）有营养失调：高于机体需要量 与焦虑所致进食过多有关。
（4）活动无耐力　与重度焦虑有关。
（5）思维过程改变　与重度焦虑所致认知能力改变有关。
（6）自理能力缺陷　与重度焦虑有关。
（7）无能为力　与重度焦虑有关。

★ 考点提示：焦虑的护理诊断

**知识链接**

### 焦虑的临床意义

焦虑虽是一种不愉快的情绪体验，但它具有重要的适应功能。焦虑提醒人们警觉可能存在的内部或外部危险，提高人们预见危险的能力，并通过不断调整自己的行为，学习应付不良情绪的方法和策略。因此，适当的焦虑具有保护性作用，是有益的。但严重而持久的焦虑则会因精力的过度消耗，对个体健康造成威胁。若焦虑状态持续存在、焦虑程度与现实处境极不相称或无明确诱因者，应考虑焦虑性神经症的可能。焦虑性神经症（简称焦虑症）是以广泛和持续焦虑或反复发作的惊恐不安为主要特征的神经症性障碍。

（苗 鑫）

# 第十八节 抑 郁

【学习目标】
◇ **掌握**：抑郁的概念、临床表现、护理问诊要点及护理诊断。
◇ **熟悉**：抑郁的病因。
◇ **了解**：抑郁的发病机制。

## 案例导入

**案例回放：**

患者女，21 岁，未婚，学生，一年前无明显诱因出现兴奋、话多、夜眠差，但精力充沛，两周后情绪渐平稳。半年前因家庭问题感压力大，出现情绪低落、乏力，夜眠差，早醒，并感记忆力差、思维迟钝、内疚自责。2 日前对生活感到绝望，曾用刀子割手腕，但伤口较浅，家属为求进一步治疗，送某医院住院治疗。既往史：曾行"颈部血管瘤手术"，曾行"乳房脂肪瘤切除术"。家族史：患者的姑婆存在话多、易怒，具体诊治不详。体格检查：无特殊。

入院诊断：双相情感障碍，目前为无精神病性症状的抑郁。

**思考问题：**

1. 患者存在哪些护理问题？
2. 住院期间的主要护理诊断有哪些？

抑郁（depression）为个体在失去某种其重视或追求的东西时产生的情绪体验。抑郁症主要表现为情绪低落、思维迟缓、兴味索然、精力丧失、自我评价过低，因而导致生活能力减弱和职业功能降低、工作效率下降。近年的医学研究发现，抑郁症是最常见的心理疾病，在全世界的发病率约为 11%，所以有人把它称为"心灵的感冒"。女性患者是男性患者的两倍，但是病情程度及复发者男女相当。女性 35～45 岁年龄组发病率最高。男性发病率随年龄增加而增长。轻度抑郁症远多于重度抑郁症。

★ **考点提示：抑郁的概念**

## 一、病因

抑郁的产生有许多可能的原因，而且通常是各种遗传、心理和环境因素复杂相互作用的结果。引起抑郁的常见原因如下。

**1. 遗传因素**

抑郁与遗传基因、家族病史有密切关系。研究显示，父母其中1人得抑郁症，子女得病概率为25％；若双亲都是抑郁症患者，子女患病率提高至50％～75％。

**2. 性格因素**

像其他精神心理疾病一样，抑郁症的发生与患病个体本身的个性和性格特征有着密切的关系。性格内向、不善沟通；情绪容易波动、紧张；凡事执着、要求过高、遇事悲观、自信心差、对生活事件把握性差、过分担心这些性格特点，都会使个体对于消极事件的心理承受能力下降，干扰个人对事件的处理，导致在遇到一些负性生活事件（如亲人生病）、工作不顺等的刺激时，更易于出现抑郁情绪。

**3. 生活事件**

抑郁可能是对生活中应激事件的反应，如亲人逝去、久病不愈、婚姻不幸、人际关系紧张、退休、经济上的困扰等均可导致孤独、无助、无望或内疚感而产生抑郁情绪。长期的工作及生活压力、丧偶、退休、机体功能减退以及自理能力下降等是导致老年人抑郁发生率较高的主要原因。

**4. 生理因素**

除了一些社会环境因素和个体心理因素以外，一些生理因素也会造成抑郁症的出现。比如脑部荷尔蒙化学物质失调、饮食缺乏叶酸与维生素 $B_{12}$，或者受疾病、感染、酒精的影响，都有可能会对个体的情绪产生影响，引发抑郁。

**5. 药物因素**

长期使用某些药物，如某些治疗高血压的药物（如利血平、甲基多巴）、治疗关节炎或震颤麻痹的药物、避孕药、激素类、抗结核及癌症药物、治疗精神疾病类药物（如抗焦虑、失眠药物）等，都有可能引发或者加重个体的抑郁情绪。

**6. 疾病因素**

某些疾病如心脏病、脑卒中、糖尿病、高血压、甲状腺疾病、产后感染、贫血、癌症、类风湿关节炎与阿尔茨海默病等，均可激发抑郁情绪。

**7. 精神疾病**

抑郁也可以是某些精神疾病的表现，如抑郁性神经症、抑郁症、其他神经症以及精神分裂症等。

## 二、发病机制

**1. 应激与适应理论**

一个人在面对挫折或失去亲人、亲情等情况下感到悲伤或哀痛是很正常的，这种情绪随着时间的推移而逐渐减退。若这种情绪长期持续并伴有负罪感、无望感等，应考虑抑郁性神经症或精神病性抑郁的可能。

应激被认为是引起抑郁的重要因素之一，且常与焦虑情绪相伴发生。Engel 认为人对应激事件的反应可分为两类：一类是与焦虑、恐惧和愤怒有关的"或战或逃反应"，主要为交感神经活动增强的表现；另一类是与抑郁、悲观、失望和失助有关的"保存-退缩反应"。在"保存-退缩反应"中，下丘脑-垂体-肾上腺皮质轴活动减弱，迷走神经活动减弱，肾上腺皮质激素分泌增多，外周血管阻力增大，骨骼肌运动减少。长期持续的过度反应可造成免疫功能及再生能力下降而导致各种心身疾病的发生。

人在应激状态下的生理和心理反应是十分复杂的，抑郁与焦虑情绪可同时出现，也可先表现为焦虑、恐惧，而随后出现抑郁、绝望。个体对应激事件的反应与其对应激事件的认知程度、既往经历、个性倾向以及社会支持等有关。

### 2. 个性倾向

抑郁是个体在面对超出其应对能力的威胁时，处于失望、失助状态下所产生的情绪体验。研究发现，抑郁性神经症患者的个性具有某些共同特点，如缺乏自信、消极悲观、易于伤感、惯于忧愁等。

### 3. 生物学理论

（1）遗传因素　各种研究结果提示抑郁性神经症的发生与遗传因素有密切的关系。如果家庭中有抑郁症的患者，那么家庭成员患此病的危险性较高，这可能是遗传导致了抑郁症易感性升高。

（2）生理紊乱　认为抑郁是由机体的神经化学、内分泌紊乱引起的，其研究主要集中于儿茶酚胺和吲哚胺对情感状态的影响。

## 三、临床表现

由于个体的差异、不同的产生原因等，抑郁的严重程度及持续时间不同，临床表现也各不相同。抑郁最常见、最主要的临床表现是不同程度的情绪低落。此外，可伴有生理功能的改变，严重者可出现思维障碍、意志活动减少以及自杀倾向等。

### 1. 情绪低落

表现为精力丧失，悲伤、沮丧、忧郁、缺乏自信、内疚、自责、无精打采、郁郁寡欢，疏远亲友，回避社交。对那些曾带来快乐的事情或活动失去兴趣或乐趣；随着抑郁的加重可出现无助感、无价值感、无望感或罪恶感；对生活失去兴趣、表情淡漠、不爱说话，消极厌世、痛苦难熬，度日如年，甚至悲观、绝望、产生强烈的自杀念头和行为，以死求解脱。

不同的人对抑郁的反应不同，有的人可能极力掩盖自己的感觉，而有的人可能会经常哭泣。某些人初期可无明显的抑郁情绪，被称为隐匿性或微笑性抑郁，但通过交谈可发现其潜埋于内心的悲伤和失望感。

### 2. 躯体不适

抑郁情绪可引起各种躯体症状，如头痛、头晕、口干、心悸、胸闷、食欲改变、胃肠不适、便秘、体重减轻或增加、性功能低下。

### 3. 睡眠障碍

睡眠障碍较突出，表现为入睡困难、熟睡不醒、早醒、醒后难以入睡等。某些人会感觉经常处于昏昏欲睡的状态。

### 4. 思维迟缓

思维联想过程受抑制，反应迟钝，自觉脑子不转，表现为主动性言语减少，语速明显减慢，回答问题需时较长，内容简单；思维问题费力，有时伴有记忆力下降；思维内容多为消极、悲观、不愉快的往事或联想；严重者可表现为思维困难、难以集中精力和做出决定。

**5. 行动迟滞**

行动缓慢，主动活动减少、生活被动，不修边幅、疲乏无力，洗漱、着衣等生活小事困难费劲，力不从心。主要见于严重抑郁者。

★ 考点提示：抑郁的临床表现

## 四、护理问诊

处于抑郁状态的人由于情绪退缩、思维过程缓慢，因而在评估过程中应注意降低交谈的语速，给予适当停顿，以使患者有足够的时间思考和回答，并注意观察患者的各种反应。

**1. 发病情况**

（1）情绪情况　注意有无精力丧失、悲观、沮丧、愁眉不展、自责、内疚、无助、无望、对生活失去兴趣等情绪变化。

（2）躯体情况　有无头痛、头晕、口干、心悸、胸闷、食欲改变、胃肠不适、便秘、体重减轻或增加、疲乏无力、性功能低下等躯体不适的症状和体征。

（3）睡眠情况　有无入睡困难、熟睡不醒、早醒、醒后难以入睡等。

（4）认知能力　注意有无思维过程缓慢、反应迟钝、精力不集中及决策能力下降等表现。

（5）人际关系与角色功能　包括家庭关系、社交情况等，注意有无疏远亲友、回避社交、对原来感兴趣的活动失去兴趣等。

**2. 病因及诱因**

注意有无家族史；有无性格内向、凡事执着、要求过高、遇事悲观、自信心差等；有无亲人逝去、久病不愈、婚姻不幸、生活压力、经济困难等；有无长期使用某些药物，如利血平，甲基多巴，避孕药，激素类，抗结核及癌症药物，抗焦虑、失眠等药物；注意有无引起抑郁的疾病史，如心脏病、脑卒中、糖尿病、高血压、甲状腺疾病、贫血、癌症等；有无抑郁性神经症、抑郁症、精神分裂症等引起抑郁的精神病史。

**3. 抑郁对个体的影响**

抑郁对个体的影响程度取决于抑郁的严重程度、持续时间及个体的应对能力。同样感到非常抑郁，有的人可继续工作，而有些人可能无法正常工作，甚至生活不能自理。由于思维障碍、难以集中精力和做出决策，有时连最简单的工作都难以做好；由于缺乏自信和主动性、易于退缩，疏远亲友等而影响与他人关系的建立和维持；社会技能丧失、回避社交、交流障碍、无力解决问题等均可影响患者正常的生活、工作以及社会交往能力，而这种影响则可能进一步加重抑郁的情绪反应。

**4. 伴随症状**

注意有无行动缓慢、主动活动减少、疲乏无力、不修边幅等。

**5. 诊断、治疗及护理经过**

如抗抑郁药的名称、剂量、应用效果及不良反应；物理治疗、心理治疗的方法及效果等。

★ 考点提示：抑郁的护理问诊要点

## 五、相关护理诊断/问题

（1）有自伤、自杀的危险　与严重抑郁悲观情绪、自责自罪观念、无价值感等有关。

（2）营养失调：低于机体需要量　与失眠、乏力、食欲下降有关。

（3）睡眠型态紊乱　与疾病因素、心理应激、情绪抑郁、兴奋状态、环境改变等有关。

（4）思维过程改变　与抑郁情绪影响认知活动和记忆力、思维联想受抑制等有关。

（5）社交孤立　与严重抑郁悲观情绪、社会行为不被接受、社会价值不被接受、健康状况改变等有关。

★ **考点提示：抑郁的护理诊断**

**知识链接**

### 抑郁自评量表

抑郁自评量表（self-rating depression scale，SDS）是由 Zung 于 1965 年编制而成，美国教育卫生部推荐用于精神药理学研究的量表之一，是含有 20 个项目，分为 4 级评分的自评量表。

在回答时，应注意，有的题目的陈述是相反的意思。例如，心情忧郁的患者常常感到生活没有意思，但题目之中的问题是感觉生活很有意思，那么评分时应注意得分是相反的。这类题目之前加上 ∗ 号，提醒各位评估者及被评估者注意。

请根据您近一周的感觉来进行评分，数字的顺序依次为从无、有时、经常、持续。

| | 无 | 有时 | 经常 | 持续 |
| --- | --- | --- | --- | --- |
| 1. 我感到情绪沮丧，郁闷。 | 1 | 2 | 3 | 4 |
| ∗ 2. 我感到早晨心情最好。 | 4 | 3 | 2 | 1 |
| 3. 我要哭或想哭。 | 1 | 2 | 3 | 4 |
| 4. 我夜间睡眠不好。 | 1 | 2 | 3 | 4 |
| ∗ 5. 我吃饭像平时一样多。 | 4 | 3 | 2 | 1 |
| ∗ 6. 我的性功能正常。 | 4 | 3 | 2 | 1 |
| 7. 我感到体重减轻。 | 1 | 2 | 3 | 4 |
| 8. 我为便秘烦恼。 | 1 | 2 | 3 | 4 |
| 9. 我的心跳比平时快。 | 1 | 2 | 3 | 4 |
| 10. 我无故感到疲劳。 | 1 | 2 | 3 | 4 |
| ∗ 11. 我的头脑像往常一样清楚。 | 4 | 3 | 2 | 1 |
| ∗ 12. 我做事情像平时一样不感到困难。 | 4 | 3 | 2 | 1 |
| 13. 我坐卧不安，难以保持平静。 | 1 | 2 | 3 | 4 |
| ∗ 14. 我对未来感到有希望。 | 4 | 3 | 2 | 1 |
| 15. 我比平时更容易激怒。 | 1 | 2 | 3 | 4 |
| ∗ 16. 我觉得决定什么事很容易。 | 4 | 3 | 2 | 1 |
| ∗ 17. 我感到自己是有用的和不可缺少的人。 | 4 | 3 | 2 | 1 |
| ∗ 18. 我的生活很有意义。 | 4 | 3 | 2 | 1 |
| 19. 假若我死了别人会过得更好。 | 1 | 2 | 3 | 4 |
| ∗ 20. 我仍旧喜爱自己平时喜爱的东西。 | 4 | 3 | 2 | 1 |

结果分析：指标为总分。将 20 个项目的各个得分相加，即得粗分。标准分等于粗分乘以 1.25 后的整数部分。总粗分的正常上限为 41 分，标准总分为 53 分。

抑郁严重度＝各条目累计分/80

结果：0.5 以下者为无抑郁；0.5～0.59 为轻微至轻度抑郁；0.6～0.69 为中至重度抑郁；0.7 以上为重度抑郁。仅做参考。

（苗　鑫）

# 第十九节　抽搐与惊厥

【学习目标】

◆ **掌握**：抽搐与惊厥的定义；全身性与局限性抽搐的临床表现特点；抽搐与惊厥的护理评估要点和内容；抽搐与惊厥相关的护理诊断或合作性问题。

◆ **熟悉**：抽搐与惊厥的病因。

◆ **了解**：抽搐与惊厥的发生机制。

## 案例导入

**案例回放：**

　　患者男，40岁，颅脑外伤2日，今日晨起患者突然大叫，四肢伸直，随后出现肢体的节律性抽动。发作时意识丧失，对外界无反应，面部青紫，舌咬伤及尿失禁。发作后患者意识逐渐恢复，抱怨肌肉酸痛。妻子目睹整个发作过程，不知如何是好，赶忙陪同患者赶往医院。体格检查：体温36.5℃，脉搏95次/分，呼吸20次/分，心肺腹查体未见异常体征，无神经系统阳性体征。

**思考问题：**

1. 该患者最可能发生的是什么情况？依据是什么？
2. 需要进一步评估的要点有哪些？
3. 就病例简介中的资料，列举该患者初步的护理诊断。

　　抽搐与惊厥均属于不随意运动。抽搐是指全身或局部成群骨骼肌不自主的抽动或强烈收缩，常可引起关节运动和强直，伴或不伴意识障碍。当肌肉收缩表现为强直性和阵挛性时，称为惊厥，多呈全身性、对称性，多见于癫痫大发作，可伴有或不伴有意识障碍。

★ **考点提示：抽搐与惊厥的概念**

## 一、病因

### 1. 脑部疾病（脑源性抽搐）

多见于感染、外伤、肿瘤、脑血管疾病和脑寄生虫病等。

### 2. 感染

急性胃肠炎、中毒型细菌性痢疾、链球菌性败血症、破伤风、狂犬病等，小儿高热惊厥主要由急性感染所致。

### 3. 全身代谢病的神经系统并发症

如肾性脑病、肝性脑病、肺性脑病、糖尿病性脑病，发热性疾病引起的高热惊厥，某些中毒性疾病。

### 4. 血管疾病

如高血压脑病或Adams-strokes综合征等。

**5. 代谢性疾病**

如低血糖、低镁血症、低钙血症、子痫、血卟啉病等。

**6. 神经症（假性抽搐发作）**

癔症性抽搐和惊厥。

**7. 其他**

药物突然撤药、热射病、溺水、触电等。

## 二、发病机制

抽搐的发生机制尚未完全明了，脑源性抽搐被认为可能是由大脑皮质运动神经元的过度同步化放电所致，可由代谢、营养、大脑皮质肿物、瘢痕、化学物质及物理因素等激发，与遗传、免疫、内分泌、微量元素、精神因素等有关。非脑源性被认为是由于脊髓网状结构兴奋引起下运动神经元的 γ-纤维兴奋传出而导致肢体的强直性抽搐，如马钱子、士的宁中毒引起的抽搐。钙离子代谢障碍和甲状旁腺手术后引起的抽搐，均是肌细胞膜兴奋性增高所致。

## 三、临床表现

由于病因不同，抽搐与惊厥发作的临床表现形式也不一样，通常表现为全身和局限性两种类型。

**1. 全身性抽搐**

（1）全身强直-阵挛性抽搐　为临床最常见的一种形式，表现为突然意识模糊或丧失，全身强直、呼吸暂停，继而四肢发生阵挛性抽搐，呼吸不规则，尿便失控、发绀，持续 2～5min，阵挛后进入昏睡，然后逐步意识恢复。典型者为癫痫大发作，也见于脑炎、脑膜炎、发热性惊厥等。

（2）全身强直性抽搐　表现为抽搐发作时全身肌肉张力持续性增高，四肢伸性强直，头后仰，上肢内旋，下肢伸直，呈现角弓反张状态，多数意识丧失。见于脑炎、脑缺氧、破伤风、士的宁中毒等，也可见于癫痫发作。

（3）全身阵挛性抽搐　表现为突然跌倒，先肌张力降低，继之出现不规则性全身肢体肌肉节律性抽动，大多意识丧失。轻度全身抽动者，可能意识清醒，如肌阵挛性癫痫、发热惊厥等发作。

**2. 局限性抽搐**

表现身体某一局部肌肉或局部肢体连续性抽搐，抽搐时意识清楚，大多见于口角、眼睑、手足等。可见于癫痫的局限性发作，手足搐搦症等。

**3. 伴随症状**

临床上引起抽搐的疾病颇多，部分抽搐类型相似，故分析其伴随的症状，对病因诊断具有重要意义。

（1）抽搐伴发热　多见于小儿的急性感染，也可见于胃肠功能紊乱及重度失水等。体温达 39℃ 以上时出现抽搐称为高热惊厥。

（2）抽搐伴血压增高　可见于高血压病、肾炎、铅中毒等。

（3）抽搐伴脑膜刺激征　多见于脑膜炎、蛛网膜下腔出血等。

（4）抽搐伴意识丧失　见于癫痫大发作、重症颅脑疾病等。

（5）抽搐发作前剧烈头痛　见于蛛网膜下腔出血、颅脑外伤、急性感染、颅脑占位性病变等。

★ **考点提示：全身性抽搐的临床表现**

## 四、护理评估

**1. 健康史**

（1）一般情况　不同年龄段发生惊厥的病因差异很大。新生儿惊厥多为产伤、窒息、颅内出血所致；6个月至3岁的婴幼儿以高热惊厥为多，或因低血钙、低血镁、低血糖所致，或为中毒性脑病所致；儿童和青少年发生惊厥的常见原因有原发性癫痫、脑外伤等；老年人常见于脑动脉硬化、高血压、肿瘤等。

（2）病因或诱因　询问有无脑部疾病、全身性疾病、神经症、毒物接触和外伤等病史；惊厥及抽搐发生前有无发热、饮食过度、外界刺激、过度疲劳、情绪激动等诱因；起病时间是在清晨、睡时、醒后、饭前抑或饭后等。

**2. 身体评估**

发作前有无脑部症状或特殊感觉等先兆表现；发作时有无意识丧失、外伤和大小便失禁，并注意观察患者的姿态、面色、声音、肢体抽动的次序、发作持续的时间、对环境的反应，以及发作后的表现，如意识蒙眬、肢体瘫痪、失语、遗忘、头痛等。是否伴有血压增高、脑膜刺激征、剧烈头痛、意识丧失等危重急症表现。

**3. 心理-社会状况**

抽搐及惊厥发生时所导致的跌伤、舌咬伤及大小便失禁等，可造成患者在惊厥发作后产生自卑心理，久之造成社交孤立，因此必须重视患者的心理指导。及时评估患者有无困窘等发作后心理反应，有无患者亲属应对能力失调的状况。

★ 考点提示：抽搐与惊厥的护理评估要点

## 五、相关护理诊断

（1）急性意识障碍　与惊厥发作有关。
（2）有受伤的危险　与惊厥发作所致的不受控制的强直性肌肉收缩和意识丧失有关。
（3）有窒息的危险　与患者意识丧失、会厌反射减弱或消失有关。
（4）排尿障碍/排便失禁　与抽搐与惊厥发作所致短暂意识丧失有关。
（5）体温过高　与感染或短时间频繁惊厥发作有关。
（6）恐惧　与不可预知的惊厥发作及发作后困窘有关。
（7）个人或家庭应对无效　与无能力处理突发惊厥有关。
（8）社交孤立　与患者反复惊厥发作而产生的自卑心理有关。
（9）照顾者角色紧张　与照顾接受者的健康不稳定性及照顾情景的不可预测性有关。

★ 考点提示：抽搐与惊厥的护理诊断

---

**知识链接**

**惊厥患者的一般处理原则**

（1）将患者平卧，头偏向一侧，以防分泌物或呕吐物进入气管发生窒息。应防止患者咬伤舌，可用纱布将压舌板裹好放入患者一侧上下牙之间，或使用开口器。另外，须防止跌伤。

（2）针刺疗法，发作时可针刺水沟（人中）、涌泉。

（3）地西泮（安定）10mg缓慢静脉注射；小儿可用10%水合氯醛溶液灌肠。

---

（苗　鑫）

# 第二十节  意识障碍

## 【学习目标】

◆ **掌握**：意识障碍的定义；不同类型意识障碍的临床表现特点；意识障碍的护理评估要点与内容；意识障碍相关的护理诊断。

◆ **熟悉**：意识障碍的病因。

◆ **了解**：意识障碍的发生机制。

## 案例导入

**案例回放：**

患者，男，李某，61岁，昨日15：00时与邻居打麻将，由于过分激动，突然身体倒地，人事不省，呼之不应，呕吐1次，为胃内容物。邻居想帮忙扶起，发现其左侧上下肢完全不能活动，同时大小便失禁。后被家人急送入院。家属诉说李某确有"高血压"病史15年，平时间断服降压药（具体药名不详），血压控制不好，无肝炎、结核病、心脏病病史，无药物过敏史，无烟酒嗜好。

**思考问题：**

请问李某意识障碍程度是什么？如何判断？

意识是大脑的高级功能，是人对自身及外部环境的认识并以语言和躯体行为等进行适宜反应的重要功能。正常人意识清醒，思维活动正常，语言准确，对周围刺激反应灵敏。当某些疾病使高级神经活动受损时，则会发生意识障碍。意识障碍是指人对周围环境及自身状态的识别和觉察能力障碍的精神状态，可表现为嗜睡、意识模糊和昏睡，严重的意识障碍表现为昏迷。

★ **考点提示：意识障碍的概念**

## 一、病因

引起意识障碍的病因很多，从临床实际出发，可分为脑部原发性损害和全身其他系统病变两大类。

### 1. 颅脑疾病

（1）颅脑感染性疾病　如各种脑膜炎、脑炎及脑型疟疾等。

（2）脑血管病　如脑出血、蛛网膜下隙出血、脑梗死、高血压脑病等。

（3）颅内占位性病变　如脑肿瘤、脑脓肿等。

（4）颅脑损伤　脑震荡、脑挫裂伤、颅骨骨折、外伤性颅内血肿等。

（5）癫痫大发作及癫痫持续状态。

### 2. 全身性疾病

（1）缺氧、缺血　各种原因所致的肺泡换气不足（肺炎、肺水肿）、窒息、呼吸肌麻痹、严重心律失常、心力衰竭、心肌损害及心跳停搏等。

（2）急性感染性疾病　如中毒型痢疾、大叶性肺炎、败血症、螺旋体感染及立克次体感染等。

（3）内分泌与代谢障碍性疾病　如尿毒症、肝性脑病、肺性脑病、甲状腺危象、甲状腺功能减退症、糖尿病性昏迷、低血糖、水电解质紊乱及酸碱平衡失调等。

（4）外源性中毒　如催眠药、有机磷杀虫药、氰化物、一氧化碳、酒精和吗啡等中毒。

（5）物理性及缺氧性损害　如高温中暑、溺水、触电、高山病等。

## 二、发病机制

意识由意识内容及意识"开关"系统组成。意识内容在意识觉醒状态的基础上产生，包括记忆、思维、理解、定向力、情感等精神活动。意识的"开关"系统包括经典的感觉传导通路（特异性上行投射系统）及脑干网状结构（非特异性上行投射系统）。意识的"开关"系统激活大脑皮质并维持大脑皮质一定水平的兴奋性，使机体处于觉醒状态，从而在此基础上产生意识内容。因此，清醒的意识活动有赖于大脑皮质和皮质下的网状结构功能的正常，任何导致大脑皮质弥漫性损害或脑干网状结构上行系统的损害，均可产生意识障碍。

## 三、临床表现

根据意识障碍的不同程度，分为嗜睡、意识模糊、昏睡、昏迷及谵妄等类型。

### 1. 嗜睡

嗜睡是最轻的意识障碍，是一种病理性的持续睡眠状态，可被唤醒，并能正确回答和做出各种反应，如执行简单的命令性动作、叙述病情等，但当刺激去除后又很快入睡。

### 2. 意识模糊

意识模糊是意识水平轻度下降，较嗜睡为深的一种意识障碍。患者能保持简单的精神活动，但对时间、地点、人物的定向能力发生障碍。可有错觉、幻觉、思维紊乱、语言不连贯、记忆模糊等。

### 3. 昏睡

患者处于深度睡眠状态，虽在强烈刺激下（如压迫眶上神经，摇动患者身体等）可被唤醒，但很快又进入昏睡。各种随意运动减少或消失，醒时应答含糊或答非所问。

### 4. 昏迷

昏迷是严重的意识障碍，表现为意识持续的中断或完全丧失。按程度不同又分为以下3种。

（1）轻度昏迷（浅昏迷）　意识大部分丧失，无自主运动，对声、光刺激无反应，对疼痛刺激可出现痛苦的表情或肢体退缩等反应。角膜反射、瞳孔对光反射、眼球运动、咳嗽反射、吞咽反射等存在。

（2）中度昏迷　对周围事物及各种刺激均无反应，对于剧烈刺激可出现防御反射。角膜反射、瞳孔对光反射均减弱，眼球无转动。此时呼吸、脉搏、血压均有改变。

（3）深度昏迷（深昏迷）　全身肌肉松弛，对各种刺激全无反应。深反射、浅反射及眼球运动均消失。呼吸不规则，血压下降，尿便失禁或潴留。

### 5. 谵妄

谵妄是在意识清晰度明显下降的情况下，出现精神异常、定向力丧失、感觉错乱（幻觉、错觉）、躁动不安、言语杂乱。谵妄常发生于急性感染的发热期，也见于某些药物中毒（如颠茄类药物中毒、急性酒精中毒）、代谢障碍（如肝性脑病）、循环障碍或中枢神经疾病等。

意识障碍者感知能力、对外界环境的识别能力及日常生活活动能力均发生改变。尤其是昏迷者，由于意识部分或完全丧失所致无自主运动能力、咳嗽与吞咽反射减弱或消失、不能经口进食；排便与排尿控制能力丧失，不能自主排便和排尿，需要留置导尿等，除了体温、脉搏、呼吸、血压等生命体征可有改变外，常易并发肺部感染、尿路感染、口腔炎、角膜炎、角膜溃疡、结膜炎、褥疮、营养不良及肢体挛缩畸形等。

★ **考点提示：嗜睡、意识模糊、昏睡、昏迷、谵妄的临床表现**

## 四、护理评估

### 1. 意识障碍的程度及特点

询问意识障碍发生的时间、过程、起病缓急、表现等。根据患者语言反应、对答是否切题、疼痛刺激的反应、瞳孔大小及两侧是否对称、对光反射、肢体活动情况（注意有无单瘫、偏瘫）、神经系统检查（如脑膜刺激征、深浅反射消失、病理反射等）情况判断意识障碍程度。也可按格拉斯哥昏迷评分表（Glasgow coma scale，GCS）对意识障碍的程度进行评估。评分项目包括睁眼反应、运动反应和语言反应三个评分项目。分测 3 个项目并予以计分，再将各项目分值相加求其总分，即可得到意识障碍程度的客观评分，见表 4-6。GCS 总分为 3～15 分，14～15 分为正常，8～13 分为意识障碍，≤7 分为浅昏迷，<3 分为深昏迷。

表 4-6  Glasgow 昏迷评分表

| 评分项目 | 反　　　应 | 得分 |
| --- | --- | --- |
| 睁眼反应 | 正常睁眼 | 4 |
| | 呼叫后睁眼 | 3 |
| | 疼痛刺激后睁眼 | 2 |
| | 任何刺激无睁眼反应 | 1 |
| 运动反应 | 可按指令动作 | 6 |
| | 对疼痛刺激能定位 | 5 |
| | 对疼痛刺激有肢体退缩反应 | 4 |
| | 疼痛刺激时肢体过屈（去皮质强直） | 3 |
| | 疼痛刺激时肢体过伸（去大脑强直） | 2 |
| | 对疼痛刺激无反应 | 1 |
| 语言反应 | 能准确回答时间、地点、人物等定向问题 | 5 |
| | 能说话,但不能准确回答时间、地点、人物等定向问题 | 4 |
| | 用字不当,但字意可辨 | 3 |
| | 语模糊不清,字意难辨 | 2 |
| | 任何刺激无语言反应 | 1 |

评估中应注意运动反应的刺激部位应以上肢为主，以最佳反应记分。GCS 动态评分是将每日 GCS3 项记录值分别绘制成横向的 3 条曲线，曲线下降提示意识障碍程度加重，病情趋于恶化；反之，曲线上升提示意识状态障碍程度减轻，病情趋于好转。通过动态观察或动态的 GCS 评分可了解意识障碍的演变，以确定其进展情况。

### 2. 病因及诱因

询问头颅有无外伤及骨折；是否服用药物或毒物；有无接触煤气或酗酒等；询问既往有无糖尿病、高血压病、肝肾疾病、心脏病、肺源性心脏病、癫痫、肿瘤等病史，并询问服用药物情况，是否首次发病，以往发生意识障碍与此次是否相同，以分析意识障碍的原因及诱因。如糖尿病者，可由于感染、停用胰岛素、饮食失调、精神创伤等诱发糖尿病酮症酸中毒昏迷；高血压患者可由于精神过度紧张或情绪激动等诱发脑出血，出现意识障碍；原有肝疾病者，由于上消化道出血、高蛋白饮食、感染、大量利尿等，可诱发肝性昏迷等。

**3. 伴随症状**

是否伴有发热、头痛、恶心、呕吐、腹泻、黄疸、血压异常及肢体瘫痪等。

**4. 意识障碍引起的身心反应**

如有无水电解质紊乱及营养障碍表现，有无感染、褥疮及感觉、运动障碍等。

**5. 诊断、治疗与护理经过**

如抗菌药、降压药、降颅压药等药物名称、剂量、效果及有无不良反应等。

★ **考点提示：意识障碍的护理评估要点**

## 五、相关护理诊断/问题

（1）急性意识障碍 与脑组织受损、功能障碍有关。

（2）清理呼吸道无效 与意识障碍所致咳嗽、吞咽减弱或消失有关。

（3）有误吸的危险 与意识障碍所致咳嗽反射减弱或消失有关。

（4）有外伤的危险 与意识障碍所致躁动不安有关。

（5）排尿障碍 与意识丧失所致排尿功能障碍有关。

（6）排便失禁 与意识障碍所致排便功能障碍有关。

（7）营养失调：低于机体需要量 与意识障碍不能正常进食有关。

（8）有皮肤完整性受损的危险 与意识障碍所致自主运动消失有关；与意识障碍所致排便、排尿失禁有关。

（9）移动障碍 与意识障碍所致自主运动丧失有关。

（10）有感染的危险 与意识障碍所致咳嗽、吞咽反射减弱或消失有关；与侵入性导尿装置有关。

（11）有失用综合征的危险 与意识障碍所致自主运动丧失有关。

（12）照顾者角色紧张 与照顾者角色负荷过重有关。

★ **考点提示：意识障碍的护理诊断**

> **知识链接**
>
> ### 肝性脑病
>
> 肝性脑病分为四期：一期（前驱期）表现为轻度性格改变和行为失常，例如欣快激动或淡漠少言，衣冠不整或随地便溺，应答尚准确，但吐字不清且较缓慢，可有扑翼样震颤，脑电图多数正常；二期（昏迷前期）以意识错乱、睡眠障碍、行为失常为主，定向力和理解力均减退，对时间、地点、人物的概念混乱，不能完成简单的计算和智力构图，扑翼样震颤存在，脑电图有特征性异常；三期（昏睡期）以昏睡和精神错乱为主，大部分时间患者呈昏睡状态，但可以唤醒，醒时尚可应答问话，但常有神志不清和幻觉，扑翼样震颤仍可引出，肌张力增加，锥体束征呈阳性，脑电图有异常波形；四期（昏迷期）神志完全丧失，不能唤醒，扑翼样震颤无法引出，脑电图明显异常。昏迷期是肝性脑病分期中最严重的一个阶段。

（苗　鑫）

# 第五章

# 心理–社会评估

○○○○○○○○○○○○○○○○○○○○○○○○○○○○○○○○○○○○○○○○○○○○
○○○○○○○○○○○○○○○○○○○○○○○○○○○○○○○○○○○○○○○○○○○○
○○○○○○○○○○○○○○○○○○○○○○○○○○○○○○○○○○○○○○○○○○○○

【学习目标】

◆ **掌握**：个体的心理-社会变化过程，尤其是疾病发展过程中的心理-社会评估的方法与内容；自我概念的组成；认知评估方法；常见情绪异常的临床表现。

◆ **熟悉**：个体的心理特征，社会角色功能与角色适应情况。

◆ **了解**：个体的心理变化过程，社会角色适应不良等影响因素。

## 案例导入

**案例回放：**

　　患者张某，男性，68岁。因患心脏病由儿子陪同自偏远山区来到某大城市医院就诊，经检查诊断为扩张性心肌病收治入院。入院后由于沟通障碍，日常作息时间、饮食习俗改变，以及对治疗结果的担心，寝食难安。

**思考问题：**

　　1. 作为该病室护士，你预测张某现阶段可能会发生什么问题？

　　2. 该患者进一步评估的重点与内容有哪些？

　　现代社会竞争机制的引入加快了社会的发展，而人的心理社会状况对健康的影响力日益凸显，评估个体当前的心理健康状况及面临压力事件时，是否具备良好的心理社会调节与适应能力，能否主动寻求和获得家庭或社会支持，以协助被评估者有效化解危机，实现整体功能的平衡或促进自身疾病的康复。人类心理-社会功能包括内在和外在的心理社会活动。目前习惯把自我概念、认知、情绪、情感、压力与压力应对等活动归类为心理评估的范畴，把角色适应、文化、家庭功能、环境等归类为社会评估的范畴。心理评估是指采取各种方法收集个体感知、思想、情绪、情感和行为等方面信息，全面、系统、客观地描述某一心理现象的过程。社会评估则侧重于收集个体与他人之间相互作用的情况，如角色适应、文化背景、家庭成员间的人际关系处理等。心理-社会评估的对象可以是患者也可以是健康人，其目的不仅在于解释个体存在某种行为或现象的原因，识别被评估者的心理或家庭危机，为制定个体化护理干预措施提供依据，同时也为护理科研项目的开展提供重要的数据支持。

# 第一节 概　　述

## 一、评估目的

心理-社会评估的主要任务包括：①个体疾病发展中的心理过程，包括自我概念、认知、情绪、情感等，识别现存和潜在的健康问题；②评估个体的压力源、压力反应及其应对方式，以帮助患者消除或缓解压力效应，维系机体健康；③评估个体的家庭、文化和环境情况，找出影响健康的家庭因素、环境因素和文化根源，制定干预措施；④评估个体的角色功能，以了解其角色适应情况。

## 二、评估方法

心理-社会评估的方法有观察法、会谈法、心理学测量方法和医学检测法等。

### （一）观察法

观察是评估者获得信息的常用手段。观察的结果需要经过科学而正确的描述加以"量化"。一般情况下，直接观察的时间应在 10～30min，避免被评估者不适或过度疲劳而影响评估效果。根据观察过程中有无施加人为干预分为自然观察和实验观察。

#### 1. 自然观察

自然观察是指在自然条件下，对表现个体心理现象的外部活动进行观察。如在工作场合中，护士充分利用执行各种医护措施与患者接触的机会，对患者的言谈举止进行观察，其中未施加任何干预因素而获取患者心理社会信息的过程。自然观察的范围广，内容多，信息量大，需要观察者有深刻的洞察力，才能对其中的有用信息有所警觉。例如，某个被初步怀疑为抑郁症的高中男生在入院填写家庭住址时，有短暂的文字遗忘现象，书写困难，这些微细环节的捕获可能会为抑郁症的诊断提供有力的佐证，应结合患者的其他信息进行综合的判断。

#### 2. 实验观察

实验观察是指在特殊的实验环境下观察个体对某种特定刺激的反应。实验前预先精心设计每个环节，尽可能排除非实验因素的影响，减少实验误差，之后按既定的程序进行，保证每一位受试者接受刺激的均衡性，仔细观察和记录个体在标准情形中的心理社会反应。实验观察所获取的结果具有较高的可比性和科学性。但就心理评估而言，由于实验情景和程序带有人为因素，在一定程度上干扰受试个体的自然表达，影响实验结果的客观性。例如贝克斯顿在美国麦吉利大学所做的感觉剥夺研究就属于实验观察。

### （二）会谈法

会谈是心理-社会评估的基本方法之一，是一种有目的地对话。交流时，可应用语言性沟通如听、说，也可利用表情、手势、姿势等非语言性沟通。通过交谈可与患者建立良好的护患关系取得患者的信任与配合；及时捕获患者心理信息，观察对方在会谈时的行为反应，以补充和验证初始的资料和判断；与此同时，适时开展心理健康教育和接受相关咨询。涉及个人隐私的评估应注意会谈场地及时机的选择。一般情况下，会谈的效果主要取决于评估问题的性质和评估者的会谈技巧。

### （三）心理学测量方法

心理学测量方法包括心理测量法和评定量表法。所获得的结果相对客观、科学。心理测量法是指在标准情形下，用统一的测量手段如器材测试个体对测量项目做出的反应。评定量表法则是运用一套预先标准化的量表来测量个体的某种心理品质并将其数量化的过程。临床上应用较多，评定标准多以国内常模或各量表所给的分界值为标准，用客观量化替代主观评估，以把握个体心理社会状况发展的程度大小，并以此作为制定干预措施的依据。心理测评的种类繁多，按测试项目的编排方式可将量表分为二择一量表、数字等级量表、描述评定量表、Likert 评定量表、检核表及语义量表和视觉类似物量表等。常用量表包括人格量表、智力量表、症状量表等。

#### 1. 二择一量表

量表项目以选择"是"或"否"的封闭式答题方式应答。如遇到棘手的事时，我的家人帮我出主意（是或否）。

#### 2. 数字等级量表

用若干个数字序列，由受试者为自我的心理、行为确定一个相符的等级。如 0～10 的数字代表不同程度的疼痛，0 为无痛，1～3 为轻度痛，4～6 为中度痛，7～10 为重度痛。让患者自己圈出一个最能代表其疼痛程度的数字，见图 5-1。

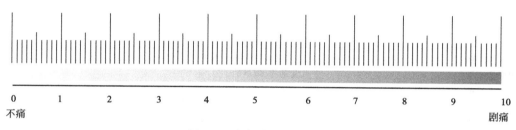

图 5-1　疼痛数字等级量表

#### 3. 描绘评定量表

由受试者从一组有层次顺序的文字描述中选择一个贴切自己状况的描述。该方法便于理解，操作简单，但缺乏灵敏度。如将疼痛分为四级：无痛；轻微疼痛；中等度疼痛；剧烈疼痛。每级 1 分。

#### 4. Likert 评定量表

围绕测评项目提出的若干问题，由受试者选择不同层次顺序的封闭式答题的测评，如一般自我效能感调查量表，见表 5-1。

表 5-1　一般自我效能感调查量表

| 内容 | 完全不正确 | 有点正确 | 多数正确 | 完全正确 |
| --- | --- | --- | --- | --- |
| 1. 如果我尽力去做的话，我总是能够解决问题的 | | | | |
| 2. 即使别人反对我，我仍有办法取得我所要的 | | | | |
| 3. 对我来说，坚持理想和达成目标是轻而易举的 | | | | |
| 4. 我自信能有效地应付任何突如其来的事情 | | | | |
| 5. 以我的才智，我定能应付意料之外的情况 | | | | |

| 内容 | 完全不正确 | 有点正确 | 多数正确 | 完全正确 |
|---|---|---|---|---|
| 6.如果我付出必要的努力,我一定能解决多数难题 | | | | |
| 7.我能冷静应对困难,我信赖自己处理问题的能力 | | | | |
| 8.面对一个难题时,我通常能找到几个解决方法 | | | | |
| 9.有麻烦的时候,我通常能想到一些应付的方法 | | | | |
| 10.无论什么事在我身上发生,我都能应付自如 | | | | |

### 5. 检核表

提供一组由形容词、名词或陈述句构成的一览表,由受试者挑选符合自我行为特征的项目,最后对结果进行分析。如 Saint Antoine 的疼痛调查表,见表 5-2。下面各种有关疼痛的词汇可能是你在最近 48h 内所感受到的,请选择最确切的词来表示你目前的疼痛。注意每组词汇只能选择一个,用"√"的方法表示,这是对你目前疼痛的最好描述。

**表 5-2  疼痛调查表**

| | |
|---|---|
| 1.搏动性 | 阵发性剧痛、闪电样痛、放电样、锤打样 |
| 2.辐射样 | 放射样 |
| 3.针刺样 | 刀割样、锐利的疼痛、刺穿样、刀刺样 |
| 4.夹住样 | 夹紧样、压紧样、压碎样、钳夹样、研碎样 |
| 5.痉挛性 | 牵拉样、膨胀样、撕裂样、扭转样、拔除样 |
| 6.发热样 | 烧灼样 |
| 7.发冷样 | 冰样 |
| 8.刺痒 | 蚊走样、痒的 |
| 9.麻木样 | 沉重感、隐隐约约的 |
| 10.使人疲劳的 | 筋疲力尽的、令人疲乏不堪的 |
| 11.引起恶心的 | 令人窒息的、晕厥的 |
| 12.令人不安的 | 使人感到忧郁的、使人焦虑的 |
| 13.骚扰的 | 思想上摆脱不了的、令人痛苦的、折磨人的、使人苦恼的 |
| 14.令人不舒服的 | 令人不愉快的、艰难的、难以忍受的 |
| 15.使人软弱无力的 | 恼人的、激怒人的 |
| 16.使人沮丧的 | 有自杀想法的 |

### 6. 其他

视觉类似物量表,受试者由图中选择代表其疼痛强度的面部表情。"0"完全无疼痛感。"1"偶尔感到疼痛,不影响日常生活。"2"有疼痛感,但能轻微活动,如散步。"3"有疼痛感,不能长时间活动。"4"有疼痛感,除上厕所外不能活动。"5"疼痛剧烈无法自由活动。该量表适用于儿童疼痛强度评估,具有较好的信度与效度,见图 5-2。

图 5-2  疼痛强度视觉类似物量表

目前临床的客观评估主要采用自编调查问卷结合常用的心理评定量表一同使用。需注意的是使用的问卷及评估量表应经过信度、效度检验,才可获得可信度较高的量化指标。

### （四）医学检测法

医学检测法包括体格检查和各类实验室检查，如测血压、心率、血浆肾上腺皮质激素浓度等，可为心理评估提供辅助依据，进一步验证已获取信息的真实性和准确性。

## 三、心理-社会评估的注意事项

### 1. 诚信和保密

心理评估的开展是建立在相互信任、相互尊重及合作的基础上，要想评估个体将自己真实的经历和感受如实反映，应增加接触次数，建立良好的沟通渠道，以热情的服务取得被评估者的信任。相关人员应尊重患者的人格，保守秘密，遵守职业道德，对所获得的心理社会信息，不可随意张扬和公开，确保患者的隐私安全。

### 2. 良好的专业素质和技巧

由于缺乏客观测评工具，心理-社会评估较身体评估的难度大，需要护士具备良好的沟通技巧和一定的心理学基础。评估过程中应充分考虑个体差异，避免自身偏见和主观因素的影响，通过对患者系统、全面的评估，推断其心理社会功能。一般情况下，心理评估与生理评估同时进行，并以患者近期的心理状态为主，注意主、客观资料的比较和潜在信息的挖掘，某些特殊项目还需适时、适地的开展，才能取得良好的效果。

### 3. 积极开展心理评估

工作实践中由于多种因素并存，导致医护人员偏重于患者生理问题的评估，而忽略心理社会问题"致"病与"治"病的双向性，要提供全面优质的整体护理，充分认识和衡量个体的健康水平，还应将心理-社会评估放在同等的高度上。

★ 考点提示：心理评估的定义、心理-社会评估的常用方法

（齐 菲 祝芳芳）

# 第二节 自我概念评估

## 一、自我概念的定义及相关理论

### （一）自我概念

自我概念是个体对自我存在的感知和评价，又称为自我知觉、自我结构、自我图式，是个体与环境相互作用过程中形成的评价性的、动态的自我肖像，这些来源于内外环境中的自我感知和评价，对个体的行为产生导向作用。例如：我是个性格内向的人，所以与人交往时我更喜欢扮演倾听者的角色。自我概念可分为真实自我、期望自我和表现自我三类。真实自我为自我概念的核心，是人们对其身体内外在特征及社会状况的如实感知与评价，包括社会认同、自我认同、体像等方面。期望自我，即人们对"我希望自己成为一个什么样的人"的感知。它在一定程度上受社会期望的左右，因而从某种意义上来说，期望自我是人们获取成就、追求个人目标的内在动力，但是，期望自我含有真实和不真实的成分，真实成分越高，与真实自我越接近，个体的自我概念越好；反之，可导致自我概念紊乱和自尊低下。表现自

我，是个体真实自我的展示与暴露。评估时应注意自我概念容易受诸多因素的影响，例如：个体真实自我暴露的程度取决于对与之交往对象的熟悉、信任程度；而某种因素的驱使下，某些个体会有意无意的掩饰或隐瞒真实自我或受"观众效应"的影响超常的表现和发挥自我。

## （二）自我概念的组成

自我概念由体像、社会自我、精神自我和自尊四个部分组成。

### 1. 体像

体像是个体对自己身体的感知，包括对自己外貌、体态的感知、对身体的感觉。例如：我的长相一般，体形过胖，我感到头痛等。体像可分为客观体像和主观体像。客观体像为个体从镜子中看到的自我形象。后者指个体通过他人对自我的评价、态度和反应获得的自我形象。

### 2. 社会自我

社会自我是个体对自己的社会人口特征，如年龄、性别、职业、政治和（或）学术团体会员资格以及社会名誉、地位的认识与估计。

### 3. 精神自我

精神自我又称自我认同，是指个体对自己智慧、能力、性格、道德水平等的认识与判断。例如我有很强的组织能力，我不但聪明而且充满正义感等。

### 4. 自尊

自尊是指个体尊重自己、维护自我尊严和人格，不容他人任意歧视、侮辱的情感体验。每个人都需要获得自尊的满足，获得他人良好的评价，任何针对个体的负性认识和评价都会影响个体的自尊。因此，护士在与患者接触时，应注意把握好自己的言行，保护患者的自尊，尽可能给予正性鼓励，帮助患者走出情绪低谷，正确应对当前的困境。

## （三）自我概念的形成和影响因素

自我概念并非天生就有，社会学家库利认为，自我概念形成于"镜映过程"，其理论强调他人的态度、评价对自我概念形成的重要作用；美国社会心理学家菲斯汀格提出了社会比较理论，认为个体对自己价值判断是通过与他人的条件、能力和成就的相比较而形成的。

自我概念受多种因素的影响。健康状况或正常生理变化对个体自我概念的影响较为直接。例如：行乳腺癌乳房切除术后的女性会认为自己不是个完整的女人；肢体残缺的患者容易产生自卑心理；青春期第二性征的出现也会影响个体对自我身体的感知。个体在早期的生活经历和环境中是否获得积极的、令人愉快的评价决定了自我概念是否具备良性的搭建平台，一般情况下，积极的自我概念形成于合理的比较和评价。另外，受他人评价的影响，尤其是自己所崇敬的权威性人物或对自己有重要意义的亲朋好友的反应、评价与支持，会影响到个体的自我感知和自我体像改变后的适应。

## （四）自我概念紊乱的高危人群

评估患者的自我概念，尤其针对即将或正在承受身体外形、生理功能改变的个体，需要确定他们对自我改变的感知程度，以制定护理干预目标。

**1. 由于疾病或外伤所致身体部分缺失或身体外形改变的个体**

如乳房切除术、子宫切除术、截肢术后、烧伤、多毛症、甲状腺功能亢进突眼、脊髓灰质炎导致的脊柱或肢体畸形、过度肥胖或消瘦等。

**2. 有生理功能缺陷或改变的个体**

如口吃、听力异常、视力异常、瘫痪、不孕不育、性功能障碍、衰老等。

**3. 遭遇生活变故的个体**

如离婚、丧偶、退休、下岗、失业等。

## 二、评估内容与方法

自我概念具有相当强的主观性，有时个体的自我评价与实际情形存在较大偏倚，因此在采集患者心理社会资料形成护理诊断时，不能单纯凭借患者的主诉草率下结论，应综合其他观察结果进行分析判断，透过现象看事物本质。

### （一）评估内容

评估内容包括体像、社会自我、精神自我和自尊。

### （二）评估方法

临床工作中，自我概念的评估应侧重于自我概念紊乱的高危人群。

**1. 会谈与观察**

可以通过交谈和观察获取以下资料：①被评估者的一般情况如姓名、年龄、职业等；②是否为政治或学术团体的成员、担任何种职务；③对自己处理工作和日常生活问题能力的认识；④外表是否整洁，穿着打扮是否得体，身体有无明显缺陷；⑤注意评估个体与会谈者有无目光交流，面部表情如何，是否与其主诉一致；⑥是否感知身体外表方面的威胁，对此改变的反应如何；⑦有无诸如想隐退、回避之类的主诉，是否有不愿与他人交往、不愿照镜子和回避形体改变部位的表现，对他人讨论伤残或有关问题的态度是否敏感等。由于某些话题涉及个体隐私，以上方法存在一定局限性，影响收集资料的深度，应利用其他方法进行综合评估。

**2. 投射法**

投射法克服了会谈与观察法的缺点，是在被评估者无戒心和顾虑的情况下，自然表露或展示其从内心深处透露或投射出来的心理活动。通过心理专业分析了解个体的真实动机和态度。其中最著名的投射测验是洛夏墨迹测验和主题统觉测验，而绘图测验多用于小儿或语言表达困难的成年人。

**3. 量表法**

常用的自我概念评估量表有 Sears 自我概念 48 项目量表、Rosenberg 自尊量表（表5-3）。Larson 和 Chastain 于 1990 年编制的自我隐瞒量表等，每个量表有其特定的范围，应酌情选用。

### （三）常见护理诊断

常见的护理诊断包括身体意象紊乱、长期自尊低下、情境性自尊低下、自我认同障碍。

表 5-3　Rosenberg 自尊量表

| 1.总的来说,我对自己满意 | 非常符合 | 符合 | 不符合※ | 很不符合※ |
| 2.有时我觉得自己一点都不好 | 非常符合※ | 符合※ | 不符合 | 很不符合 |
| 3.我觉得我有不少优点 | 非常符合 | 符合 | 不符合※ | 很不符合※ |
| 4.我和绝大多数人一样能干 | 非常符合 | 符合 | 不符合※ | 很不符合※ |
| 5.我觉得我没什么值得骄傲的 | 非常符合※ | 符合※ | 不符合 | 很不符合 |
| 6.有时,我真觉得自己没用 | 非常符合※ | 符合※ | 不符合 | 很不符合 |
| 7.我觉得我是个有价值的人 | 非常符合 | 符合 | 不符合※ | 很不符合※ |
| 8.我能多一点自尊就好了 | 非常符合※ | 符合※ | 不符合 | 很不符合 |
| 9.无论如何我都觉得自己是个失败者 | 非常符合※ | 符合※ | 不符合 | 很不符合 |
| 10.我总以积极的态度看待自己 | 非常符合 | 符合 | 不符合※ | 很不符合※ |

注：该量表含 10 个有关自尊的项目,回答方式为非常符合、符合、不符合、很不符合。※符号的答案为自尊低下。

★ 考点提示：自我概念的组成、分类与评估方法，自我概念紊乱的高危人群

## 三、相关护理诊断

（1）体像紊乱　与身体功能变化等有关。
（2）自我认同紊乱　与人格障碍等有关。
（3）长期性低自尊　与事业失败、家庭矛盾等有关。
（4）情境性低自尊　与疾病导致躯体功能下降等有关。

（齐　菲　祝芳芳）

# 第三节　认知评估

## 一、认知的定义及相关理论

### （一）认知的定义

认知（cognition）是个体推测和判断客观事物的心理过程，是在过去经验及有关线索分析的基础上形成的对信息的理解、分类、归纳、演绎及计算，并通过语言和行为表现出来。认知包含两个层次：首先，它强调新知识的接纳和吸收，是个体认识客观事物的心理过程；其次，认知是个体对曾感知过事物的再认识，是记忆过程中的一个环节，受个体的年龄、文化程度、经验、疾病、药物作用等诸多因素的影响。

### （二）认知活动的组成

认知包括思维、语言、定向力。

#### 1.思维

思维是人脑对客观现实间接的、概括的反应，是认识事物本质特征及内部规律的过程。个体通过原有经验和知识来理解未直接感知的事物，推断事物的过去、未来和现实本质。思维具有连续性，若连续中断，个体行为和语言所表现出来的思维不能被他人理解，即可判定为思维障碍。思维水平通过个体的抽象性思维、洞察力和判断力得以体现。抽象性思维又称

逻辑思维，主要包括个体的记忆、注意、概念、理解、推理的能力。洞察力是透过事物的表象识别和理解客观事物真实性的能力。判断力是个体对客观事物及其相互联系进行比较、评价和总结的能力。

### 2. 语言

语言是个体传递信息、表达思维的工具，语法规则是思维逻辑的表现。语言包括接受性语言和表达性语言，前者指理解语句的能力，后者指个体表达思想、观点和情感的能力。

### 3. 定向力

定向力是个体对现实、对自我存在的感知，对过去、现在和将来的察觉，包括事件定向、地点定向、空间定向和人物定向等。

## 二、评估内容与方法

评估患者对疾病知识的认知程度及是否存在认知缺陷，是临床护理工作的一个重要的环节。对精神、神经患者或老年人的定向力、判断力的评估，是早期识别疾病先兆的最简单的方法之一，可为及时制定诊疗计划赢得时间。

### （一）评估内容

评估内容包括思维能力、语言能力和定向力的评估。

### （二）评估方法

#### 1. 观察与会谈

（1）思维能力的评估　包括记忆、注意、概念、理解和推理能力的评估。记忆可分为短期记忆力和长期记忆力。具体可让被评估者重复一句话或 5～7 个连续数字以评估个体的短期记忆力；长期记忆力可让被评估者回忆并说出孩童时代发生的事件加以判别，应注意长期记忆的牢固与否与事件对个体影响力的大小有关。观察被评估者执行某件事物时的专注程度以判断个体的注意力，如观察老人或儿童能否有意识地将精神集中于一件事上，是否容易被其他刺激吸引而导致注意力分散。经过几次教育后请患者总结和概括所患疾病的特征，借以评估患者对知识的理解和对知识进行概念化的能力。指示个体按要求完成一些由简单到复杂的动作，观察被评估者是否能理解和有效执行口令。此外，还应了解个体对事件的推理、洞察力、判断力情况。思维能力的评估应随年龄的变化而做调整，应该注意不同年龄、文化程度的个体思维能力有所不同。

（2）语言能力的评估　语言是个体认知水平的重要标志。语言障碍由大脑皮质及其语言功能密切相关的区域损害引起，不同的区域损害引起不同类型的失语，可分为运动性失语、感受性失语、命名性失语、失写、失读及构音困难。通过提问，观察患者在陈述病史、重述、阅读、书写、命名等过程中有无异常，检测患者的语言表达及对文字符号的理解，判断患者有无语言障碍。例如：运动性失语的患者不能说话，或仅能讲一、两个简单的字，对答和复述困难，但能理解他人的谈话和书面文字。能听懂他人语言、认识书面文字但不能书写或书写错误等为失写。语言障碍也可能是由于发音的肌肉麻痹、共济失调或肌张力增高所致，称构音障碍。该类患者可有发音不清但用词正确，应与失语患者发音清楚但用语不正确相鉴别。

（3）定向力的评估　包括时间、地点、空间和人物定向力。定向力障碍患者不能将自己与时间、地点联系起来。定向力障碍的先后顺序依次为时间定向力，地点定向力、空间定向力和人物定向力。

会谈提纲：

① 现在是几点钟？

② 今天星期几？

③ 今年是哪一年？

④ 家住哪里？

⑤ 目前所在的位置？

⑥ 叫什么名字？

⑦ 是否知道我是谁？

⑧ 评估空间定向力时，可让患者找到参照物，描述环境中某个物品的位置，如请患者回答水杯放在纸盒的左边还是右边。

（4）对疾病认知的评估　了解被评估者对健康与疾病的理解和期望，以推测个体可能存在或将会出现的行为表现、价值取向等。

会谈提纲：

① 个体认为健康的标准是什么？

② 平时是否注意维护自己的健康？

③ 什么情况下会去看病？

④ 是否知道自己的疾病是如何发生的？

⑤ 是否知道怎样才能更好地促进自我康复？

**2. 量表法**

常用的认知评估量表有中文版简易智力状态检查表（MMSE）、Piaget 的青少年认知发育评估表、长谷川智能量表（HDS）（表 5-4）。

表 5-4　长谷川智能量表（HDS）

| 内　容 | 记　分 | | |
| --- | --- | --- | --- |
| | 错误 | 完全正确 | 部分正确 |
| 1. 今天是星期几？ | 0 | 3 | — |
| 2. 您多大岁数？（±3 年正确） | 0 | 2 | — |
| 3. 最近发生什么事情？（先问周围人） | 0 | 2.5 | — |
| 4. 您在哪儿出生？ | 0 | 2 | — |
| 5. 新中国哪年成立？（±3 年正确） | 0 | 3.5 | — |
| 6. 一年有几个月？ | 0 | 2.5 | — |
| 7. 国家现任总理是谁？ | 0 | 3 | — |
| 8. 这是什么地方？ | 0 | 2.5 | — |
| 9. 100-7＝？　　93-7＝？ | 0 | 4 | 2 |
| 10. 倒背数字：6-8-2，3-5-2-9 | 0 | 4 | 2 |
| 11. 将纸烟、火柴、钥匙、表、钢笔 5 样物品展示，再令患者复述，撤离物品，请患者回忆刚才所见 | 0 | 3.5 | 0.5/1.5/2.5 |

注：采用正向记分法，满分 32.5 分，正常≥31.0 分，边缘状态 22.0～30.5 分，可疑痴呆 10.5～21.5 分，痴呆≤10.5 分。

# 三、相关护理诊断

（1）急性意识障碍/慢性意识障碍　与感觉器官疾病、精神病性疾病、药物滥用等有关。

（2）记忆功能障碍　与脑部器质性疾病、应激事件、注意力不集中等有关。

（3）语言沟通障碍　与思维障碍、意识障碍、语言发育障碍等有关。

（4）感知觉紊乱　与感觉器官疾病、精神病性疾病、药物滥用等有关。

（齐　菲　祝芳芳）

# 第四节　情绪与情感评估

## 一、情绪与情感的定义与相关理论

### （一）情绪、情感的定义

情绪和情感是个体对客观事物的需求是否得到满足的态度体验，是身心健康的重要标志，也是心理评估的重要内容之一。情绪情感可以分为积极情绪情感和消极情绪情感。它以个体的需要为媒介，当自身需要得到满足可引起愉快、高兴、欢欣、满足、舒畅等积极的态度及体验，积极的情绪情感能提高人的工作效率，增强人的体力和精力；若个体需求得不到满足则引起愤怒、忧愁、哀怨、憎恨、烦恼和绝望等否定的态度及体验，消极的情绪情感抑制人的活动效能，削弱人的体力和精力。患者常见的消极情绪情感为焦虑、抑郁、悲伤、痛苦等。

### （二）情绪、情感的区别与联系

情绪、情感属于同一类型的心理体验。一般来说，情绪的发生多与生理需要是否得到满足相联系，如饥饿后酒足饭饱的舒适感与满足感等；而情感则是心理、社会性需要是否得到满足而产生的心理体验，如评功获奖后的荣誉感等。情感是在情绪稳定的基础上发展起来的，它的产生缓慢、稳定而持久，是构成个性或道德品质中稳定的成分。情绪具有较强的情境性、激动性和暂时性，容易波动。从外部表现看，情感深沉而内隐，多以内在体验的形式存在，情绪则更富于明显的外部冲动性。情感通过情绪表达，而情绪发生的过程中，又往往包含着情感因素，两者彼此联系又相互区别。

### （三）情绪、情感的过程

情绪、情感由主观体验、外部表现和生理唤醒组成。当情绪产生时，这三种层面共同活动，构成一个完整的情绪、情感体验过程。

#### 1. 主观体验

主观体验是个体对各种情绪情感状态的自我感受。不同的情感、情绪有不同的主观体验，只有个体内心才能真正感受或意识到，并可透露出相关的主诉，如"我感到很内疚、痛苦""我感到很欣慰"等。

#### 2. 外部表现

个体通过表情，即面部表情、姿态表情和语调表情来表达情绪情感。面部表情主要通过眼睛、颜面和口部肌肉的变化来表达，其中以眼部变化尤为突出，因而成为鉴别情绪情感的主要标志。姿态表情指以手势、身体姿势等传达个体的情绪和情感，是人们判断和推测情绪的外部指标。语调表情则是通过言语的声调、节奏和速度的变化来表达个体心理活动的过程。

### 3. 生理唤醒

生理唤醒即伴随情绪与情感而产生的生理反应。包括呼吸、心率、血压、皮肤颜色、温度、皮肤电反应、脑电反应及内分泌等系列改变。

### （四）常见的不良情绪

常见的不良情绪有焦虑、抑郁和愤怒，会对个体的健康产生不同程度的影响，甚至诱导疾病发作，干扰疾病康复，应及时给予干预。

#### 1. 焦虑

焦虑是个体感知所面临的威胁和压力时所产生的不安与烦躁的情绪体验。焦虑患者会表现为注意力不集中、易激惹，食欲下降、心悸等状况，部分个体除了反复述说忧虑事件外，还会出现徘徊、过度吸烟、反复搓动手掌等神经质的行为表现。轻度焦虑能刺激个体的警觉度增加，从而有效应付和控制当前的局面；重度焦虑则使个体处理事件的能力下降。焦虑状态还可通过焦虑量表测评。

#### 2. 抑郁

抑郁是一种常见的精神疾病，又被称为精神感冒。当患者情绪低落，兴趣减低，悲观、哭泣，思维迟缓，缺乏主动性，自责自罪感、睡眠障碍等症状持续超过两周即可诊断为抑郁症。由于抑郁症的识别率低、患者用药依从性差等原因，仅有极少抑郁患者获得及时、规范的诊疗，这是导致患者抑郁症状恶化或反复发作，甚至自杀的重要原因。因此对高危人群进行抑郁评估，早期发现病情，对症施护是护理工作的重要内容之一。

#### 3. 愤怒

愤怒是指当愿望不能实现或行为一再受挫时个体所感受到强烈紧张、极度不愉快的情绪体验。某些个体处于愤怒情境时会通过幽默、嘲笑等方式转嫁和化解愤怒，也有通过语言谩骂、行为攻击等过激、不为社会接受的方式表达愤怒。对于医护人员而言，早期识别愤怒先兆，正确疏导和回避，防止患者不良情绪升级是减少医院暴力冲突的重要举措。

★ 考点提示：情绪与情感的区别，常见的不良情绪

## 二、评估内容与方法

评估患者的情绪、情感在于寻找其发生根源，以提出有效的措施，疏导患者不良情绪，满足患者的需要。

### （一）评估内容

评估内容包括识别情绪、情感的过程，判断情绪、情感的种类。

### （二）评估方法

#### 1. 观察

观察个体的表情、动作和语气等。例如个体产生愤怒，即将出现攻击行为前可有以下情绪表现：语气激昂、语速快、有语言暗示、攻击性辱骂行为；激动、不满、气愤；颜面潮红、胸廓起伏、手势动作激烈、身体颤抖等。焦虑的个体可有反复重复某一动作、徘徊等行为改变并出现心悸、食欲下降、胃痛、睡眠障碍、注意力不集中等生理、心理的改变，此外也可有类似"我很着急、烦躁"等主诉。抑郁者表现为睡眠障碍、情绪低落、垂头丧气、工

作懈怠、生活懒散、无助感，甚至哭泣；某些个体还会出现异常的吸烟、酗酒、暴饮暴食等行为反应。严重抑郁的患者可能会出现自杀行为，防止患者出现自杀行为是护理工作的重点，需告知患者家属，共同协作加强防范。

### 2. 会谈

针对观察到的信息，寻找适宜的机会与评估个体展开会谈，获取情绪、情感的主观资料。重点要询问该种状态的发生时间，持续时间，对其生活、工作和学习的影响等，必要时还要请他人核实。

会谈提纲：

① 描述个体当下的情绪。

② 叙述令个体感到特别高兴或沮丧的事情。

③ 抑郁或焦虑情绪持续的时间、对个体生活造成的影响。

④ 个体应对该种情绪、情感的方式方法及经验等。

### 3. 测量法

通过测量呼吸、心率、血压、皮肤温度等获得情绪、情感的客观指标，对观察和会谈所收集到的主观资料进行验证。例如：激动时个体的血压升高、心跳加快、手心出汗，面色发红；恐惧时则伴随皮肤苍白发冷、心跳加快等，不同情绪、情感生理反应模式不同。

### 4. 量表法

评估量表的使用是在明确患者存在不良情绪后，为进一步判断其程度而进行的检查项目。常用的量表有 Avillo 情绪与情感形容词量表（表 5-5）、Zung 的焦虑状态自评量表（表 5-6）、抑郁状态自评量表（表 5-7）。

表 5-5　Avillo 情绪与情感形容词量表

| 形容词1 | 1 | 2 | 3 | 4 | 5 | 6 | 7 | 形容词2 |
|---|---|---|---|---|---|---|---|---|
| 变化的 | | | | | | | | 稳定的 |
| 举棋不定的 | | | | | | | | 自信的 |
| 沮丧的 | | | | | | | | 高兴的 |
| 孤立的 | | | | | | | | 合群的 |
| 混乱的 | | | | | | | | 有条理的 |
| 漠不关心的 | | | | | | | | 关切的 |
| 冷淡的 | | | | | | | | 热情的 |
| 被动的 | | | | | | | | 主动的 |
| 淡漠的 | | | | | | | | 有兴趣的 |
| 孤僻的 | | | | | | | | 友好的 |
| 不适的 | | | | | | | | 舒适的 |
| 神经质的 | | | | | | | | 冷静的 |

注：请从12对意思相反的形容词中选出与目前情绪、情感相符的词，并赋予相应得分。总分≥80分为积极情绪情感，反之提示为消极情绪情感。适用于情绪情感定位不明或不能用语言表达者。

表 5-6　焦虑状态自评量表

| 内　　容 | 偶尔<br>（1级） | 有时<br>（2级） | 经常<br>（3级） | 持续<br>（4级） |
|---|---|---|---|---|
| 1.你觉得最近比平常容易紧张、着急吗？ | | | | |
| 2.你无缘无故地感到害怕吗？ | | | | |
| 3.你是否感到心烦意乱或觉得惊慌？ | | | | |

| 内　容 | 偶尔<br>(1级) | 有时<br>(2级) | 经常<br>(3级) | 持续<br>(4级) |
| --- | --- | --- | --- | --- |
| 4. 你是否有将要发疯的感觉？ | | | | |
| 5. 你是否感到不如意或觉得其他糟糕的事将发生在你的身上？ | | | | |
| 6. 你是否感到自己发抖？ | | | | |
| 7. 你是否常感头痛、胃痛？ | | | | |
| 8. 你是否感到疲乏无力？ | | | | |
| 9. 你是否发现自己无法静坐？ | | | | |
| 10. 你是否感到心跳得很厉害？ | | | | |
| 11. 你是否感到头晕？ | | | | |
| 12. 你是否有过晕厥或觉得要晕倒似的？ | | | | |
| 13. 你是否感到气不够用？ | | | | |
| 14. 你是否感到四肢或唇周麻木？ | | | | |
| 15. 你是否感到心里难受、想吐？ | | | | |
| 16. 你是否常常要小便？ | | | | |
| 17. 你的手心是否容易出汗？ | | | | |
| 18. 你是否感到脸红发烫？ | | | | |
| 19. 你是否感到无法入睡？ | | | | |
| 20. 你是否常常做噩梦？ | | | | |

注：请患者仔细阅读每一条，读懂后根据最近一周的实际情况在相符处标记"√"。如果患者文化程度低看不懂问题内容，由评估者逐条念给患者听，由患者自己做评定。每个条目均按1、2、3、4四级评分。标准总分＝20个单项分之和×1.25。正常标准总分＜50分。50～59分为轻度焦虑；60～69分为中度焦虑；70～79分为重度焦虑。

**表5-7　抑郁状态自评量表**

| 内　容 | 偶尔<br>(1级) | 有时<br>(2级) | 经常<br>(3级) | 持续<br>(4级) |
| --- | --- | --- | --- | --- |
| 1. 你感到情绪沮丧、郁闷吗？ | | | | |
| 2. 你要哭或想哭吗？ | | | | |
| 3. 你早晨醒来心情好吗？ | | | | |
| 4. 你入睡困难吗？经常早醒吗？ | | | | |
| 5. 你最近饭量减少了吗？ | | | | |
| 6. 你感到体重减轻了吗？ | | | | |
| 7. 你是否对异性感兴趣？ | | | | |
| 8. 你的排便习惯有何改变？常为便秘烦恼吗？ | | | | |
| 9. 你感到心跳得很厉害吗？ | | | | |
| 10. 你容易感到疲劳吗？ | | | | |
| 11. 你是不是总感到无法平静？ | | | | |
| 12. 你是否感到你做事的动作越来越慢了？ | | | | |
| 13. 你是否感到思路混乱无法思考？ | | | | |
| 14. 你是否感到内心空荡荡的？ | | | | |
| 15. 你对未来充满希望吗？ | | | | |
| 16. 你是否感到难以做出决定？ | | | | |
| 17. 你容易发脾气吗？ | | | | |
| 18. 你对以往感兴趣的事还感兴趣吗？ | | | | |
| 19. 你是否感到自己是无用之辈？ | | | | |
| 20. 你是否有轻生的念头？ | | | | |

注：同焦虑状态自评量表。每个条目评分均按1、2、3、4（负性陈述）或4、3、2、1（正性陈述）四级评分。正常标准总分＜50分。50～59分，轻度抑郁；60～69分，中度抑郁；70～79分，重度抑郁。

★ **考点提示：常见不良情绪的评估**

## 三、常见护理诊断

(1) 焦虑　与需要未得到满足、过度担心、自责、不适应环境等因素有关。
(2) 疲乏　与缺乏兴趣、精力不足等有关。
(3) 恐惧　与躯体部分残缺或功能丧失、疾病晚期、环境因素、恐怖症等有关。
(4) 绝望　与情绪抑郁、无价值感有关。
(5) 睡眠型态紊乱　与疾病因素、心理应激、情绪抑郁、兴奋状态、环境改变等有关。
(6) 有自伤/自杀的危险　与情绪抑郁、无价值感、沮丧等有关。
(7) 有对他人施行暴力的危险　与易激惹、自控能力下降有关。

（齐　菲　祝芳芳）

# 第五节　压力与压力应对评估

　　压力普遍存在于人们生活的每个环节，应激将伴随着人的一生，机体通过适应维持身心平衡。若机体突然遭受强烈刺激，或长期处于较大压力之中不能有效应对时，则生理、心理功能的紊乱最终可引发健康问题。

## 一、压力的定义及相关理论

### （一）压力

　　压力是指内外环境中的各种刺激作用于机体而产生的非特异性反应。适度的压力为生存和发展之所必需，是催人奋进的动力，能够提高工作效率；而持续、高强度的压力极有可能导致"心理衰竭"，影响个体健康。

### （二）压力源

　　使机体产生压力反应的因素称为压力源。

#### 1. 生理性压力源

　　机体功能失调或组织结构残缺，如饥饿、疼痛、失眠、外伤、疾病、衰老等。

#### 2. 心理性压力源

　　个体遭遇的心理冲突、心理挫折，如恐惧、孤独、焦虑、无助等。

#### 3. 环境性压力源

　　噪声、空气污染、寒冷、炎热、射线、生活环境改变等。

#### 4. 社会文化性压力源

　　失业、经济困难、家庭功能失调、角色改变、文化差异等。

### （三）压力反应

　　当压力源作用于机体只要刺激达到一定程度并被机体所感知时，均可促使机体产生一系列适应性反应的发生，包括生理、情绪、认知和行为的反应，如失眠、焦虑、血压升高，实验室检查可见嗜中性粒细胞增多等。适度的压力有助于机体保持"唤醒"状态，提高个体的认知、免疫力等应对功能。严重的生理反应可使机体出现应激性疾病，如应激性溃疡、应激性出血和应激性血糖升高等。

### （四）压力应对

当个体面临应激环境或遭遇生活事件时为平衡自身状态所做出的认知和行为努力称压力应对。

#### 1. 应对方式

应对方式可分为消极应对和积极应对。按 Jaloviee 和 Powers 分类可将应对方式分为问题式应对和情感式应对。问题式应对多指向于压力源，当个体处于可控、可变化的情景时，多倾向于采取行动消除压力源的影响。当个体处于无法改变的事实面前，则多倾向于采用心理防御的方法，即以调整情绪为主要目的的情感式应对，以消除或缓解压力反应。当个体对压力的适应水平和耐受性提高，为应对有效。

#### 2. 防御机制

防御机制是个体处理压力事件时的行动、思想与态度的总称。防御机制是机体的自我保护的反应，目的在于减少或消除自身所面临的威胁。

（1）防御机制的功能　①帮助个体获得充分应对压力的时间；②为保护自尊而隐瞒真实情感，如恐惧、悲伤等；③减轻焦虑；④以社会可以接受的方式释放内心强烈的冲动；⑤将不可接受的行为转化为可以接受的方式。

（2）常见的防御机制　①文饰作用：自圆其说，以一种能被社会接受的解释为自我的行为解脱，如"酸葡萄效应""难题效应"等；②置换：将情绪或情感转移到其他人或事物上；③补偿：潜意识中个体企图掩盖自身不足或弥补过失而作的努力；④升华：将较低的愿望或破坏性的冲动以崇高的方式表现；⑤幽默：属于较高层次的防御机制，当个体处于尴尬境地时，以开玩笑的方式自我解脱，扭转不良局面；⑥退化：当现况超出个体的承受能力时，采用幼稚的行为方式回避和排解压力。

#### 3. 压力应对的资源

当个体遭遇压力事件时，应积极寻求可利用的资源进行有效的压力应对，这些资源包括：健康的体魄和充沛的精力；积极的信仰；解决问题的能力；社会性技能，如积极的沟通、表达等；物资资源；家庭社会支持。

压力应对有效的判断标准：①个体的压力反应维持在可控制的范围内；②战胜困境的希望和勇气被激发；③机体生理功能康复得以促进；④人际关系和社会经济处境得到改善；⑤自我价值感得到维持。

### （五）压力效应的影响因素

压力效应受多方面因素的影响。压力源的不同性质、数量、强度、持续时间等作用于机体所产生的反应不同。中介变量包括个体的压力认知、自身免疫状况、家庭与社会支持、个性特征、压力应对经验等。压力源经过中介变量的降解或膨胀，而机体出现压力反应的大小最终导致健康维系或平衡失调出现疾病的不同结果。一般情况下，个体所面临的压力越多，压力源强度越大，持续的时间越长，所产生的压力反应越难应对；但是，由于中介变量的存在，同样的压力源作用于不同的个体，引起的反应强弱因人而异。当个体对事物有正确、客观、公正的认识，有应对压力的能力和经验，能充分调动可利用的资源，并采取积极的应对方式和良好的防御机制则可降解压力反应，维持机体平衡，继续保持健康状态。反之，压力源的作用膨胀超过机体耐受力时，则会引起个体身心疾病。压力作用过程示意见图 5-3。

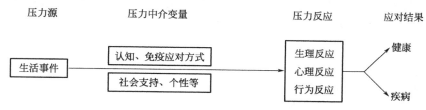

图 5-3　压力作用过程示意图

## 二、评估内容与方法

中度或较高的压力是可以逆转的。通过观察、测试患者的压力水平，及时、科学的制定护理措施，最终达到有效引导个体调适和缓解压力避免心理衰竭的目的。评估重点是压力应、压力源、压力应对方式和应对效果等。可采用会谈和观察法，也可使用评估量表或两者结合使用。

### （一）压力反应的评估

个体生理、认知、情绪及行为方面的异常为机体释放的压力信号，可以引起评估者的注意，通过进一步的观察、测量或相应的会谈，以验证初始的观察与判断。主要从以下几个方面进行评估。

#### 1. 生理反应

有无持续疲劳感、疼痛不适、局部或浑身绷紧感、睡眠差、食欲差、性欲减退、便秘、气短、失眠、心率增加、血压升高、心律失常、应激性溃疡。

#### 2. 认知反应

有无感知能力下降、注意力分散、记忆力下降、思维混乱、判断力下降、解决问题能力下降、定向力失误、自我观念偏差等。

#### 3. 情绪反应

有无紧张、恐惧、焦虑、孤独、无助、敌意明显、冲动易怒、疑心增多、抑郁、自怜、过度依赖等。

#### 4. 行为反应

有无暴饮暴食、吸烟、酗酒、徘徊、咬指甲、自杀或暴力倾向与行为。

## (二) 压力源的评估

压力源涉及个体的社会与工作环境、个人成就与收入、人际关系与社会支持、私人生活与住房、家庭与子女等问题的方方面面，包括正性和负性的、可预料和不可预料、可控制和不可控制生活事件都可以对机体构成一定的影响。

### 1. 会谈

会谈提纲：

① 目前让你感到压力的事情有哪些？

② 住院给你带来的压力大小如何？

③ 目前生活有哪些改变？

④ 这些改变对你个人及家庭有哪些影响。

### 2. 量表法

如住院患者压力评定量表，见表5-8。

表 5-8　住院患者压力评定量表

| 编号 | 权重 | 事件 | 编号 | 权重 | 事件 |
|---|---|---|---|---|---|
| 1 | 13.9 | 和陌生人同住一室 | 26 | 24.5 | 担心给医护人员增添负担 |
| 2 | 15.4 | 不得不改变饮食习惯 | 27 | 25.9 | 想到住院后收入会减少 |
| 3 | 15.9 | 不得不睡陌生床上 | 28 | 26.0 | 对药物不能耐受 |
| 4 | 16.0 | 不得不穿病员服 | 29 | 26.4 | 听不懂医护人员的话 |
| 5 | 16.8 | 四周有陌生机器 | 30 | 26.4 | 想到将长期用药 |
| 6 | 16.9 | 夜里被护士叫醒 | 31 | 26.5 | 家人没来探视 |
| 7 | 17.0 | 生活上不得不依赖别人帮助 | 32 | 26.9 | 不得不手术 |
| 8 | 17.7 | 不能在需要时读报、看电视、听收音机 | 33 | 27.1 | 因住院而不得不离开家 |
| 9 | 18.1 | 同室病友探访者太多 | 34 | 27.2 | 毫无预测而突然住院 |
| 10 | 19.1 | 四周气味难闻 | 35 | 27.3 | 按呼叫器无人应答 |
| 11 | 19.4 | 不得不整天睡在床上 | 36 | 27.4 | 不能支付医疗费用 |
| 12 | 21.2 | 同室病友病情严重 | 37 | 27.6 | 有问题得不到解答 |
| 13 | 21.5 | 排便排尿需他人帮助 | 38 | 28.4 | 思念家人 |
| 14 | 21.6 | 同室患者不友好 | 39 | 29.2 | 靠鼻饲进食 |
| 15 | 21.7 | 没有亲友探视 | 40 | 31.2 | 用镇痛药无效 |
| 16 | 21.7 | 病房色彩太鲜艳、太刺眼 | 41 | 31.9 | 不清楚治疗目的和效果 |
| 17 | 22.7 | 想到外貌会改变 | 42 | 32.4 | 疼痛时未用镇痛药 |
| 18 | 22.3 | 节日或家庭纪念日住院 | 43 | 34.0 | 对疾病缺乏认识 |
| 19 | 22.4 | 想到手术或其他治疗可能带来痛苦 | 44 | 34.1 | 不清楚自己的诊断 |
| 20 | 22.7 | 担心配偶疏远 | 45 | 34.3 | 想到自己可能再也不能说话 |
| 21 | 23.2 | 只能吃不对胃口的食物 | 46 | 34.5 | 想到自己可能失去听力 |
| 22 | 23.2 | 不能与家人、朋友联系 | 47 | 34.6 | 想到自己患上严重疾病 |
| 23 | 23.4 | 对医生护士不熟悉 | 48 | 39.2 | 想到会失去肾或其他器官 |
| 24 | 23.6 | 因事故住院 | 49 | 39.2 | 想到自己可能得了癌症 |
| 25 | 24.2 | 不知接受治疗护理的时间 | 50 | 40.6 | 想到自己可能失去视力 |

注：该量表既可评估压力源，也可明确其性质及影响力的大小。得分越高，说明患者主观感受承受的压力越大。

## (三) 应对方式的评估

个体出现消极应对可表现为敌意反应、逃避现实的想法、自责、服镇静药、隐退、幻想、忍受和优柔寡断。而积极的应对方式应包括符合常理的行动、积极的思考、替代反应和抑制，能够较多的运用幽默。

## 1. 观察与会谈

观察个体是否存在敌意反应、自责或逃避现实的想法，有无服用镇静药；当个体面临压力时，有无可利用的资源；观察个体是否可以有效应对压力，内容包括：个体经受的压力所造成的身心反应是否维持在可控制的限度内；个体的希望和勇气是否被激发；自我价值感是否得以维持；社会适应性、人际关系及经济处境有无改善；有无促进生理功能的康复。

会谈提纲：

① 通常情况下减轻压力的措施有哪些？

② 过去碰到类似情况的应对办法是什么？效果如何？

③ 对个人应对压力方式是否有需要改进的地方？

④ 可获得的社会支持有哪些（包括这些支持的来源、性质、量等）？

⑤ 需要护士何种帮助？

## 2. 评定量表法

常用 Jaloviee 的应对方式量表（表 5-9），对该量表结果评价时，宜作定性分析，了解应对行为是积极的还是消极的，是针对问题的还是针对情绪的。通常，情感式应对方式主要用于缓解不良情绪，而问题式应对更有助于问题的解决。如 Larson 和 Chastain 于 1990 年编制的自我隐瞒量表（表 5-10）。一般认为自我隐瞒有积极的作用，有助于维持个体积极的自我形象，避免别人反感。

**表 5-9 应对方式量表**

| 情感式应对方式 | 问题式应对方式 |
| --- | --- |
| 希望事情会变好 | 努力控制局面 |
| 进食、吸烟、嚼口香糖 | 进一步分析研究所面临的问题 |
| 祈祷 | 寻求处理问题的其他办法 |
| 紧张 | 客观地看待问题 |
| 担心 | 尝试并寻求解决问题的最好方法 |
| 向朋友或家人寻求安慰和帮助 | 回想以往解决问题的其他办法 |
| 独处 | 试图从情境中发现新的意义 |
| 一笑了之 | 将问题化解 |
| 置之不理 | 设立解决问题的具体目标 |
| 幻想 | 接受现实 |
| 做最坏的打算 | 和相同处境的人商议解决问题的方法 |
| 疯狂，大喊大叫 | 努力改变当前情形 |
| 睡一觉，认为第二天事情就会变好 | 能做什么就做什么 |
| 不担心，任何事到头来终会有好结果 | 让他人来处理这件事 |
| 回避 | — |
| 干些体力活 | — |
| 将注意力转移至他人或他处 | — |
| 饮酒 | — |
| 认为事情已经无望而听之任之 | — |
| 认为自己命该如此而顺从 | — |
| 埋怨他人 | — |
| 沉思 | — |
| 用药 | — |

表 5-10　自我隐瞒量表

| 内　　　容 | 很不符合 1 | 较不符合 2 | 不清楚 3 | 较符合 4 |
|---|---|---|---|---|
| 1. 我有重要的秘密没有告诉任何人 | | | | |
| 2. 如果我把自己的所有秘密讲给我的朋友听,他们就会不那么喜欢我 | | | | |
| 3. 我自己的很多事情只有我自己知道 | | | | |
| 4. 我自己的一些秘密真的令我感到痛苦 | | | | |
| 5. 当一些不好的事发生在我头上时,我一般不会告诉别人 | | | | |
| 6. 我经常担心自己会把一些不想告诉别人的事情泄露出去 | | | | |
| 7. 无意中透露一些秘密使我感到恼火和后悔 | | | | |
| 8. 我有一个很隐秘的秘密,如果别人问起我,我会撒谎 | | | | |
| 9. 我的秘密太难为情,无法同别人讲 | | | | |
| 10. 我对自己有一些负面的想法,这些我不会同任何人讲 | | | | |

注：根据自己的实际情况,选择相符的答案,并在右面的栏目打"√",最后综合 10 个项目的分值即得出总分,分值越大表示个体具有较大的自我隐瞒倾向。

## 三、相关护理诊断

（1）创伤后综合征　　与遭受较大心理刺激有关。

（2）个人应对无效　　与环境改变所致对角色的认识发生改变有关。

（3）防卫性应对　　与压力应对过度有关。

（4）调节障碍　　与社交环境改变、个人应对无效有关。

（5）迁居压力综合征　　与社交环境改变有关。

（6）自我认同紊乱　　与情绪障碍、压力应对过度有关。

★ 考点提示：压力的定义、压力的评估内容与方法

（齐　菲　庞久玲）

# 第六节　角色与角色适应评估

角色是指社会对处于某种特定社会位置的个体所规定的行为标准和行为期望。社会通过法律法规、道德舆论、教育等赋予每个角色大致的职能标准,即与个体身份、地位相适应的一整套权利、义务和行为模式;倘若个体的角色行为过于偏离社会角色期望就会受到排斥和非议,因而在此潜规则制约下,绝大多数人在社会化过程中或主动或被动地接受角色规则的训练和同化,并沿着不同的角色轨道履行各自的角色义务,发挥各自的角色功能。角色原指剧本中的人物,最早由 G. H. 米德引入社会心理学领域。每个人在社会中同时扮演着多种角色,并随着不同的时间、空间进行必要的角色转变。例如：一个护士在工作场所要执行护士的工作职责,回到家中她是家庭的主要照顾者,承担着照顾家中老人和孩子的责任。角色存在于与他人的相互关系中,如护士与患者,丈夫与妻子,母亲与孩子,每个角色的扮演均与其相对应的角色对象发生互动。

## 一、角色的形成

角色的形成经历角色认知和角色表现两个阶段。角色认知是角色行为产生的前提。个

体在角色扮演过程中，首先需要识别自己的身份、地位、权利和义务与其他社会角色的区别，依据自身对角色期望的认识和理解进行角色定位。角色表现是个体履行角色权利与义务的行为过程。通过不断地模仿、认同和调整，使自我的行为逐渐符合角色期望，这个过程即为角色适应，也是角色成熟的过程。个体的角色适应性良好与否在一定程度上反映个体的心理承受力及自我调节能力，因而，角色适应是评价个体心理社会健康与否的指标之一。

## 二、患者角色

### （一）患者角色的特点

患者角色无可选择，因而患者对自身的疾病无直接责任；患者享有治疗护理、知情同意、寻求健康保健信息、要求个人信息及隐私保护的权利；患者可脱离或部分脱离日常生活的其他角色，减轻或免除相应的责任义务；患者有积极配合医疗护理、促进自身健康恢复、交纳治疗费用的义务。

> **知识链接**
>
> **角色期望**
>
> 苏联社会心理学家 Л.布耶娃认为：角色期望是社会实践中存在的客观社会关系的思想形式、主观反映。社会给某个社会角色设定了大致的行为框架或标准，不同个体对于同一角色的认识和理解不同，使角色执行者在具体扮演该角色时带有一定的个人色彩，因而在角色行为上有所偏差，也由此导致角色行为与角色期望不相一致的情况。角色期望也会随着时代的变迁而变化。例如过去患者到医院看病称"求医"，现在医院把患者放置在"顾客"或"上帝"的位置上，显然，不同的角色地位使医疗单位对患者的角色期望内涵已发生了质的变化。心理学家认为，顺从于刻板的角色是身心失调的重要原因之一。

### （二）常见患者角色适应不良类型

个体患病后，应积极履行促进疾病康复的义务，若患者的角色行为、角色表现与角色期望不协调或无法达到角色期望要求时，就容易发生角色适应不良。常见的类型如下。

#### 1. 角色冲突

个体适应患者角色的过程中，角色期望与角色行为之间差距太大，或是突然而不寻常地离开了常态角色，使个体难以适应而发生的心理冲突，引起的行为矛盾。由于患者角色与常态角色承担的责任和义务不同，当个体面临两个具有同样吸引力和同样动机强度的角色目标时，由于条件限制，而在心理、行为上产生难以取舍的矛盾，正所谓"鱼和熊掌不可兼得"。该类型最为常见。

#### 2. 角色模糊

由于缺乏明确的角色期望感知，不清楚承担患者角色应该如何定位和表现而造成的不适应。导致角色模糊的原因可能有：涉及的角色期望系统太复杂；角色转变的速度太快，环境陌生；变更的角色与原有角色落差太大；角色与互补角色伙伴之间的沟通不良等。

### 3. 角色缺如

患者不承认自己患病，不接纳患者角色，对患者角色感到恐惧、厌倦、悲观和绝望。该类型多由于患者角色的降临过于突然，超出患者的心理承受能力，因而采取否认的心理防御机制。例如初次诊断为癌症或意外伤害导致截肢、毁容的患者在刚获悉病情时的反应。

### 4. 角色强化

已适应患者角色后需向常态角色转变时，患者对自我承担原有角色的能力抱怀疑态度，对恢复常态角色无信心、不情愿而对当前患者角色过度依赖的心理。

### 5. 角色消退

由于某种原因已适应患者角色的个体迅速转回常态角色，重新承担病前角色的责任和义务。

## 三、评估内容与方法

角色与角色适应的评估以观察、会谈为主。

### (一) 评估内容

评估内容包括患者病前承担角色的数量、角色感知、角色满意度、角色紧张、角色适应情况等。评估时应注意对其类型加以判断，如了解患者被确诊后有无认同患者角色，若有厌倦疾病存在或否认患病现实，提示角色缺如的可能，若患者强调疾病，生活上过于依赖家人和护士，提示患者角色强化。

### (二) 评估方法

#### 1. 观察

通过观察了解患者有无出现以下生理状况：疲乏、头痛、失眠、便秘、心悸等非特异性反应；角色适应不良的心理反应：紧张、伤感、焦虑、易激惹、自责、抑郁等，个体在工作或学习方面状态不佳、士气下降、灰心丧气等消极的行为表现。评估时注意个体对治疗护理的依从性如何，有无过分关注疾病状态等，应结合进一步的检查加以验证。

#### 2. 测量

角色适应不良患者在体检时，可发现心律、心率、心电图异常；实验室检测可显示肾上腺素、三酰甘油、胆固醇以及凝血时间的异常等。

#### 3. 会谈

会谈的内容包括角色数量、角色感知、角色满意度、角色紧张和角色期望等。

（1）角色数量　患者所从事的职业、担当的职务，目前在家庭、单位或社会所承担的角色与任务情况。

（2）角色感知　个体是否清楚自己的角色权利和义务，自认为担当这些角色是否现实、合理；包括对患者角色的认识，能否接受患病现实安心养病，积极配合医护治疗并努力使自己尽快康复。

（3）角色满意度　个体对自己角色行为是否满意，与自己的常态角色期望是否相符；与常态角色的角色对象期望是否相符。

（4）角色紧张　个体是否感到角色任务过多、过重或不足；如果感觉时间不够用，很疲劳，即为角色负荷过重，如果因工作忙而感到未能很好地照顾家庭和孩子，提示角色冲突。

（5）**角色期望**　个体对自己的角色期望有哪些；他人对自己的角色期望情况如何。

（6）**角色影响因素**　住院对常态角色有什么影响；患者角色对其生活方式、人际关系有无影响；哪些因素影响到个体的患者角色适应等。

### （三）评估患者角色适应状况时应考虑的因素

诸多因素会对患者的角色适应造成影响，包括患者的年龄、性别、个性、文化与家庭背景、经济状况、环境等。年轻人对患者角色相对淡化，老年患者容易发生患者角色强化，经济状况差者容易产生患者角色消退。疾病的性质和严重程度也是重要的影响因素，一般情况下，疾病症状显著时患者会主动求医；此外还应考虑医院规则及医院环境中人际关系的舒适感对患者角色适应的影响等。

★ **考点提示：患者角色及常见患者角色适应不良类型**

## 四、相关护理诊断

（1）**父母角色冲突**　与慢性疾病致使父母与子女分离有关。

（2）**无效性角色行为**　与疾病所致对角色的认识发生改变有关。

（齐　菲）

# 第七节　文化评估

## 一、文化的定义及相关理论

文化具有丰富的内涵，它不仅涉及世界观、人生观、价值观等意识形态，也涉及包括自然科学和技术，语言和文字等非意识形态领域，不同的学科对文化有着不同的理解。人类学的创始人泰勒认为，文化是复杂的整体，它包括知识、信仰、艺术、道德、法律、风俗以及其他作为社会一分子所习得的任何才能与习惯，是人类为使自己适应环境和改善自身生活方式所作努力的结果。美国著名国际政治学家彼得·卡赞斯坦认为，文化是由各种不同的规范和认同构成的，它受习惯和法律的承载，作为一个宽泛的标签，表示民族国家权力与认同的集体模式。它们在不同的政治领域具有不同的作用，通过政治活动、规范被反复创造和再创造。

### （一）文化的定义与特性

广义的文化是指人类在社会历史发展过程中所创造的物质财富和精神财富的总和，即特定人群在一定时期内，为适应社会环境和物质环境而形成共同的行为和价值模式。狭义的文化包括哲学、宗教、文学、艺术、政治、经济、伦理、道德、信念、习俗、法律等。而传统意义上所说的一个人有无文化，是指他所接受教育的程度。个体的地域文化对自身健康有一定的影响。例如，过去由于新鲜肉食的保存技术局限，湖南、云贵等地区居民通过用盐腌、木材烟熏的方法保存肉制品，尽管目前已知熏肉的制作过程会产生多环芳烃、苯并芘等强致癌性物质影响人体健康，但当地居民对熏肉文化的认可和喜好使该习俗一直延续至今。

文化的特性表现为鲜明的民族性、继承性、获得性、共享性等。

文化的民族性是一种文化区别于其他文化的标志，它是一个民族的生活特色、风俗习惯、情感素质等结构在文化中的综合体现，即每一种社会形态都有与之相适应的文化。文化是历史的沉淀，每一种文化都随着社会物质生产的发展而发展，由简单到复杂并逐渐丰富积累，因而文化具有连续性和历史继承性。文化是人类社会特有的现象，是人类社会实践的产物而非与生俱来；并且这些实践的成果在人群中间相互传递，被人们自觉地接受与学习，从而形成共同的生活与行为方式，这是文化的获得性与共享性。

### （二）文化的要素

文化的核心要素是价值观、信念与信仰、习俗。人类学家将文化比喻为金字塔，塔顶为社会群体文化中的习俗，它具有很强的可视性，最容易表达。中层是信念与信仰，塔底为价值观，它既深沉又抽象。

#### 1. 价值观

价值观是指个体对生活方式、生活目标与价值的看法或思想体系，是个体在长期的社会化过程中，通过后天的学习逐步形成。价值观是个体行为、态度与信念的基础，对人的社会生活起着重要作用。例如有诸多不良生活习惯的某青年男性，认为年轻时按自己喜好吃喝是人生快事，当遭遇脑卒中等疾病后果时，个体真正意识到健康的重要，并把控制吸烟、酗酒，控制高脂、高盐饮食等作为维护健康的重要举措。可见价值观与健康行为是一致的，它不但影响个体对健康问题的态度，影响人们对生活目标优先顺序的排列，也影响个体的生活习惯与行为。

#### 2. 信念与信仰

信念是一种精神力量，可以归为意志力和品质的范畴，是个体内心坚持和确信的看法。与个体健康密切相关的信念是人的健康信念。疾病有时被解释为对某些行为的惩罚，受传统的医学文化的影响，我国居民多相信疾病是由于身体阴阳失调所致，因此喜欢借助中医疗法进行身体调养。信仰是指人们对某种事物或思想的极度尊崇和信服，并以此作为自己的精神寄托和行为指南，如宗教信仰。信仰属于信念，是信念的一部分，是信念最集中、最高的表现形式。宗教信仰在一定程度上影响到个体健康，其作为个体精神生活的重要组成部分，对个体心理平衡的调节作用不可忽视。

#### 3. 习俗

习俗又称风俗，为历代传承久积而成的风尚。习惯则指由多次重复或练习而巩固下来的行为方式。风俗与习惯常相伴相随，是人们生活中历代相传的程序化行为方式。相同地域的社会群体有相似的生活习惯和共同的喜好、禁忌。饮食的文化烙印最为深刻。

## 二、文化休克

文化休克的概念由美国人类学家奥博格提出，多指刚进入陌生文化环境中生活的个体，因失去自己熟悉的社会交流的环境、符号与手段而产生的思想混乱与心理上的精神紧张综合征。例如，某长期受本土文化熏陶的人首次来到完全陌生的异国他乡，由于日常生活习惯、语言沟通及社会交往对象等诸多因素的改变而在一段时间内产生的生理、心理适应不良的现象。随着时间的推移个体逐渐接受和适应环境的改变。

对于住院患者而言，脱离自己熟悉的工作与家居生活，到达医院陌生的环境，接触很多陌生的人与事，由于沟通与信息的缺乏，包括对疾病预后的未知等多种原因而产生的焦虑、排斥与恐惧感。由此可见，文化休克是导致新入院患者角色适应不良的重要原因，需要早期评估和积极干预。

文化休克的原因包括以下几个方面。

### 1. 缘于不同文化背景对沟通内容的误解

在不同的文化背景下，同样的内容可能会有不同的含义，脱离了文化背景来理解沟通的内容会产生误解。

### 2. 适应新文化环境和文化模式过程受挫

当一个人的文化环境改变时，其日常生活活动、生活习惯等随之发生变化，需要花时间和精力去适应新环境的文化模式，在适应的过程中，人们往往会产生受挫感，从而造成克服日常生活活动的改变而引起的文化休克。

### 3. 异域文化所致孤独与无助

在异域文化中，一个人丧失了自己在原文化环境中原有的社会角色，同时对新环境感到生疏，又与亲人或朋友分离或语言不通，孤独和无助感便会油然而生，可产生焦虑和对新环境的恐惧等情绪，出现文化休克。

### 4. 适应新习俗的困惑

不同文化背景的人都有不同的风俗习惯，一旦改变了文化环境，必须去适应新环境中的风俗习惯、风土人情，使得身处异乡的人既困惑又难以适应，但必须去了解和接受。

### 5. 不同文化价值观的冲突

当一个人的文化环境突然改变时，其长时期形成的文化价值观与异域文化中的一些价值观会产生矛盾和冲突，导致其行为的无所适从。

以上造成个体文化休克的诸因素使个体对变化必须作出适应和调整，当同时出现的因素越多、越强烈，个体产生文化休克的强度越明显。

## 三、评估内容与方法

### （一）价值观的评估

了解个体的价值观能帮助个体认识自己的健康问题；帮助个体对健康问题的轻重缓急作出判断和决策；协助患者选择不同的诊疗措施，影响患者对疾病预后的看法。但是价值观存在于潜意识中，较难观察或用语言表达，目前尚无现成的评估工具。只能通过会谈获得信息，形成初步的判断。

会谈提纲：

① 通常情况下，你认为什么对你最重要？

② 遇到困难时，你是如何看待的？

③ 有无参加什么组织？

④ 你对自身所患的疾病有什么看法？

⑤ 身体疾病对你有何影响？

### （二）信念与信仰的评估

通过信念与信仰的评估引出患者对自身健康问题的看法及所处文化对健康的影响。

采用 Kleinman 等提出的健康信念评估模式，会谈提纲：

① 对你来说，健康指什么？不健康又指什么？

② 通常你在什么情况下才认为自己有病并就医？

③ 你认为是什么原因引起你的健康问题？

④ 你为什么会发现这个健康问题？

⑤ 你的健康问题对你有何影响？

⑥ 严重程度如何？疾病发生时持续时间是长还是短？

⑦ 你认为你该接受何种治疗？

⑧ 你希望通过此项治疗达到哪些效果？

⑨ 你的病给你带来哪些问题？

⑩ 身患该种疾病你最害怕的是什么？

对于宗教信仰的评估可以采用如下会谈提纲：

① 你有宗教信仰吗？何种类型的宗教信仰？

② 平日你参加哪些宗教活动？

③ 住院对你在以上宗教活动参与方面有何影响？内心感受如何？有无恰当人选替你完成？需要我们为你做些什么？

④ 你的宗教信仰对你在住院、检查、治疗、饮食等方面有无特殊限制？

### （三）习俗的评估

与健康密切相关的习俗包括饮食、沟通交流、家庭关系、民间疗法等，主要通过会谈获得。会谈提纲：

① 你平时进食哪些食物？主食是什么？喜欢的食物有哪些？对何种食物禁忌或过敏？

② 你常采用的食物烹调方式有哪些？常用的调味品是什么？

③ 你每日进几餐？习惯在什么时间进餐？

④ 你认为哪些食物对健康有益？哪些食物对健康有害？

⑤ 哪些情况会刺激或降低你的食欲？

⑥ 你讲何种语言？

⑦ 你喜欢什么称谓？

⑧ 语言或习俗禁忌有哪些？

⑨ 你所处的民族常用的民间疗法有哪些？

★ 考点提示：文化的评估内容及方法

## 四、相关护理诊断

（1）精神困扰　与由于对治疗的道德和伦理方面的含义有疑问或由于强烈的病痛，其信仰的价值系统面临挑战有关。

（2）有精神安适增进的趋势　与有自我意识，有自觉性及内在的动力，有超越感，希望自己的精神状态更加健康向上有关。

（3）社会交往障碍　与社交环境改变有关。

（4）语言沟通障碍　与医院环境中医务人员使用医学术语过多有关。

（5）焦虑/恐惧　与环境改变及知识缺乏有关。

（6）迁居应激综合征　与医院文化环境和背景文化有差异有关。

★ 考点提示：文化相关的护理诊断

**文化休克的分期**

（1）兴奋期　指人们初到一个新的环境，被新环境中的人文景观和意识形态所吸引，对一切事物都会感到新奇，此时人们往往渴望了解新环境中的风俗习惯、语言行为等。此期的主要表现是兴奋、情绪亢奋和高涨。

（2）意识期　此期个体的好奇、兴奋的感觉被失望、失落、烦恼和焦虑代替。

（3）转变期：此时个人能用一种比较客观的、平和的眼光来看待周围的环境，原来心理上混乱、沮丧、孤独感和失落感渐渐减少。

（4）适应期　此期个人已完全接受新环境中的文化模式，建立起符合新文化环境要求的行为、习惯、价值观念、审美意识等，经过调整，患者开始从生理、心理、精神上适应医院环境。

（苗　鑫）

# 第八节　家庭评估

## 一、家庭的定义及相关理论

### （一）家庭的定义与特征

家庭是基于一定的婚姻关系、血缘或收养关系组合起来的社会生活基本单位，是一种特殊的心理认可群体。一般具有以下特征：至少应包括两个或两个以上的成员；婚姻是家庭的基础和依据；组成家庭的成员应以共同生活，有较密切的经济情感交往为条件。

### （二）家庭的结构

家庭的结构包括家庭人口结构、家庭权力结构、家庭角色结构、沟通过程和家庭价值观。

#### 1. 家庭人口结构

家庭人口结构指家庭的人口组成。按规模和人口特征可分为核心家庭、主干家庭、单亲家庭、重组家庭、无子女家庭、同居家庭和老年家庭7类，其类型及人口特征见表5-11。

表5-11　家庭人口结构类型

| 类型 | 人口特征 |
| --- | --- |
| 核心家庭 | 夫妻俩和婚生或领养的子女 |
| 主干家庭 | 核心家庭成员加上夫妻任何一方的直系亲属（如祖父母、外祖父母、叔姑姨舅等） |
| 单亲家庭 | 夫妻任一方和婚生或领养的子女 |
| 重组家庭 | 再婚夫妻和前夫和（或）前妻的子女，以及婚生或领养的子女 |
| 无子女家庭 | 仅夫妻两人（丁克家庭） |
| 同居家庭 | 无婚姻关系而长期居住在一起的夫妻和其婚生或领养的子女 |
| 老年家庭 | 仅老年夫妇,其婚生或领养的子女离家（空巢家庭） |

## 2. 家庭权力结构

家庭权力结构指家庭中夫妻间、父母与子女间在影响力、控制力和支配权方面的相互关系。家庭权力结构的一般类型有传统权威型、工具权威型、分享权威型和感情权威型，其类型及人口特征见表5-12。

表5-12 家庭权力结构的基本类型

| 类型 | 人口特征 |
| --- | --- |
| 传统权威型 | 由传统习俗继承而来的权威，如父系家庭以父亲为权威人物，夫妇、子女都必须接受这种形态 |
| 工具权威型 | 由养家能力、经济权力决定的成员权威 |
| 分享权威型 | 家庭成员权力均等，以共同参与、彼此协商的方式决策，根据各自的能力和兴趣分享权力，该类家庭称民主型家庭 |
| 感情权威型 | 由感情生活中起决定作用的一方决定 |

## 3. 家庭角色结构

家庭角色结构是指家庭对每个处于特定位置的家庭成员所期待的行为和规定的家庭权利及义务。包括供养角色、家庭统治者角色、安抚者角色、家庭主要照顾者角色等。每个角色既享有一定的权利也需要承担一定的角色义务。家庭角色结构受家庭人口结构和价值观的影响。中国传统"女主内"的家庭观念使现代职业女性除了承担工作角色外，还要承担主要的家庭照顾角色。健康家庭的角色结构分配需要成员间的相互协调和支持最终达到优化，家庭角色分配不均可能会影响家庭的正常功能，并有损于家庭成员的健康。

## 4. 沟通过程

沟通作为情感、愿望、意见与需要等信息的传递交换中介，最能反映家庭成员间的相互作用与关系，家庭内部沟通良好是家庭和谐和家庭功能正常的保证，而家庭内部沟通过程障碍，不利于家庭成员的团结甚至引发家庭危机。家庭内部沟通良好的家庭很少有不宜沟通的领域，其成员间能就个人或家庭等问题进行广泛、自由的情感交流和讨论，相互尊重彼此的感受，家庭成员为此可获得良好的情感与信息支持，成员间的关系和谐密切。

## 5. 家庭价值观

家庭价值观是指家庭成员对家庭生活的行为准则和生活目标的共同态度及基本信念。它可影响家庭的权力结构、角色结构和沟通形式，并决定家庭成员的行为。

## （三）家庭生活周期

家庭生活周期指家庭单位的产生、发展到解体的过程。按Duvall模式，家庭生活周期可分为8个阶段，分别是新婚期、婴幼儿期、学龄前期、学龄期、青少年期、有孩子离家创业期、空巢期、老年期。概括起来大致可分为四阶段：家庭的组建、孩子出生与成长、孩子成熟离家创业、空巢老年期。随着周期的进展与变化，每个阶段都有其特定的任务需要家庭成员通力协作，以适应阶段角色的改变，以维持家庭的正常功能（表5-13）。

表5-13 家庭生活周期

| 阶段 | 主要任务 |
| --- | --- |
| 家庭的组建 | 夫妻间在生活习惯、家务分配、财务管理等方面的相互沟通、协作与磨合 |
| 孩子出生与成长 | 适应父母角色，应对孩子成长所必需的经济、教育和照顾压力 |
| 孩子成熟离家创业 | 培养夫妻共同兴趣，适应空巢生活 |
| 空巢老年期 | 正确对待和适应退休生活，应对衰老、丧偶、疾病和死亡等生理与心理的压力 |

### （四）家庭功能

家庭主要功能为：可以为家庭成员提供安全需要；家庭的关爱氛围，使家庭成员充分享受家庭的温馨、快乐与亲情，满足情感的需要；满足家庭成员的衣、食、住、行的需要；生育繁衍后代的功能；培养家庭成员的社会责任感，社会交往能力与技能，帮助家庭成员顺利的适应社会，自食其力，成为对社会有用的人。维护家庭成员的健康与安全，赡养老人、照顾病者。一般来说，结构良好能为家庭成员提供相应资源、满足个体身心需要的家庭，家庭功能越健全，成员的社会适应性越好，健康状况越容易维持。

### （五）家庭资源与危机

家庭资源是为维持家庭基本功能、应付各种生活事件必须具备的物质、精神和信息等方面的积累。内部资源包括家庭为其成员提供的经济支持、精神和情感支持、信息支持、健康照顾等。外部资源包括社会支持、文化背景、宗教信仰、工作收入、受教育水平、居住环境及社区内的医疗保健机构等。资源丰厚的家庭可以及时调适和化解家庭压力，资源缺乏的家庭容易出现家庭压力的应对失利，若家庭压力超过家庭资源时，家庭可面临危机甚至破裂状态。

家庭内部的主要压力源包括：经济收入低下或减少；家庭成员关系改变或终结，如离婚、分居、丧偶；家庭成员角色改变，如初为人母、退休；家庭成员的行为违背家庭期望或损害家庭荣誉，如酗酒、赌博、犯罪；家庭成员生病、残障、无能等。

## 二、评估内容与方法

可通过观察、会谈法和量表法进行综合评估。

### （一）人口结构与家庭生活周期的评估

通过询问家庭的人口组成，确定其家庭类型；通过询问，确定家庭所处的生活周期。
会谈提纲：
① 结婚时间的长短。
② 是否有孩子，孩子年龄情况。
③ 子女是否与其同住等。

### （二）家庭角色结构的评估

观察个体家庭是否具备以下特征：每个家庭成员都能认同和适应自己的角色范围；家庭成员对某一角色的期望一致，并符合社会规范；角色期待能满足家庭成员的心理需要，符合自我发展的规律；家庭角色有一定的弹性，能适应角色的变化。以上为角色结构合理的家庭特征。

会谈提纲：
① 是否感到自己有忙不完的工作或家务？
② 是否在诸多任务前常感到不知所措？
③ 对自己担任的角色是否感到满意？
④ 有无感到负荷不足或过重？
⑤ 是否清楚自己担当的角色及任务？

### (三) 家庭权力结构的评估

观察个体的家庭气氛、家庭成员之间有无频繁出现敌对或伤害性语言，是否缺乏民主气氛；观察成员间的亲密程度如何，有无成员被忽视。

会谈提纲：

① 通常情况下家里的大事小事谁做主？

② 有麻烦时谁提出意见和解决办法？

③ 家庭成员能否尊重彼此的意见或建议？

④ 当家庭成员出现不同意见时，谁的意见起决定作用？

### (四) 沟通过程的评估

观察个体有无存在以下家庭沟通障碍的表现：家庭成员自卑；家庭成员以自我为中心，不能理解他人的需求；家庭成员在交流时采用间接和掩饰的方式；家庭内信息的传递是含糊的、不直接的、有矛盾或防御性的。由于角度不同，家庭成员对家庭沟通过程的评价可能不同。

会谈提纲：

① 个体的家庭是否和睦、快乐？

② 大家有想法或要求能否直截了当地提出？听者是否认真？

③ 对于你讲述的问题，对方是否重视并提出相应的意见或建议？

### (五) 家庭价值观的评估

家庭价值观深刻的影响每个家庭成员的生活习惯和行为方式，会谈提纲：

① 家庭最主要的日常生活规范有哪些？

② 家庭是否会将其成员的健康看作头等大事？

③ 是否主张预防为主、有病及时就医？

④ 家庭生活方式如何？如何看待吸烟、酗酒等不良生活行为？

⑤ 家庭成员是否提倡成员间相互支持、关爱，个人利益服从家庭利益？

⑥ 对家庭事务是否常存在不同观点？

### (六) 家庭资源的评估

观察个体家庭居住条件，明确家庭设备、装修，尤其要注意是否方便老弱病残成员的生活，截瘫者有无轮椅，慢性病者有无相应的监测仪器（如血压计、血糖仪等）；观察家庭成员衣着、饮食情况。

会谈提纲：

① 家庭经济条件如何？

② 能否支付患者的住院费用？家人是否有时间和精力并乐意照顾被评估者？

③ 家人的文化程度如何？能否提供患者所需要的保健知识、就医信息？

④ 个体居住地与医院距离的远近？医疗护理水平如何？能否满足个体的就医需求？

⑤ 除了家人患者还可以从哪些方面得到帮助？朋友、邻居、同事或是单位？

### (七) 家庭功能的评估

观察个体的家庭成员间能否彼此关心、相互照顾，能给予情感、经济的支持，家庭居住、生活条件如何，对老幼病残者家庭成员的照料是否到位等。

会谈提纲：

① 家庭收入是否够用？能否满足衣、食、住、行等基本生活需求？

② 家庭是否和睦、快乐？

③ 个体是否依恋自己的家庭？为什么？

④ 家庭成员间能否彼此照顾，尤其对患病的成员。

评估量表法：常用的量表有 Procidano 与 Heller 的家庭支持量表（表 5-14）和 Smilkstein 的家庭功能量表（表 5-15）。

表 5-14 家庭支持量表

| 家庭支持度 | 是 | 否 |
| --- | --- | --- |
| 1.我的家人给予我所需的精神支持 | | |
| 2.遇到棘手的事时,我的家人帮我出主意 | | |
| 3.我的家人愿意倾听我的想法 | | |
| 4.我的家人给予我情感支持 | | |
| 5.我与我的家人能开诚布公的交谈 | | |
| 6.我的家人分享我的爱好与兴趣 | | |
| 7.我的家人能时时觉察我的需要 | | |
| 8.我的家人善于帮助我解决问题 | | |
| 9.我与家人感情深厚 | | |

注：评分方法，是＝1分；否＝0分。总分越高，支持越多。

表 5-15 家庭功能量表

| 家庭功能 | 经常 | 有时 | 很少 |
| --- | --- | --- | --- |
| 1.当我遇到困难时,可从家人得到满意帮助<br>补充说明: | | | |
| 2.我很满意家人与我讨论和分担问题的方式<br>补充说明: | | | |
| 3.当我从事新的活动或希望发展时,家人能接受并给我支持<br>补充说明: | | | |
| 4.我很满意家人对我表达感情的方式以及对我情绪的反应<br>补充说明: | | | |
| 5.我很满意家人与我共度时光的方式<br>补充说明: | | | |

注：经常＝3分；有时＝2分；很少＝1分。总分在 7～10 分，功能良好；4～6 分，中度障碍；0～3 分，家庭功能严重障碍。

## 三、相关护理诊断

（1）语言沟通障碍　与家庭成员间亲近感减弱或家庭成员间没有沟通交流有关。

（2）家庭运作过程改变　与家庭情况改变或家庭危机有关。

（3）有孤独的危险　与情感上有失落感、社交孤立及身体隔离有关。

（4）有依附关系受损的危险　与父母患病没有能力满足自身需要，因承担父母角色而产生焦虑，或父母与子女存在躯体障碍等有关。

（5）父母角色冲突　与由于慢性疾病致使子女与父母分离，或有创伤或约束性的护理方式引起父母的恐惧（如隔离）有关。

（6）无效性角色行为　与对角色的自我感知改变有关。

（7）社会交往障碍　与身体活动受限、情绪障碍及环境因素等有关。

（8）社交孤立　与心理及健康状况改变，不能被人接受的社交行为和社会价值观有关。

★ 考点提示：家庭功能、家庭内在结构的组成、家庭功能的评估、相关护理诊断

（苗　鑫）

# 第九节　环境评估

## 一、环境的定义

良好的生存环境是人类健康的基础，是人类赖以生存、发展的社会与物质条件的综合体，可分为人体的内环境和外环境。人的内心世界和人体的各个组织系统构成了人体的内环境，又称生理、心理环境。人体外环境包括物理环境、社会环境、文化环境和政治环境。人体内环境通过各种渠道与外环境进行物质、能量和信息的交换，使机体能够适应外环境的改变，并维持个体的身心平衡。

### （一）物理环境

物理环境包括空间、声音、温度、湿度、光线、通风状况、气味、室内装潢、布局等。各种因素对人体的健康和安全均会产生积极或消极影响。

### （二）社会环境

社会环境指人类生存及活动范围内的社会物质与精神条件的总和，包括社会政治制度、法律、社会经济、文化教育、民族、职业、生活方式、社会关系、社会支持等诸多方面，其中尤以政治、经济、文化、教育、生活方式、社会关系、社会支持与健康直接相关，是社会环境评估的重点。

**1. 社会政治制度**

社会政治制度包括立法与社会支持系统、全社会资源分配、就业与劳动制度及劳动强度等。

**2. 社会经济**

经济是满足个体衣、食、住、行等基本需求和享受教育及健康服务的物质基础，因而对健康的影响最大。

**3. 文化教育**

文化教育水平对健康的作用主要表现为：接受过良好文化教育的个体健康保健意识相对较强，能及早识别疾病主动求医、可以通过多种途径获取健康保健信息、勇于摈弃不良传统习惯，参与社会卫生并提高对卫生服务的有效利用。

**4. 生活方式**

生活方式是指人与社会的行为模式，因经济、文化、政治等因素的相互作用而形成的人们在衣、食、住、行、娱乐等方面的社会行为。生活方式与个人喜好和习惯有关，不同地区、民族、社会阶层的人生活方式也不一样。例如：湘菜咸辣，粤菜清淡；南方城市的夜生活较丰富，有熬夜、酗酒、吸烟等不良喜好的人群多；暴饮暴食、高脂、高盐饮食导致的肥

胖与冠心病、糖尿病等多种疾病有关。吸毒、卖淫嫖娼者为获得性免疫缺陷综合征的高危人群。

### 5. 社会关系与社会支持

社会关系涵盖所有与个体发生直接或间接联系的人或人群，如家人、邻居、同事、领导、朋友或某些组织、团体的成员等。个体的社会关系网络越健全，人际关系越密切融洽，获得的社会支持越多。社会支持包括物质、情感、信息、经济支持。一般来说，社会支持力度越大，个体的身心调节与适应越快、生活质量越高，主观幸福指数越高。

### 6. 医疗卫生服务体系

医疗卫生服务体系是指社会卫生医疗设施和制度的完善状况。社会应有良好的医疗服务和卫生保障系统，有必需的药物供应，有健全的疫苗供应与冷链系统，有充足的医疗卫生人员的良好服务。医疗卫生服务系统的主要工作是向个体和社会提供促进健康、预防疾病的医疗和康复服务，保护和改善居民的健康水平。

## 二、评估内容与方法

### （一）物理环境评估

#### 1. 家庭环境评估

家庭环境的评估是社区卫生工作者的重要工作内容，通过评估找出影响健康甚至是直接致病的原因，如厨房里大米、面及食用油是否放置于潮湿的地方导致食品霉变诱发肝癌，室内的设置及家具的摆放是否利于幼儿或老年人的安全等。

（1）温度湿度　室内温度、湿度如何；有无取暖或降温设备；是否安全。

（2）光线噪声　光线是否明亮；灯光亮度如何、是否刺眼；室内有无噪声；强度如何。

（3）通风情况　是否流通、新鲜、有无异味；厨房浴室有无换气装置；家中有无人吸烟；清洁剂、杀虫剂、汽油等化学物品贮藏是否安全。

（4）设施布局　室内设计是否合理；有无过多阶梯、门槛或拐角；浴室有无防滑设施、地面是否潮湿光滑；地毯是否平展；煤气、热水器装置是否合理；电源是否遮盖安全、电线有无老化、电器有无漏电、使用是否安全；家具摆放是否合理；门窗、阳台栏杆有无破损；墙面有无剥落等；有无潜在危险。

（5）整洁卫生　居住环境是否整洁；有无灰尘、蜘蛛网；无蝇、蚊、鼠害或饲养猫狗等宠物；生活用水的来源如何，是否符合卫生标准；有无潜在污染。

（6）食品药物　粮油存放是否合理；食物如何存放；有无放置冰箱保存；药品如何存放、位置是否安全，标记是否清楚，使用者是否熟悉剂量、用法。

（7）应急预备　应急、急救电话号码是否固定放置于可见地方，有无亲友联络电话号码。

#### 2. 工作环境评估

工作环境的评估是排查可疑职业因素致病的重要内容。例如：血液病的患者，在查找病因时需要了解其工作性质及工作环境中是否存在有毒、有害化学物质的接触史，安全防护措施如何等。

（1）整洁卫生　是否整齐、干净、无尘、无异味、无臭味。

（2）刺激污染源　有无烟雾、粉尘、石棉、化学物、强光、噪声等刺激物；有无废水、废气来源。

（3）安全防护　是否为高压电、高温、重型机器、高空作业、电线、强酸、碱；有无安全作业条例，是否被理解与执行；有无防护措施及工具（如安全帽、安全眼镜、防护衣、口罩等）；室内作业环境通风、排气情况如何。

### 3. 病室环境评估

病室环境的安全是确保住院患者获得安全与舒适的前提，因而病室环境的评估是医院管理的重要内容。

（1）病房设施　能否满足患者基本需求；开水、热水供应、饭菜可口、营养搭配合理与否；睡眠环境是否安静、地面是否干燥、平整、防滑；厕所是否洁净；走廊、浴室及厕所有无扶手；夜间灯光是否合理。

（2）整洁卫生　是否整齐、干净、宽敞、明亮、舒适；通风状态如何；有无异味。

（3）温度、湿度、噪声　室内温度、湿度如何；有无取暖或降温设备；婴儿室是否有恒温设备；有无噪声监测、噪声是否在标准以下。

（4）用电、用氧　电源安置是否妥善、使用是否安全；用氧时有无防火、防油、防震标记；是否被理解和执行。

（5）消毒用药　药品贮藏是否安全、有无查对制度，消毒常规；是否被理解和执行；医疗垃圾是否得到妥善处理。

物理环境评估可通过会谈及实地观察等方法综合评估，必要时取样检测。

## （二）社会环境评估

### 1. 评估内容

主要评估个体经济状况、教育水平、生活方式、社会关系与社会支持、孩子的成长环境。

（1）经济状况　包括经济来源有哪些；收入是否够用；个体的家庭经济来源有哪些；有无失业、待业人员；医疗费用是公费、自费或部分报销；个体的费用能否按时支付；有何困难。

（2）教育水平　了解个体及家庭成员受教育的程度；是否具备健康照顾所需知识和技能。

（3）生活方式　了解个体、个体家庭甚至同事和朋友的生活方式，重点评估饮食、睡眠、娱乐、活动方式与习惯，有无吸烟、酗酒、程度如何等。

（4）社会关系与社会支持　家庭关系是否稳定密切；家庭成员是否彼此尊重；与同事、领导关系如何；可获得的社会支持的性质、数量、质量如何；有无绝望、无助感等。

（5）孩子的成长环境

① 1～3岁：观察孩子情感和语言上对母亲的依赖程度；有无受监护人的过度惩罚或严格限制；有无良好的物质条件包括饮食、居住、儿童玩具等；有无获得充分的关照包括母亲陪伴孩子的时间长短等。

② 3～6岁：有无接受环境、玩具或制造经历刺激，以促进孩子的语言和智力发育；孩子的自尊心是否得到很好的保护；有无受监护人的过度惩罚或严格限制；每日活动量是否充足，以促进骨骼肌的锻炼；孩子的言行是否获得鼓励，促进孩子的独立成长。

### 2. 评估方法

可通过会谈和观察法进行评估。例如：观察个体饮食、睡眠情况、观察探视人数以了解其社会状况。

## 三、相关护理诊断

(1) 有受伤的危险　与感官视觉减退或听觉退化有关。
(2) 有窒息的危险　与认识或情感障碍，疾病或受伤有关。
(3) 有中毒的危险　与环境有害气体污染有关。
(4) 有外伤的危险　与感官及视觉障碍，环境缺乏安全设施等有关。

★ 考点提示：环境评估的方法与内容、与环境相关的护理诊断

（苗　鑫）

# 第十节　心理-社会评估实训指导

【实训目的】

1.融观察、会谈、评估量表的综合运用于一体，培养学生良好的实践能力，提高学生的沟通技巧与焦点问题采集的能力。

2.初步引导学生熟悉评估量表的使用，了解个体心理社会资料采集的过程，提高科研意识。

【实训器材】

典型人物剧情冲突的影视片段；根据不同的剧情选择相应的心理-社会评估量表。由学生分别扮演评估者和被评估者。

【实训内容】

1.观察法

通过观看剧情，获得个体心理社会异常的资料。

2.会谈

通过同学间的角色扮演，采用会谈的形式收集患者的资料。

3.评估量表的使用

常用的评估量表包括焦虑评估量表、抑郁评估量表、压力评估量表、健康信念量表、家庭功能量表等。

【实训方法】

1.实训前由教师选择典型人物剧情冲突的影视片段，以医院、患者题材的影视片段为佳。

2.观看视频后，学生 3～5 人为一小组。由一位学生扮演患者，另一位学生扮演评估者，结合视频的情景进行交流。

3.选择相适的量表，进行心理社会资料的焦点访谈，其他同学作记录，必要时补充。教师巡回指导，发现问题及时纠正。

4.学生将采集到的资料及时进行归纳、评分和小结。对评分结果进行粗略的解释，通过网络形式提交结果，由老师批改。

【注意事项】

1.视频观察要仔细，注意人物的情绪状态、角色适应与冲突，压力的大小及其应对资源、应对方式等。

2.应用心理社会学理论解释人物剧情的冲突及使用的方法。

（苗　鑫）

## 思考题

1. 疾病发展过程中患者可能出现哪些心理变化？
2. 情绪与情感的区别是什么？
3. 怎样评估焦虑？
4. 患者角色的特点有哪些？
5. 什么是文化休克？
6. 家庭的功能有哪些？
7. 环境对人有哪些影响？

# 第六章

# 心电图检查

○ ○ ○ ○ ○ ○ ○ ○ ○ ○ ○ ○ ○ ○ ○ ○ ○ ○ ○ ○ ○ ○ ○ ○ ○ ○ ○ ○ ○ ○ ○ ○
○ ○ ○ ○ ○ ○ ○ ○ ○ ○ ○ ○ ○ ○ ○ ○ ○ ○ ○ ○ ○ ○ ○ ○ ○ ○ ○ ○ ○ ○ ○ ○
○ ○ ○ ○ ○ ○ ○ ○ ○ ○ ○ ○ ○ ○ ○ ○ ○ ○ ○ ○ ○ ○ ○ ○ ○ ○ ○ ○ ○ ○ ○ ○

## 【学习目标】

◆ **掌握**：常规体表心电图导联连接方法；正常心电图、常见异常心电图的诊断标准。
◆ **熟悉**：心脏肥大的心电图表现。
◆ **了解**：心电图产生的原理。
◆ **应用**：规范熟练地完成心电图的记录操作。

## 案例导入

**案例回放：**

　　60 岁男性患者，主因"头痛、头晕 2 年，加重 1 周"就诊，既往有高血压病史 12 年。查体：BP 190/125mmHg，心尖部可触及明显的抬举样搏动，心界左下扩大，心率 90 次/分，律不齐，可闻及期前收缩，6～10 次/分。超声心电图示：左心室肥厚增大，舒缩功能障碍。下一步拟行心电图检查。

**思考问题：**

　　1.如何给患者安放导联？
　　2.该患者心电图可能会出现哪些改变？

# 第一节　心电图基本知识

　　心脏在机械收缩之前，先有生物电活动，心脏的生物电活动可经人体组织传导至身体表面，在体表不同部位放置探查电极，并通过导线与心电图机电流计正负极相连，心电图机就可以记录下心脏每一心动周期所产生的电位变化，在心电图纸上描记下一系列的曲线图，称为心电图（electrocardiogram，ECG）。

## 一、心电图产生原理

### （一）心肌细胞的电位变化

　　心肌细胞的电位变化见图 6-1。

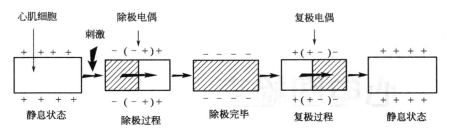

图 6-1　心肌细胞的电位变化

### 1. 极化状态

心肌细胞在静息状态时，膜外排列阳离子带正电荷，膜内排列同等比例阴离子带负电荷，保持平衡的极化状态（polarization），无明显的电位变化。

### 2. 除极过程

当心肌细胞的某部位细胞膜受到一定强度的刺激，其通透性会发生改变，产生带电离子的跨膜运动，使细胞内外的正、负离子的分布发生逆转，受刺激部位的细胞膜出现除极化。该处细胞膜外带负电荷，而尚未除极化的细胞膜外仍带正电荷，从而形成一对电偶（dipole）。电源（正电荷）在前，电穴（负电荷）在后，并沿着一定的方向快速扩展，直到整个心肌细胞除极完毕。此时心肌细胞膜内带正电荷，膜外带负电荷，称为除极（depolarization）状态。

### 3. 复极过程

心肌细胞除极后，由于细胞的代谢作用，可使细胞膜又逐渐恢复到极化状态，这个恢复过程称为复极（repolarization）。复极化的电偶是电穴在前，电源在后，沿着一定的方向较缓慢向前推进，直至整个细胞全部复极，回到极化状态。

## （二）心电图波形产生原理

### 1. 静息状态心电图波形

在静息状态下，心肌细胞膜电位较恒定，变化很小，心电图机内的电流计指针不动，描记出一条水平线。

### 2. 除极状态心电图波形

以心室肌细胞为例，当大量心室肌细胞除极时，膜电位变化很大，且除极过程非常迅速，历时很短，心电图机内的电流计指针出现快速、短暂摆动，振幅较大，描记出高而窄的较锐利的波群。

### 3. 复极状态心电图波形

以心室肌细胞为例，当心室肌细胞复极时，在早期缓慢复极期（动作电位平台期），心肌细胞膜电位变化很小，心电图机内的电流计指针不动，描记出一条水平线；在晚期快速复极期（动作电位 3 位相），膜电位变化较大，但复极过程较缓慢，历时较长，心电图机内的电流计指针缓慢摆动，描记出宽而钝的波形。

### 4. 心电图波形方向

就单个细胞而言，在除极时，检测电极面向电源，则记录到向上的波形，面向电穴则记录到向下的波形，在细胞中部则记录出双向波形。在复极时，复极过程和除极过程方向相同，但因复极化过程的电偶是电穴在前，电源在后，故检测电极面向电穴。因此，记录到的复极波方向与除极波方向相反（图6-2）。然而，在人体体表记录的心电图，记录到的心室复极波方向常与心室除极波主波方向一致，与单个心肌细胞不同，这是因为正常人心室肌的除极方向是从心内膜向心外膜，而复极则从心外膜开始，向心内膜方向推进。

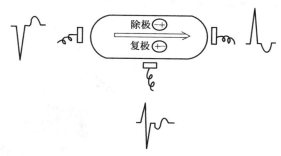

图 6-2　单个细胞的除极、复极心电图波形

### （三）心电向量

#### 1. 概念

既有一定大小又有一定方向的物理量称为向量（vector）；心肌细胞产生的电位变化有大小和方向，故称为心电向量；心电向量通常用箭头来表示，箭头的方向代表心电向量的方向，而箭杆的长度则表示心电向量大小。

#### 2. 强度

由体表所采集到的心电向量大小（心电图波形振幅）与下列因素有关：①与心肌细胞数量（心肌厚度）呈正比关系；②与探查电极位置和心肌细胞之间距离呈反比关系；③与探查电极的方位和心肌除极的方向所构成的角度有关，夹角越大，投影越小，电位越弱。

#### 3. 心电综合向量

由体表所采集到的心电变化，是瞬间的全部心电向量的综合，一般按下列原理合成"心电综合向量"（resultant vector）：①同一轴上的两个心电向量，方向相同者，其幅度相加；②同一轴上的两个心电向量，方向相反者，其幅度相减；③两个心电向量的方向构成一定角度者，则应用"合力"的"平行四边形"原理，将两者按其角度及幅度构成一个平行四边形，取其对角线为综合向量（图6-3）。

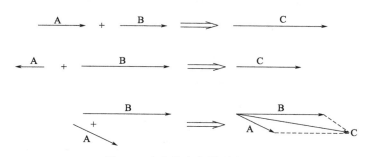

图 6-3　心电综合向量形成原则

★ **考点提示：心电向量的概念**

## 二、心电图各波段的形成和命名

心脏的特殊传导系统由窦房结、结间束（前、中、后结间束）、房室结、希氏束、左束

支、右束支（左束支又分为左前束支和左后束支）以及浦肯野纤维构成（图6-4）。

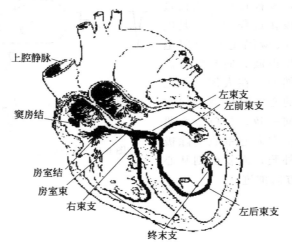

图6-4　心脏的特殊传导系统

　　正常的心脏电活动始于窦房结，兴奋心房的同时，经结间束传导至房室结，然后循希氏束→左、右束支→浦肯野纤维顺序传导，最后兴奋心室。这种先后有序的电激动的传播，引起一系列心脏膜电位改变，形成心电图上相应的波段（图6-5）。

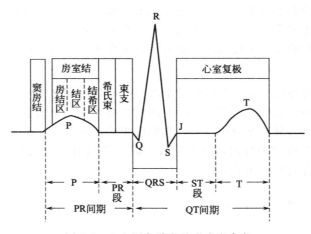

图6-5　心电图各波段的形成和命名

　　每一心动周期的心电图主要包括以下波段。
　　（1）三个波　①P波：最早出现的幅度较小的波，反映心房除极过程的电位变化；②QRS波群：中间出现的幅度较大的窄而尖锐的一组波，反映心室除极过程的电位变化；③T波：后面出现的宽而钝的波，反映心室晚期快速复极过程的电位变化。
　　（2）两个段　①PR段：P波终点至QRS波群起点间的线段，反映心房复极过程及房室结、希氏束、束支的电活动；②ST段：QRS波群终点至T波起点间的线段，反映心室的早期缓慢复极过程的电位变化。
　　（3）两个间期　①PR间期：P波起点至QRS波群起点的时间，反映自心房除极开始至心室除极开始的时间；②QT间期：QRS波群起点至T波终点的时间，反映心室除极开始至心室复极完毕全过程时间。

QRS 波群可因检测电极的位置不同而呈多种形态，统一命名如下：第一个出现的位于参考水平线以上的正向波称为 R 波；R 波前面的负向波称为 Q 波；R 波后面的负向波称为 S 波；S 波之后的正向波称为 R′波；R′波后再出现负向波称为 S′波；如果 QRS 波只有负向波，则称为 QS 波。至于是采用 Q 或 q、R 或 r、S 或 s 表示，根据其振幅大小而定，振幅≥0.5mV 时用大写字母，振幅＜0.5mV 时用小写字母（图 6-6）。

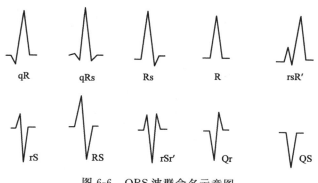

qR　　　qRs　　　Rs　　　R　　　rsR′

rS　　　RS　　　rSr′　　　Qr　　　QS

图 6-6　QRS 波群命名示意图

★ **考点提示：心电图各波段的形成和命名**

## 三、心电图导联体系

在人体不同部位放置记录电极，并通过导联线与心电图机电流计的正负极相连，这种记录心电图的电路连接方法称为心电图导联（lead）。电极位置不同、连接方法不同组成不同的导联，在长期临床心电图实践中，已形成了一个由 Einthoven 创设、被广泛采纳的国际通用导联体系（lead system），称为常规 12 导联体系。常规 12 导联体系包括 6 个肢体导联和 6 个胸导联。

### 1. **肢体导联**（limb leads）

肢体导联包括标准导联 I、II、III 及加压单极肢体导联 aVR、aVL、aVF。标准导联为双极肢体导联，反映两个肢体之间电位差变化。加压单极肢体导联属单极导联，代表检测部位电位变化。肢体导联记录电极主要放置于右臂（R）、左臂（L）、左腿（F），连接此三点即成为所谓 Einthoven 三角（图 6-7）。

每一个导联正、负极之间均可画出一假想的直线，称为导联轴。为便于表明 6 个导联轴之间的方向关系，将 I、II、III 导联的导联轴平行移动，使之与 aVR、aVL、aVF 的导联轴一并通过坐标图的轴中心点，便构成额面六轴系统（hexaxial system）。此坐标系采用±180°的角度标志，顺钟向的角度为正，逆钟向的角度为负。每个导联轴从中心点被分为正、负两半，每个相邻的导联轴之间的夹角为 30°。

### 2. **胸导联**（chest leads）

胸导联属单极导联，包括 $V_1 \sim V_6$ 导联。检测之正电极应安放于胸壁规定的部位，另将肢体导联 3 个电极分别通过 5 千欧姆电阻与负极连接构成中心电端（central electric terminal），此连接方式可使该处电位接近零电位且较稳定（图 6-8）。

胸导联检测电极具体安放的位置为（图 6-9）：$V_1$ 位于胸骨右缘第 4 肋间；$V_2$ 位于胸骨左缘第 4 肋间；$V_3$ 位于 $V_2$ 与 $V_4$ 两点连线的中点；$V_4$ 位于左锁骨中线与第 5 肋间相交处；$V_5$ 位于左腋前线 $V_4$ 水平处；$V_6$ 位于左腋中线 $V_4$ 水平处。

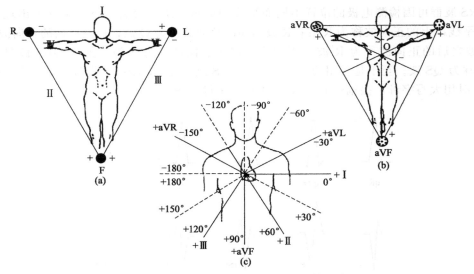

图 6-7　肢体导联连接方式及额面六轴系统

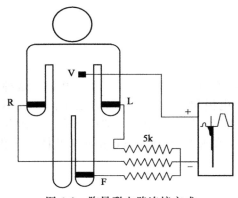

图 6-8　胸导联电路连接方式

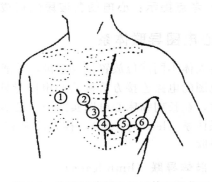

图 6-9　胸导联检测电极具体安放位置

★ 考点提示：常规 12 导联体系；肢体导联、胸导联电极安放位置

知识链接

**监测心电图的功能**

监测心电图（monitoring electrocardiogram，MECG）又称监护心电图，是在静态心电图的基础上拓宽和发展起来的检测心电信息学技术，指利用各种心电监测仪器对患者的心电信息活动进行长时间和（或）远距离记录、监测，通过计算机测定、分析处理后，显示和打印心电波形及数据，为临床诊断和合理治疗提供依据。广义心电监测包括：静态心电图（短时程监测心电图，通常监测时间数秒钟至数分钟）、动态心电图（亦称为 Holter，长时程监测心电图，通常监测时间 24h）、床旁心电监测（短距离心电监测，通常监测时间数小时至数日）、远程电话传输心电图（长距离监测，可以抵达省外、国外、远洋轮船、太空飞船等，通常监测时间数小时至数日）。

（刘士生）

# 第二节　心电图的测量和正常心电图

## 一、心电图各波段的测量

心电图通常描记在特殊的心电图记录纸上（图6-10）。心电图记录纸由纵线和横线划分成横、竖均为 1mm 的小方格。当心电图记录纸走纸速度为 25mm/s 时，横向一小格（1mm）表示时间 0.04s；当标准电压 1mV＝10mm 时，竖向一小格（1mm）表示振幅 0.1mV。

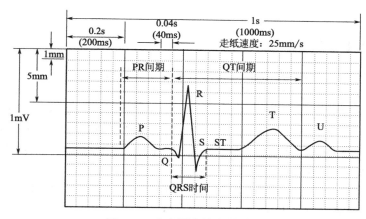

图 6-10　心电图各波段的测量

### （一）心率的测量

#### 1. 心律规则情况下

先测量一个 RR 间期（相邻两个 QRS 波群之间的时间）或 PP 间期（相邻两个 P 波之间的时间），每分钟心率的计算方法为 60/RR 间期或 60/PP 间期。例如，RR 间期为 0.8s，则心率为 60/0.8＝75 次/分。还可采用查表法或使心率尺直接读出相应的心率数。估算心率的方法：1500/相邻两个 QRS 波群之间的小格数；300/相邻两个 QRS 波群之间的大格数（每 5 个小格构成一个大格）。

#### 2. 心律不规则情况下

测量数个（5 个以上）RR 间期，计算 RR 间期平均值，每分钟心率等于 60/RR 间期平均值。还可以采用数数法，连续描记长达 6s 的心电图，数 6s 内的 QRS 波群个数，再乘以 10，即为每分钟心率。

### （二）各波段振幅的测量

P 波振幅测量的参考水平应以 P 波起始前的水平线为准。测量 QRS 波群、J 点（QRS 波群与 ST 段连接点）、ST 段、T 波和 U 波（T 波后出现的振幅很小的波）振幅，统一采用 QRS 起始部水平线作为参考水平。测量正向波形的振幅时，应以参考水平线上缘垂直地测量到波的顶端；测量负向波形的振幅时，应以参考水平线下缘垂直地测量到波的底端。测量 ST 段移位时，通常取 ST 段的 J 点后 0.04s 处作为测量点，测量其到基线的垂直距离（图 6-11）。

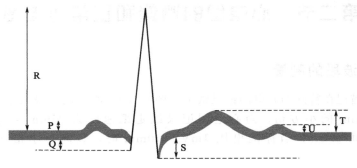

图 6-11　各波段振幅的测量

## （三）各波段时间的测量

测量各波的时间应自该波起点的内缘测至该波终点的内缘。

近年来已开始广泛使用 12 导联同步心电图仪记录心电图，各波、段时间测量定义已有新的规定：测量 P 波和 QRS 波群时间，应分别从 12 导联同步记录中最早的 P 波起点测量至最晚的 P 波终点，以及从最早 QRS 波群起点测量至最晚的 QRS 波群终点；PR 间期应从 12 导联同步心电图中最早的 P 波起点测量至最早的 QRS 波群起点；QT 间期应是 12 导联同步心电图中最早的 QRS 波群起点至最晚的 T 波终点的间距。

如果采用单导联心电图仪记录，仍应采用既往的测量方法：P 波及 QRS 波群时间应选择 12 个导联中最宽的 P 波及 QRS 波群进行测量；PR 间期应选择 12 个导联中 P 波宽大且有 Q 波的导联进行测量；QT 间期测量应取 12 个导联中最长的 QT 间期。

## （四）心电轴的测量

### 1. 概念

心电轴（cardiac electric axis）一般是指平均 QRS 电轴（mean QRS axis），反映左心室、右心室除极产生的瞬间 QRS 综合向量在额面上的方向。一般采用心电轴与 I 导联导联轴正侧段之间的角度来表示心电轴的方向，顺时针方向角度为正，逆时针方向角度为负。正常心电轴的范围为 $-30°\sim+90°$；心电轴位于 $-30°\sim-90°$ 为心电轴左偏；位于 $+90°\sim+180°$ 为心电轴右偏；位于上 $-90°\sim-180°$ 范围，称为"不确定电轴"（indeterminate axis）（图 6-12）。除测定 QRS 波群电轴外，还可用同样法测定 P 波和 T 波电轴。

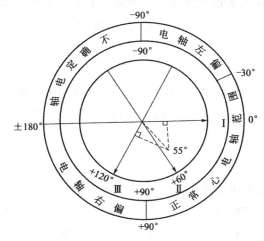

图 6-12　正常心电轴及其偏移

### 2. 测定方法

（1）目测法　较简单但不精确，根据 I 导联和 III 导联的 QRS 波群的主波方向，估测心电轴是否发生偏移，若 I 导联和 III 导联的 QRS 主波均为正向波，可判断电轴不偏；若 I 导联出现较深的负向波，III 导联主波为正向波，则电轴右偏；若 III 导联出现较深的负向波，Ⅰ导联主波为正向波，则电轴左偏（图 6-13）。

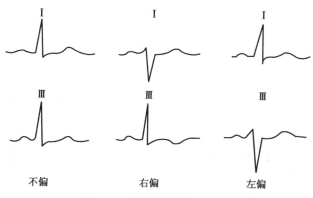

图 6-13　目测法判断心电轴

（2）计算法　精确但较复杂，分别测算Ⅰ导联和Ⅲ导联的 QRS 波群振幅的代数和，然后根据这两个数值，在Ⅰ导联及Ⅲ导联的导联轴上相应点作垂直线，两垂直线交叉于一点，该交叉点与电偶中心 0 点连线即为心电轴，该轴与Ⅰ导联轴正侧端的夹角即为心电轴的角度（图 6-14）。另外，也可将Ⅰ导联和Ⅲ导联 QRS 波群振幅代数和值通过查表直接求得心电轴。

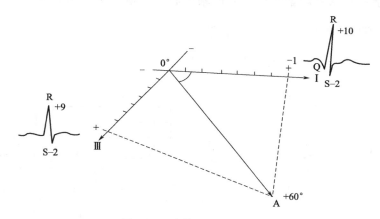

图 6-14　计算法测算心电轴

### 3. 临床意义

心电轴的偏移，一般受心脏在胸腔内的解剖位置、两侧心室的质量比例、心室内传导系统的功能、激动在室内传导状态以及年龄、体形等因素影响。左心室肥大、左前分支阻滞等可使心电轴左偏；右心室肥大、左后分支阻滞等可使心电轴右偏。

### （五）心脏循长轴转位

自心尖部往心底部方向观察，设想心脏可循其长轴作顺钟向或逆钟向转位。心电图上判断有无转位，根据胸导联的 QRS 波群的形态。通常情况下，$V_1$、$V_2$ 导联的 QRS 波群主波方向向下（常呈 rS 形），R/S 小于 1；$V_4$、$V_5$、$V_6$ 导联的 QRS 波群主波方向向上（常呈 Rs 形），R/S 大于 1；$V_3$ 导联 QRS 波群常呈 RS，R 波和 S 波的振幅大致相等，R/S 接近于 1，称为过渡区心电图波形。

"顺钟向转位"（clockwise rotation）时，正常在 $V_3$ 导联出现的过渡区心电图波形转向左心室方向，即出现在 $V_5$ 导联上。"逆钟向转位"（counterclockwise rotation）时，正常 $V_3$ 导联出现的过渡区心电图波形转向右心室方向，即出现在 $V_1$ 导联上。"顺钟向转位"常见于右心室肥大，而"逆钟向转位"常见于左心室肥大。但需要指出心电图上的这种转位图形在正常人也常可见到，提示这种图形改变有时为心电位的变化，并非都是心脏在解剖上转位的结果（图 6-15）。

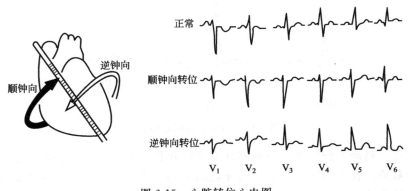

图 6-15　心脏转位心电图

★ **考点提示：心率的测量方法；心电轴概念、测定方法及临床意义**

## 二、正常心电图波形的特点和正常值

正常心电图各个波段特点和正常值见图 6-16。

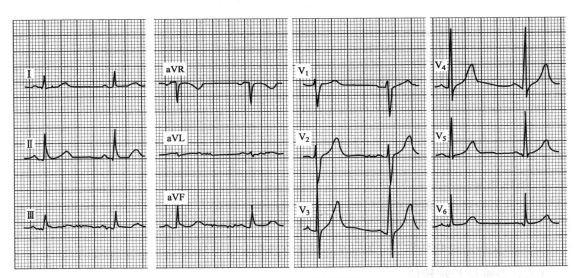

图 6-16　正常心电图波形

### 1. P波

代表心房肌除极的电位变化。

（1）形态　P波通常呈圆钝、单峰，可有轻度切迹，P波方向在 I 、II 、aVF、$V_4 \sim V_6$ 导联向上，aVR 导联向下，其余导联可呈双向、倒置或低平。

（2）时间　正常 P 波时间一般小于 0.12s。

（3）振幅　P波振幅在肢体导联一般小于0.25mV，在胸导联一般小于0.2mV。

### 2. PR 间期

从P波起点至QRS波群起点的时间，正常成人PR间期为0.12～0.20s。在幼儿及心动过速的情况下，PR间期相应缩短。在老年人及心动过缓的情况下，PR间期可略延长，但一般不超过0.22s。

### 3. QRS 波群

代表心室肌除极的电位变化。

（1）时间　正常成年人QRS时间小于0.12s，多数在0.06～0.10s。

（2）波形　在胸导联，$V_1$、$V_2$导联的QRS波群主波方向向下（常呈rS形），R/S小于1；$V_4$、$V_5$、$V_6$导联的QRS波群主波方向向上（常呈Rs或qR形），R/S大于1；$V_3$导联QRS波群常呈RS，R波和S波的振幅大致相等，R/S接近于1，称为过渡区心电图波形。$V_1$～$V_5$导联R波逐渐增高，S波逐渐变浅。

在肢体导联，Ⅰ、Ⅱ、Ⅲ导联的QRS波群在没有电轴偏移的情况下，其主波一般向上。aVR导联的QRS波群主波向下，可呈QS、rS、rSr′或Qr型。aVL与aVF导联的QRS波群可呈qR、Rs或R型，也可呈rS型。

（3）振幅　在胸导联，$V_1$导联的R波（$R_{V1}$）不超过1.0mV，$V_5$、$V_6$导联R波（$R_{V5}$、$R_{V6}$）不超过2.5mV，$R_{V5}+S_{V1}$不超过4.0mV（男）或3.5mV（女），$R_{V1}+S_{V5}$不超过1.2mV。

在肢体导联，aVR导联的R波小于0.5mV，Ⅰ导联的R波小于1.5mV，aVL导联的R波小于1.2mV，aVF导联的R波小于2.0mV。

6个肢体导联的QRS波群正向波与负向波振幅的绝对值的和全都小于0.5mV，6个胸导联的QRS波群正向波与负向波振幅的绝对值的和都小于0.8mV，称为低电压。

（4）Q波　除aVR导联外，其他导联的Q波时间小于0.04s，Q波振幅小于同导联中R波的1/4。正常人$V_1$、$V_2$导联不应出现Q波，但偶尔可呈QS波。

### 4. J 点

QRS波群与ST段连接点称为J点。

J点大多在等电位线上，有时可因心室除极尚未完全结束，部分心肌已开始复极，致使J点上移，称为早期复极。还可由于心动过速等原因，使心室除极与心房复极并存，导致心房复极波（Ta波）重叠于QRS波群的后段，从而发生J点下移。

### 5. T 段

自QRS波群的终点至T波起点间的线段，正常ST段多在等电位线上，可有轻度上、下偏移。在任一导联，ST段下移不超过0.05mV；ST段上移在$V_1$、$V_2$导联一般不超过0.3mV，$V_3$不超过0.5mV，在$V_4$～$V_6$导联及肢体导联不超过0.1mV。

### 6. T 波

代表心室快速复极时的电位变化。

（1）方向　在正常情况下，T波的方向大多与QRS主波的方向一致，T波方向在Ⅰ、Ⅱ、$V_4$～$V_6$导联向上，aVR导联向下，Ⅲ、aVL、aVF、$V_1$～$V_3$导联可以向上、双向或向下。若$V_1$的T波方向向上，则$V_2$～$V_6$导联就不应再向下。

（2）振幅　在R波为主的导联，T波振幅不应低于同导联R波的1/10。T波在胸导联有时可高达1.5mV。

### 7. QT 间期

从 QRS 波群的起点至 T 波终点的时间，QT 间期长短与心率的快慢密切相关，心率越快，QT 间期越短，反之则越长，心率在 $60 \sim 100$ 次/分时，QT 间期的正常范围为 $0.32 \sim 0.44s$。由于 QT 间期受心率的影响很大，所以常用校正的 QT 间期（QTc），$QTc = QT/\sqrt{R-R}$，QTc 就是 RR 间期为 1s（心率 60 次/分）时 QT 间期，QTc 的正常值不超过 $0.44s$。

### 8. U 波

在 T 波之后 $0.02 \sim 0.04s$ 出现的振幅很低小的波称为 U 波，其产生机制尚未完全清楚。U 波方向大体与 T 波相一致。U 波在胸导联较易见到，以 $V_3 \sim V_4$ 导联较为明显。U 波明显增高常见于低血钾。

## 三、小儿心电图特点

小儿的生理发育过程迅速，其心电图变化也较大，具体特点归纳如下。

1. 小儿心率快，年龄越小，心率越快，相应的 PR 间期、QT 间期时限缩短。新生儿心率 $120 \sim 150$ 次/分，婴幼儿 $90 \sim 120$ 次/分，至 10 岁以后接近成人的心率水平 $60 \sim 100$ 次/分。

2. QRS 图形特征在新生儿、婴幼儿呈右室占优势，可以出现心电轴右偏 $> +90°$，$V_1$ 导联 R 波增高，R/S>1；小儿 Q 波较成人为深（常见于 I、III、aVF 导联）；以后随年龄增长逐渐转为左室占优势。

3. 小儿 T 波的变异较大。

★ 考点提示：正常心电图特点

（刘士生）

# 第三节　心房肥大和心室肥大心电图

## 一、心房肥大心电图

心房肥大（atrial enlargement）时，由于心房肌纤维增长变粗，房间束受损传导功能改变，导致整个心房肌除极向量增大、除极时间延长，心电图上可能出现 P 波增高、增宽。

### 1. 右心房肥大心电图

正常情况下右心房先除极，左心房后除极。当右心房肥大（right atrial enlargement）时，右心房除极向量增大，除极时间延长，但通常不会延长到比左心房除极结束还晚，故总的心房除极时间并未延长。心电图表现为 P 波尖而高耸，其振幅 $\geqslant 0.25 mV$，这些改变以 II、III、aVF 导联较明显，多见于肺源性心脏病、肺动脉高压时，因此这种形态的 P 波常被称之为"肺性 P 波"（图 6-17）。

### 2. 左心房肥大心电图

当左心房肥大（left atrial enlargement）时，左心房除极向量增大，除极时间延长，由于左心房后除极，因此总的心房除极时间延长，所以左心房肥大心电图主要表现为 P 波增

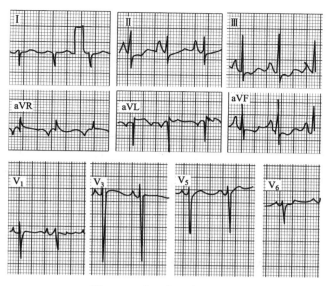

图 6-17　右心房肥大心电图

宽，时间＞0.11s，其顶端常伴有切迹，呈双峰型，峰间距≥0.04s，这些改变以Ⅰ、Ⅱ、aVF 导联较明显。多见于风湿性心脏病二尖瓣狭窄，因此这种形态的 P 波常被称为"二尖瓣型 P 波"（图 6-18）。$V_1$ 导联 P 波常呈先正后负的双向波，负向 P 波常较深较宽，将 $V_1$ 导联负向 P 波的时间（s）与振幅（mm）的乘积称为 P 波终末电势（P-wave terminal force，$Ptf_{V_1}$），左心房肥大时，$Ptf_{V_1}$ 绝对值≥0.04（mm·s），正常人 $Ptf_{V_1}$ 绝对值小于 0.02（mm·s）。

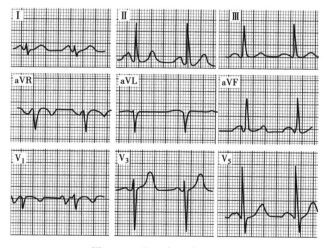

图 6-18　左心房肥大心电图

### 3. 双心房肥大心电图

当左心房、右心房均肥大时，整个心房的除极向量增大，除极时间延长，所以双心房肥大（biatrial enlargement）心电图主要表现为 P 波增宽≥0.12s，P 波增高，肢体导联振幅≥0.25mV，胸导联振幅≥0.2mV；$V_1$ 导联 P 波高大双向，$Ptf_{V_1}$ 绝对值≥0.04mm/s。P 波既增高又增宽。双心房肥大心电图特点见图 6-19。

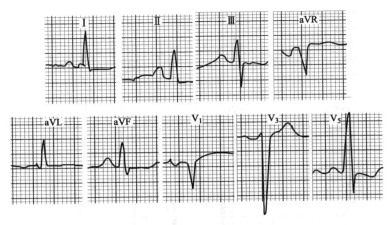

图 6-19  双房肥大心电图

★ **考点提示：左心房肥大、右心房肥大心电图特点**

## 二、心室肥大心电图

### 1. 左心室肥大心电图

正常左心室壁明显厚于右心室，心室除极综合向量表现为左心室占优势的特征。左室肥大（left ventricular hypertrophy）时，左室心肌除极向量增大，左室占优势的情况更为突出，造成 QRS 波群电压增高，面向左室的导联（Ⅰ、aVL、$V_5$ 和 $V_6$ 导联）R 波增高，面向右室的导联（$V_1$ 和 $V_2$ 导联）S 波变深。左室肥大心电图特点见图 6-20。

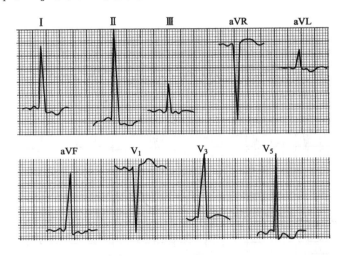

图 6-20  左心室肥大心电图

（1）左心室高电压

① 胸导联：$R_{V_5}$ 或 $R_{V_6} > 2.5 mV$；$R_{V_5} + S_{V_1} > 4.0 mV$（男性）或 $> 3.5 mV$（女性）。

② 肢体导联：$R_I > 1.5 mV$；$R_{aVL} > 1.2 mV$；$R_{aVF} > 2.0 mV$；$R_I + S_{III} > 2.5 mV$。

（2）额面 QRS 心电轴左偏。

（3）QRS 波群  时间延长到 $0.10 \sim 0.11s$，但一般仍 $< 0.12s$。

（4）ST-T 改变　在 R 波为主的导联（QRS 波群主波向上的导联，如Ⅰ、aVL、$V_5$ 和 $V_6$ 导联），出现 ST 段下移，T 波低平、双向或倒置。当 QRS 波群电压增高同时伴有 ST-T 改变者，称为左心室肥大伴劳损。

在心电图诊断中，QRS 波群电压增高是左心室肥大的一重要特征。在左心室高电压的基础上，结合其他阳性指标之一，即可诊断左心室肥大。符合条件越多及超过正常范围越大，诊断的可靠性越大。若仅有 QRS 波群电压增高，而无其他任何阳性指标者，诊断左心室肥大应慎重，因左心室电压增高也可见于正常儿童及胸壁较薄的青年人，故须结合病史综合考虑。临床上常把心室肥大伴有 ST-T 改变称为心室肥大伴劳损。

### 2. 右心室肥大心电图

右心室壁厚度仅为左心室壁厚度的 1/3，只有当右心室肥大（right ventricular hypertrophy）达到一定程度时，才会使心室除极综合向量由左心室优势转为右心室优势，导致面向右室导联（$V_1$、aVR 导联）的 R 波增高，面向左室导联（Ⅰ、aVL、$V_5$ 导联）的 S 波变深。右心室肥大心电图特点见图 6-21。

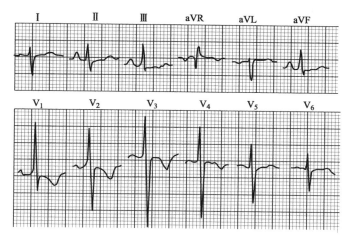

图 6-21　右心室肥大心电图

（1）右心室高电压　$R_{V_1} > 1.0mV$，$R_{V_1} + S_{V_5} > 1.05mV$（重症 $> 1.2mV$）；$R_{aVR} > 0.5mV$。$V_1$ 导联 R/S≥1，呈 R 型或 Rs 型，重度右心室肥大可使 $V_1$ 导联呈 qR 型（除外心肌梗死）；$V_5$ 导联 R/S≤1 或 S 波比正常加深；aVR 导联以 R 波为主，R/q 或 R/S≥1。

（2）额面 QRS 心电轴右偏。

（3）顺钟向转位。

（4）ST-T 改变　在 R 波为主的导联（如 $V_1$、$V_2$ 导联），出现 ST 段下移，T 波低平、双向或倒置。当 QRS 波群电压增高同时伴有 ST-T 改变者，称为右心室肥大伴劳损。

心电图对右心室肥大的诊断并不敏感，$R_{aVR}$ 电压升高及电轴明显右偏可认为是右心室肥大的较可靠指标，其他心电图改变在诊断上往往仅有参考价值。

### 3. 双侧心室肥大心电图

双侧心室肥大（biventricular hypertrophy）的心电图可表现为以下三种情况。

（1）大致正常心电图　由于双侧心室电压同时增高，增加的除极向量方向相反互相抵消。

（2）单侧心室肥大心电图　只表现出一侧心室肥大，而另一侧心室肥大的图形被掩盖。

（3）双侧心室肥大心电图　既表现右室肥大的心电图特征（如 $V_1$ 导联 R 波为主，电轴右偏等），又存在左心室肥大的某些征象（如 $V_5$ 导联 R/S>1，R 波振幅增高等）（图 6-22）。

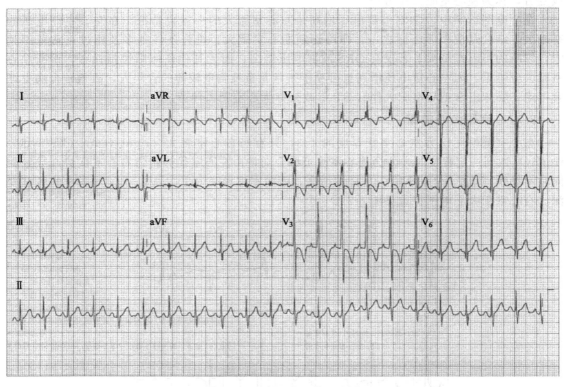

图 6-22　双侧心室肥大心电图

★ 考点提示：左心室肥大、右心室肥大心电图特点

（刘士生）

# 第四节　心肌缺血心电图

冠状动脉粥样硬化性心脏病患者由于冠状动脉狭窄（冠状动脉内粥样斑块、血栓形成、冠状动脉痉挛等）引起冠状动脉供血不足，造成相应的供血区心肌发生心肌缺血（myocardial ischemia）。心肌缺血的心电图主要表现为缺血区心室肌复极异常，心电图上出现 T 波改变和（或）ST 段改变。

## 一、心肌缺血的心电图表现

### 1. 缺血型 T 波改变

通常情况下，心外膜下心肌的动作电位时程较心内膜下心肌的动作电位时程短，心外膜下心肌完成复极早于心内膜下心肌，因此心室肌复极过程可看作是从心外膜下开始向心内膜下方向推进。发生心肌缺血时，复极过程发生改变，心电图上出现 T 波改变，可表现为 T 波高耸或 T 波低平、双向、倒置（图 6-23）。

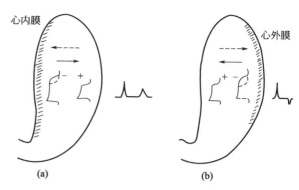

图 6-23　缺血型 T 波改变

（1）心内膜下心肌缺血　正常心肌复极时，心外膜下心肌先复极，心内膜下心肌后复极。心内膜下心肌缺血时，心内膜下心肌复极较正常时更加延迟，使原来存在的与心外膜复极向量相抗衡的心内膜复极向量减小或消失，致使 T 波向量增加，出现高大的 T 波。例如，下壁心内膜下缺血，下壁导联 Ⅱ、Ⅲ、aVF 可出现高大直立的 T 波；前壁心内膜下缺血，胸导联可出现高耸直立的 T 波。

（2）心外膜下心肌缺血　心外膜动作电位时程比正常时明显延长，从而引起心肌复极顺序的逆转，即心内膜下心肌先复极，心外膜下心肌后复极，于是出现与正常方向相反的 T 波向量。此时面向缺血区的导联记录出倒置的 T 波。例如下壁心外膜下缺血，下壁导联 Ⅱ、Ⅲ、aVF 可出现倒置的 T 波；前壁心外膜下缺血，胸导联可出现 T 波倒置。

### 2. 损伤型 ST 段改变

心肌缺血心电图除了可出现缺血型 T 波改变外，还可出现损伤型 ST 段改变。损伤型 ST 段改变可表现为 ST 段压低及 ST 段抬高两种类型（图 6-24）。

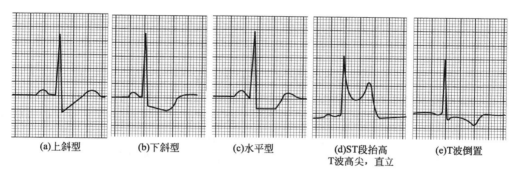

(a)上斜型　(b)下斜型　(c)水平型　(d)ST段抬高 T波高尖，直立　(e)T波倒置

图 6-24　损伤型 ST 段改变

心肌损伤（myocardial injury）时，心内膜下心肌损伤心电图出现 ST 段压低，心外膜下心肌损伤时（包括透壁性心肌缺血），心电图出现 ST 段抬高。面向损伤部位导联出现损伤型 ST 改变时，对侧部位的导联常可记录到相反的 ST 改变。

## 二、ST-T 改变的临床意义

（1）心肌缺血的心电图可仅仅表现为 ST 段改变或者 T 波改变，也可同时出现 ST-T 改变。

（2）临床上约一半的冠心病患者未发作心绞痛时，心电图可以正常，而仅于心绞痛发作时记录到 ST-T 动态改变。

（3）典型心绞痛发作时，面向缺血部位的导联常出现缺血型 ST 段压低（水平型或下斜型下移≥0.1mV）和（或）T 波倒置（图 6-25）。

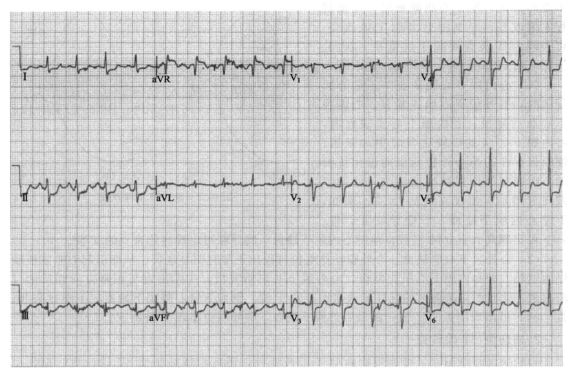

图 6-25　心绞痛发作心电图

（4）有些冠心病患者心电图可呈持续性 ST 改变（水平型或下斜型下移≥0.05mV）和（或）T 波低平、负正双向和倒置，而于心绞痛发作时出现 ST-T 改变加重或伪性改善。

（5）冠心病患者心电图上出现深尖倒置、双肢对称的 T 波，称之为冠状 T 波，反映心外膜下心肌缺血或有透壁性心肌缺血，这种 T 波改变也见于心肌梗死患者。

（6）心绞痛发作时，心电图表现为一过性 ST 段抬高，并常伴有高耸 T 波，称为变异型心绞痛，多是由于冠状动脉痉挛引起急性严重心肌缺血所致。

（7）持续心绞痛发作伴 ST 段持续抬高，应怀疑发生急性心肌梗死。

## 三、心肌缺血的鉴别诊断

心电图上 ST-T 改变除了心肌缺血，还可见于其他很多因素造成的非特异性心肌复极异常，必须结合临床资料进行鉴别诊断。

除冠心病外，其他心血管疾病如心肌病、心肌炎、瓣膜病、心包炎等均可出现 ST-T 改变。低钾、高钾等电解质紊乱，药物（洋地黄、奎尼丁等）影响以及自主神经调节障碍也可引起非特异性 ST-T 改变。此外，心室肥大、束支传导阻滞、预激综合征等可引起继发性 ST-T 改变。

★ **考点提示：心肌缺血心电图特点**

（刘士生）

# 第五节  心肌梗死心电图

急性心肌梗死（acute myocardial infarction，AMI）是冠心病的严重类型，由于冠状动脉急性闭塞造成心肌持续、严重缺血而最终导致心肌坏死。急性心肌梗死的心电图，具有其特殊的特征性改变和动态演变，是确定心肌梗死诊断和判断病情的重要依据。

## 一、特征性改变

冠状动脉发生闭塞后，随着时间的推移，此冠状动脉相应的供血区心肌会产生缺血、损伤和坏死，因此在心电图上可先后出现缺血、损伤和坏死三种类型的心电图特征性改变（心肌梗死基本图形）（图 6-26）。

### 1."缺血型"T 波改变

冠状动脉急性闭塞后，最早出现的变化是缺血性 T 波改变。通常缺血最早出现于心内膜下肌层，使对向缺血区的导联出现 T 波高耸直立。若缺血发生在心外膜下肌层，则面向缺血区的导联出现 T 波倒置。

### 2."损伤型"ST 段改变

随着缺血时间延长，缺血进一步加重，会出现"损伤型"ST 段改变，主要表现为面向损伤心肌的导联出现 ST 段抬高。

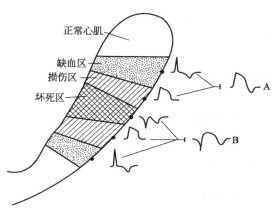

图 6-26　心肌梗死心电图基本图形

### 3."坏死型"QRS 波改变

更进一步的缺血导致细胞变性坏死，坏死的心肌细胞丧失了电活动，心电图上主要表现为面向坏死区的导联出现 QRS 波群形态改变，R 波逐渐变小、消失，Q 波逐渐加深，出现病理性 Q 波（时间≥0.04s，振幅≥1/4R），或者 QRS 波群完全呈 QS 波。

## 二、动态演变

急性心肌梗死发生后，心肌细胞要经历缺血、损伤、坏死、修复等一系列病理过程，因此心电图也会随着疾病的发展和恢复，而呈现一定演变规律。根据心电图图形的演变过程和演变时间可分为超急性期、急性期、亚急性期和陈旧期（图 6-27）。

### 1.超急性期

急性心肌梗死发生后数小时内（通常为 4～6h），心电图主要表现为急性缺血性 T 波改变和损伤性 ST 段改变。首先出现短暂的心内膜下心肌缺血，心电图上产生高大的 T 波，以后迅速出现 ST 段呈上斜型、弓背向上型抬高，与高耸直立 T 波融合相连，此期通常不出现病理性 Q 波。超急性期仅持续数小时，临床上常因患者就诊时间较晚、持续时间较短而不易记录到。此期若能进行及时、有效、成功的再灌注治疗，可以避免发展为心肌梗死或使梗死的范围趋于缩小，而不出现病理性 Q 波。此期若没能进行再灌注治疗或再灌注治疗不成

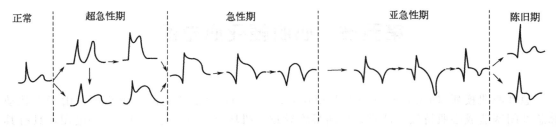

| 正常 | 超急性期 | 急性期 | 亚急性期 | 陈旧期 |

图 6-27　心肌梗死心电图动态演变

功，则会不可避免地发生较大面积的心肌梗死，出现以下的心电图动态演变。

### 2. 急性期

急性期也称为充分发展期，开始于急性心肌梗死发生数小时后，持续数周（通常为 4 周左右）。心电图上缺血、损伤、坏死的特征充分表现出来，并呈一定规律的动态演变：①面向坏死区导联的 R 波振幅逐渐降低，直至 R 波消失，Q 波逐渐加深，出现病理性 Q 波，或完全呈 QS 波；②ST 段呈弓背向上抬高，与 T 波融合形成单向曲线，ST 段先逐渐上升，继而逐渐下降；③T 波由高耸直立变为倒置，并逐渐倒置加深，呈"冠状 T 波"。坏死型的 Q 波、损伤型的 ST 段抬高和缺血型的 T 波倒置在此期内同时并存。

### 3. 亚急性期

出现于梗死后数周至数月（通常为 3~6 个月），此期心电图主要表现为 ST 段和 T 波的动态演变，抬高的 ST 段逐渐恢复至基线，T 波由倒置较深逐渐变浅甚至直立，坏死型 Q 波持续存在。

### 4. 陈旧期

急性心肌梗死发生 3~6 个月之后，心电图通常没有明显动态演变，但可能会终生遗留一些异常心电图，如异常 Q 波、抬高的 ST 段和 T 波低平、倒置。理论上异常 Q 波将持续存在终生，但随着瘢痕组织的缩小和周围心肌的代偿性肥大，其范围在数年后有可能明显缩小，小范围梗死的异常 Q 波甚至消失。

近年来，通过对急性心肌梗死患者早期实施有效再灌注治疗（溶栓或介入性治疗等），已显著缩短整个病程，改变了急性心肌梗死的心电图表现，可不再呈现上述典型的演变过程。

## 三、定位诊断

从心电图上判断心肌梗死发生的部位，主要根据心肌梗死特征性图形所出现的导联而作出定位判断（表 6-1，图 6-28、图 6-29、图 6-30）。

表 6-1　心肌梗死心电图定位诊断

| 心肌梗死的部位 | 心肌梗死特征性图形所出现的导联 |
| :---: | :---: |
| 左心室广泛前壁 | $V_1$、$V_2$、$V_3$、$V_4$、$V_5$、$V_6$ |
| 左心室前壁 | $V_3$、$V_4$、$V_5$ |
| 左心室前间壁 | $V_1$、$V_2$、$V_3$ |
| 左心室前侧壁 | $V_4$、$V_5$、$V_6$ |
| 左心室高侧壁 | Ⅰ、aVL |
| 左心室下壁 | Ⅱ、Ⅲ、aVF |
| 左心室后壁 | $V_7$、$V_8$、$V_9$ |
| 右心室 | $V_{3R}$、$V_{4R}$、$V_{5R}$ |

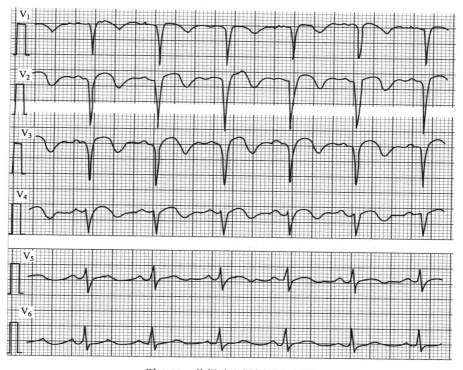

图 6-28　前间壁心肌梗死心电图

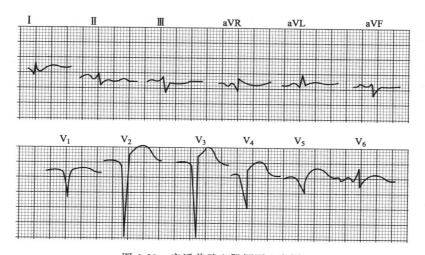

图 6-29　广泛前壁心肌梗死心电图

## 四、心肌梗死的分类和鉴别诊断

### 1. 非 Q 波型心肌梗死（non-Q wave myocardial infarction）

过去称为"非透壁性心肌梗死"或"心内膜下心肌梗死"。心电图只表现为 ST 段抬高或压低及 T 波倒置，ST-T 改变可呈规律性演变，但不出现异常 Q 波。近年研究发现，非 Q 波型梗死既可是非透壁性，也可是透壁性。

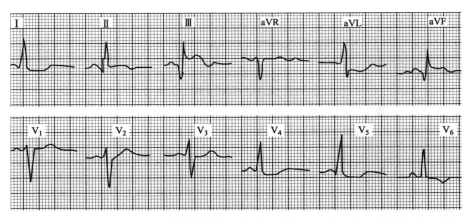

图 6-30　下壁心肌梗死心电图

### 2. ST 段抬高性和非 ST 段抬高性心肌梗死

心电图是否出现 Q 波通常是回顾性诊断，在 Q 波出现之前及时进行干预（溶栓、抗栓、介入治疗等），可挽救濒临坏死的心肌或减小梗死面积，最大限度地改善心肌梗死患者的预后，近年提出把心肌梗死分类为 ST 段抬高性和非 ST 段抬高性心肌梗死，并且与不稳定心绞痛一起统称为"急性冠状动脉综合征"。

### 3. 心肌梗死合并其他病变

心肌梗死合并室壁瘤时，可见升高的 ST 段持续存在。心肌梗死合并右束支阻滞时，心室除极初始向量表现出心肌梗死特征，终末向量表现出右束支阻滞特点，一般不影响两者的诊断。心肌梗死合并左束支阻滞，梗死图形常被掩盖，按原标准进行诊断比较困难。

### 4. 鉴别诊断

①ST 抬高：还可见于急性心包炎、变异型心绞痛、早期复极综合征等，可根据病史、是否伴有异常 Q 波及典型 ST-T 演变过程予以鉴别；②异常 Q 波：感染或脑血管意外时，可出现短暂 QS 或 Q 波，但缺乏典型演变过程，很快可以恢复正常；心脏横位可导致 III 导联出现 Q 波，但 II 导联通常正常；顺钟向转位、左心室肥大及左束支阻滞时，$V_1$、$V_2$ 导联可出现 QS 波；预激综合征、右心室肥大、心肌病等心电图在某些导联上可出现"Q"波或"QS"波，结合病史和其他临床资料一般不难鉴别。

★ 考点提示：心肌梗死心电图特征性改变；心肌梗死心电图动态改变；心肌梗死心电图定位诊断

（刘士生）

# 第六节　心律失常心电图

## 一、心律失常概述

### （一）定义

正常人心脏电激动起源于窦房结，然后沿心脏特殊传导系统下传，顺序激动心房和心室，产生一系列电活动。如果心脏电激动起源异常和（或）传导异常，称为心律失常（arrhythmias）。

### （二）分类

#### 1. 激动起源异常

（1）窦性心律失常（窦房结激动发生异常）　包括窦性心动过速、窦性心动过缓、窦性心律不齐、窦性停搏等。

（2）异位心律（激动起源于窦房结以外的其他部位）　①被动性：逸搏与逸搏心律（房性、房室交界性、室性）；②主动性：期前收缩（房性、房室交界性、室性）、心动过速（房性、房室交界性、室性）、扑动与颤动（心房、心室）。

#### 2. 激动传导异常

（1）生理性传导异常　干扰与脱节。

（2）病理性传导阻滞　窦房传导阻滞、房内传导阻滞、房室传导阻滞（一度、二度Ⅰ型和Ⅱ型、三度）、室内传导阻滞（左束支传导阻滞、右束支传导阻滞，左束支分支传导阻滞）。

（3）传导途径异常　预激综合征。

## 二、窦性心律及窦性心律失常

正常人心脏电激动起源于窦房结，称为窦性心律（sinus rhythm）。

#### 1. 正常窦性心律的心电图特征

体表心电图记录不到窦房结电位改变，通常都是根据心房除极波 P 波来推断窦性心律。正常窦性心律的心电图特点为：P 波规律出现，形态圆钝，在 Ⅰ、Ⅱ、aVF、$V_4 \sim V_6$ 导联直立，在 aVR 导联倒置，频率 60～100 次/分（图 6-31）。

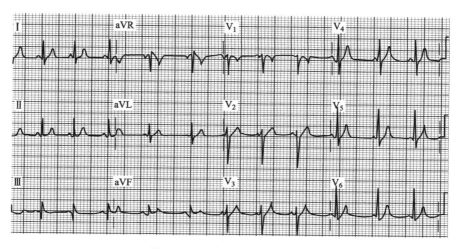

图 6-31　正常窦性心律心电图

#### 2. 窦性心动过速（sinus tachycardia）

成人窦性心律频率大于 100 次/分，称为窦性心动过速（图 6-32）。窦性心动过速时，PR 间期及 QT 间期相应缩短，有时可伴有轻度继发性 ST 段压低和 T 波振幅降低。常见于

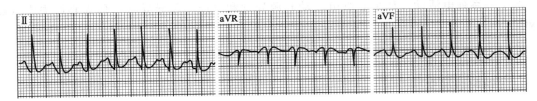

图 6-32　窦性心动过速心电图

运动、精神紧张、发热、感染、甲状腺功能亢进症、贫血、失血、休克、心肌炎、心力衰竭等情况。

### 3. 窦性心动过缓（sinus bradycardia）

成人窦性心律频率小于 60 次/分，称为窦性心动过缓。窦性心动过缓时，PR 间期及 QT 间期相应延长。常见于睡眠状态、运动员、老年人、窦房结功能障碍、颅内压增高、甲状腺功能减退症、服用某些药物（如 β 受体阻滞药）等。

### 4. 窦性心律不齐（sinus arrhythmia）

窦性 P 波节律不规整，PP 间期长短不一，在同一导联上 PP 间期相差大于 0.12s。窦性心律不齐常与窦性心动过缓同时存在（图 6-33）。

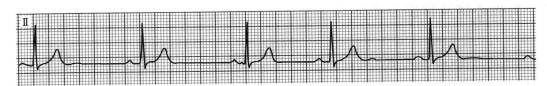

图 6-33　窦性心动过缓和窦性心律不齐心电图

### 5. 窦性停搏（sinus arrest）

窦性停搏又称窦性静止，窦房结突然停止发放激动一段时间，心电图上突然出现 P 波脱落，形成长 PP 间距，且长 PP 间距与正常 PP 间距不成倍数关系（图 6-34）。如果长 PP 间距与正常 PP 间距成倍数关系，称为窦房传导阻滞。

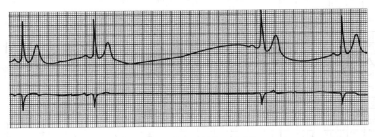

图 6-34　窦性停搏心电图

### 6. 病态窦房结综合征（sick sinus syndrome，SSS）

由于窦房结及其周围组织病变，产生一系列缓慢性心律失常，并引起头昏、黑矇、晕厥、抽搐等一系列临床表现，称为病态窦房结综合征（图 6-35）。其主要心电图表现有：①持续、严重的窦性心动过缓，心率常小于 50 次/分，且不易用阿托品等药物纠正；②窦性停搏或窦房传导阻滞；③在窦性心动过缓基础上，出现阵发性、室上性、快速性心律失常（如阵发性

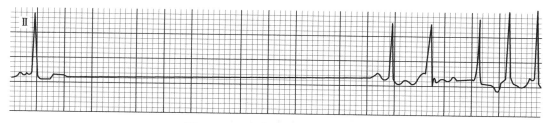

图 6-35 病态窦房结综合征心电图

房性心动过速、心房扑动、心房颤动等），称为慢-快综合征；④若病变同时累及房室交界区，可出现房室传导障碍，或发生窦性停搏时，长时间不出现交界性逸搏，称为双结病变。

　　★ 考点提示：窦性心律的概念、心电图特点；病态窦房结综合征心电图特点

## 三、期前收缩

　　窦房结以外的异位起搏点，在窦房结发出激动之前，提早发出的激动，称为期前收缩，又称为过早搏动（简称早搏），是临床上最常见的心律失常。期前收缩心电图的共同特征有：多有提前出现的异位冲动；在期前收缩后因干扰正常节律而出现一个较长的间歇，称为代偿间歇。常见的期前收缩有以下几种：根据异位搏动发生的部位，可分为房性期前收缩、交界性期前收缩和室性期前收缩，其中房性期前收缩、室性期前收缩较常见。

　　描述期前收缩心电图特征时常用到下列术语：①联律间期，指异位搏动与其前窦性搏动之间的时距，房性期前收缩的联律间期应从异位 P 波起点测量至其前窦性 P 波起点，而室性期前收缩的联律间期则应从异位搏动的 QRS 起点测量至其前窦性 QRS 起点。②代偿间歇，指期前出现的异位搏动代替了一个正常窦性搏动，其后出现一个较正常心动周期为长的间歇。房性异位激动，常易逆传侵入窦房结，使其提前释放激动，引起窦房结节律重整，因此房性期前收缩大多为不完全性代偿间歇。而交界性和室性期前收缩距窦房结较远，不易侵入窦房结，故往往表现为完全性代偿间歇。③插入性期前收缩，指插入在两个相邻正常窦性搏动之间的期前收缩。④单源性期前收缩，指期前收缩来自同一异位起搏点，其形态、联律间期相同。⑤多源性期前收缩，指在同一导联中出现两种或两种以上形态及联律间期互不相同的异位搏动，如联律间期固定，而形态各异，则称为多形性期前收缩，其临床意义与多源性期前收缩相似。⑥频发性期前收缩，依据期前收缩出现的频度，小于 5 个/分，称为偶发期前收缩，达到或大于 5 个/分，称为频发性期前收缩。常见的二联律与三联律就是一种有规律的频发性期前收缩，二联律指期前收缩与窦性心搏交替出现，三联律指每 2 个窦性心搏后出现 1 次期前收缩。

　　**1. 室性期前收缩**（premature ventricular complex）

　　心电图特点：①提前出现一个宽大、畸形的 QRS-T 波群，QRS 波群时间＞0.12s，T 波与同导联主波方向相反；②提前的 QRS 波群前无 P 波，窦性 P 波可出现于期前收缩的任意位置，与 QRS 波群之间无固定关系；③代偿间歇完全（图 6-36）。

　　**2. 房性期前收缩**（premature atrial complex）

　　心电图特点：①提前出现一个 P′波，形态与窦性 P 波不同，P′R 间期大于 0.12s；②QRS 波群一般为正常形态，若合并有室内差异性传导则宽大畸形，若异位 P′波后无 QRS-T 波，称房性期前收缩未下传；③大多为不完全性代偿间歇（图 6-37）。

　　如房性 P′后无 QRS-T 波，称为未下传的房性期前收缩（图 6-38）；有时 P′下传心室引

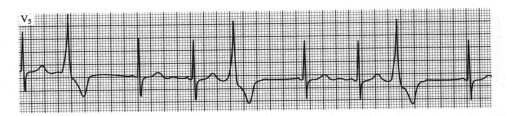

图 6-36　室性期前收缩心电图

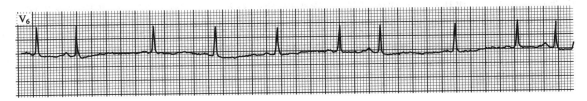

图 6-37　正常下传的房性期前收缩心电图

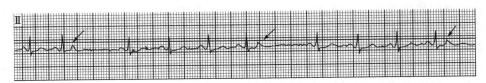

图 6-38　未下传的房性期前收缩心电图

起 QRS 波群增宽变形，多呈右束支传导阻滞图形，称房性期前收缩伴室内差异性传导。

**3. 交界性期前收缩**（premature junctional complex）

心电图特点：①提前出现的 QRS-T 波与窦性形态相同，QRS 波群的时间基本正常；②提前的 QRS 波群之前或之后可有逆行性 P′波（P′波在Ⅰ、Ⅱ、aVF 导联倒置，aVR 导联直立），如 P′波位于 QRS 波群之前，其 P′R 间期小于 0.12s，如 P′波位于 QRS 波群之后，其 RP′间期小于 0.20s；③代偿间歇一般多为完全性，但若冲动逆传侵入窦房结，则代偿间歇为不完全（图 6-39）。

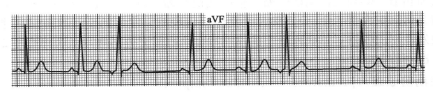

图 6-39　交界性期前收缩心电图

★ **考点提示：室性期前收缩、房性期前收缩、交界性期前收缩的心电图特点**

## 四、异位性心动过速

异位性心动过速是指由于异位节律点兴奋性增高，或折返激动，引起一连串快速性异位心律（连续出现 3 次或 3 次以上期前收缩）。根据异位节律点发生的部位，可分为房性、交界性及室性心动过速。

### 1. 阵发性室上性心动过速（paroxysmalsupraventricular tachycardia）

广义的阵发性室上性心动过速包括阵发性房性心动过速、阵发性交界性心动过速。当心率快P波不易辨别时，统称为阵发性室上性心动过速（狭义的），即临床上通常所特指的。心电图特点：①通常为阵发性发作，呈突发、突止特点，频率快，一般在160～250次/分；②电激动起源于心室以上，心室除极正常，QRS波群形态正常；③节律绝对规则，RR间期绝对相等；④可伴有ST-T改变（图6-40）。

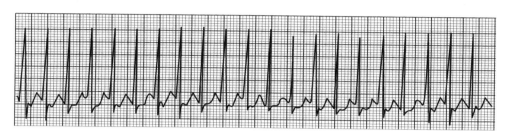

图 6-40　阵发性室上性心动过速心电图

### 2. 阵发性室性心动过速（ventricular tachycardia）

连续出现3次或3次以上室性期前收缩。心电图特点：①电激动起源于心室，心室除极异常，QRS波群宽大畸形，时间通常大于0.12s；②频率大多在140～200次/分；③节律可稍不整齐，RR间期稍不相等；④如能发现房室分离、心房激动夺获心室、室性融合波，则支持室性心动过速的诊断（图6-41）。

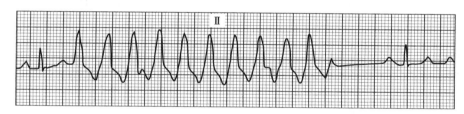

图 6-41　阵发性室性心动过速心电图

### 3. 非阵发性心动过速（nonparoxysmal tachycardia）

常见非阵发性心动过速包括非阵发性房室交界性心动过速和非阵发性室性心动过速，又称为加速性的交界性自主心律和加速性的室性自主心律。非阵发性心动过速发作多呈逐渐加速、逐渐减速的特点，其频率比逸搏心律时快，比阵发性心动过速时慢，非阵发性交界性心动过速频率多为70～130次/分，非阵发性室性心动过速频率多为60～100次/分。

★ **考点提示：阵发性室上性心动过速、阵发性室性心动过速的心电图特点**

## 五、扑动与颤动

扑动与颤动可以发生在心房，产生心房扑动、心房颤动，也可以发生在心室，产生心室扑动、心室颤动。扑动与颤动产生的电生理基础主要是心肌兴奋性增高，不应期缩短，同时伴有一定的传导障碍，形成环形激动及多发微折返。

### 1. 心房扑动（atrial flutter）

典型心房扑动的发病机制是心房内大折返环路激动，心房扑动大多为短阵发性。其心电图特点：①正常 P 波消失，代之连续的大锯齿状扑动波（F 波），F 波的振幅、时间较一致，间隔较规则，频率多在 250～350 次/分；②F 波大多不能全部下传，而是以一定比例下传，常见的下传比例为 2∶1、3∶1 和 4∶1；③如果房室传导比例恒定不变，则心室律规则，如果房室传导比例不恒定，则心室律不规则；④心室除极不变，QRS 波群形态正常（图 6-42）。如果 F 波的大小和间距有差异，且频率＞350 次/分，称为不纯性心房扑动。

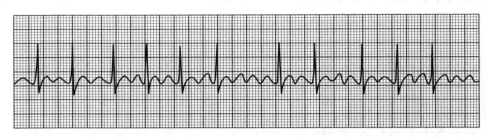

图 6-42　心房扑动心电图

### 2. 心房颤动（atrial fibrillation）

心房颤动是临床上很常见的心律失常。目前心房颤动的确切机制尚未完全清楚，多数人认为是心房内多个小折返激动所致。心房颤动的心电图特点：①正常 P 波消失，代之以大小不等、形状各异的颤动波（f 波），通常以 $V_1$ 导联最明显，心房颤动波的频率为 350～600 次/分；②心室律绝对不规则，RR 间期绝对不等；③心室除极不变，QRS 波群形态正常；④若是前一个 RR 间距偏长，而接下来的一个 RR 间距偏短时，后面的相距较近的 QRS 波易出现增宽变形，称为心房颤动伴有室内差异性传导，应与室性期前收缩进行鉴别（图 6-43）。

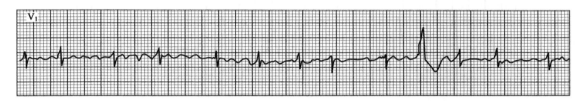

图 6-43　心房颤动心电图

### 3. 心室扑动与心室颤动

心室扑动（ventricular flutter）的心电图特点：正常的 P-QRS-T 波消失，代之以快速的、规则的、大振幅的正弦波，频率 200～250 次/分。心室扑动常不能持久，可能很快恢复，也可能转为心室颤动。心室颤动（ventricular fibrillation）的心电图特点：P-QRS-T 波完全消失，出现大小不等、极不规则的低小颤动波，频率 200～500 次/分。心室扑动和心室颤动时心脏失去排血功能，均是极严重的致死性心律失常（图 6-44）。

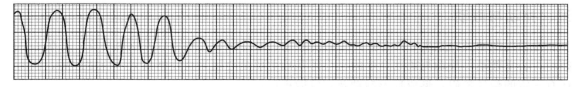

图 6-44　心室扑动与心室颤动心电图

★ **考点提示：心房扑动、心房颤动、心室扑动与心室颤动的心电图特点**

## 六、传导异常

传导异常包括病理性心脏传导阻滞和预激综合征。

传导阻滞可发生在心脏传导系统任何部位，按发生的部位分为窦房传导阻滞、房内传导阻滞、房室传导阻滞和室内传导阻滞。阻滞程度可分为一度（传导延缓）、二度（部分激动传导中断）和三度（传导完全中断）。

### （一）窦房传导阻滞（sinoatrial block）

常规体表心电图不能描记出窦房结电位，故一度窦房传导阻滞不能观察到。三度窦房传导阻滞难与窦性停搏相鉴别。因此，只有二度窦房传导阻滞在常规体表心电图上可以判断。其心电图特点：在规律的窦性 PP 间距中突然出现一个长间歇，这一长 PP 间距等于正常窦性 PP 间距的倍数，此称为二度 Ⅱ 型窦房传导阻滞（图 6-45）。窦房传导逐渐延长，直至一次窦性激动不能传入心房，心电图表现为 PP 间距逐渐缩短，于出现漏搏后 PP 间距又突然延长，呈文氏现象，称为二度 Ⅰ 型窦房传导阻滞，此应与窦性心律不齐相鉴别。

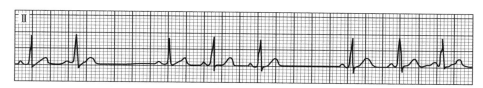

图 6-45　窦房传导阻滞心电图

### （二）房室传导阻滞（atrioventricular block，AVB）

#### 1. 一度房室传导阻滞

房室传导延缓，心电图主要表现为 PR 间期延长。通常成人若 PR 间期大于 0.20s，可诊断为一度房室传导阻滞（图 6-46）。PR 间期可随年龄、心率而变化，故诊断标准需与之相适应。

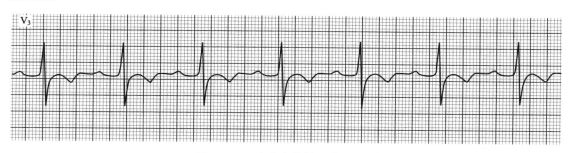

图 6-46　一度房室传导阻滞心电图

#### 2. 二度房室传导阻滞

房室传导时部分激动传导中断，心电图主要表现为部分 P 波后出现 QRS 波群脱漏。二度房室传导阻滞有两种类型。

（1）二度 Ⅰ 型房室传导阻滞　心电图表现为 P 波规律地出现，PR 间期进行性延长，直到 1 个 P 波后脱漏 1 个 QRS 波群，脱漏后房室传导阻滞得到一定改善，PR 间期又趋缩短，之后又逐渐延长，如此周而复始地出现，称为文氏现象。通常以 P 波数与下传的 QRS 波群数的比例来表示房室传导阻滞的程度，例如 4∶3 传导表示 4 个 P 波中有 3 个 P 波下传心室，而有 1 个 P 波不能下传心室（图 6-47）。

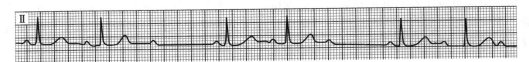

图 6-47　二度 I 型房室传导阻滞心电图

（2）二度 II 型房室传导阻滞　心电图表现为 PR 间期固定不变，PR 间期可以是正常，也可以延长，部分 P 波后出现 QRS 波群脱漏。通常也是以 P 波数与下传的 QRS 波群数的比例来表示阻滞的程度，例如 4∶3 传导表示 4 个 P 波中有 3 个 P 波下传心室（图 6-48）。凡连续出现 2 次或 2 次以上的 QRS 波群脱漏者，称高度房室传导阻滞，例如呈 3∶1、4∶1 传导的房室传导阻滞等。

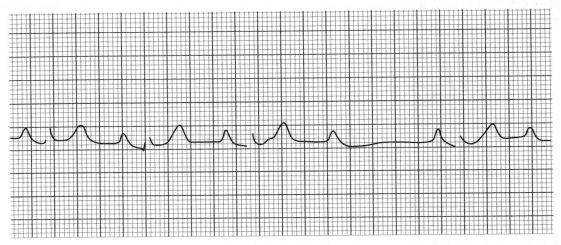

图 6-48　二度 II 型房室传导阻滞心电图

二度 I 型房室传导阻滞较 II 型常见。二度 I 型房室传导阻滞多为功能性或病变位于房室结或希氏束的近端，预后较好。二度 II 型房室传导阻滞多属器质性损害，病变大多位于希氏束远端或束支部位，易发展为完全性房室传导阻滞，预后较差。

**3. 三度房室传导阻滞**

三度房室传导阻滞又称完全性房室传导阻滞，房室传导完全中断，心房与心室分别由两个不同的起搏点激动，各保持自身的节律，心房激动仍是窦性心律，心室激动来源于阻滞部位以下的潜在起搏点发放的激动，为交界性逸搏心律或室性逸搏心律。心电图表现为：①P 波与 QRS 波群毫无关系，各自按自身的节律出现；②P 波正常，窦性心律，频率通常为 60～100 次/分；③心室激动为交界性逸搏心律或室性逸搏心律，交界性逸搏心律特点是 QRS 波群形态正常，频率一般为 40～60 次/分，室性逸搏心律特点是 QRS 波群形态宽大畸形，频率一般为 20～40 次/分（图 6-49）。如果偶尔出现 P 波下传心室，称为几乎完全性房室传导阻滞。

**4. 束支与分支传导阻滞**

希氏束进入心室后，在室间隔上方分为右束支和左束支，左束支又分为左前分支和左后

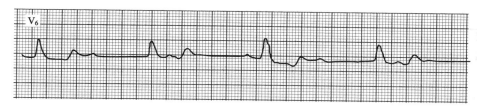

图 6-49 三度房室传导阻滞心电图

分支，束支与分支可以发生不同程度的传导障碍。

(1) 右束支传导阻滞（right bundle branch block，RBBB） 右束支细长，由单侧冠状动脉分支供血，故易发生传导阻滞，临床较多见。右束支传导阻滞时，心室除极仍始于室间隔，自左向右方向除极，接着激动左心室，最后通过缓慢的心室肌传导激动右室。因此，QRS 波群前半部分接近正常，后半部分 QRS 时间延迟、形态发生改变。

完全性右束支传导阻滞的心电图特点：①QRS 波群时限≥0.12s；②V$_1$、V$_2$ 导联 QRS 波群呈 rsR 型或 M 形，R 波增宽，可有切迹，此为最具特征性的改变；③ I 、V$_5$、V$_6$ 导联 S 波增宽而有切迹，其时限≥0.04s；④继发性 ST-T 改变（图 6-50）。

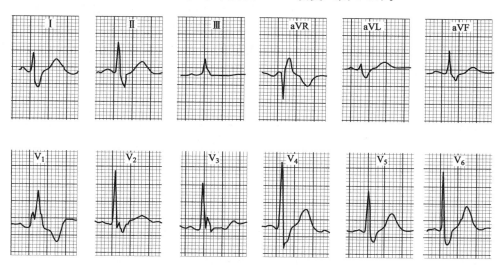

图 6-50 完全性右束支阻滞心电图

不完全性右束支传导阻滞时，QRS 形态和完全性右束支阻滞相似，仅 QRS 波群时限小于 0.12s。

(2) 左束支传导阻滞（left bundle branch block，LBBB） 左束支粗而短，由双侧冠状动脉分支供血，不易发生传导阻滞。如有发生，大多为器质性病变所致。左束支阻滞时，激动沿右束支下传，先激动右心室，引起心室除极从一开始就发生改变，心室除极时间明显延长。

完全性左束支传导阻滞的心电图特点：①QRS 波群时限≥0.12s；②V$_1$、V$_2$ 导联呈 rS 波，其 r 波极小，S 波明显加深增宽，或呈宽而深的 QS 波；③ I 、aVL、V$_5$、V$_6$ 导联 R 波增宽，顶峰粗钝或有切迹；④心电轴可有不同程度的左偏；⑤继发性 ST-T 改变（图 6-51）。

如 QRS 波群时限小于 0.12s，QRS 形态和完全性左束支阻滞相似，称为不完全性左束支传导阻滞。

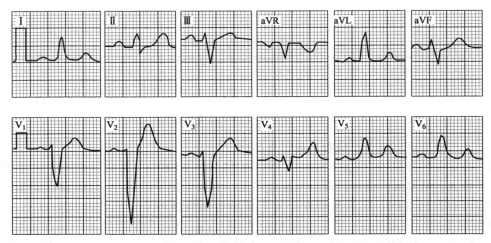

图 6-51　完全性左束支传导阻滞心电图

（3）左前分支传导阻滞（left anterior fascicular block，LAFB）　左前分支细长，支配左室左前上方，易发生传导障碍，临床上较常见。心电图特点：①心电轴明显左偏，以等于或超过－45°有较肯定的诊断价值；②Ⅱ、Ⅲ、aVF 导联 QRS 波呈 rS 型，Ⅲ导联 S 波大于Ⅱ导联 S 波；③Ⅰ、aVL 导联成 qR 型，aVL 导联的 R 波大于Ⅰ导联的 R 波；④QRS 时限轻度延长，但通常小于 0.12s（图 6-52）。

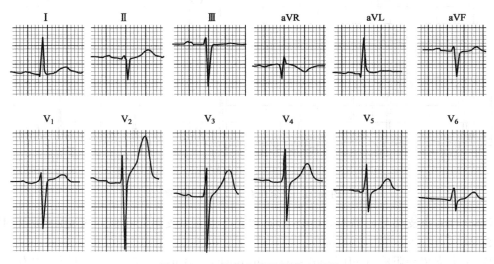

图 6-52　左前分支传导阻滞心电图

（4）左后分支传导阻滞（left posterior fascicular block，LPFB）　左后分支粗，向下向后散开分布于左心室的隔面，具有双重血液供应，故左后分支阻滞比较少见。其心电图表现：①心电轴明显右偏，以超过＋120°有较肯定的诊断价值；②Ⅰ、aVL 导联 QRS 波群呈 rS 型；③Ⅲ、aVF 导联呈 qR 型，Ⅲ导联 R 波大于Ⅱ导联 R 波；④QRS 时限轻度延长，通常小于 0.12s（图 6-53）。

★ 考点提示：一度、二度、三度房室传导阻滞的心电图特点；左束支传导阻滞、右束支传导阻滞的心电图特点

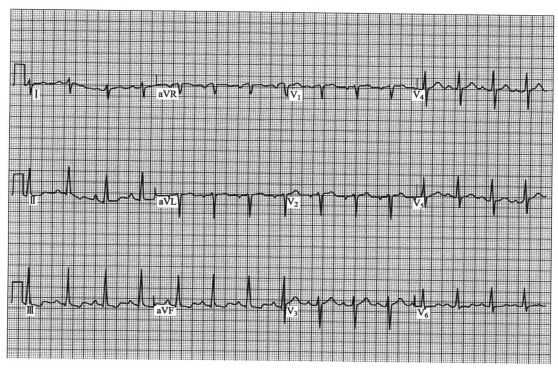

图 6-53　左后分支传导阻滞心电图

### 心脏起搏治疗

　　心脏起搏治疗是通过发放一定形式的电脉冲，刺激心脏，使之激动和收缩，即模拟正常心脏的冲动和传导，以治疗某些心律失常所致的心脏功能障碍。心脏起搏技术是心律失常介入性治疗的重要方法之一。其主要的适应证为：伴有临床症状的任何水平的完全或高度房室传导阻滞和严重的病态窦房结综合征。心脏起搏器主要分为两大类，即临时体外起搏器和永久性体内起搏器。临时起搏主要用于需要立即起搏的患者。永久性体内心脏起搏器又分为两种，即心内膜起搏和心外膜起搏。

### (三) 预激综合征

　　预激综合征 (pre-excitation syndrome) 是指在正常的房室传导途径之外，还有附加的传导速度较快的传导旁路，造成部分心室肌预先激动。

　　WPW 综合征 (wolff-parkinson-while syndrome) 又称经典型预激综合征。其解剖学基础为房室环存在直接连接心房与心室的一束纤维 (Kent 束)，心房激动可经 Kent 束 (旁路) 快速下传，预先激动部分心室肌，同时心房激动也经正常房室传导途径下传，激动其他部分心室肌，形成特殊的心电图特征：①PR 间期缩短＜0.12s；②QRS 增宽≥0.12s；③QRS 波群起始部分顿挫、粗钝，称为预激波 (delta 波)；④可伴有继发性 ST-T 改变 (图 6-54)。

　　★ **考点提示：预激综合征的心电图特点**

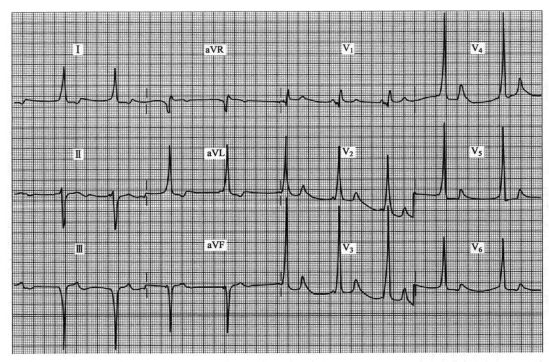

图 6-54　经典预激综合征心电图

（刘士生）

# 第七节　心电图检查实训指导

## 实训　心电图机操作与阅读

**【实训目的】**

1.掌握心电图机操作，会做心电图。

2.掌握正常心电图特点，能识别正常心电图，书写一份心电图报告。

3.熟悉常见异常心电图。

**【实训器材】**

心电图机、心电图纸、盐水、纱布、异常心电图图谱、测量心电图工具、心电图报告纸。

**【实训内容】**

1.心电图导联体系，导联线连接方法。

2.各波段组成和命名。

3.心电图测量。

4.正常心电图特点。

5.异常心电图特点。

**【实训方法】**

1.教师演示操作心电图机，为一名学生做心电图。

2.学生分组，5人一组，轮流做心电图。

3.学生一边听教师讲解、复习正常心电图特点，一边对照自己心电图进行测量、分析，判断是否正常，书写一份心电图报告，交教师当面判阅、修改。

4.阅读常见的异常心电图（图6-55～图6-63）。

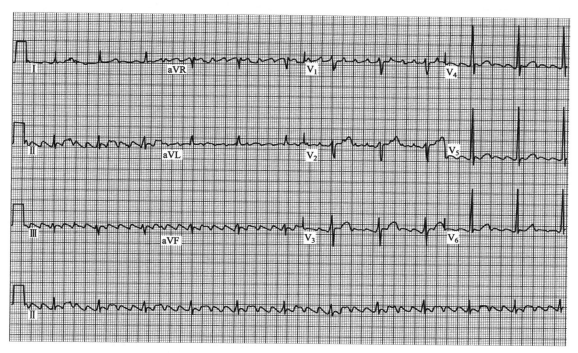

图 6-55

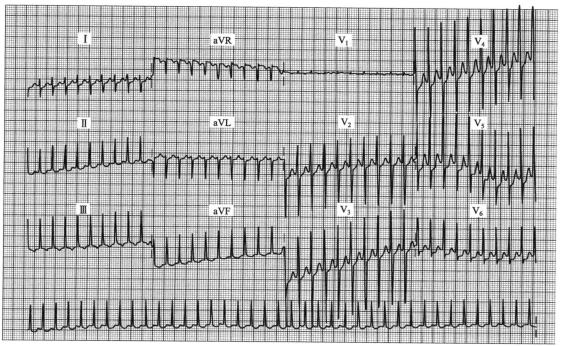

图 6-56

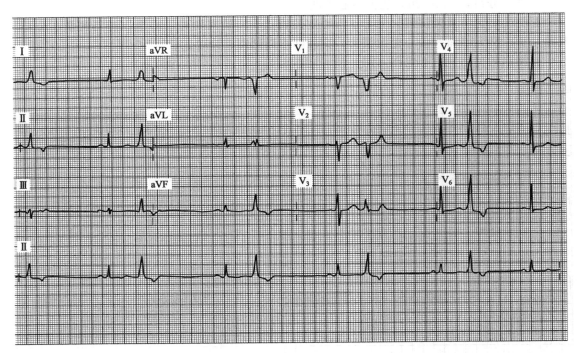

图 6-57

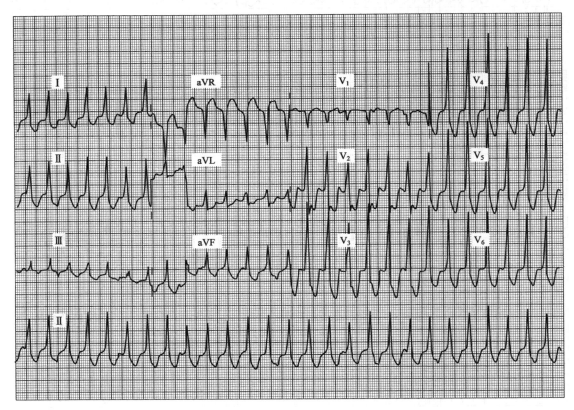

图 6-58

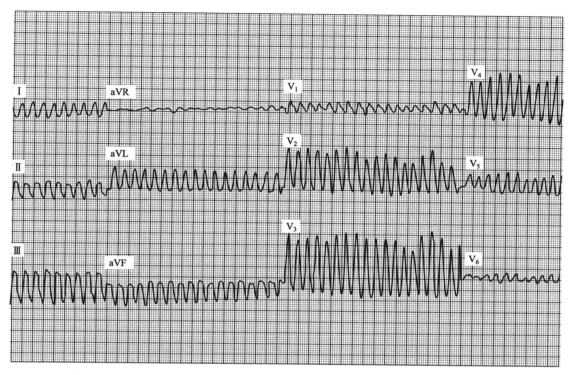

图 6-59

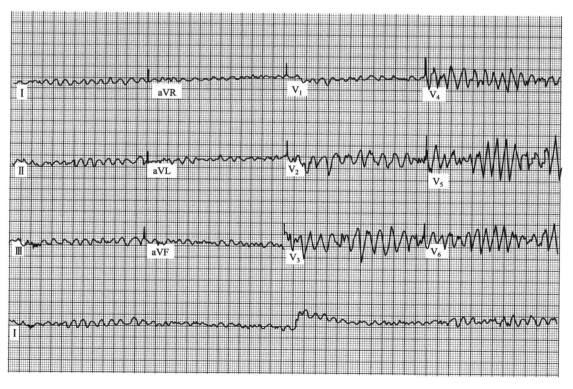

图 6-60

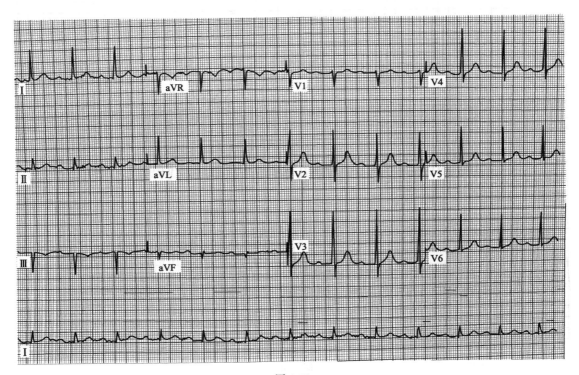

图 6-61

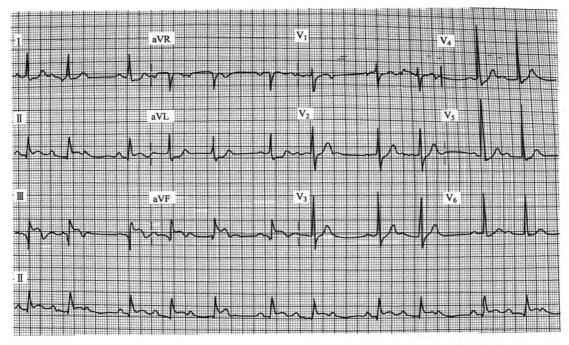

图 6-62

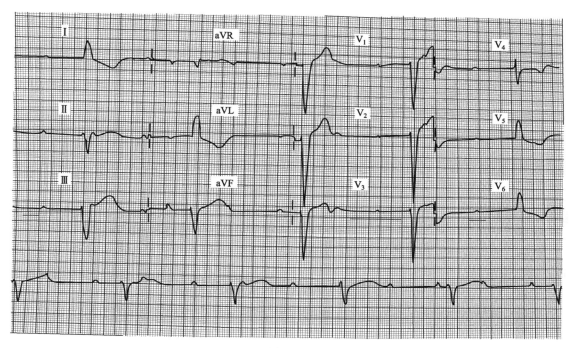

图 6-63

上述例图答案：图 6-55 为心房扑动；图 6-56 为阵发性室上性心动过速；图 6-57 为室性期前收缩二联律；图 6-58 为室性心动过速；图 6-59 为心室扑动；图 6-60 为心室颤动；图 6-61 为一度房室传导阻滞；图 6-62 二度房室传导阻滞；图 6-63 为三度房室传导阻滞。

（刘士生）

**思考题**

1. 如何放置心电图的各组导联？
2. 心电图的主要临床应用范围是什么？
3. 正常心电图有哪些波、段、间期？
4. 心肌梗死的心电图表现有哪些？
5. 常见的心律失常心电图特征是什么？

# 第七章

# 影像学检查

○○○○○○○○○○○○○○○○○○○○○○○○○○○○○○○○○○○○○
○○○○○○○○○○○○○○○○○○○○○○○○○○○○○○○○○○○○○
○○○○○○○○○○○○○○○○○○○○○○○○○○○○○○○○○○○○

【学习目标】

◆ 掌握：X 线、CT、MRI、超声及核医学各成像技术检查前的准备及处理。

◆ 熟悉：X 线成像原理和检查技术；X 线、CT、MRI、超声及核医学各成像技术的图像特点和临床应用。

◆ 了解：CT、MRI、超声及核医学各成像技术的成像原理和检查方法。

◆ 应用：能够根据影像学检查结果，结合临床，分析患者可能存在的健康问题。

## 案例导入

**案例回放：**

　　患者，男性，21 岁，因"咳嗽、胸痛一周，呼吸困难、发热一天"入院。一周前无明显诱因出现咳嗽、咳痰，痰量较少，伴右侧胸痛，以咳嗽或吸气时为著，无发热。自行服用甘草片镇咳药，无明显好转，1 日前出现呼吸困难伴发热，体温高达 38.9℃。病后饮食和睡眠均可，大小便正常。既往体健，个人史、家族史无特殊。身体评估：T 38.6℃，HR 84 次/分，心音有力，R 28 次/分，血压 120/90mmHg。发育正常，营养中等，神志清楚，气管无明显移位，右侧胸部饱满，呼吸费力，右侧触觉语颤减弱，右侧肺叩诊呈浊音，右侧肺呼吸音消失，右下肺底闻及中小水泡音，左侧呼吸音代偿性增强。余未见异常。

**思考问题：**

1.临床拟行 X 线胸片检查，检查前护士对该患者应做哪些准备工作？

2.X 线胸片上可能出现哪些异常影像表现？

# 第一节　X 线成像

## 一、概述

　　1895 年德国物理学家伦琴发现 X 线以后，就被用于人体疾病诊断，形成了 X 线诊断学，并为医学影像学奠定了基础。随着医学影像学的飞速发展，相继出现各种不同的影像成像技术，包括超声成像、计算机体层成像、磁共振成像、发射体层成像和介入放射学等，但

X线检查仍是医学各种影像检查中的基础内容，临床应用最为广泛。

### （一）X线的产生与特性

#### 1. X线产生

X线是真空管内高速运行的电子群撞击钨靶时产生的。

#### 2. X线特性

（1）穿透性　X线是一种波长很短的电磁波，具有很强的穿透力，能穿透一般可见光不能穿透的物质（包括人体），是X线成像的基础。

（2）荧光效应　X线能激发荧光物质，使波长短的X线转换成波长长的肉眼可见的荧光，是X线透视检查的基础。

（3）摄影效应　X线能使涂有溴化银的胶片感光，经显影、定影处理形成黑白不同灰度的影像，是X线摄片的基础。

（4）电离与生物效应　X线进入任何物质都能使其发生电离，进入人体可导致细胞损伤甚至坏死等生物学方面的改变，是放射治疗和放射防护的基础。

★ **考点提示：X线特性**

### （二）X线成像基本原理

由于X线具有穿透性、荧光效应和摄影效应三个与X线成像有关的特性，同时人体组织本身存在有密度和厚度的差别，所以X线照射人体组织器官后使其在荧光屏或X线胶片上显影成像。当X线穿过人体各种不同的组织结构时，密度高、组织厚的部分吸收X线多；密度低、组织薄的部分吸收X线少。因此，到达荧光屏或胶片上的X线量有差异，从而形成黑白或明暗对比不同的影像。

由于人体组织结构自然存在的密度差别，在荧光屏或X线胶片上形成黑白或明暗对比影像，称为自然对比。对于缺乏自然对比的组织或器官，人为地引入一定量的物质，使其密度高于（如硫酸钡、碘剂等）或低于（如空气等）周围正常的组织或器官，使之产生人工密度差，形成黑白或明暗对比影像，称为人工对比。

---

**知识链接**

#### 人体组织结构分类

人体组织结构依密度高低可分为三类：①高密度：骨骼和钙化；②中等密度：肌肉、实质器官、液体和软骨等；③低密度：气体和脂肪。

---

★ **考点提示：自然对比、人工对比的概念**

### （三）X线图像特点

X线图像是X线束穿透人体某部位组织结构的综合投影，是各层投影相互叠加的影像，表现为从黑到白不同灰度的灰阶图像。X线图像上的影像密度和人体组织结构的密度概念不同，影像密度指在胶片上呈白色的为高密度，黑色的为低密度，灰色的为中等密度。由于X线束是从X线管向人体做锥形投射，投照角度和中心线不同，所以被照物体的投影会出现放大或伴影，使影像的清晰度减低。

### （四）X线检查技术

#### 1.普通检查

普通检查包括透视、X线摄片和数字X线成像。

（1）透视（fluoroscopy）　是利用透过人体被检查部位的X线在荧光屏上形成影像的检查方法。优点是简单易行，可多方位不同角度观察器官的动态和功能变化及病变的形态，并立即得出结论。主要缺点是影像对比度和清晰度较差，不易发现细微病变，且不能留下永久的客观记录。目前临床多用于胃肠道钡剂造影检查。

（2）X线摄片（radiography）　是利用透过人体被检查部位的X线使胶片感光形成影像的检查方法。可用于胸部、腹部、四肢、骨盆及脊柱的检查。

（3）数字X线成像（digital radiography，DR）　目前临床应用广泛，是将普通的X线装置同电子计算机结合起来，使X线成像由模拟图像转换成数字图像的成像技术。数字化图像质量优于传统X线图像，图像处理系统可调节影像对比，得到最佳的视觉效果，图像信息可成照片或由光盘存储，可输入图像存储与传输系统（picture archiving and communication system，PACS）。数字化图像对骨结构、软组织的显示和胃肠黏膜皱襞的显示均优于传统的X线图像，对肺部结节性病变的检出率高于传统的X线图像。

#### 2.X线特殊检查

X线特殊检查是指利用特殊装置进行X线摄影，目前只有软线摄影还在应用。软线摄影（soft ray radiography）也称钼靶X线摄影。软线是指40kV以下低能量的X线，易被软组织吸收，有利于观察软组织特别是乳房的形态变化以及肿瘤等疾病，适用于乳腺癌的普查。

#### 3.造影检查

造影检查是将造影剂（也称对比剂）引入缺乏自然对比影像的器官内或其周围间隙，使之产生人工对比，形成黑白明暗对比影像，以显示器官形态结构和功能的方法。常用的有消化道造影、胆道造影、泌尿系统造影、心血管造影等。

（1）造影剂分类　造影剂按其密度高低分为高密度造影剂（主要为钡剂和碘剂）和低密度造影剂（空气、氧气及二氧化碳等），后者现临床已很少用。①钡剂：为医用硫酸钡粉末，主要用于消化道造影，并可用气钡双重造影，提高疾病诊断正确率；②碘剂：主要为有机碘剂，包括离子型（如泛影葡胺、胆影葡胺等）和非离子型（如碘普罗胺、碘海醇等），主要用于心血管、尿路等造影检查和CT增强扫描，其中非离子型造影剂的毒副反应发生率低，临床应用较广泛。

（2）造影方法　根据造影剂导入的途径不同分为直接导入和间接导入两种方法。①直接导入法：是造影剂通过人体自然腔道、瘘管和体表穿刺等注入体内的方法。包括口服法（如食管和胃肠道钡餐检查）、灌注法（如钡剂灌肠、逆行尿路造影及子宫输卵管造影等）以及穿刺注入或经导管直接注入气管或组织内（如支气管造影和心血管造影等）；②间接导入法（生理排泄法）：是造影剂经口服或静脉注入等方式引入体内后，选择性地经某一器官的生理排泄、积聚和浓缩作用，暂时停留在其通道内，从而使器官显影的方法。如静脉尿路造影、胆道造影等。

（3）造影剂反应　任何一种造影剂，都有其毒副反应，尤其是含碘的注射用造影剂，因其直接、大量注入血管内，其不良反应发生得更快，也更明显。临床上根据其反应强度可分为：①轻度反应，如发热、发痒、恶心、皮疹；②中度反应，如寒战、发热、头痛、眩晕、胸闷、心悸、皮疹、呕吐；③重度反应，如胸闷、心悸、冷汗、面色苍白、意识丧失、血压下降等。婴幼儿、年老体弱、久病卧床、心肾功能不良、有造影剂过敏史者，造影剂反应一般比较强烈，发生率也高，这一类人称之为高危人群，对此类人一般以用非离子型造影剂比较安全。

### （五）X线检查中的防护

X线照射量在容许范围内，一般对人体很少产生影响，但过量照射会给人体带来辐射危害。因此，必须做好工作人员和患者的防护工作。可遵循以下防护原则：①时间防护，尽量缩短受照时间；②距离防护，增大人体与X线源的距离，以减少受照量；③屏蔽防护，常用铅或含铅的物质作为屏障以吸收不必要的X线。对于被检查者应选择恰当的X线检查方法，控制照射次数和范围，设计正确的检查程序，尤其重视对孕妇、小儿患者的防护。同时也要注意对其周围人员的防护，尽量避免不必要的照射。放射工作者应遵照国家有关放射防护卫生标准的规定，正确进行X线检查操作，认真执行保健条例。

## 二、X线检查的准备与处理

### （一）X线普通检查前的准备

#### 1. 心理准备
向患者说明X线检查的目的、方法和注意事项，消除其紧张和恐惧心理。

#### 2. 去除异物
协助患者去除检查部位的金属饰品、敷料、膏药等物品，以免影响检查结果。

#### 3. 体位指导
指导患者充分暴露检查部位，并采取正确的体位与姿势，摄片时需要屏气等。

#### 4. 肠道准备
腹部摄片检查前2～3日内禁服吸收X线的药物，如铋剂、碘剂和钡剂等，以及不易溶化的药物；检查前1日不进产气和多渣食物，晚上口服轻泻剂，如番泻叶，以助排便；检查当日早晨禁食、水，检查时排空大小便。

### （二）胃肠道钡剂造影检查前准备

#### 1. 心理准备
检查前向患者说明其目的、方法和注意事项，消除其紧张和恐惧心理。

#### 2. 口服钡餐造影
检查前准备：①检查前3日禁用含有重金属（铋剂、铁剂、钙剂等）和影响胃肠功能的药物，检查前1日进食少渣易消化的食物，检查前禁食、水12h，胃内有大量滞留液者，应先抽出再行检查；②检查前15～30min肌内注射盐酸山莨菪碱，可松弛平滑肌，降低胃肠张力，但心动过速、青光眼、前列腺增生的患者禁用；③近期有上消化道大出血的患者，在出血停止10～15日后可进行检查；④怀疑有胃肠道穿孔、肠梗阻的患者，禁行口服钡剂造影检查。

### 3. 钡剂灌肠造影

检查前准备：①检查前 2 日进无渣饮食；②检查前 1 日晚遵医嘱口服硫酸镁或甘露醇等药物清洁肠道；③操作不当可以造成消化道穿孔，应做好相应的观察。

## （三）碘剂造影检查前准备

### 1. 禁忌证

既往有超敏反应和药物过敏史，尤其是含碘药物过敏史患者慎用或禁用，严重心脏和肾疾病者不宜应用。

### 2. 心理准备

向患者介绍检查的目的、方法、不良反应和注意事项等，消除其紧张与恐惧，以取得充分合作。

### 3. 签署同意书

应向患者或其监护人签署"碘对比剂使用患者知情同意书"。

### 4. 碘过敏试验

尽量选用非离子型碘对比剂，一般无需碘过敏试验，除非产品说明书特别要求。

### 5. 抢救机制

常规配备抢救物品和药物，并建立相应的抢救应急快速增援机制。

---

**知识链接**

**碘剂过敏试验方法**

（1）静脉注射　造影前静脉注射 30％造影剂 1ml，观察 15min。若出现结膜红肿、胸闷、气短、咳嗽、恶心、呕吐、皮肤瘙痒和荨麻疹等，则为碘剂过敏试验阳性。

（2）皮下注射　造影前皮下注射 3％造影剂 0.1ml，观察 20min。若局部皮肤出现红肿、硬结，直径达 1cm 以上为阳性。

---

## （四）碘剂造影检查后处理

### 1. 留置观察

使用碘对比剂后，患者需留置观察至少 30min，高危患者应更长时间。注意观察患者有无过敏性休克的表现，及时发现并给予有效处理。

### 2. 补充水分

使用碘对比剂后，建议患者充分的饮水，以利于碘对比剂的排出。

### 3. 造影反应的处理

对于轻度反应者可给予对症处理，经吸氧或短时间休息即可好转。对中、重度反应者在给予对症处理的同时必须立即终止检查，并及时给予抗过敏、扩容和吸氧等抗休克处理。呼吸困难应吸氧，周围循环衰竭应用去甲肾上腺素，心脏停搏应立即行胸外心脏按压。

★ 考点提示：钡剂造影检查前准备；碘剂造影检查前准备和检查后处理

## 三、呼吸系统 X 线检查

X 线检查是诊断肺部病变的主要方法。因胸部组织具有良好的自然对比，所以 X 线检查可以清楚地显示病灶的部位、形状、大小及密度状况，对呼吸系统常见疾病的诊断、随访复查及群体普查等有重要的作用。

### （一）检查方法

#### 1. 普通检查

普通检查包括胸部透视和胸部摄片。

（1）胸部透视　常取立位，应用简单、方便、经济，可多体位、从不同角度观察病变和胸部各器官的形态及动态变化。但漏诊率偏高，并且无永久性记录，对疾病诊断有一定限度。

（2）胸部摄片　是检查胸部疾病最常用的首选方法，对早期发现病变和疾病诊断有很大价值，同时可弥补胸部透视的不足。

#### 2. 支气管造影检查

将高密度造影剂注入气管、支气管内，直接观察支气管病变的检查方法。此种检查方法给患者造成一定的痛苦，不易被患者所接受，目前已由临床应用广泛的 CT 检查代替。

### （二）正常 X 线表现

正常胸部 X 线影像是胸腔内、外各种组织和器官的综合投影（图 7-1）。

#### 1. 胸廓

胸廓包括软组织和骨骼，正常时两侧胸廓对称。

（1）软组织　胸片上显示较清楚的软组织影有胸锁乳突肌、胸大肌、女性乳房影等。

（2）骨骼　骨性胸廓由胸骨、胸椎、肋骨、锁骨及肩胛骨组成。

正位胸片上胸骨、胸椎均与纵隔影重叠。肋骨位于两侧，后段呈近水平向外走行，前段从外上向内下走行。第 1～10 肋骨前端为

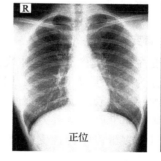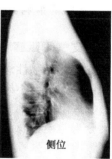

正位　　　　　　侧位

图 7-1　胸部 X 线正、侧位片

肋软骨与胸骨相连，软骨未钙化时不显影，钙化后形成斑点或斑片骨性致密影。

#### 2. 纵隔

纵隔位于两肺之间，胸片上除气管、支气管、食管可以分辨外，其余结构缺乏良好的自然对比，只能观察其与肺部相邻的外形轮廓。正常时纵隔位置居中，在卧位或呼气时短而宽，立位及吸气时窄而长。病变情况下，随胸腔压力的改变而出现相应的移位或发生纵隔左右摆动。

#### 3. 膈肌

位于两侧肺野下缘呈圆顶状，左右两叶。一般右膈顶在第 5～6 前肋间隙水平，右侧膈肌常较左侧膈肌高 1～2cm。膈在外侧及前、后方分别与胸壁相交形成肋膈角。两侧膈肌随呼吸上下对称运动，其活动范围为 1～3cm，深呼吸时可达 3～6cm。正常时两侧膈面光滑，肋膈角锐利。病理情况下，胸、腹腔压力的改变而致膈位置发生相应改变。

#### 4. 胸膜、肺叶和肺段

胸膜极薄，分为脏层和壁层，一般在 X 线上不显影，只有在胸膜反褶处 X 线与胸膜走行方向水平时，才显示为线状致密影。右肺分上、中、下三叶；左肺分上、下两叶，各肺叶间由叶间胸膜间隔。每个肺叶由 2～5 个肺段构成，X 线胸片不能显示其界限，病理情况下，可见肺段的轮廓。

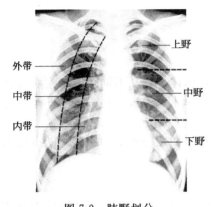

图 7-2　肺野划分

#### 5. 气管、支气管

气管位于纵隔内，在正位胸片上呈柱状透亮影，左主支气管影、右主支气管影显示不清。

#### 6. 肺野、肺门和肺纹理

充满空气的肺组织在胸片上显示的透明区域，称为肺野。正常时两侧肺野透亮度相等。为了病变定位，人为将两侧肺野纵行分为三等分，为内带、中带、外带。在两侧第 2、4 肋骨前端下缘连一水平线，将两侧肺野分为上、中、下三野（图 7-2）。肺门影是肺动脉、肺静脉、支气管和淋巴组织的综合投影，主要是肺动脉、肺静脉的投影。一般在正位胸片上位于两肺中野内带。肺纹理是由肺门向肺野发出呈放射状分布由粗变细的树枝状影，主要由肺动脉、肺静脉分支组成，支气管和淋巴管也参与其组成。

★ 考点提示：肺野、肺门、肺纹理的概念

#### （三）基本病变 X 线表现

#### 1. 支气管阻塞性病变

支气管阻塞性病变主要由支气管腔内肿块、异物、炎性分泌物、水肿、痉挛等原因所致。依阻塞程度不同分为阻塞性肺气肿和阻塞性肺不张。

（1）阻塞性肺气肿　支气管不完全阻塞所致肺组织过度充气而膨胀引起。根据阻塞的部位又分为弥漫性及局限性阻塞性肺气肿。

弥漫性阻塞性肺气肿多继发于慢性支气管炎、支气管哮喘及肺尘埃沉着病等多种慢性肺疾病，其阻塞部位多在细支气管。X 线表现为两肺野透亮度增加，可见肺大疱，肺纹理稀疏；胸廓呈桶状，肋间隙增宽；膈肌低平，纵隔狭长，心影呈垂位心型。

局限性阻塞性肺气肿常见于支气管异物、肿瘤和慢性炎症等疾病，其阻塞部位多在较大支气管。X 线表现为局部肺野透亮度增加，肺纹理稀疏。一侧肺气肿还可出现因其胸腔压力的改变而致纵隔和膈肌相应的移位。

（2）阻塞性肺不张　支气管完全阻塞所致肺内气体减少、肺体积缩小引起。其共同的 X 线表现为阻塞远端的肺组织密度均匀增高、肺体积缩小，相邻肺组织可有代偿性肺气肿。不同阻塞部位表现为：①一侧肺不张，由一侧主支气管完全阻塞所致，X 线表现为患侧肺野均匀致密影，胸廓塌陷，肋间隙变窄，膈肌升高，纵隔移向患侧，健侧肺出现代偿性肺气肿表现（图 7-3）；②肺叶不张，由肺叶支气管完全阻塞所致，

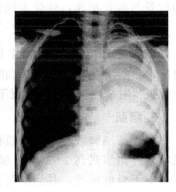

图 7-3　左侧肺不张

X线表现为局部肺叶均匀致密影，叶间裂向不张的肺叶呈向心性移位，肺门可有不同程度的向患部移位，邻近肺叶出现代偿性肺气肿表现。

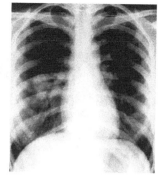

图 7-4　右侧肺渗出性病变

### 2.肺部病变

（1）渗出（exudation）和实变（consolidation）　急性炎症在肺实质内表现为渗出，肺泡腔内的气体被渗出的液体、蛋白和细胞所代替。X线表现为密度不太高较为均匀的小片云絮状阴影，边缘模糊（图 7-4）。随着病情发展，渗出扩散至肺段及肺叶时则为大片实变影像。常见于各种急性肺炎、渗出性肺结核、肺出血和肺水肿等。

（2）增殖（proliferation）　是肺内慢性炎症在肺组织内形成肉芽组织所致。病灶较小，X线表现为呈梅花瓣样或小点状的结节影，密度较高，边缘较清楚，无明显融合。常见于肺结核、各种慢性肺炎和肉芽肿等。

（3）纤维化（fibrosis）　是从增殖性病变发展而来，主要由纤维组织构成。局限性纤维化X线表现为局限性索条状致密影，走行较直；如病灶较大，可呈斑片状、大片状致密影，边缘清楚，可引起周围组织结构向病灶部移位，常见于慢性肺炎、肺脓肿和肺结核等。弥漫性纤维化X线表现为广泛分布的索条状、网状或蜂窝状影，其内可见弥漫颗粒状或小结节状阴影，常见于弥漫性间质性肺炎、肺尘埃沉着病及放射性肺炎等。

（4）结节（nodules）与肿块（mass）　多为肿瘤或肿瘤样病变。X线表现为规则球形或不规则形高密度影，密度均匀或不均匀，边缘光滑锐利或模糊不清，或伴毛刺。直径小于或等于 3cm 为肺结节，直径小于 1cm 为肺小结节，直径大于 3cm 为肿块。可单发或多发，常见于结核球、炎性假瘤及肺转移瘤等。

（5）空洞（cavity）与空腔（air containing space）　空洞是肺内病变组织发生坏死、液化，经支气管引流排出而形成。X线表现为病变阴影中出现大小不等、形状不同有完整洞壁包绕的透亮区。多见于肺结核、肺脓肿和肺癌等。空腔为肺内生理性腔隙病理性的扩大，X线表现为肺内局限性周围有完整的薄壁透明区，周围无实变影，合并感染时，腔内可见液平。见于肺大疱和含气肺囊肿。

### 3.胸膜病变

（1）胸腔积液　由炎症、心血管疾病或肿瘤的胸膜腔转移累及胸膜所致。①少量胸腔积液（积液量达约 300ml 以上），X线表现为肋膈角变钝、变平，液体随呼吸和体位改变而移动；②中等量积液时，表现为中下肺野呈均匀致密影，其上缘呈外高内低的斜形弧线影，膈肌显示不清，肋膈角消失（图 7-5）；③大量积液时，表现为患侧肺野均匀致密影，仅见肺尖部透明，同侧肋间隙增宽，膈下降，纵隔向健侧移位。

（2）气胸　空气通过胸膜的裂口进入胸膜腔形成气胸。X线表现为肺体积缩小，被压缩的肺边缘呈纤细的线状致密影，与胸壁间呈无肺纹理的透明区（图 7-6）。张力性气胸可使纵隔向对侧移位，膈下降。多见于自发性或外伤性肺泡破裂、胸壁穿通伤等。

（3）胸膜肥厚、粘连、钙化　因胸膜炎症引起纤维素沉着或肉芽组织增生等所致。轻度胸膜肥厚、粘连，X线表现为肋膈角变钝、变平，呼吸时膈肌活动受限。广泛胸膜肥厚、粘连，表现为沿胸廓内缘分布的带状致密影，胸廓塌陷，肋间隙变窄，膈肌升高，纵隔向患侧移位。胸膜钙化表现为肺野边缘呈片状、不规则点状或条索状高密度影。

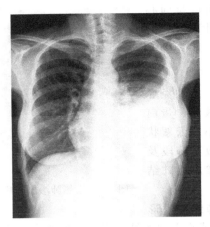
图 7-5　左侧中等量胸腔积液

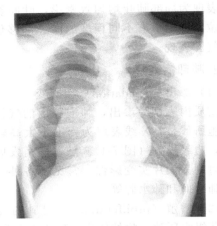
图 7-6　右侧气胸

## 四、循环系统 X 线检查

普通 X 线检查不仅显示心脏、大血管的外形轮廓，还可观察心脏大血管的搏动幅度和节律，以判断患者的心功能状态，同时显示肺循环的情况，早期发现肺水肿，及早指导临床治疗。

### （一）检查方法

#### 1.普通检查

（1）透视　简单易行，便于观察心脏、大血管的搏动幅度和节律。由于使患者接受的 X 线剂量较大，目前很少应用。

（2）摄片　心脏三位像投照（后前位、右前斜位和左前斜位），必要时加照左侧位像。

### 知识链接

#### 循环系统 X 线摄片常用位置

（1）后前位（正位）　是最基本的投照位置，便于心脏径线的测量和心脏外形的观察。

（2）右前斜位　约向左转 45°，主要观察左心房和右心室漏斗部，同时服用硫酸钡观察左心房与食管关系，以判断左心房增大的程度。

（3）左前斜位　是在正位的基础上约向右转 60°，主要观察心脏各房室及主动脉全貌。

（4）左侧位　主要观察左心房和左心室、心胸的前后径、胸廓形状及纵隔肿瘤的鉴别等。

#### 2.心血管造影检查

心血管造影检查（cardioangiography）是将造影剂经导管快速注入心脏和大血管腔内，使其显影以观察其内部的解剖结构、运动及血流动力学改变的一种影像学检查方法。目前临床多用数字减影血管造影（digital subtraction angiography，DSA），因其没有骨骼与软组织的重叠，可使血管和病变显示更清楚。

### （二）正常 X 线表现

#### 1. 心脏、大血管正常投影

心脏、大血管在 X 线各投照位置上只显示心脏各房室及大血管的轮廓，不能显示心血管内结构和分界。

#### 2. 心脏的大小与形态

心脏、大血管形态和大小受年龄、呼吸和体位等多因素影响。

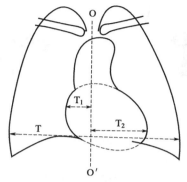

图 7-7　心胸比率测量示意图

心胸比率是判断心脏有无增大最简单的方法。心胸比率是心影最大横径与胸廓最大横径之比，如图 7-7 所示，心胸比率＝$T_1$＋$T_2$/T，其中 OO′ 为正中线，$T_1$＋$T_2$ 测量的是心影最大横径，T 测量的是胸廓最大横径。正常成人心胸比率≤0.5。

心脏正常形态可分为横位心、斜位心和垂位心三型。①横位型心脏：胸廓较宽，心脏横径增大，心胸比率常大于 0.5，常见于矮胖体型者；②斜位型心脏：胸廓介于上述两型之间，心胸比率在 0.4～0.5，常见于适中体型者，此型最多见；③垂位型心脏：胸廓、心影狭长，心胸比率小于 0.5，常见于瘦长体型者。

### （三）基本病变 X 线表现

#### 1. 心脏增大

心脏增大是心脏疾病的重要征象，包括心肌肥厚和心腔扩大。X 线检查很难将心肌肥厚和心腔扩大区别开。可为一个或多个房室增大，也可为全心增大，在心脏三位像投影上均有相应的影像表现。

#### 2. 心脏形态异常

心脏、大血管疾病致心脏房室增大时，心脏可失去正常形态，其心脏外形可分为以下三种类型（图 7-8）。

（1）二尖瓣型心脏　又称梨形心，心脏呈梨形，主动脉结变小，肺动脉段凸出，右心室增大，心尖部圆钝上翘［图 7-8(a)］。常见于二尖瓣病变、肺源性心脏病、先天性心脏病间隔缺损及肺动脉狭窄。

（2）主动脉型心脏　形如靴形，主动脉结凸出，肺动脉段凹陷，左心室增大，心尖向左下延伸［图 7-8(b)］。常见于主动脉瓣病变和高血压性心脏病。

（3）普大型心脏　心脏轮廓均匀向两侧增大，肺动脉段平直，主动脉结多正常［图 7-8(c)］。常见于心肌炎和全心心力衰竭。心包积液时心脏可为普大型，但并非心脏本身的增大。

#### 3. 肺循环异常

（1）肺血增多　指肺动脉血流量异常增多，又称肺充血。X 线表现为肺动脉段突出，右下肺动脉扩张；肺血管纹理成比例增粗、增多，边缘清楚；肺野透亮度正常；肺门和肺动脉

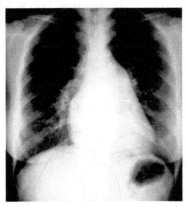
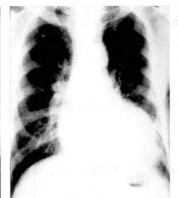
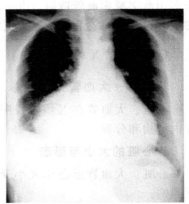

(a) 二尖瓣型心脏　　　　　(b) 主动脉型心脏　　　　　(c) 普大型心脏

图 7-8　心脏形态异常类型

干搏动增强，被称为"肺门舞蹈"。常见于左向右分流的先天性心脏病、甲状腺功能亢进症和贫血等。

（2）肺淤血　指肺静脉回流受阻而导致血液淤滞于肺内。X 线表现为上肺静脉增粗，下肺静脉变细或正常；两肺门阴影增大模糊；肺血管纹理增多、增粗，边缘模糊；肺野透亮度降低。常见于二尖瓣狭窄和左心衰竭等。

（3）肺水肿　是指肺静脉压升高血浆外渗导致肺毛细血管内的大量液体渗入肺间质或肺泡内。①间质性肺水肿：肺淤血严重时可出现间质性肺水肿，表现为在肺野内有间隔线影出现（克氏 B、A 和 C 线），为肺静脉压升高引起渗出液体滞留在小叶间隔内形成。克氏 B 线最常见，X 线表现为肋膈角处可见与外侧胸壁垂直的长 2～3cm、宽 1～3mm 的水平线状影。②肺泡性肺水肿：常与间质性肺水肿并存，但渗出液体主要存留在肺泡内。典型 X 线表现为一侧或两侧肺野内中带广泛分布斑片状模糊阴影，两侧肺受累可呈"蝶翼状"。病变在短时间变化较大。常见于左心衰竭和尿毒症等。

（4）肺动脉高压　指肺动脉收缩压＞30mmHg 或平均压＞20mmHg，由肺血流量增加或肺循环阻力增高所致。X 线表现为肺动脉段明显凸出，右下肺动脉主干增粗超过 15mm；肺门动脉扩张、增粗，搏动增强。如果肺门动脉明显扩张增粗，肺动脉外围分支纤细稀疏，称为肺门截断现象或"残根征"。

## 五、消化系统 X 线检查

消化系统疾病的临床检查方法有多种，胃肠道造影检查是最常用的 X 线检查方法，纤维内镜对胃肠道疾病早期诊断准确性很高，X 线检查对肝、胆、胰及脾等实质脏器疾病的诊断价值有限，常用超声检查。

### （一）检查方法

#### 1. 普通检查

腹部透视和平片，主要用于急腹症的诊断和不透 X 线的异物检查。

#### 2. 胃肠道造影检查

常用的造影剂为医用硫酸钡，临床常用方法为气钡双重对比造影法简称双重造影。按检查范围分为：①食管造影，主要检查食管和咽部病变；②上消化道造影（简称钡餐），主要检查食管、胃、十二指肠及上段空肠病变；③小肠造影，主要检查空肠、回肠及回盲部的病变；④结肠造影，多为钡剂灌肠造影，主要检查直肠、结肠和回盲部的病变。

**（二）正常 X 线表现**

### 1. 食管

口服钡剂后见食管位于中线偏左，轮廓光整，管壁柔软，食管充盈宽度为 2～3cm。右前斜位是观察食管的常用位置，其前缘可见三个压迹，由上至下分别为主动脉弓压迹、左主支气管压迹和左心房压迹。

食管的黏膜皱襞影为数条（2～5 条）纵行纤细且相互平行的条纹影，经过贲门与胃小弯的黏膜皱襞相连续。食管蠕动使食物由上至下运行，波形对称。

### 2. 胃

胃的位置和形状与体型、胃张力、体位和神经功能状态等因素有关。常分为牛角型、鱼钩型、瀑布型和长型四种类型（图 7-9）。

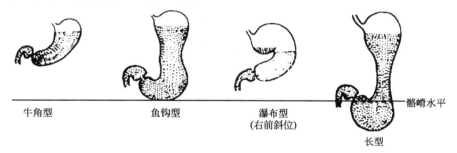

牛角型　　　　　鱼钩型　　　　瀑布型　　　　　　　　　　髂嵴水平
　　　　　　　　　　　　　　　（右前斜位）
　　　　　　　　　　　　　　　　　　　　　　　长型

图 7-9　胃的位置与形状

正常胃底部的黏膜皱襞较粗而弯曲，呈不规则网状；胃体部黏膜皱襞为纵行条纹影，胃小弯处平行整齐，向大弯处逐渐变粗为横行或斜行而呈锯齿状（图 7-10）；胃窦部黏膜皱襞为胃体小弯侧黏膜皱襞的延续，可斜行或与胃小弯平行。

### 3. 十二指肠

十二指肠分为球部、降部、水平部和升部，全程呈"C"字形。球部呈近似等腰三角形或圆锥形，黏膜皱襞像为纵行的条纹影集中于顶部。降部以下肠管黏膜皱襞影与空肠相似，可呈纵行、横行的羽毛状影。

### 4. 空肠和回肠

正常肠管柔软，移动性较大，轮廓规整。空肠黏膜皱襞较密集，呈环状条纹或羽

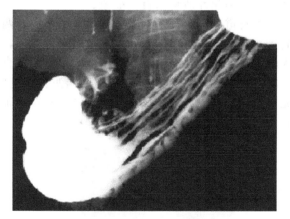

图 7-10　胃体部黏膜皱襞影像

毛状影。回肠黏膜皱襞少而浅，回肠末段的黏膜皱襞常为纵向走行的条纹影。

### 5. 结肠

可见结肠袋呈基本对称的袋状凸出影，自降结肠以下结肠袋逐渐变浅，乙状结肠基本消失，直肠没有结肠袋。结肠黏膜皱襞为纵、横、斜行相互交错的不规则条纹影。

### （三）基本病变X线表现

胃肠道炎症、溃疡、肿瘤等疾病均可造成胃肠道形态和功能的改变。

#### 1. 轮廓的改变

可分为突向腔外、伸向腔内两种情况。

（1）充盈缺损（filling defect） 胃肠道内占位性病变形成局限性的肿块向腔内生长，占据一定的空间，不能被硫酸钡充填，切线位上表现为胃肠轮廓某局部向腔内突入的密度减低区（图7-11），称充盈缺损。多见于消化道肿瘤、肉芽肿和异物等。

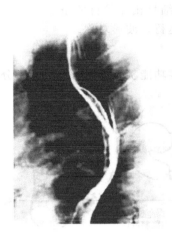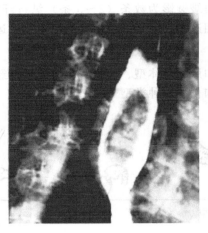

图 7-11　食管充盈缺损

（2）龛影（niche sign） 胃肠道壁上溃疡性病变形成局限性缺损被硫酸钡充填，X线切线位上表现为胃肠轮廓某局部向腔外突出的含钡影像（图7-12），称龛影。多见于消化性溃疡，且为消化性溃疡的直接征象。

胃肠道恶性肿瘤溃疡型也可见龛影征象，两者的区别是：溃疡型肿瘤所致龛影是由于肿瘤表面溃破造成肿瘤局限性缺损被硫酸钡充填，在切线位上表现为胃肠轮廓某局部向腔内突入的近似半月形不规则的含钡影像，且外缘平直，内缘不整且有多个尖角。其周围呈宽窄不一的透亮带影，称"环堤征"，其中可见指压迹状的充盈缺损，称"指压征"。向腔内突入的龛影及其周围不规则的环堤，形成"半月综合征"。其黏膜皱襞至溃疡环堤的边缘处突然中断或破坏，并明显僵硬（图7-13）。

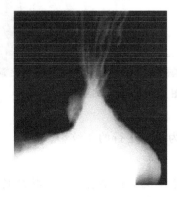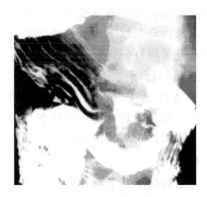

图 7-12　胃小弯龛影（切线位）　　　　　图 7-13　胃小弯溃疡型胃癌

★ **考点提示：龛影和充盈缺损的概念**

### 2. 黏膜皱襞的改变

（1）黏膜皱襞的破坏、中断或消失　表现为正常的黏膜皱襞影消失，可见杂乱不规则的钡影或黏膜皱襞中断的影像，与正常黏膜皱襞分界清楚。常见于恶性肿瘤。

（2）黏膜皱襞的纠集　又称黏膜皱襞集中，表现为条纹状黏膜皱襞影从四周向病变区呈放射状集中。常见于慢性溃疡病变。

（3）黏膜皱襞的平坦　表现为条纹状黏膜皱襞影变浅、模糊不清甚至消失。常见于恶性肿瘤破坏区周围或溃疡龛影周围。

（4）黏膜皱襞的迂曲和增宽　表现为透明条纹影的增宽、迂曲、紊乱。常见于慢性胃炎和黏膜下静脉曲张。

### 3. 管腔大小的改变

（1）管腔狭窄　常见于胃肠道炎症、肿瘤、粘连、痉挛、外在压迫或先天发育不良等。狭窄的边缘可整齐、对称或不规整。

（2）管腔扩张　常见于管腔狭窄和梗阻的近侧，并伴有近段管腔内积气、积液和蠕动增强，梗阻时可见阶梯状气液平面。

### 4. 功能性改变

主要有张力、蠕动、运动力及分泌功能的改变。

## 六、骨、关节系统 X 线检查

X 线检查是诊断骨关节疾病常用的方法。目前，由于数字化成像技术（DR）的广泛应用，改善了 X 线照片的质量，有效提高了骨、关节疾病诊断的准确性。

### （一）检查方法

#### 1. 普通检查

（1）透视　主要用于外伤性骨折、关节脱位的诊断与复位，不透 X 线异物的定位与摘除。

（2）摄片　是骨、关节疾病首选的 X 线检查方法。投照位置除了常规的正位、侧位外，脊柱、头颅和手足等还应加摄斜位、切线位和轴位等投照位置。

#### 2. 造影检查

（1）关节造影　多用于膝关节造影，主要用于检查半月板的损伤。目前临床多用关节镜或 MRI 检查取代。

（2）血管造影　多用于肢体动、静脉血管疾病的诊断和良、恶性肿瘤的鉴别。对于后者临床现已用超声检查、CT 检查或 MRI 检查。

### （二）正常 X 线表现

骨与软骨属结缔组织。软骨未钙化时，X 线上不显影。骨在人体组织结构中密度最高，X 线片上呈高密度影。骨质按其结构分为密质骨和松质骨两种。长骨的骨皮质和扁骨的内外板均为密质骨，表现为均匀高密度影。松质骨由多数骨小梁组成，表现为密度低于密质骨的网状致密影。

### 1. 长骨

（1）小儿长骨　主要特点是有骺软骨，且未完全骨化，可分为骨干、干骺端、骨骺和骨骺线等部分（图7-14）。

（2）成人长骨　已发育完全，可分为骨干和骨端两部分（图7-15）。骨端有一薄层壳状骨板为骨性关节面，表面光整。其外方覆盖一层软骨，即关节软骨，X线片上不显影。

★ **考点提示：小儿长骨的特点**

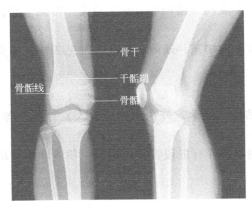
图7-14　小儿长骨

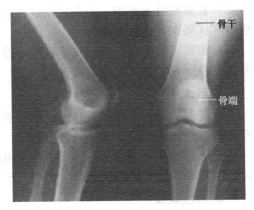
图7-15　成人长骨

### 2. 四肢关节

关节由两骨或多骨组成，在解剖上主要包括关节骨端、关节腔和关节囊。X线片上主要显示关节骨端的骨性关节面，为边缘光滑整齐的线状致密影；还可显示关节间隙，为两个骨性关节面之间的透亮区，包括关节软骨、关节腔和少量滑液的投影。

### 3. 脊柱

脊柱由脊椎和其间的椎间盘组成。X线表现为椎体呈长方形，从上向下依次增大，主要由松质骨构成，周围是一层均匀致密的骨皮质，边缘光整。椎间盘位于相邻椎体之间，呈宽度均匀的横行带状透明影，称之为椎间隙。椎体后缘与椎弓围成椎管，脊髓由此通过，在椎体后方呈纵行的半透明区。相邻椎弓、椎体、关节突及椎间盘构成椎间孔，呈类圆形半透明影，颈椎于斜位片显示清楚，胸、腰椎于侧位片显示清楚。

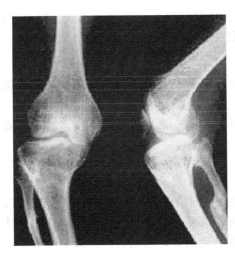
图7-16　骨质疏松

### （三）基本病变X线表现

#### 1. 骨骼基本病变X线表现

（1）骨质疏松　指一定单位体积内正常钙化的骨组织减少，即骨组织的有机成分和钙盐含量都减少，但两者比例正常。X线表现主要为骨密度减低，骨小梁细少，骨髓腔增宽，骨皮质变薄（图7-16）。多见于老年人、绝经期后妇女、代谢或内分泌障碍、骨折后、感染和恶性肿瘤等。

（2）骨质软化　指一定单位体积内骨组织有机

成分正常，而矿物质减少。X线表现为骨密度减低，骨小梁细少，骨皮质变薄等。骨小梁和骨皮质粗糙模糊，是因骨组织内含有大量未钙化的骨样组织所致。多见于维生素D缺乏性佝偻病和骨质软化症。

（3）骨质破坏　指局部正常骨质结构被病理组织所代替，形成局部骨组织缺失。X线表现为片状或斑片状局限性密度减低区，边界可清楚、光整、模糊或毛糙。

（4）骨质增生硬化　指一定单位体积内骨量增多。X线表现为骨质密度增高，骨小梁增粗、密集，骨皮质增厚、致密，骨髓腔变窄或消失，或骨骼粗大、变形。可见于慢性炎症、外伤、骨折和骨肿瘤、甲状旁腺功能减退症等。

（5）骨膜增生　又称骨膜反应，是因骨膜受炎症、外伤、肿瘤等病理因素刺激，骨膜内层成骨细胞活动增加引起的。正常骨膜X上不显影。骨膜增生X线表现为与骨皮质平行长短不一的细线状致密影，由于新生骨小梁排列形式不同而呈线状、层状、葱皮状、花边状、垂直状和放射状等。

（6）骨质坏死　指骨组织局部血液供应中断，代谢停止。坏死的骨质称为死骨。X线表现为骨质局限性密度增高影，可为砂粒状、碎片状、长条状等，其周围呈低密度影。多见于化脓性骨髓炎、骨结核、骨缺血性坏死、外伤骨折后及服用大量激素、酒精中毒等。

**2. 关节基本病变X线表现**

（1）关节肿胀　由关节积液或关节囊及其周围软组织肿胀所致。X线表现为关节周围软组织肿胀征象，大量关节积液可见关节间隙增宽。常见于关节炎症、外伤和出血性疾病。

（2）关节破坏　是关节软骨及骨性关节面骨质被病理组织侵犯、代替所致。X线表现：关节破坏仅累及关节软骨时，仅见关节间隙变窄；累及骨性关节面骨质时，则出现局部骨质破坏缺损，关节面不规整。严重时可引起病理性关节脱位和关节变形等。

（3）关节退行性变　病变早期关节软骨变性、坏死和溶解，继而出现骨性关节面骨质增生硬化，在其边缘形成骨赘。早期X线表现为骨性关节面模糊、中断、消失，中晚期表现为关节间隙变窄或消失，软骨下骨质囊样变，骨性关节面不规整，边缘见骨赘形成。多见于老年人，是组织衰退的表现，以承重的脊柱、髋、膝关节明显。

（4）关节强直　多种疾病造成关节破坏后，组成关节的骨端由骨组织或纤维组织连接，导致关节运动功能丧失，前者称骨性关节强直，后者称纤维性关节强直。

（5）关节脱位　是组成关节的骨端脱离、错位，而失去正常解剖对应关系。有完全脱位和半脱位两种。X线表现为构成关节的骨端间隙加大、分离或错位。外伤、炎症、肿瘤均可致关节脱位。

**知识链接**

### 关节强直的X线表现

（1）骨性关节强直　关节间隙明显变窄或消失，并有骨小梁通过连接组成关节的两侧骨端。多见于急性化脓性关节炎愈合后。

（2）纤维性强直　关节间隙变窄，但无骨小梁通过。常见于关节结核。

（佟玉荣）

# 第二节  计算机体层成像

## 一、概述

计算机体层摄影（computed tomography，CT）是用 X 线束对人体层面进行扫描，获取信息，经计算机处理重建形成图像。将 X 线与电子计算机结合起来，使影像数字化，所显示的是断面解剖图形，密度分辨率高，可直接显示 X 线普通照片无法显示的器官和病变，提高了病变的检出率和诊断的准确率。

★ **考点提示：CT 的概念**

### （一）CT 成像的基本原理

CT 是用 X 线束对人体某部位一定厚度的层面进行多方向扫描，由探测器接收透过该层面的 X 射线并转变为强弱不等的光信号，由光电转换器转换为电信号，再经模拟/数字转换器转为数字信号，输入计算机进行数据处理，然后进行图像重建。处理后的数字矩阵经数字/模拟转换器转变为由黑到白不等灰度的小方块，即像素，并按矩阵顺序排列，形成 CT 图像，可由荧光屏显示或拍成照片保存，也可录入光盘保存。

### （二）CT 成像设备

CT 成像设备主要包括以下三部分。

**1. 信息采集部分**

主要由 X 线管、探测器及扫描架组成，对人体受检部位进行扫描，用于收集信息。

**2. 信息处理系统**

将扫描收集到的信息数据经计算机进行储存、运算，得到重建图像。

**3. 图像显示和存储系统**

将计算机处理、重建的图像进行显示在显示器上并用照相机将图像摄于照片上，也可存储于磁盘或光盘中。可用照相机摄于照片上，也可存储于光盘或磁盘中。

### （三）CT 图像特点

CT 图像是由一定数目从黑到白不同灰度的像素按矩阵排列所构成的灰阶图像。与 X 线图像一样，也是以不同灰度来反映器官和组织对 X 线的吸收程度。高吸收区即密度高的组织为白影，如骨骼；低吸收区即密度低的组织为黑影，如肺部。CT 的密度分辨率高，人体软组织之间的密度差别虽小，也能形成较好的对比而成像，显示出良好的解剖结构及软组织内病变的影像，且图像清晰。

CT 图像还可将组织的 X 线吸收系数换算成 CT 值，用 CT 值说明组织密度高低的程度，即具有量的概念。临床工作中 CT 值单位为 HU（hounsfield unit）。水的吸收系数为 1.0，CT 值定为 0HU，人体中密度最高的骨皮质吸收系数最高，CT 值定为 +1000HU，而空气密度最低，定为 -1000HU，人体中密度不同的各种组织 CT 值则在 -1000～+1000HU。如软组织的 CT 值一般在 20～50HU，脂肪 CT 值为 -70～-90HU。

另外，CT 图像是断层图像，常用的是横断面，通过 CT 设备上图像重建程序处理可获得重组冠状面、矢状面的断层图像。螺旋 CT 可作任意平面的图像重建和三维立体图像重建，可以更直观地显示正常结构及病变的立体方位。

### （四）CT 检查技术

#### 1. 普通扫描

普通扫描又称平扫，是不用任何造影剂，是以组织器官或病变自然存在的密度差别的扫描方法。一般检查都先行平扫。

#### 2. 增强扫描

增强扫描是经静脉注入水溶性有机碘剂后再进行扫描的方法，较常应用。以提高病变组织同正常组织间的密度差，显示平扫上未被显示或显示不清的病变，通过病变有无强化和强化类型，对病变组织类型做出判断。

#### 3. 造影扫描

先做器官和结构的造影，然后再进行扫描的方法，可更好地显示某一器官或结构，从而发现病变。常用的如脑池造影 CT、脊髓造影 CT、胆囊造影 CT 等，但临床应用较少。

#### 4. 图像后处理技术

螺旋 CT 所获得容积数据，经过计算机后处理技术，可获得三维立体仿真图像。包括：①再现技术，可获得被检查器官的三维立体 CT 图像，也可重组冠状、矢状乃至任意方位的断层图像及其他显示方式的图像；②CT 血管造影（computed tomography angiography, CTA），于静脉内注入对比剂后进行血管造影 CT 扫描的图像重组技术，可立体显示血管影像，如脑血管、肾动脉、肺动脉、冠状动脉和肢体血管等；③仿真内镜（virtual endoscopy）显示技术，可模拟内镜检查的过程，即从一端向另一端逐步显示空腔器官的内腔，是将计算机技术与 CT 或磁共振成像结合而开发出的仿真内镜功能。几乎所有空腔器空都可行仿真内镜显示，无痛苦，易为患者所接受。

## 二、CT 检查的准备与处理

### （一）CT 平扫前的准备工作

#### 1. 心理准备

检查前向患者解释检查的目的、方法，以消除患者的紧张和恐惧心理。

#### 2. 去除异物

协助患者去除检查部位的金属物品或饰品。

#### 3. 患者制动

在进行胸、腹部 CT 扫描时，指导患者进行吸气与屏气训练，眼球扫描时眼睛直视，喉部扫描则不能作吞咽动作，以免因运动影响检查结果。

#### 4. 镇静

不能配合 CT 检查的婴幼儿，可采用镇静措施后再检查。

#### 5. 胃肠道准备

腹部 CT 检查前，1 周内不能进行消化道钡剂造影检查，以免残存的造影剂产生伪影，干扰 CT 图像质量；检查前禁食 4～8h；检查前 30min 口服碘造影剂 300～600ml 时，检查时再追加 200ml，使造影剂充盈胃、十二指肠及近端小肠。

### 6.盈膀胱盆腔

CT 检查前嘱患者饮水，膀胱充盈尿液时再行扫描。

### 7.禁忌证

妊娠妇女、情绪不稳定者不宜做此项检查。

### （二）CT 造影增强扫描的准备与处理

进行 CT 对比剂增强扫描时，除做好 CT 平扫检查前患者的准备工作之外，还应做好造影增强扫描检查前的准备和检查后的处理（同碘造影剂检查前的准备与检查后的处理）。

★ 考点提示：CT 检查的准备与处理

## 三、CT 的临床应用

### （一）对中枢神经系统疾病的诊断

CT 对中枢神经系统疾病有较高的诊断价值，是其首选的检查方法。对脑梗死（图 7-17）、脑出血（图 7-18）、颅内肿瘤、外伤性血肿、脑损伤等诊断效果较好。螺旋 CT 三维血管重建，即 CT 血管造影（CT angiography，CTA），可以获得比较清晰和精细的脑血管图像。

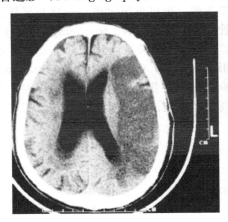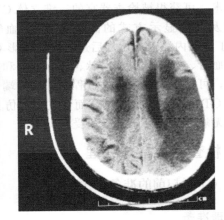

图 7-17　脑梗死

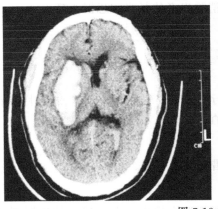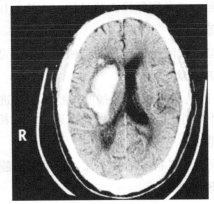

图 7-18　脑出血

## （二）对眼耳鼻咽喉疾病的诊断

对眶内占位性病变、早期鼻窦癌、中耳小胆脂瘤、听骨破坏与脱位、内耳骨迷路的轻微破坏、耳先天性发育异常以及鼻咽癌的早期发现等有较高的诊断价值。

## （三）对胸部疾病的诊断

用造影增强扫描以判断纵隔和肺门有无肿块或淋巴结增大、支气管有无狭窄或阻塞，对原发和转移性纵隔肿瘤、淋巴结结核、中央型肺癌等疾病的诊断均有较好的诊断效果。既可以显示肺间质、实质的病变，也可清楚显示胸膜、膈、胸壁的病变。

## （四）对心脏及大血管疾病的诊断

多层螺旋CT检查可以很好显示心包疾病、冠状动脉和心瓣膜的钙化、血管壁的钙化、斑块及血栓等；经静脉血管注入碘对比剂，行CT血管造影，可以清晰地显示冠心病、先天性心脏病的心内、外畸形及侧支血管。

## （五）对腹部及盆腔脏器疾病的诊断

主要用于肝、胆、胰、脾、腹膜腔及腹膜后间隙以及泌尿和生殖系统的疾病诊断，尤其是占位性病变（图7-19）的诊断价值较大。对胃肠道病变向腔外侵犯以及邻近和远处有无转移、对观察炎症、外伤等病变和周围结构的关系，有无淋巴结增大等都有诊断价值。

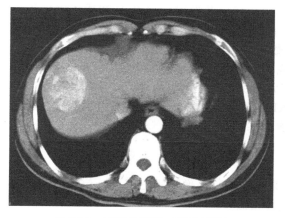

图 7-19　原发性肝癌（增强扫描）

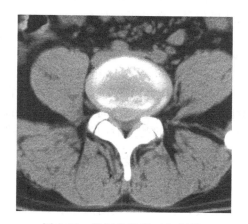

图 7-20　椎间盘突出（中央型）

## （六）对骨、关节疾病的诊断

主要用于各种骨病、复杂部位的骨折、椎管内肿瘤及椎间盘突出（图7-20）等疾病的诊断，可直接观察椎管狭窄变性，测量椎管大小并探查引起椎管狭窄的原因，还可直接显示突出于椎管或椎间孔的软组织块影。螺旋CT三维表面重建（SSD）可以形成与骨骼标本外观极为相似的三维CT图像，对肿瘤侵犯骨质情况的观察可以从多方向判断骨质破坏程度，对复杂部位的骨折可准确显示骨折部位的解剖结构关系，有利于发现骨骼、椎体的畸形以及矫形、植骨手术计划的制订。

（佟玉荣）

# 第三节  磁共振成像

## 一、概述

磁共振成像（magnetic resonance imaging，MRI）是利用原子核在磁场内所产生的信号经重建成像的一种成像技术。核磁共振（nuclear magnetic resonance，NMR）也称磁共振（magnetic resonance，MR）是一种核物理现象，1946 年 Bloch 和 Purcell 发现了核磁共振现象并应用于化学领域。1973 年 Lauterbur 等发明了 MRI 的成像技术，使其应用于临床医学领域。近年来，磁共振成像发展迅速，临床应用越来越广泛。

★ 考点提示：磁共振成像的概念

### （一）MRI 成像的基本原理

人体各器官、组织的磁共振信号强度不同，正常组织与病变产生的磁共振信号强度也不同，这种信号强度上的差别是 MRI 成像的基础。为此，对人体产生的磁共振信号进行采集、空间编码和图像重建处理，获得 MRI 图像。氢在人体内含量最高，进行 MRI 的成像效果最好，因此，MRI 用氢核成像。

将人体置于强外磁场中，施加特定频率的射频脉冲，将发生一系列的物理学现象，并产生磁共振信号。磁共振信号有纵向弛豫时间（$T_1$）、横向弛豫时间（$T_2$）和质子密度等参数，并由这些参数构成 MRI 的图像。主要以 $T_1$ 参数构成的图像为 $T_1$ 加权图像（$T_1$ weighted imaging，$T_1$WI），主要以 $T_2$ 参数构成的图像为 $T_2$ 加权图像（$T_2$ weighted imaging，$T_2$WI），主要由组织内质子密度构成的图像为质子密度加权像（proton density weighted imaging，PDWI）。人体不同器官的正常组织与病理组织的 $T_1$、$T_2$ 和质子密度是相对固定的，而且它们之间有一定的差别，MRI 就是利用这种差别来鉴别组织器官和诊断疾病。这种组织间弛豫时间的差别是磁共振成像的基础。

### （二）MRI 成像设备

MRI 的成像系统包括 MR 信号产生、数据采集处理、图像显示三部分。信号产生来自 MR 波谱仪，数据处理及图像显示部分与 CT 装置相似。

### （三）MRI 图像特点

MRI 成像的特点是无放射性损伤，软组织密度分辨率高，多方位多序列成像，在一定程度上反映了组织的病理及生化改变，甚至功能的改变。

#### 1. 多参数灰阶成像

人体具有一定 $T_1$、$T_2$ 或质子差别的各种组织器官和病变组织，在 MRI 上呈不同灰度的黑白影像，解剖结构清晰，病变显示更为明确。MRI 成像一个层面可有三种扫描成像方法（$T_1$WI、$T_2$WI、PDWI），有助于显示正常组织与病变组织。人体不同组织以及不同病变具有不同的 $T_1$ 或 $T_2$ 值，因此，在 $T_1$WI 和 $T_2$WI 图像上产生不同的信号强度（图 7-21），具体在图像上表现为不同的灰度。组织信号越强，图像上相应部分就越白（亮）；组织信号越弱，图像上相应部分就越黑（暗）（表 7-1）。$T_1$WI 有助于观察解剖结构，

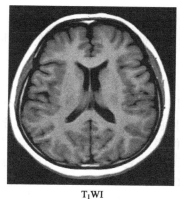
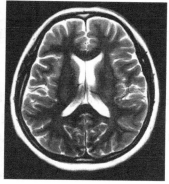

$T_1WI$                  $T_2WI$

图 7-21　正常头颅 MRI

而 $T_2WI$ 对显示病变组织较好，因此 MRI 是多参数成像。

表 7-1　人体正常组织和病理组织在 $T_1WI$ 和 $T_2WI$ 上的信号强度及灰度

| 组织 | $T_1WI$ | | $T_2WI$ | |
|---|---|---|---|---|
| | 信号强度 | 灰度 | 信号强度 | 灰度 |
| 脑白质 | 中高 | 灰白 | 中低 | 灰黑 |
| 脑灰质 | 中低 | 灰黑 | 中高 | 灰白 |
| 脑脊液 | 低 | 黑 | 高 | 白 |
| 脂肪 | 高 | 白 | 中高 | 灰白 |
| 骨皮质 | 低 | 黑 | 低 | 黑 |
| 骨髓 | 高 | 白 | 中高 | 灰白 |
| 肌腱、韧带 | 低 | 黑 | 低 | 黑 |
| 气体 | 低 | 黑 | 低 | 黑 |
| 血流 | 低 | 黑 | 低 | 黑 |
| 水肿 | 低 | 黑 | 高 | 白 |
| 含水囊肿 | 低 | 黑 | 高 | 白 |
| 亚急性血肿 | 高 | 白 | 高 | 白 |
| 钙化 | 低 | 黑 | 低 | 黑 |

### 2. 三维成像

MRI 成像可获得人体横断面、冠状面、矢状面等任何方向断面的图像，有利于病变的三维空间定位。

### 3. 流空效应

心血管内的血液或脑脊液在发射射频脉冲时，氢原子核中的质子虽然被激发，但中止脉冲后接受该层面的信号时，血液中被激发的质子已离开该层面而接收不到信号，这一现象称为流空效应。这一效应可使心血管不使用对比剂即可显影，因其信号明显减弱及消失，故呈黑色。

### 4. 对比增强效应

常用造影剂为钆-二乙三胺五乙酸（Gadolinium-DTPA，Gd-DTPA），可缩短周围质子的弛豫时间，有利于肿瘤、非肿瘤病变和中枢神经系统疾病的鉴别。

### （四）MRI 检查技术

MRI 成像要获取不同的图像必须选择适当的脉冲序列和成像参数，不同的 MRI 检查技术所采用的成像参数不同。

#### 1. 序列技术

MRI 成像的高敏感性基于正常组织与病理组织弛豫时间 $T_1$ 及 $T_2$ 的不同，并受质子密度、脉冲序列的影响。常用的脉冲序列有自旋回波、梯度回波、反转恢复序列等。自旋回波（spin echo，SE）序列是最基本、最常用的成像序列。在 SE 序列中，高信号为白色，低信号为黑色。如含气器官或骨皮质由于氢质子少而呈黑色。SE 序列的成像时间长，成像时要求患者制动。而梯度回波（gradient echo，GRE）序列的特点是成像快，空间分辨力高，可获得准 $T_1$WI、$T_2$WI、PDWI 图像。主要用于心血管、骨关节及脑实质成像。

#### 2. 对比增强检查技术

静脉内注入能使质子弛豫时间缩短的顺磁性的造影剂，如钆-二乙三胺五乙酸（Gd-DTPA），它能改变组织和病变的弛豫时间，从而提高正常组织与病变间的对比。

#### 3. 磁共振血管成像技术

磁共振血管成像（magnetic resonance angiography，MRA）是利用流空效应使血管内腔成像的技术，无需使用造影剂，安全、无创。流动的血液常呈低信号，使其与相邻组织间形成显著对比，可对大、中血管病变的诊断，对小血管、小病变的显示尚不满意。

#### 4. MR 水成像技术

MR 水成像（MR hydrography）是利用静态液体具有长 $T_2$ 弛豫时间的特点，在重 $T_2$ 加权成像技术时，胆汁、胰液、尿液、脑脊液、内耳淋巴液、唾液、泪水等流动缓慢或相对静止的液体均呈高信号，获得犹如造影效果的图像，而 $T_2$ 较短的实质器官及流动血液则表现为低信号，从而使含液体的器官显影。MR 水成像技术包括 MR 胰胆管成像（MRCP）、MR 泌尿系成像（MRU）、MR 椎管成像（MRM）等。

#### 5. MR 功能成像技术

MR 功能成像（functional MR imaging，fMRI）是以组织结构的生理功能为基础，以图像形式显示其状态的成像技术。可提供脑部的功能信息，它包括扩散成像（diffusion imaging，DI）、灌注成像（perfu-sion imaging，PI）和脑活动功能成像。

## 二、MRI 检查的准备与处理

### （一）MRI 检查前准备工作

#### 1. 心理准备

检查前向患者解释检查的目的、意义、检查过程和时间，以消除其紧张和恐惧，并配合检查。

#### 2. 去除异物

协助患者去除影响检查的各种金属和磁性物品，如义齿、手表、钥匙、磁卡等各种金属物品，不穿有金属拉链或金属纽扣的衣裤。

#### 3. 禁忌证

幽闭恐惧症、早期妊娠、需要使用生命支持系统的危重患者、癫痫等不能进行检查；体内有金属植入物的患者（如心脏起搏器、金属人工瓣膜、胰岛素泵等）不能进行检查，以免发生意外。

### 4. 制动镇静

因检查时间较长，嘱患者不要急躁，在医师的指导下保持体位制动，以免影响图像质量；小儿及不能合作者需镇静后再做检查。

### 5. 腹部检查

腹部 MRI 检查需禁食、禁饮 4h；MR 胰胆管成像（MRCP）检查前禁饮 6h 以上；盆腔检查膀胱须充盈膀胱；宫内金属节育器者，必要时将其取出后再行检查。

### 6. 增强检查

询问患者有无钆对比剂过敏史；告知患者对比剂注射部位可出现短暂温热和疼痛，注射过程中也可能出现渗漏血管外现象；严重肾功能不全、肾移植及孕妇慎用钆对比剂；检查前签署《钆对比剂使用患者知情同意书》；建立抢救机制，常规配备抢救物品和药物。

## （二）MRI 检查后处理

### 1. 严密观察

注射药物过程中严密观察钆对比剂的不良反应。一般不良反应极少，并且绝大多数症状轻微，多表现为头痛、恶心、发热感、味觉改变等，可自行缓解。严重不良反应表现为寒战、惊厥、低血压、喉头水肿、休克等，较罕见。

### 2. 留置观察

MRI 增强检查后嘱患者在候诊厅留观 30min 后无不适再离开，同时告知患者，若离院后出现不适，请速到就近医院诊治。

### 3. 应急处理

做好钆对比剂相应不良反应的应急处理。

# 三、MRI 的临床应用

## （一）神经系统

MRI 在神经系统包括脑和脊髓的应用价值最高，尤其是对颅颈交界部位病变的显示明显优于其他成像技术。除对颅骨骨折和颅内急性出血不敏感外，对脑脱髓鞘疾病、早期脑梗死（图 7-22）、脑与脊髓肿瘤、脊髓先天性异常与脊髓空洞症的诊断价值较高。

## （二）呼吸系统

MRI 对纵隔肿瘤性病变，血管性病变以及肺肿瘤纵隔淋巴结转移的诊断与鉴别诊断有明显的优势。

## （三）循环系统

由于 MRI 可获得任意断面的图像，同时利用 MRI 的流空效应，MRI 能够清楚显示心脏大血管的内腔与心壁和血管壁的结构，有利于冠心病急性缺血期、心肌梗死后心腔扩大或室壁瘤的形成、心脏瓣膜病变、心肌病、主动脉瘤、主动脉夹层及先天性心脏病等疾病的诊断。

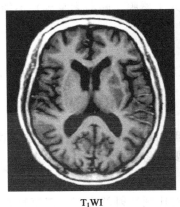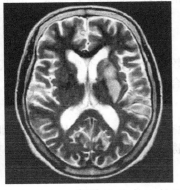

T₁WI　　　　　　　　T₂WI

图 7-22　脑梗死 MRI

### （四）消化系统

MRI 能够清晰显示肝、胆、胰及脾的组织结构。有助于对肝硬化、肝海绵状血管瘤、肝细胞癌、先天性胆管扩张、胆系结石、急性胰腺炎等疾病的诊断；MR 胰胆管成像（MRCP）对胰胆管病变的显示有独特优势；对胃肠道肿瘤病变的范围、与周围组织的关系、分期和术后复发的诊断有一定的价值。

### （五）泌尿系统

MRI 能够清晰显示肾、输尿管及膀胱的组织结构。对肾和膀胱恶性肿瘤病变的定位、范围、邻近脏器侵犯及转移灶的观察及诊断有很大优势；MR 泌尿系成像（MRU）对输尿管狭窄与梗阻诊断价值较大。

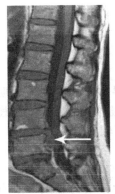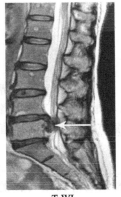

T₁WI　　　　　　T₂WI

图 7-23　腰椎间盘突出症 MRI

★ 考点提示：MRI 的临床应用

### （六）生殖系统

MRI 有利于对前列腺增生、前列腺癌、子宫肌瘤等疾病的诊断，对子宫内膜癌及子宫颈癌的诊断、分期具有较高的价值。

### （七）骨骼肌肉系统

MRI 对累及骨髓的疾病，如感染、缺血等是最敏感而无创的一种检查方法；也是评价对关节软骨疾病的主要非创伤性检查方法；还可以直接显示纤维软骨（如半月板、椎间盘等）（图 7-23）、肌腱、韧带（如膝关节交叉韧带）的异常；对肌肉病变 MRI 也是最佳成像方法。

（佟玉荣）

# 第四节　超声成像

## 一、概述

超声（ultrasound）是指振动频率在每秒 20000 赫兹（Hz）以上，超过人耳听觉阈值上限的声波。超声成像（ultrasonography，USG）是依据超声的物理特性和人体器官组织声学特性，二者相互作用产生的声学信息，经接收、放大、处理，形成波形、曲线或图像的成像技术，借以进行疾病诊断。

★ 考点提示：超声、超声成像的概念

### （一）超声的物理特性

超声是机械波，由物体机械振动产生。超声需在介质中传播，其速度因介质不同而异，在固体中最快，液体中次之，气体中最慢。介质有一定的声阻抗，声阻抗等于该介质密度与超声速度的乘积。超声在人体内传播的主要物理特性如下。

#### 1. 束射性或指向性

超声与一般声波不同，由于频率极高，波长很短，在介质中以直线传播，有良好的指向性，这是超声对人体器官进行探测的基础。

#### 2. 反射、折射和散射

当超声传经两种声阻抗不同相邻介质的界面时，则发生反射、折射或散射，声阻抗差越大，则反射越强，反射回来的超声为回声。

#### 3. 吸收与衰减

超声在介质中传播时，其声能逐渐缩小，为衰减。不同组织对超声的吸收程度不同，主要与蛋白质和水含量有关。

#### 4. 多普勒效应（Doppler effect）

多普勒效应是指超声束在介质中传播时，当遇到与声源（探头）发生相对运动的活动界面（心脏）时，其反射波的频率将发生改变。这种效应使超声能探查心脏活动和胎儿活动以及血流状态。

### （二）超声成像的基本原理

具有一定频率的超声在人体组织中传播时，经过多层界面，由表面到深部，在每一层界面上由于它们的声阻抗不同而发生不同程度的反射和（或）散射，这些反射和散射形成的回声，含有超声传播途中所经过的不同组织的声学信息，经接收、放大和信息处理而以波形或图像的形式显示在显示器上，形成声像图（ultrasonogram）。人体不同组织的衰减程度不同，明显衰减时其后方回声消失而出现声影（acoustic shadow）。

### （三）超声成像设备

医学诊断用超声仪器含有换能器（探头）、信号处理系统和显示器，多根据压电效应原理制造，通常采用压电晶体作为换能器。压电晶体具有两种可逆的能量转变效应，可将电能转换成声能，又可将声能转换成电能，因此换能器具有超声发生器和回声接收器的双重功能。换能器有线扫描、凸弧扫描和扇扫描等类型。有线扫描和凸弧扫描主要用于腹部脏器超声检查，扇扫描用于心脏超声检查。

### 1. A 型超声仪

A 型超声仪即幅度调制型。以波幅高低变化反映界面反射回声的强弱，在示波屏时间轴上以振幅高低表达。现已为 B 型超声所取代。

### 2. B 型超声仪

B 型超声仪即辉度调制型，又称灰阶成像型。在显示器上以辉度不同的明暗光点反映界面反射回声强弱。回声强则光点亮，回声弱则光点暗，无回声则形成暗区。目前应用于临床的均为成像速度大于每秒 24 幅，可显示脏器活动状态的实时显像仪器。用实时二维超声检查心脏形成的图像称为二维超声心动图（two dimensional echocardiography，2DE）。

### 3. M 型超声仪

M 型超声仪即超声光点扫描法，实际上属于辉度调制型，以单声束垂直取样获得活动界面回声并以灰度调节的方式显示回声的强弱，再以慢扫描方式将某一取样线上的活动界面各回声光点从左到右连续移动，从而取得声束上各反射点运动的轨迹图，用以观察心脏不同时相运动的规律。又称 M 型超声心动图（M-mode ultrasonic cardiogram），主要用于心血管疾病的检查。

### 4. 多普勒超声仪（D 型超声仪）

根据多普勒效应的原理，对心脏血管内血流方向、速度和状态进行显示，从而对疾病做出诊断的方法，即多普勒显示法。

根据其仪器性能及显示方式，临床上大致可分为两类。①频谱型多普勒：将朝向换能器流动的血流多普勒频移信号显示在频谱图基线上方；背向换能器流动的血流信号显示在频谱图基线的下方；频谱图的横轴和纵轴分别代表时间和频移的大小。②彩色多普勒血流显像（color doppler flow imaging，CDFI）：在二维显像的基础上，以实时彩色编码显示血流的方法。血流方向朝向探头的用红色表示，背离探头的用蓝色表示，湍流方向以绿色或多色表示。CDFI 不仅能清楚显示心脏及大血管的形态结构与活动情况，而且能直观和形象地显示心内血流的方向、速度、范围、有无血流紊乱及异常通道等。

目前，一台彩色多普勒显像仪兼有 B 型超声、频谱多普勒显示和彩色多普勒血流显像等功能。

### （四）超声图像特点

B 型超声图像是根据探头所扫查的部位构成的断层图像，改变探头位置可获得任意方位的图像。主要包括回声强弱、回声分布、回声形态和后方回声等方面，对病变诊断具有重要的临床意义。是以解剖形态为基础，依据各种组织结构间的声阻抗差的大小以明（白）暗（黑）之间不同的灰度来反映回声的有无和强弱，无回声为暗区（黑影），强回声则为亮区（白影），从而分辨解剖结构的层次，显示脏器组织和病变的形态、轮廓和大小以及某些结构的物理性质。

根据组织内部声阻抗及声阻抗差的大小人体组织器官可分为 4 种声学类型。①无回声型（无反射型）：均匀的液性物质，B 型超声表现为液性暗区；②低回声型（少反射型）：实质性脏器如肝、脾、肾实质等，B型超声表现为均匀细小的弱回声光点；③强回声型（多反射型）：乳腺、心内膜、大血管壁等，B型超声表现为粗大不均匀的强回声光点；④含气型（全反射型）：肺、胃肠等，B型超声表现表现为高回声区，后方伴声影。

### （五）超声检查技术

#### 1.二维超声检查

二维超声检查能清晰地、直观地实时显示各脏器的形态结构、空间位置、连续关系等，并可区分实质性、液性或含气性组织，为超声检查的基础。目前以广泛应用于全身各部位检查，能够实时的观察心脏的运动功能、胎心搏动以及胃肠蠕动等。

#### 2.频谱型多普勒超声检查

频谱型多普勒超声检查包括脉冲波多普勒超声和连续波多普勒超声两种。脉冲波多普勒超声能对心血管内某一点处的血流方向、速度及性质进行细致的定量分析，具有很高的距离分辨率。连续波多普勒超声能对心血管内声束一条线上的血流方向、速度及性质进行细致的定量分析，具有很高的速度分辨力，可检测到高速的血流。

#### 3.彩色多普勒血流显像

彩色多普勒血流显像能显示心血管内某一断面的血流信号，属于实时二维血流成像技术，可与二维图像相互结合同时显示。故目前的彩色多普勒成像仪上均附有频谱型脉冲波多普勒与连续波多普勒，结合B型超声或M型超声所得资料，可以定量估测血流量、流率，对心功能做出较为准确的评估。

#### 4.超声诊断新技术

超声诊断新技术包括三维超声成像、二次谐波成像、组织多普勒成像和介入超声等。

**知识链接**

**实时三维超声心动图**

实时三维超声心动图，是超声医学成像一项技术性的突破。可以实时显示心脏的立体形态，可以进行任意方向、任意层面的切割，使心脏的大小、立体结构和复杂空间关系得以完整显示。主要应用于对左室容量、质量指数和射血分数的评估；左室室壁运动异常的评估；左室运动同步化的评估；瓣膜功能和疾病的评估及先天性心脏病的评估。

## 二、超声检查的准备工作

#### 1.心理准备

检查前向患者解释和说明检查的必要性、安全性和检查步骤，以消除其紧张和恐惧，并配合检查。

#### 2.体位准备

超声检查常规采取仰卧位，也可根据需要取侧卧位、俯卧位、半卧位或站立位。充分暴露检查部位的皮肤，涂布耦合剂、探头紧贴皮肤进行扫查。

#### 3.腹部超声检查

（1）禁食 检查前一般应空腹8h，前2日不食豆制品、牛奶、糖类等易产气食品，勿进行胃肠道造影和胆道造影，以免干扰检查。

（2）饮水　必要时饮水 400～500ml，充盈胃腔作为声窗，进行胃后方的胰腺及腹内深部病变的检查。

（3）清洁肠道　便秘者服泻药或灌肠，除去结肠内容物。

（4）胆囊检查　需要评价胆囊收缩或了解胆管有无梗阻时，应备用脂肪餐。

（5）胃检查　需饮水及服胃造影剂，以显示胃黏膜和胃腔。

**4. 泌尿生殖系统超声检查**

（1）经腹超声检查　子宫、附件、早孕、妇科肿瘤、膀胱、前列腺等检查前 2h 饮水 400～500ml，适度充盈膀胱，以避免气体的干扰。

（2）腔内超声检查　应选择不同的腔内探头并做好消毒等准备工作，经阴道妇产科超声检查前患者应排空尿液，经直肠超声检查前需进行清洁灌肠。

**5. 心血管系统超声检查**

（1）常规检查　心脏、大血管及外周血管常规检查，一般不需特殊准备。

（2）经食管超声心动图检查　检查前禁饮 8h 以上，并需患者签署知情同意书，检查后 2h 内禁饮。

**6. 其他部位超声检查**

常规浅表器官、组织和颅脑检查，一般无需做特殊准备。

**7. 介入超声**

接受肝穿刺、肾活体组织检查等介入超声诊断者，术前需争得患者或家属知情、同意，签字后方可检查，应常规做凝血功能检查及相应的心、肝、肾功能的测定。

**8. 特殊情况超声检查**

婴幼儿或不合作者可予镇静药如水合氯醛灌肠，待安静入睡后再进行检查。

## 三、超声检查的临床应用

### （一）肝超声检查

#### 1. 正常肝声像图

正常肝切面轮廓清晰，被膜光滑整齐，呈细线状强回声。肝实质呈均匀细小的点状中等度回声。肝血管管壁回声较强，血管腔无回声。门静脉、肝静脉及其分支均可显示，门静脉管壁较厚，回声较强，肝静脉壁较薄，回声较低（图 7-24）。

#### 2. 常见肝疾病声像图

（1）原发性肝癌声像图　肝实质内出现多发或单发的圆形或类圆形肿块，多呈膨胀性生长；肿块内部可显示均匀或不均匀的低回声、强回声和混杂回声；肿瘤周围可见完整或不完整的低回声包膜（图 7-25）。

（2）继发性肝癌声像图　肝内多发、大小及图像特征相似的强回声或低回声结节。淋巴瘤、肉瘤的肝转移瘤为低回声肿块；乳腺癌、肺癌转移瘤常呈"牛眼征"声像图；胃肠道肿瘤和肾肿瘤肝转移灶多为高回声结节。

（3）肝硬化声像图　早期肝体积增大，随着病变进展，肝体积缩小，右叶明显萎缩，肝形态失常。肝被膜不光滑、凹凸不平。肝实质回声弥漫性增高、增粗，分布不均。肝静脉变细或显示不清楚；严重者可有腹水。

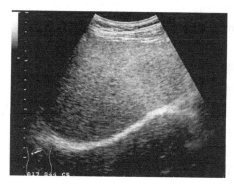

图 7-24　正常肝声像图

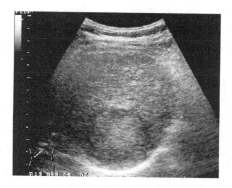

图 7-25　原发性肝癌声像图

（4）肝血管瘤声像图　肝内类圆形、椭圆或不规则形病灶，边界清晰，多为高回声或周边高回声，少部分为低回声或混合性回声；轮廓不光滑，常具有边缘裂开征或血管进入即血管穿通征。

（5）肝脓肿声像图　可见单发或多发的低回声或无回声肿块；脓肿壁表现强回声，厚薄不等，外壁光滑，内壁不平整；脓肿周围显示由亮渐暗的环状回声的水肿带；脓腔的无回声、脓肿壁的强回声和周围的低回声形成所谓"环中环"征；脓肿内出现气体时，后方出现狭长带状强回声。

（6）脂肪肝声像图　肝体积明显增大；肝实质回声可呈弥漫性增强、细密，也可于局部叶或段呈高回声，以肝静脉为其边界；肝内管道结构多显示不清，轻者管壁回声模糊，重者肝内胆道回声消失，难以辨认。

（7）肝囊肿声像图　肝内可见单发或多发的圆形或椭圆形无回声区，囊壁菲薄均一的高回声，囊后方回声增强。

## （二）胆道系统超声检查

### 1. 正常胆囊与胆道声像图

正常胆囊切面呈圆形、类圆形或长茄形，轮廓清晰，胆囊壁为边缘光滑的强回声，厚度 $0.2\sim0.3cm$。胆囊腔内为无回声液性暗区，胆囊后方回声增强。肝外胆管位于门静脉前方，管壁为强回声，光滑整齐，纵切面呈无回声长管状影，横切面呈小圆形无回声影。

### 2. 常见胆道系统疾病声像图

胆囊结石典型声像图表现为：①胆囊或胆管内形态稳定的强回声团；②强回声团后方伴声影；③强回声团随体位改变而移动。合并急性胆囊炎时胆囊可增大，慢性胆囊炎胆囊多缩小，胆囊壁增厚，边缘毛糙，回声增强（图 7-26）。

★ **考点提示：胆囊结石典型声像图表现**

## （三）胰腺超声检查

### 1. 正常胰腺声像图

长轴切面呈蚯蚓形、哑铃形或腊肠形，边界光

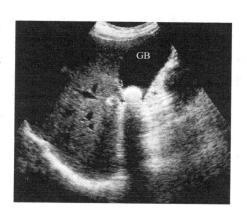

图 7-26　胆囊结石声像图

滑整齐，胰头稍膨大，呈椭圆形。胰腺实质呈均匀细小的回声光点，比肝回声稍强。胰头、胰体、胰尾前后径分别小于 2.5cm、2.0cm、2.0cm。胰腺后方的腹主动脉、下腔静脉、肠系膜上动、静脉及脾静脉等为识别胰腺的标志。

### 2. 常见胰腺疾病声像图

（1）急性胰腺炎声像图　胰腺增大增厚，多呈弥漫性，也可为局限性肿大，边界常不清楚。内部回声稀少，回声强度减低，随病情好转上述改变可迅速消失。出血性坏死性胰腺炎者胰腺明显肿大，边缘模糊不清，回声强弱不均伴无回声暗区（图 7-27）。

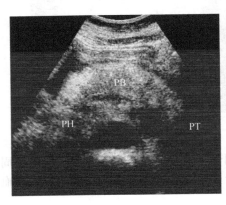

图 7-27　急性胰腺炎声像图

（2）胰腺癌声像图　胰腺多呈局限性肿大，内见异常回声肿块，以低回声为主，轮廓不规则，边界模糊，肿瘤可向周围组织呈蟹足样或花瓣样浸润。癌肿坏死液化、出血及胰管阻塞时，可伴有小的无回声暗区，可有胆管和主胰管扩张。

### （四）泌尿系统超声检查

#### 1. 正常声像图

（1）肾声像图　轮廓清晰，被膜为光滑的强回声线影。外周的肾皮质呈均匀弱回声；内部的髓质为放射状排列的圆锥形低回声；肾窦位于中央，呈不规则形强回声。正常输尿管由于肠气干扰而不能显示。

（2）膀胱声像图　正常充盈的膀胱横切面呈圆形或椭圆形，纵切面呈边缘圆钝的三角形。膀胱腔内为均匀液性无回声区，膀胱壁连续、光滑为强回声带。

（3）前列腺声像图　经腹壁探查时，横切面成左右对称而圆钝的三角形或栗子形。包膜整齐，实质呈低回声，内有均匀分布的细小光点回声。其上下径为 3cm，前后径为 2cm，左右径为 4cm。

#### 2. 常见泌尿系统疾病声像图

（1）泌尿系统结石声像图　肾结石表现为肾窦区点状或团状强回声，后方伴有声影，直径小于 0.3cm 的结石后方可无声影。输尿管结石表现为在扩张输尿管的下端强回声，后方伴声影。膀胱结石表现为膀胱内强光团，后方伴声影，并随体位改变而移动。

（2）肾癌声像图　肾表面常有隆起，并可见边缘不整齐的肿块，呈强弱不等回声或混合性回声，可有坏死、囊性变所致的局灶性无回声区。发生淋巴结转移时，于肾动脉和主动脉周围可见低回声结节；血管内有癌栓时，腔内有散在或稀疏回声团块。

（3）膀胱肿瘤声像图　表现为膀胱壁上有向腔内突起的赘生物，大小不一，形态多样，呈中等强度回声，表面不光滑，呈菜花状或海藻样，有蒂肿瘤可随体位变化而有漂浮感。如肿瘤未侵及肌层，肿瘤附着部位膀胱壁轮廓光整；如肿瘤已侵及肌层，则膀胱壁回声连续性破坏，轮廓不清。

（4）前列腺增生症声像图　前列腺增大，以前后径为主。前列腺断面呈圆形或近圆形，外观规整，包膜回声增厚，但光滑连续。增生的内部常回声减弱，少数回声增强或等回声。

## （五）女性生殖系统超声检查

### 1. 正常声像图

（1）正常子宫声像图　子宫位于充盈的膀胱后方，多为前倾位，居中，纵切面一般呈倒置的梨形，横切面子宫底部呈三角形，体部呈椭圆形，轮廓清晰，被膜光滑。子宫肌层呈均匀中等回声，宫腔呈线状强回声；周围内膜为低回声或较强回声，其回声强度和厚度与月经周期有关。宫颈回声较宫体回声稍强且致密，其内可见带状强回声的宫颈管。正常子宫大小因不同的生理阶段而有差异性，经产妇大于未产妇，绝经期后子宫萎缩。卵巢在子宫横切面上位于子宫两侧外上方，断面呈圆形或卵圆形，内部回声均匀，强度略高于子宫。

（2）正常妊娠子宫声像图　超声诊断早孕的依据是在宫腔内发现妊娠囊。一般在妊娠第5周时即可显示，第6周时妊娠囊的检出率达100%，声像图表现为宫腔内圆形或椭圆形光环，表现为双环影，内为无回声，第6周其内可见卵黄囊回声，经阴道超声可见胎芽或原始心管搏动，经腹部超声显示时间稍晚。中、晚期妊娠时主要发现妊娠有无异常，评定胎儿生长发育情况、进行孕龄估计或胎儿生理功能的观察。

### 2. 常见妇产科疾病声像图

（1）子宫肌瘤声像图　子宫肌瘤是子宫最常见的良性肿瘤，临床上根据肿瘤与子宫肌壁的关系不同而分为肌壁间肌瘤、浆膜下肌瘤和黏膜下肌瘤。其声像图示子宫增大，形态不规则；肌瘤结节呈圆形低回声或等回声，周边有假性包膜形成的低回声晕；肌瘤钙化时，其内出现点状、团状或带状强回声，后方伴声影；肌壁间肌瘤子宫内膜移向对侧且发生变形，黏膜下肌瘤内膜显示增宽、增强或显示出瘤体；浆膜下肌瘤可使膀胱受压产生压迹或变形；CDFI显示周围环行或半环形血流信号，内部可见血流信号。

（2）卵巢囊肿声像图　卵巢内形态规则的圆形或椭圆形无回声区；边界清晰，壁薄，光滑整齐；内部无回声可透声良好，也可有细弱点状回声；多房者内部可见粗细不等的强回声分隔光带；囊肿后方回声增强。

## （六）循环系统超声检查

M型超声心动图和二维超声心动图可实时观察心脏和大血管结构，对心包积液、心肌病、先天性心脏病、各种心瓣膜病、急性心肌梗死的并发症（如室间隔穿孔、乳头肌断裂、室壁瘤、假性室壁瘤）、心腔内附壁血栓形成等有重要诊断价值。多普勒超声可探测血流速度和血流类型，因而对有分流和反流的心血管疾病诊断帮助很大，可进行定量或半定量分析。

（佟玉荣）

# 第五节　核医学检查

## 一、概述

核医学（nuclear medicine）是一门研究核素和核射线在医学中的应用及其理论的学科，即应用放射性核素及其标记的化合物或生物制品进行疾病诊治和生物医学研究。主要用于评价各种组织和器官的功能和代谢状态，在内容上分为临床核医学和实验核医学。核医学成像属于发射成像技术，也属于电离辐射检查方法。本节主要介绍临床核医学的主要诊断法。

★ 考点提示：核医学的概念

## （一）放射性药物

放射性药物是指能够安全用于医学诊断或治疗疾病的放射性核素或放射性标记化合物。可分为诊断用放射性药物（也称为显像剂或失踪剂）和治疗用放射性药物。诊断用放射性药物多采用发射 γ 光子的核素及其标记物。放射性核素$^{99m}$锝（$^{99m}Tc$）核性能优良，只发射纯 γ 光子，其物理半衰期为 6.02h，能量为 140keV，方便易得，能够标记到多种化合物上，几乎可以用于人体各重要器官的形态和功能显像。$^{99m}Tc$ 是显像检查中最常用的放射性核素。

## （二）核医学检查的基本原理

临床核医学是由放射性核素诊断与治疗两部分组成。放射性核素诊断分体内和体外两种诊断方法，体内诊断法包括放射性核素显像和器官功能测定的非显像检查法；体外诊断是利用微量检测技术测量样品中生物活性物质水平的分析方法。放射性核素治疗分为内照射和敷贴治疗。

### 1. 体内检查法原理

（1）放射性核素显像　引入体内的放射性核素或其标记的化合物（显像剂），能够选择性的聚集在靶器官或靶组织内，不同的显像剂聚集的机制不同，在体内具有特殊的代谢分布规律，形成器官内、外或正常组织与病变组织之间聚集显像剂的差别。由于显像剂不断发射穿透组织的核射线（如 γ 射线），用放射性探测仪器可经体表探测到 γ 射线，从而记录显像剂在体内的分布状态及其动态变化的过程，获得组织或器官的功能、代谢或血流灌注及结构的显像，为临床疾病诊断和鉴别诊断提供依据。

（2）放射性核素非显像法（器官功能测定）　临床上常用的器官功能测定方法都是以放射性核素示踪技术为基础建立的。示踪剂引入人体后，被受检器官摄取、浓聚、分泌或排泄，用功能测定仪在体表对准收件器官，连续或间断测定和记录失踪剂的动态变化情况，并以时间-放射性曲线等形式显示，或通过计算机相应的软件获得相关的半定量分析参数，据此可判断器官的血流及功能状态。

### 2. 体外检查法原理

体外检查法是利用放射性标记的配体为示踪剂，以竞争结合反应为基础，在试管内完成的微量生物活性物质检测技术。最具有代表性的是放射免疫分析。

## （三）核医学仪器

核医学仪器是核医学的基本组成部分，在核医学工作中必不可少。临床常用有以下几种。

### 1. 放射性核素显像仪器

（1）γ 照相机（γ camera）　是实现核医学一次成像的基本显像设备。

（2）单光子发射型计算机断层仪（single photon emission computed tomography，SPECT）　是 γ 照相机与电子计算机技术相结合发展起来的一种核医学显像检查仪器。

（3）正电子发射型计算机断层仪（positron emission computed tomography，PET）　是

当前所有影像中最有前途的技术之一，是以解剖图像方式、从分子水平显示机体及病变组织细胞的代谢、功能及血流、细胞增殖和受体分布状况等，为临床提供更多生理和病理方面的诊断信息。近年来，以 PET 为基础添加 CT 成像系统的 PET/CT，将机体受检部位功能代谢信息和精确的解剖定位信息进行有效整合，进一步提高疾病诊断的灵敏度和精确度。

### 2. 功能测定仪器

利用放射性示踪核素进行器官功能动态检查的设备称为器官功能测定仪器。根据测定目的不同，可分为甲状腺功能测定仪、肾图仪、多功能测定仪和 γ 心功能测定仪等。

### （四）核医学图像特点

核医学显像为功能代谢显像，不仅可显示脏器和病变的位置、形态、大小等解剖图像，同时提供脏器和病变的血流、功能、代谢，甚至是分子水平的化学信息，有利于疾病的早期诊断；可进行定量分析，提供有关血流、功能和代谢的各种参数；具有较高的特异性，可使某些脏器、组织或病变特异地摄取特定显像剂而显影；是一种无创性的检查，发生毒副反应的概率极低。

★ 考点提示：核医学图像的特点

## 二、核医学检查的准备工作

### （一）常规准备

#### 1. 心理准备

向患者说明检查的目的、意义及其安全性，以消除其恐惧心理，取得理解与配合。

#### 2. 应用放射性药物准备

在应用放射性药物前仔细核对患者的姓名、检查的内容、放射性药物的名称和剂量等。

### （二）神经系统核医学检查

#### 1. 视、听封闭

患者应保持安静，戴眼罩和耳塞，进行视、听封闭，以减少声音、光线等对脑血流灌注和功能的影响。

#### 2. 固定头部

头托固定头部，不能制动者，需镇静后再行检查。

#### 3. 禁食

脑葡萄糖代谢显像检查前禁食 4～6h。

### （三）心血管系统核医学检查

#### 1. 心肌灌注显像

（1）停药　检查前 2 日停服 β 受体阻滞药及抗心绞痛药物。

（2）禁食　检查当日禁食早餐，无论静息显像还是负荷显像。

（3）脂肪餐　$^{99m}$Tc-甲氧基异丁基异腈（$^{99m}$Tc-MIBI）显像时患者自带脂肪餐，于注射显像剂后 30min 服用，以促进胆汁排泄，减少肝胆对显像的影响。

（4）药物负荷显像　检查前 48h 停服氨茶碱类药物；检查当日禁服咖啡等含茶碱的饮料；建立静脉通道，并备好抢救药物及物品；整个检查过程中均需记录心率、血压和心电图。

### 2. 葡萄糖负荷心肌代谢显像

（1）禁食　嘱患者空腹 6h 以上。

（2）监测血糖　根据患者的血糖水平口服葡萄糖 25～50g，将被检查者血糖水平调至 6.67～8.90mmol/L，于 30min 后静脉注射显像剂。

## （四）内分泌系统核医学检查

### 1. 甲状腺吸$^{131}$I率试验和甲状腺显像

（1）停药　检查前停服含碘的食物、药物及影响甲状腺功能的药物 1～6 周。

（2）空腹　检查当日空腹，以保证口服显像剂（$^{131}$I-NaI）充分吸收。

### 2. 肾上腺皮质显像

（1）停药　检查前停用影响肾上腺皮质功能的药物和激素（如 ACTH、地塞米松、抗皮质醇药物和螺内酯等）至少二周。

（2）封闭甲状腺　检查前三天开始口服复方碘溶液封闭甲状腺，防治甲状腺受到不必要的照射。

（3）清洁肠道　检查前一天晚口服缓泻剂（如番泻叶）清洁肠道，防止影像干扰。

### 3. 肾上腺髓质显像

（1）停药　检查前停用影响显像剂摄取的药物（奋乃静、可待因、胰岛素、麻黄素等）一周。

（2）封闭甲状腺和清洁肠道　同肾上腺皮质显像。

## （五）骨骼系统核医学检查

### 1. 禁行造影检查

检查前 24h 禁做消化道造影。

### 2. 去除异物

检查前去除患者身上的金属物品，以免影响检查结果。

### 3. 排空膀胱

检查前排空尿液（输尿管肠道吻合口术后患者要排空尿袋），避免污染衣裤和皮肤，以免造成假阳性结果。

### 4. 饮水

注射显像剂后嘱患者多饮水，以促进显像剂从尿路排出。

## （六）呼吸系统核医学检查

### 1. 肺血流灌注显像

（1）询问病史　检查前详细询问病史，尤其是患者有无严重蛋白过敏史。

（2）取得合作　检查前向患者及家属说明显像流程及安全性，减轻其焦虑和恐惧，获得其合作。

（3）体位　患者常规吸氧10min后取仰卧位。

（4）缓慢注射　抽取和注射显像剂$^{99m}$Tc-MAA前须将其振荡混匀，缓慢注射，以免引起急性肺动脉高压。

### 2.肺通气显像

检查前无需患者做特殊准备。

### （七）泌尿系统核医学检查

肾动态显像：

（1）停药　检查前3日停用利尿药。

（2）禁行造影检查　检查前2日禁行静脉肾盂造影检查。

（3）饮食　保持正常饮食。

（4）排空膀胱　显像前30min饮水300ml，临检查前排空尿液，以避免血容量减少或膀胱内压力高而影响肾血流及排泄功能。

### （八）消化系统核医学检查

### 1.肝显像

检查前无特殊准备。

### 2.肝胆显像

检查前禁食6～12h，并停用对Oddi括约肌有影响的麻醉药物；禁食超过24h或采用完全性静脉营养者，在检查前30min应静脉注射胆囊收缩素（cholecystokinin，CCK），以使胆囊收缩排出胆汁。

★ 考点提示：各系统核医学检查的准备

## 三、核医学检查的临床应用

### （一）神经系统核医学检查

### 1.脑血流灌注显像

（1）显像原理和方法　静脉注射脑血流灌注显像所用的放射性药物如$^{99m}$Tc-双半胱乙酯（$^{99m}$Tc-ECD）可通过血-脑脊液屏障进入脑实质内，并可在脑实质内停留足够的时间，其进入脑实质细胞的量与局部脑血流量和脑功能成正相关。在体外用SPECT仪可显示脑血流的灌注和功能状态。

（2）图像分析　正常图像为两半球放射性分布左右两侧基本对称。两侧大、小脑皮质、基底神经节、丘脑和脑干等灰质结构呈放射性聚集区，而白质和脑室区放射性分布明显减淡。各种颅内病变时因其病变部位局部脑血流灌注和代谢发生变化，可表现为至少两个断面上有一处或多处呈放射性分布稀疏、缺损，或放射性浓集。

（3）临床应用　主要用于脑缺血性疾病早期诊、癫痫病灶的定位诊断、早老性痴呆、精神性疾病、帕金森病、小儿缺血缺氧性脑病的诊断。

### 2.脑葡萄糖代谢显像

（1）显像原理和方法　正常情况下，脑细胞以葡萄糖为能量代谢底物。$^{18}$F-氟代脱氧葡萄糖（$^{18}$F-FDG）为葡萄糖类似物，具有与葡萄糖相同的细胞运转方式被脑细胞摄取，在己糖激酶催化下生成 6-磷酸-$^{18}$F-FDG，但不再继续参与糖代谢而滞留于脑细胞内。静脉注射后 45～60min 在体外用 PET 或符合线路 SPECT 进行脑葡萄糖代谢显像。

（2）图像分析　正常脑葡萄糖代谢图像与脑血流灌注显像相似，局部放射性异常增高或减低均为糖代谢异常。

（3）临床应用　主要用于脑瘤的诊断与鉴别诊断、疗效随访和预后判断；癫痫灶定位；脑缺血性疾病的定位诊断及疗效随访；锥体外系疾病和共济失调疾病的诊断；脑功能的研究。

### （二）心血管系统核医学检查

#### 1. 心肌灌注显像

（1）显像原理和方法　心肌细胞可选择性地摄取某些化合物，若用放射性核素标记这些物质，如 $^{201}$Tl-氯化亚铊（$^{201}$TlCL，简称$^{201}$Tl）或 $^{99m}$Tc-甲氧基异丁基异腈（$^{99m}$Tc-MIBI），静脉注射后可使心肌显影，即可从体表探测到其在心肌摄取的情况，摄取量与局部心肌血流量成正相关。

心肌灌注显像的方法有负荷显像和静息显像。为提高检测心肌缺血的灵敏度，较早发现较轻微的缺血性心脏病变，一般需进行负荷心肌显像，包括运动负荷和药物负荷，临床多采用药物负荷（双嘧达莫或腺苷）显像。就是使用药物提高冠状动脉血流量，此时进行心肌灌注显像容易发现因心肌缺血引起的灌注异常。

（2）图像分析　正常心肌灌注图像为左室心肌各壁、各节段放射性分布均匀，心尖部位稍稀疏，常见不到右室和心房影像，负荷显像和静息显像基本一致。心肌影像上同一心肌节段出现放射性减低或缺损区，且在不同断层影像上呈一致表现，即可视为异常灌注图像。负荷显像与静息显像相比较，负荷显像见到局部心肌节段出现放射性稀疏或缺损而静息显像出现明显或完全填充，称可逆性缺损，提示局部心肌缺血。负荷显像和静息显像同一部位均为节段性放射性缺损区，称为不可逆性缺损，提示局部心肌严重缺血或坏死。

（3）临床应用　主要用于冠心病心肌缺血、心肌梗死的诊断，可直观地看到病变部位及范围，其灵敏度及特异性可达到 99％左右；用于冠心病预后的估测；冠心病内科或手术治疗的疗效观察；心肌病的鉴别诊断等。

#### 2. 心肌葡萄糖代谢显像

（1）显像原理和方法　正常空腹情况下，心肌细胞的主要能量来源为脂肪酸的有氧氧化。而血糖水平较高时，心肌细胞的主要来源为葡萄糖。心肌缺血时，心肌细胞脂肪酸氧化受抑制，主要以葡萄糖无氧酵解提供能量。$^{18}$F-FDG 是最常用的葡萄糖代谢示踪剂，目前常采用的$^{18}$F-FDG 心肌代谢显像的方法主要有三种：空腹$^{18}$F-FDG 显像、葡萄糖负荷$^{18}$F-FDG 显像和胰岛素负荷$^{18}$F-FDG 显像。临床多在糖负荷状态下静脉注射$^{18}$F-FDG 后，被心肌细胞摄取，经己糖激酶作用后转变为 6-磷酸-$^{18}$F-FDG，它不能参与进一步的糖代谢，而停留在心肌细胞。当$^{18}$F-FDG 停留在心肌细胞时，可在体外用 PET 或符合线路 SPECT 进行心肌糖代谢显像即可间接了解葡萄糖在心肌内的摄取和分布情况。局部心肌摄取葡萄糖是心肌存活的可靠标志，是判断存活心肌的"金标准"。

（2）图像分析　正常葡萄糖负荷心肌代谢图像与心肌灌注图像相似。异常图像包括：①灌注-代谢不匹配，即心肌灌注显像呈现局部心肌节段性放射性减低或缺损区，而代谢显像显示相应节段$^{18}$F-FDG 摄取正常或相对增加，标志着心肌缺血但心肌细胞存活；②灌注-代谢匹配，即心肌灌注显像呈现局部心肌节段性放射性减低或缺损区，而代谢显像显示相应节段$^{18}$F-FDG摄取减低，标志着心肌细胞无存活即为坏死心肌或纤维化（瘢痕组织）。

（3）临床应用　主要用于存活心肌的判断、心肌缺血的诊断及心肌葡萄糖代谢的评价等。

### （三）内分泌系统核医学检查

#### 1. 甲状腺摄$^{131}$I率测定

（1）原理与方法　甲状腺具有选择性摄取碘并合成甲状腺激素的功能。甲状腺摄取碘的量和速度可以直接反映甲状腺的功能状况。患者口服一定量的示踪剂（$^{131}$I-NaI），被甲状腺摄取，在体外用特定的γ射线探测仪（甲状腺功能测定仪）分别于服药后2h、4h或6h、24h测量甲状腺摄$^{131}$I百分率，即可得到甲状腺摄$^{131}$I率曲线，从而判断甲状腺的功能状况。

（2）正常值　甲状腺摄$^{131}$I率正常值因地域不同、食物、饮水中含碘量不同而不同，但其共同的规律是随着时间的推移而增加，摄$^{131}$I高峰为24h。

（3）临床应用　主要用于计算甲状腺功能亢进患者服$^{131}$I量，以及亚急性甲状腺炎患者的诊断，还可作为甲状腺功能亢进症或甲状腺功能减退症的辅助诊断。

#### 2. 甲状腺显像

（1）显像原理和方法　正常甲状腺组织有很强的选择性摄取和浓聚碘的能力。将放射性核素$^{131}$I经口服给药引入体内后，即在有功能的甲状腺组织内浓聚，在体外用特定的核医学显像仪器探测$^{131}$I所发射的γ射线的分布情况，可获得包括甲状腺大小、位置、形态和放射性分布的图像。高锝酸盐（$^{99m}$TcO$_4^-$）和$^{131}$I属同一族元素，有相似的化学性质，均可用于甲状腺显像，$^{99m}$TcO$_4^-$来源方便，半衰期短且图像质量较好，所以临床应用较多。

（2）图像分析　正常甲状腺图像位于颈前正中，前位呈蝶状，分左右两叶，中间有峡部连接，甲状腺内放射性分布大致均匀。异常图像表现为异位甲状腺；甲状腺体积增大或缩小；甲状腺形态不规整；甲状腺放射性分布异常，可为弥漫性分布异常，表现为整个甲状腺呈放射性分布异常浓聚或稀疏，也可为局灶性放射性分布异常。

> **知识链接**
>
> **甲状腺结节的临床类型**
>
> （1）热结节　病变区域放射性分布高于正常甲状腺组织，提示结节功能增高，恶性概率1%。
>
> （2）温结节　病变区域放射性分布等于或接近正常甲状腺组织，多见于功能正常的甲状腺腺瘤、结节性甲状腺肿等，恶性概率为4%～5%。
>
> （3）凉结节　病变区域放射性分布地域正常甲状腺组织，多见于甲状腺囊肿、甲状腺癌、甲状腺腺瘤囊性变等，恶变概率为10%。
>
> （4）冷结节　病变区域几乎无放射性分布，好发疾病与凉结节相同，恶变概率增高，约20%。

（3）临床应用　主要用于异位甲状腺的定位诊断、甲状腺结节功能的判定、甲状腺转移灶的探测等。

### 3. 肾上腺皮质显像

（1）原理和方法　胆固醇是肾上腺皮质合成皮质激素的原料，静脉注射放射性碘标记的胆固醇（$^{131}$I-碘代胆固醇）被肾上腺皮质细胞摄取，参与激素的合成，利用显像仪器可以获得肾上腺皮质的影像。肾上腺皮质显像不仅可以显示皮质的位置、形态和大小，还能够反映皮质的功能。

（2）图像分析　正常肾上腺皮质显像多在注射显像剂后第 3 日肾上腺开始显影，第 5～9 日影像清晰。肾上腺位于肋脊角水平稍上方，右侧肾上腺位置常高于左侧。右侧肾上腺多呈圆形或锥形，左侧肾上腺多呈椭圆形或半月形。

（3）临床应用　主要应用于肾上腺功能亢进性疾病的病因诊断和疗效观察，如原发性醛固酮增多症、皮质醇增多症和肾上腺性异常症；异位肾上腺的诊断等。

### 4. 肾上腺髓质显像

（1）原理和方法　肾上腺髓质合成和分泌肾上腺素和去甲肾上腺素，$^{131}$I 标记的间位碘代苄胍类似于去甲肾上腺素，能与肾上腺素能受体结合。静脉注入体内后被肾上腺髓质的嗜铬细胞摄取，使肿瘤显像。

（2）图像分析　正常肾上腺髓质多不显影，只有少数肾上腺髓质在 48～72h 时显影，且影像小而模糊。

（3）临床应用　主要应用于嗜铬细胞瘤的定位诊断和恶性嗜铬细胞瘤转移灶的诊断等。

## （四）骨骼系统核医学检查

### 1. 骨显像原理和方法

静脉注射放射显像剂如 $^{99m}$Tc-亚甲基二磷酸盐（$^{99m}$Tc-MDP）后，通过化学吸附和离子交换途径，沉积在骨骼的羟基磷灰石晶体表面，在体外利用 SPECT 显像装置可以获得全身骨骼的图像。骨组织聚集显像剂的量与其局部血流量及代谢活性有关，局部血流量增加，成骨细胞活跃和新骨形成时，显像图上表现为局部放射性浓集区；反之，骨组织血供减少，病变区呈溶骨性改变，显像图上则出现放射性稀疏或缺损。因此，当骨病变的早期尚未出现骨密度的明显变化时，骨显像即可显示。

### 2. 骨显像图像分析

正常图像为全身骨骼显影清晰，放射性分布左右对称。血运丰富和代谢活跃的松质骨放射性聚集较多；密质骨放射性聚集较少（图 7-28）。若骨显像图像上出现放射性分布不均匀或不对称，与邻近或对侧相应正常骨骼部位比较，呈局部或弥漫性放射性异常增高或减低区，即为异常骨显像。

### 3. 骨显像临床应用

主要用于恶性肿瘤患者疑有骨转移者寻找骨转移病灶（图 7-29）；可较 X 线摄片或 CT 早 3～6 个月发现病灶，现已成为诊断肿瘤骨转移的首选方法；原发性骨肿瘤定位；急性化脓性骨髓炎的诊断与鉴别诊断；各种代谢性骨病的诊断；骨髓移植术后观察局部血供及成活情况；股骨头血供情况的观察及股骨头缺血性坏死的诊断；诊断 X 线难以发现的某些骨折。

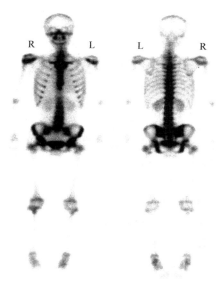

图 7-28 　正常骨显像（成人）

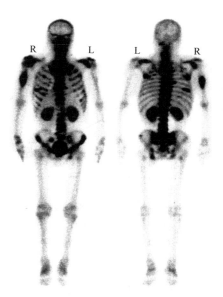

图 7-29 　骨转移瘤

### （五）呼吸系统核医学检查

#### 1.肺灌注显像原理和方法

静脉注射直径在 $10 \sim 90 \mu m$ 的放射性核素$^{99m}$Tc 标记的大颗粒聚合人血清白蛋白（$^{99m}$Tc-MAA），因人体肺毛细血管的直径为 $7 \sim 9 \mu m$，因此$^{99m}$Tc-MAA 进入人体后随血流进入右心系统，与肺动脉血混合均匀并流经肺毛细血管，一过性暂时栓塞于肺毛细血管床，其分布与肺动脉血流灌注量成正比。应用核医学显像装置（SPECT）在体外可获得反映肺部血流灌注的图像。

#### 2.肺通气显像原理和方法

将放射性气溶胶$^{99m}$Tc-葡萄糖磷脂（$^{99m}$Tc-GP）经雾化吸入后，沉积和滞留于气管、支气管、细支气管和肺泡，用核医学显像装置（SPECT）在体外可获得放射性气溶胶在呼吸道的分布情况，从而判断气道通畅情况和局部的通气功能。

#### 3.图像分析

正常肺灌注显像和肺通气显像图像为双肺影像清晰，形态与解剖同 X 线胸片，两肺放射性分布基本均匀，肺尖部放射性分布较少。

#### 4.临床应用

肺灌注显像和肺通气显像在临床上一般同时进行，肺通气-灌注显像，结合两种显像图像特征进行病变判断。主要用于肺动脉血栓栓塞症、慢性阻塞性肺疾病和肺动脉高压的诊断。

### （六）泌尿系统核医学检查

#### 1.肾图检查

（1）原理和方法　静脉快速注射显像剂$^{131}$I-邻碘马尿酸（$^{131}$I-OIH），立即由肾图仪自

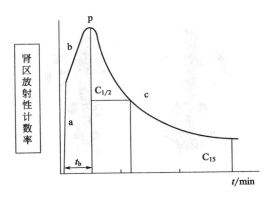

图 7-30　正常肾图曲线

（p—峰值；$t_b$—峰时；$C_{1/2}$—
半排时间；$C_{15}$—15min 计数率）

动描记 20min，得到左、右肾区的时间放射性曲线即肾图。

（2）图像分析　正常肾图曲线分为 a、b、c 三段。静脉注射示踪剂后 10s 左右出现陡然上升的 a 段，反映肾血流灌注的情况；b 段是继 a 段之后的缓慢上升段，峰时多在 2～3min，主要反映肾功能和肾血流量；c 段为达到峰值后的下降段，正常时呈指数规律下降。两侧肾图的形态和高度基本相似（图 7-30）。

（3）临床应用　主要应用于分肾功能的判断、上尿路梗阻的诊断和疗效判断、肾动脉狭窄的筛查及肾移植术后的监测等。

**2. 肾动态显像**

（1）原理和方法　静脉注射能被肾实质摄取且迅速随尿流排出的显像剂（$^{99m}$Tc-DTPA 或 $^{99m}$Tc-EC），快速动态采集（dynamic acquisition）双肾的放射性分布影像，可依次观察到肾动脉灌注影像和肾实质影像，之后显像剂随尿液流经肾盏、肾盂和输尿管而到达膀胱，而依序显影。

（2）图像分析　①肾血流灌注影像：腹主动脉上段显影后 2s 左右，双肾影隐约可见，随之出现明显肾影，双肾影形态完整，放射性分布基本均匀；②肾动态影像：静脉注射显像剂后第 1min 双肾已显影，2～4min 时双肾影最浓，影像完整清晰，放射性分布均匀，为肾实质影像。3～5min 后，可见肾盏、肾盂内放射性逐渐浓聚。随着肾盂放射性浓聚，肾皮质影像逐渐减淡，随后膀胱影像逐渐明显，至 20min 肾影基本消退，大部分显像剂集中在膀胱内。

（3）临床应用　肾功能的判断、肾血管性病变的诊断、尿路梗阻的诊断、肾移植术后的监测和肾外伤等。

**3. 肾静态显像**

（1）原理和方法　静脉注射慢速通过肾的显像剂，它们能被选择性浓聚并暂时停留在肾小管上皮细胞内。注射显像剂 1～2h 后，双肾放射性分布的影像，为肾实质影像。

（2）图像分析　正常肾静态显像双肾呈蚕豆状，轮廓清晰，边缘整齐。两肾纵轴呈"八"字形，中心平 1～2 腰椎。成人一般右肾位置低于左肾，右肾多比左肾宽，大小约 11cm×6cm。肾影外带放射性较浓，中心和肾门区稍淡，两侧基本对称。

（3）临床应用　主要应用于了解肾的形态、位置、大小，占位性病变和功能判断。

**知识链接**

### 肿瘤基因表达显像

肿瘤基因表达显像是利用放射性核素标记的探针，在 mRNA 或蛋白质水平上，体内无创性探测肿瘤特定基因表达产物的一种显像方法，包括针对肿瘤癌基因的反义显像、针对肿瘤外源导入基因的转导基因表达显像和针对肿瘤多药耐药（MDR）基因的肿瘤 MDR 基因表达显像。

（1）肿瘤反义显像（antisense imaging）　是将放射性核素标记的人工合成反义寡核苷酸引入受试对象，通过体内核酸杂交而显示过度表达特异癌基因的一种显像方法。

（2）肿瘤转导基因表达显像　是在药物敏感疗法（又称自杀疗法）的基础上提出的针对标志基因/标志底物体系进行的显像。所谓药物敏感疗法是应用药物敏感基因转染肿瘤细胞，该基因能编码一种非宿主细胞固有的酶，这种酶能将随后注入的本来对宿主无毒的药物转变为对宿主有毒的代谢产物，从而杀死或抑制肿瘤细胞生长。

（3）肿瘤MDR基因表达显像　肿瘤细胞同时对许多功能结构各异的细胞毒性化合物表现耐受的现象称为MDR。MDR显像主要用于肺癌、乳腺癌以及软组织肿瘤等实体肿瘤患者化疗前的检测，为预测肿瘤化疗效果及药物的合理应用提供客观依据。

（佟玉荣）

# 第六节　影像学检查实训指导

【实训目的】
1.学会影像学检查不同成像技术的图像分析原则、方法。
2.熟悉影像学检查不同成像技术的临床应用及其检查前的准备工作。
3.了解不同成像技术的图像特点、仪器设备及影像学的新进展。

【实训准备】
1.临床教学基地
医学影像科、超声检查室、核医学科。
2.物品准备
教学视频资料、影像观片灯、教学示教片、纸和笔等。
3.护士、患者准备
由学生扮演护士或患者，仪表端庄、衣帽整齐。模拟临床影像检查前的准备与护理。

【实训内容】
1.不同影像成像技术检查前的准备与处理
具体内容同前面教材内容，重点是X线检查前准备与处理。
2.临床常见疾病影像特征（重点为X线、CT检查典型教学示教片）
（1）呼吸系统常见疾病X线表现
① 大叶性肺炎：多为肺炎球菌感染，好发于青壮年，其基本病变为渗出影像特征。病变并非累及一个肺叶，而是累及一个肺段就为大叶性肺炎。X线表现为肺内渗出病变影像融合成大片状密度增高影，其边缘模糊。
② 阻塞性肺气肿：多为支气管不完全阻塞所致，如支气管炎症、支气管内膜结核、异物、血块、痰块以及肿块等。X线表现为肺野透亮度增高，肺纹理稀疏，肋间隙增宽等。如为一侧性肺气肿，则有纵隔、膈肌相应的移位。
③ 阻塞性肺不张：支气管完全阻塞而致肺组织萎缩。共同X线表现为肺内大片状密度增高影，同时不张的肺组织体积缩小。如为一侧性肺不张，同样会出现相应的纵隔和膈肌的移位，肋间隙增宽。

④ 肺脓肿：多为化脓性细菌感染，如金黄色葡萄球菌，其基本病变为空洞特征。X线表现为肺内病变组织发生坏死、液化，经支气管引流咳出，形成圆形或椭圆形的透亮区（密度减低区）。

⑤ 右上中心型肺癌：其基本病变为肿块。肿块生长在三级支气管内（左右主支气管、肺叶支气管和肺段支气管）为中心型肺癌。右上中心型肺癌典型的X线表现为右上肺叶密度增高影，其病变的下缘呈"反S"征，为肿块的边缘和右上叶肺不张的边缘组成。

⑥ 周围型肺癌：肿块生长在三级支气管外细小支气管的肿块为周围型肺癌。肿块直径小于3cm为结节，大于3cm为肿块。X线表现为肺内结节状或团块状密度增高影，边界清楚但不光滑，可有分叶或毛刺，还可出现胸膜凹陷征。

⑦ 肺结核：a.原发型肺结核（Ⅰ型），典型X线表现为原发综合征，即原发病灶、淋巴管炎和淋巴结炎同时出现；b.血行播散型肺结核（Ⅱ型），急性血行播散型肺结核又称急性粟粒型肺结核，表现为两肺密集，分布均匀、大小均匀和密度均匀的粟粒样结节阴影，其大小为1～2mm，边缘清楚。

⑧ 继发型肺结核（Ⅲ型）：a.浸润型肺结核病变于肺尖或锁骨下区多见，X线表现斑片状边缘模糊阴影，密度较低；可见斑点状呈"梅花瓣"样边缘较清楚、密度较高的增殖性病灶；b.结核球呈圆形或椭圆形，一般2～3cm大小，密度较高、边缘光滑清楚。病灶周围常见散在斑点及条索状的纤维增殖灶，称"卫星灶"；c.慢性纤维空洞型肺结核：表现为一侧或两侧中上肺野出现不规则的纤维空洞影，壁较厚，肺门上移，中下肺野肺纹理紊乱呈垂柳状。

⑨ 结核性胸膜炎（Ⅳ型）：结核性干性胸膜炎，仅有少量的纤维素渗出，可无异常表现，或仅表现为患侧膈肌活动受限，患侧肋膈角略钝。结核性渗出性胸膜炎，在胸腔内有一定量的浆液渗出，为不同程度的胸腔积液表现。

⑩ 游离性胸腔积液：胸膜炎症可致。a.少量胸腔积液（积液量达300ml以上），X线表现为肋膈角变钝、变平，液体随呼吸和体位改变而移动；b.中等量积液时，X线表现为患侧中下肺野呈均匀致密影，其上缘呈外高内低的斜形弧线影；c.大量积液时，X线表现为患侧肺野均匀致密影，仅见肺尖部透明，同侧肋间隙增宽，膈下降，纵隔向健侧移位。

⑪ 气胸：气体通过胸膜的裂口进入胸膜腔形成气胸。X线表现为肺体积缩小，被压缩的肺边缘呈纤细的线状致密影，与胸壁间呈无肺纹理的透明区。

（2）循环系统常见疾病X线表现

① 风湿性心脏病：a.二尖瓣狭窄，最常见。X线表现心影呈二尖瓣型；左心房、右心室增大；可出现肺淤血，病情发展可出现间质性肺水肿，在肺野内有克氏B线出现。b.二尖瓣关闭不全，常继发于二尖瓣狭窄之后，并与之并存。X线表现心影呈二尖瓣型；左心房和左心室增大明显；右心室也可增大，但不如左心室增大明显；重者可出现肺淤血。

② 慢性肺源性心脏病：X线表现为慢性肺原发病变，有慢性支气管炎、阻塞性肺气肿等影像表现；心影呈二尖瓣型；可见肺动脉高压影像特征；右心房、右心室增大，以右心室为著；肺血增多，可见"肺门舞蹈"征。

③ 高血压性心脏病：X线表现为早期左心室呈向心性肥厚，心影外形可无明显改变；持续血压增高可使左心室心肌肥厚，左心室增大；主动脉扩张、迂曲，主动脉结明显凸出，心影呈主动脉型；左心衰竭时左心室、左心房增大，可出现肺淤血改变，甚至出现肺水肿。

（3）消化系统常见疾病X线表现

① 食管静脉曲张：a.早期：X线表现为食管下段黏膜皱襞迂曲增宽，食管边缘略呈锯齿状；b.中晚期：X线表现为食管中、下段黏膜皱襞明显增宽、迂曲，呈蚯蚓状或串珠状充

盈缺损，食管边缘不规则呈锯齿状。

②胃、十二指肠溃疡：a.胃溃疡，多见于小弯侧角切迹附近。切线位龛影位于胃轮廓外，呈边缘光整，密度均匀的乳头状、锥状或其他形状钡影。溃疡口部可见由黏膜炎性水肿所致的透亮带影；b.十二指肠溃疡，表现为类圆形的边缘光整的钡斑影，周围可见黏膜炎性水肿形成的"月晕征"，周围黏膜因瘢痕收缩而呈放射状向龛影部位集中。

③食管癌、胃癌和结肠癌：X线表现为：a.早期黏膜皱襞平坦、迂曲或僵直；中晚期黏膜皱襞破坏、中断或消失；b.充盈缺损：钡剂充盈时为大小不等、形态不规整、向腔内突入的密度减低区；c.管腔狭窄：由癌组织浸润、肿瘤腔内占位而致；d.管壁僵硬：癌组织浸润管壁肌层而使其增厚，蠕动消失；e.龛影，见于溃疡型肿瘤，龛影位于管腔轮廓之内且形态不规则，外缘平直，内缘有多个尖角，称"尖角征"，其周围呈宽窄不一的透亮带影，称"环堤征"，其中可见指压迹状的充盈缺损，称"指压征"。胃肠道腔内突入的龛影及其周围不规则的环堤，称为"半月综合征"。

（4）骨与关节系统常见疾病X线表现

①骨折：X线表现为局部不规则的透明线，称骨折线。有些骨折可看不到骨折线，如儿童青枝骨折、骨骺分离、嵌入性骨折或压缩性骨折等。

②脊椎骨折：突然暴力使脊柱过度弯曲，引起椎体压缩性骨折，多发生于胸椎下段和腰椎上段，单个椎体多见。X线表现为椎体压缩成前窄后宽楔形改变，椎体中央可见横行不规则致密带影，病变处上、下椎间隙多正常。

③骨肿瘤：a.骨软骨瘤病，好发于长骨干骺端，肿瘤向外突出，正常骨结构，软骨帽钙化；b.骨巨细胞瘤，好发长骨骨端，囊状骨破坏，膨胀性生长，边界清楚，骨皮质变薄；c.骨肉瘤，瘤骨可呈象牙质样、棉絮状、针状，骨膜增生与骨皮质呈垂直，骨质破坏轻微，破坏处骨质模糊。周围软组织肿块，无明确分界。

④退行性骨关节病：关节面边缘唇状骨质增生，关节面凹凸不平，致密、硬化，关节面下可有囊状改变，关节间隙狭窄，关节内可有骨性游离体。

（5）临床常见脑血管疾病CT表现

①脑梗死：发病一天后CT平扫可表现为低密度病灶，部位和范围与闭塞血管供血区一致，多呈扇形。可有占位效应，但相对较轻。

②脑出血：好发于基底核、丘脑。急性血肿期CT表现为边界清楚的肾形、类圆形或不规则形均匀高密度影，周围水肿带宽窄不一，可致局部脑室受压移位。

（6）临床常见疾病的MRI表现

①腔隙性梗死：发病1h可见局部脑回肿胀，脑沟变浅，随后表现为$T_1WI$低信号，$T_2WI$高信号。MR扩散成像和灌注成像能更早检出脑梗死，MR血管造影能显示脑动脉较大分支的狭窄、闭塞。

②脑出血：脑内血肿的信号随血肿进展而变化。急性期$T_1WI$呈等信号，$T_2WI$为稍低信号；亚急性期表现为$T_1WI$和$T_2WI$均为高信号；囊肿形成期为$T_1WI$低信号，$T_2WI$高信号，周边为含铁血黄素所致的低信号环。

③脑膜瘤：为中等或稍高信号，增强扫描与CT类似，可见邻近脑膜增厚并强化称为"脑膜尾征"。

④椎间盘突出：直接征象为椎体后缘局限性弧形突出的软组织影，其内可出现钙化，间接征象是硬膜外脂肪层受压、变形甚至消失，硬膜囊受压和一侧神经根受压。

（7）临床典型案例资料

患者，男性，36岁，上腹部隐痛不适2月。患者2月前出现上腹部隐痛不适，进食后明显，伴饱胀感，食欲逐渐下降，无明显恶心、呕吐，按"胃炎"进行治疗，稍好转。身体评估：一般状况尚可，浅表淋巴结无增大，皮肤无黄染，心肺未见异常，腹平坦，未见肠型及蠕动波，腹软，肝脾未触及，腹部未触及包块，剑突下深压痛，无肌紧张，移动性浊音（—），肠鸣音正常。X线检查发现胃小弯侧见约2cm大小向腔外突出的龛影，周围黏膜向龛影口部集中，胃蠕动波正常，胃壁柔软。

请问：①该患者首先应考虑何种疾病？②做的是何种影像学检查？③该项影像技术检查前患者做哪些准备？

【实训方法】

1.临床见习

学生分组（5～8人/组），由教师带领分别进入X线检查室、CT扫描室、MRI扫描室、超声检查室、核医学科，现场观看各种成像技术的主要设备及其操作过程。

2.视频教学

教师带领学生在实训室通过教学光盘，观看各种成像技术的主要设备及其操作过程。

3.角色扮演

在实训室，教师重点讲解不同成像技术的检查前准备，尤其是X线检查，然后由学生每2人一组根据教师给出的临床典型案例，进行角色扮演，一人扮演护士，一人扮演准备进行影像检查的患者，两人共同模拟影像检查前的准备工作。

4.阅读教学片

学生分组（15～20人/组），在教师指导下，在实训室组织学生观看影像教学示教片，分析其影像特征，并讲解阅片过程中的注意事项，以使学生学会影像图片的分析原则与方法。

【布置作业】

完成病例分析。

患者，男性，45岁，既往体健。因"右侧胸痛、胸闷、气短10日，伴心悸、呼吸困难三天"入院。查体：T 37.9℃，气管略向左侧移位，右侧触觉语颤减弱，右侧叩诊呈浊音，右侧呼吸音减弱。胸X线片示：右侧肺野均匀一致密度增高影，其上缘呈外高内低弧线影，膈肌影显示不清，纵隔向左侧移位。请做出初步诊断。并试述一侧肺野密度增高常见于哪些疾病？各有何X线表现？

（佟玉荣）

## 思考题

1.X线检查前应作哪些准备与处理？

2.呼吸系统常见疾病的X线表现有哪些？

3.骨、关节常见疾病X线检查有哪些表现？

4.简述CT检查的临床应用范围。

5.简述超声检查的临床应用。

# 第八章

# 内镜检查

○ ○ ○ ○ ○ ○ ○ ○ ○ ○ ○ ○ ○ ○ ○ ○ ○ ○ ○ ○ ○ ○ ○ ○ ○ ○ ○ ○ ○ ○ ○
○ ○ ○ ○ ○ ○ ○ ○ ○ ○ ○ ○ ○ ○ ○ ○ ○ ○ ○ ○ ○ ○ ○ ○ ○ ○ ○ ○ ○ ○ ○
○ ○ ○ ○ ○ ○ ○ ○ ○ ○ ○ ○ ○ ○ ○ ○ ○ ○ ○ ○ ○ ○ ○ ○ ○ ○ ○ ○ ○ ○ ○

【学习目标】
 ◆ **掌握**：内镜检查的注意事项。
 ◆ **熟悉**：内镜检查的适应证。
 ◆ **了解**：内镜检查及微创技术的临床应用。

**案例导入**

**案例回放：**

　　患者方某，男，49 岁。上腹痛 2 日，伴恶心、呕吐、发热、腹痛加重来诊。患者自述 2 日前与朋友聚餐饮酒（6 两白酒）后出现上腹部烧灼痛，自服"利胆片"无缓解。身体评估：心肺无异常，腹软，肝脾肋下未触及，上腹轻压痛，Murphy 征阴性，既往有胆囊炎、胆石症病史，无药物过敏，无手术室史。

**思考问题：**

　　1.该患者属于哪种疼痛？

　　2.明确诊断的临床方法有哪些？

　　内镜（endoscope）又称内窥镜，问世已有 100 多年历史。内镜术是从人体的自然孔道或切口部位插入，用来观察人体内部结构同时也可以取得活体组织标本，用于明确诊断。内镜是对各种内脏器官进行诊断和治疗的医疗用镜的总称。临床常用的内镜有胃镜、十二指肠镜、结肠镜、小肠镜、腹腔镜、胆道镜、支气管镜、膀胱镜等。

# 第一节　基础知识

## 一、内镜发展史简介

　　由于材料和光源的限制，内镜的发展一直较为缓慢。最初的内镜是以烛光为光源，用硬管式结构窥视子宫和直肠。20 世纪 50 年代后，由于纤维光学的发展，内镜的发展也突飞猛进、日新月异。20 世纪 70 年代，纤维内镜技术传入我国，由于其能直接观察患者内脏器官，同时可以进行细胞及组织学检查，为诊断提供最直接的证据，因而在临床上获得了广泛的推广和应用。

以消化道内镜为例，简介其发展历程：1805 年德国人 Philip Bozzini 首先提出内镜的设想，1869 年德国医生 Kussmaul 研制成第一台食管胃镜；1932 年 Schindles-Wolf 式胃镜研制成功，这一胃镜的特点是镜身前半段可弯曲；1957 年，美国科学家 Hirschowits 根据玻璃纤维可以导光、集束可导像的原理，研制成功了纤维胃十二指肠镜；1983 年美国 Welch Allyn 公司制造出电子内镜。我国自 1948 年从美国引进第一台半曲式胃镜，1973 年开始使用纤维内镜；目前国内许多大中型医院已广泛使用电子内镜。新型内镜正在逐渐研发并用于临床，因此，内镜目前已成为医学上必不可少的诊疗工具了。

**知识链接**

**食管胃镜的发明**

1868 年，德国人库斯莫尔（Kussmaul）在观看了卖艺人的吞剑术表演后，头脑中突然来了"灵感"：卖艺人既然能吞下这么粗、这么长的一支剑，就可能用一根管子插入胃内，观察是否有病变。于是，他用金属管子制成了世界上第一台食管胃镜。由于使用蜡烛照明，光线昏暗，管子虽然插进去了，实际上无法看清胃内情况。虽然不够实用，但确是第一台内镜。

## 二、内镜诊断、治疗原理

### 1. 纤维内镜

一套完整的纤维内镜由玻璃纤维、光源和附件等组成。将数万根特制光学纤维按一定顺序和数量排列，分别接上目镜和物镜，配以柔软、纤细可屈的镜身和可控制的光端，在冷光源照射下，对观察部位直接诊察并可活检及治疗。

### 2. 电子内镜

电子内镜先端由微型电荷耦合器（CCD）组成图像传感器代替纤维内镜的导像束，它可清晰摄取被照物体图像，并通过电缆将图像送至图像转换器处理后，图像直接显示在电视屏上，不需窥视。配置的计算机及图文处理系统更有利于资料的采集、储存、分析与交流。与纤维内镜相比，操作者可直接通过屏幕观察患者的腔体和器官组织，这也是"内窥镜"转为"内镜"名词的由来。

## 三、内镜检查的注意事项

（1）术前应向患者解释检查目的，缓解焦虑情绪，按检查项目交代禁食、清洁肠道等术前准备。

（2）术前了解患者有无药物过敏史，有无血清乙型肝炎表面抗原阳性、艾滋病血清学检查阳性等，了解出、凝血状况。

（3）术前做好急救器械、急救药品等的准备。

（4）术中注意观察患者意识状态，生命体征变化。

（5）术后标本及时送检，嘱患者卧床休息，4h 后方可进食，密切观察有无异常情况，发现异常，如剧烈腹痛、胸闷、呕血、黑便等，即时来院就诊。

★ **考点提示：内镜检查的术前、术后注意事项**

## 四、内镜检查及微创技术的临床应用

　　各种内镜都是依据人体内腔结构设计而成，操作正确不会对器官造成损伤。随着内镜制作工艺的改进和操作技术的不断完善，患者在此检查过程中的主观感受获得很大改善。内镜检查除直接观察外，还能对可疑部位进行活检，从而确诊病变性质，因而能发现早期病变。这是 X 线、CT、超声等检查无法比拟的优点。近年来，内镜检查范围不断扩展和延伸，现代内镜技术已从单纯检查向检查治疗结合方面迅速发展，形成独特地以内镜为支撑的微创技术，改变了以往直视下切开组织手术的传统方式，可在电视屏监视下进行微创手术，患者痛苦小，并发症少，康复快。

　　内镜的发展，目前已涉及临床各学科，从早期的耳鼻咽喉镜、膀胱镜、直肠镜、胃镜、胆道镜等硬镜发展到软镜，以及近年出现的腹腔镜、胸腔镜、关节镜、椎间盘镜等，开展了许多微创技术手术。如消化道息肉和早期肿瘤可以在内镜下切除；糜烂、溃疡、外伤、瘘管可以在内镜下直接修补；内腔出血可以在内镜紧急止血；消化道、呼吸道异物可以在内镜下及时取出；呼吸道阻塞及肺不张的患者，可用支气管镜进行吸痰及灌洗；通过十二指肠镜经十二指肠乳头可将胆管结石套出，完全不用开刀剖腹。内镜微创技术手术治疗的优点在于痛苦少、经济、方便、快捷、高效。从而对这类患者的诊断和治疗提供了极为有效的手段。

（孙国庆）

# 第二节　胃镜检查

## 一、适应证

　　（1）临床需排除食管癌、反流性食管炎、食管裂孔疝、胃癌，急、慢性胃炎；消化性溃疡等疾病，进而明确诊断的患者。

　　（2）原因不明的上消化道出血。

　　（3）X 线钡餐检查发现有胃息肉、胃溃疡、胃窦炎或胃肿痛，但不能确定其性质。

　　（4）胃部疾病的随诊，特别癌前病变的定期复查。

　　（5）胃手术后出现症状的患者。

　　（6）食管、胃内异物的取出或息肉切除；内镜下行止血、食管胃底静脉曲张治疗；食管狭窄扩张等治疗。

## 二、禁忌证

　　（1）严重心肺疾病，无法耐受检查或全身极度衰弱的患者。

　　（2）精神病患者或其他不能合作的患者。

　　（3）严重食管狭窄，胃镜难以插入的患者。

　　（4）疑有急性胃、十二指肠穿孔的患者。

　　（5）口腔、咽、喉、食管或胃部有急性炎症，特别是腐蚀性炎症的患者。

## 三、术前准备

　　（1）术前详细了解患者病史，X 线检查及其他检查结果。

（2）做好解释工作，对患者说明检查目的，介绍检查的大致过程。

（3）如需在内镜下行治疗者，术前要查出、凝血时间，血小板计数及做血型交叉、备血。

（4）术前禁食 8h，保证胃呈排空状态，有利于观察。

（5）术前 5～10min 用 2％利多卡因咽部局部麻醉，喷雾每隔 3～5min 1 次，共喷 3 次，每次喷完嘱患者下咽。

（6）协助患者取左侧卧位，轻度屈膝，头稍后仰，解开衬衣纽扣及腰带。教会患者在插镜时配合吞咽动作。对过于紧张的患者，嘱其术前做深呼吸 10 次，以缓解紧张焦虑情绪。

（7）术前首先取出胃镜，检查软管是否光滑无折，将冷光源接上电源，接好地线，插上内镜的导光缆，再安装送水瓶，吸引器及脚踏开关，然后开启电源，指示灯应立即发亮，试调镜头上下左右弯曲的角度，送水送气吸引是否通畅，观察视野是否完整清晰，检查活检钳等附件性能是否正常。

★ 考点提示：内镜检查的术前准备

## 四、操作方法

（1）术者左手持操纵部调整角钮方向，右手持胃镜可曲部，将镜端自牙垫中插入至咽后壁，并嘱做吞咽动作，顺势轻柔插入喉部到达食管上端。注意动作轻柔，勿入气管。

（2）直视下由食管通过贲门进入胃腔，再经幽门进入十二指肠至降部。随后退镜，并认真仔细地观察各部分结构形态。观察顺序依次为：十二指肠、幽门、胃窦部、胃角、胃体、胃底、贲门、食管。

（3）当腔内充气不足而黏膜贴近镜面时，可少量间断注气。当物镜被玷污时，可少量冲水清洗镜面，必要时也可抽气或吸出液体。

（4）观察完毕，可进行病变部位的摄影、活体组织及细胞学的取材。

（孙国庆）

# 第三节　结肠镜检查

## 一、适应证

（1）原因不明的下消化道出血患者。

（2）原因不明的慢性腹泻的患者。

（3）X 线钡灌肠检查疑有病变或发现不能确定性质的患者。

（4）结肠癌术后需复查者或药物治疗后需观察疗效的患者。

（5）需作息肉电凝切除或止血等结肠镜治疗的患者。

## 二、禁忌证

（1）严重心功能不全、肺功能不全及全身极度衰竭的患者。

（2）疑有急性腹膜炎、结肠穿孔，大肠炎症性疾病急性活动期的患者。

（3）妊娠妇女。

（4）近期心脏梗死、肺梗死的患者。

（5）精神病患者或不能合作的患者。

（6）高热、严重腹痛、低血压的患者。

★ **考点提示：结肠镜检查的适应证与禁忌证**

## 三、术前准备

### 1. 一般准备

术者应详细了解病情、阅读申读单，对患者进行腹部检查，对有心血管疾病的患者应测血压，阅读消化道腹部 X 线片、CT、MRI 等及报告单。向患者说明检查的目的和注意事项。

### 2. 肠道准备

肠道清洁的程度是检查成功的先决条件。检查前 2～3 日进少渣半流质饮食，检查前晚餐后禁食。选择以下其中一种方法进行肠道清洁。

（1）手术前晚上睡前服蓖麻油 30ml，检查前 2～3h 用温水或生理盐水灌肠 2～3 次，至排液清亮为止。

（2）取番泻叶 5～10g 用沸水 500ml 冲泡两次，共 1000ml，当茶饮，分别于检查前日午后泡饮 1 次，检查当日早晨再泡饮 1 次。一般于服药后 2～3h 出现腹泻，通常排便 4～6 次即可检查。

（3）结肠灌洗液 500ml 加温开水 2000ml，在检查前 1 日 14：00 起服，2h 内服完，此肠道准备法效果最好。

（4）检查前 2h 口服 20％甘露醇 250ml，15min 后饮温开水 1000ml，30min 后开始腹泻 3～5 次，排出清水后即可检查。甘露醇在大肠内肠道细菌作用下可产生可燃气体甲烷等，不适用高频电凝切除治疗的肠道准备。

★ **考点提示：结肠镜检查前如何清洁肠道**

## 四、术前用药

术前 10～15min 肌内注射阿托品 0.5mg，可抑制肠蠕动及痉挛，有利于插镜和发现病变。青光眼、前列腺增生或近期曾发生尿潴留者不宜使用。精神紧张或耐受性差者可注射地西泮 10mg 或加用哌替啶 50mg。

## 五、操作方法

（1）患者换上开洞清洁裤，取左侧屈膝卧位，术者做肛门指检后，将涂以润滑油的肠镜插入肛门内 10～15cm，让其再取仰卧位。

（2）在直视肠腔下循着肠腔进镜，适当交替注气与吸气，调节角度钮与旋转镜身，操作要领是少注气、细找腔，去弯取直、变换角度，运用钩拉旋转，进进退退等手法，循腔进镜，尽快到达回盲部。

（3）到达回盲部后，退镜观察，检查要领是退镜要缓慢，观察要仔细。发现病变，详细记录病变部位和特征，先摄影，后取活组织标本。退镜时应吸净所注气体，以减轻患者术后腹胀。

（孙国庆）

## 第四节　腹腔镜检查

### 一、适应证

(1) 肝、胆、胰、脾、腹膜病变不能确定病变性质的患者。
(2) 胃、肠肿瘤需确定病变范围及有无转移者。
(3) 盆腔病变不能确定病变性质的患者。

### 二、禁忌证

(1) 严重心肺疾病，全身极度衰竭的患者。
(2) 腹膜腔内有急性炎症的患者。
(3) 腹部有严重粘连的患者。
(4) 有明显出血倾向的患者。

### 三、术前准备

(1) 术前了解患者心肺功能和检查出血时间和凝血时间测定。
(2) 术前常规禁食 12h，禁水 4~6h，术前排尿、排便。
(3) 术前腹部皮肤准备，手术部位剃毛。
(4) 术前留置胃管和尿管。
(5) 术前 30min 肌内注射阿托品 0.5mg、地西泮 10mg、哌替啶 50mg。

### 四、操作方法

(1) 患者取仰卧位，常规消毒皮肤，用 1% 利多卡因或 1% 普鲁卡因局部麻醉，切口部位视实际需要，通常在腹部的中线或左侧脐上下 1~2cm 处，切口范围约为 1cm。
(2) 插入弹簧气腹针，注入二氧化碳气体 2000~3000ml，插入套管针，拔出针芯，迅速插入腹腔镜，沿顺时针方向缓慢旋转镜身，按顺序观察肝、胆、胰、脾、腹膜及盆腔内脏器。发现病变，可在直视下取活组织标本，若有出血，行电凝止血。
(3) 术毕，先拔出腹腔镜，从套管放出腹内气体，再拔出套管，最后缝合切口肌层及皮肤，覆盖无菌纱布，腹带包扎。

（孙国庆）

## 第五节　支气管镜检查

### 一、适应证

(1) 肺部肿块需明确肿块的性质的患者。
(2) 不明原因的咯血、长期顽固性咳嗽、声带麻痹和气道阻塞需明确诊断的患者。
(3) 肺弥漫性疾病需作出病因诊断的患者。

（4）肺叶切除术前需确定手术切除范围和判断手术效果的患者。

（5）气管、支气管内异物取出，局部止血、支气管内注药治疗。

## 二、禁忌证

（1）活动性大咯血的患者。

（2）严重的心肺功能不全或全身极度衰弱的患者。

（3）严重心律失常的患者。

（4）严重出血倾向或凝血障碍的患者。

（5）严重的肺动脉高压、上腔静脉阻塞综合征的患者。

## 三、术前准备

（1）术前了解患者病情、X 线检查、心电图检查及其他检查结果，向患者说明检查目的和注意事项。

（2）患者术前常规检查血小板计数，出、凝血时间；肝功能测定，乙肝表面抗原，正侧位胸片。必要时检查心电图、动脉血气分析、肺功能测定。术前禁食 4～6h。

（3）术前半小时肌内注射阿托品 0.5mg 或同时肌内注射地西泮 5～10mg。

（4）术前做好急救器械、急救药物等的准备。

★ 考点提示：支气管镜检查的适应证、禁忌证与术前准备

## 四、操作方法

（1）用 1% 地卡因溶液喷鼻腔、咽喉部 3～4 次。检查过程中，根据具体情况向喉头、气管、左右支气管及取活组织部位滴入 0.5% 地卡因。

（2）患者一般取仰卧位，头摆正，略后仰。支气管镜经鼻或口腔插入，看清声门，待声门开大时送入气管，徐徐前进，先查健侧再查患侧。术中及时吸出呼吸道分泌物，查清病变部位、范围及形态特征后，进行摄影和采集活体组织标本，或用细胞刷刷取分泌物及脱落细胞，制成薄片后立即送检。

（3）术中注意关心和安慰患者，缓解患者紧张情绪，使其全身放松以配合操作。

（4）术后嘱患者休息，不讲话或少讲话，以保护声带，并严密观察，出现出血、气胸、喉头水肿等异常情况时及时采取有效处理措施。

（孙国庆）

## 思考题

1. 内镜包括哪些种类？

2. 名词"内窥镜"转为"内镜"的理由是什么？

3. 胃镜检查前要做哪些术前准备？

4. 哪些患者目前不能做结肠镜检查？

# 第九章

# 实验室检查

【学习目标】

◆ **掌握**：血液检查、尿液检查、粪便检查的标本采集；肝功能检查的临床诊断标准。

◆ **熟悉**：肾功能检查的常见异常结果及其临床意义；临床常用生化检查。

◆ **了解**：脑脊液检查、妊娠诊断实验。

◆ **应用**：熟悉掌握血糖测定的方法。

## 案例导入

**案例回放：**

刚参加工作不久的某护士在对一名肥胖患者行静脉穿刺时，因技术不够娴熟而导致压脉带压迫时间达 2min，当时患者很生气，但经多方做工作才消气。取完标本后护士说："总算是顺利地完成任务了"。

**思考问题：**

1. 该护士对患者的静脉穿刺操作存在问题吗？

2. 静脉穿刺采集静脉血时，压脉带压迫时间不得超过几分钟？

3. 压脉带压迫时间过久会对静脉血液标本中的测定成分有什么影响？

实验室检查是临床实验室对人体的血液、体液、排出物或脱落细胞等标本，通过细胞学、生物化学、微生物学、免疫学、寄生虫学和分子生物学等检测技术进行检查，以获取反映机体功能状态、疾病的病因或病理变化等方面的资料，为疾病的诊断、鉴别诊断、病情观察、预后判断、健康状况评估或护理措施的制订提供依据。

实验室检查内容广泛，主要包括临床一般检验、临床生物化学检验、临床免疫学检验、临床微生物学检验、临床血液学检验、临床寄生虫学检验、临床遗传学检验等。

实验室检查结果的准确性直接影响着医学决策的制定，因此必须严格遵守临床实验室质量管理，包括室内质量控制、室间质量评价以及全面质量管理体系，确保检验医学的全过程包括检验前、检验中和检验后的质量管理环节，均纳入质量管理体系之中。因为不仅临床实验室的检测过程，还有检验前的标本采集、运送、保存等环节，均是影响检查结果的重要因素。

实验室检查与临床护理密切相关。一方面，绝大多数实验室检查的标本需由护理人员采集，或由护理人员指导患者、家属采集；另一方面，实验室检查的结果作为患者客观资料的重要组成部分之一，可以协助和指导护理人员观察、判断病情，以便做出正确的护理诊断，制定合适的护理措施。因此护理人员必须熟练掌握标本采集方法和要求，熟悉常用实验室检查的目的、结果的临床意义，了解检测的技术和方法。

实验室检查最常见的标本是血、尿、便等，在采集、处理时一般要求：①完整性，尽可能保持标本的质和量基本不变；②新鲜性，标本在采集后应及时送检；③信息核查，要核实标本及申请单的信息是否准确无误；④运送、保存标本要专人、专业；⑤生物安全防护，应将所有标本视为存在生物安全危害的标本，严格遵守《实验室生物安全通用要求》，防止对人员和周围环境造成危害。

# 第一节　血液检查

## 一、血液标本的采集与处理

### 1. 血液标本的分类

根据采血方法和部位的不同，血液标本可被分为毛细血管血、静脉血和动脉血。静脉血是血液标本中最常用的标本。

### 2. 采集方法

（1）毛细血管采血法　血液常规检查、床旁检验（point of care test，POCT）一般用血量较少，可采用毛细血管采血法。血清学检查、生化检查及细菌培养等检查因用血量较多，一般由护理人员采集静脉血。目前也有不少生化检查项目采用微量测定法，故也可采用毛细血管血。采血时避免局部水肿、发绀、冻疮或烧伤部位，应选择皮肤完好处采血。

（2）静脉采血法　通常采用肘部静脉。当肘部静脉不明显时，可用手背静脉或内踝静脉。幼儿可于颈外静脉采血。采血方法：按静脉穿刺法采取所需血量，立即卸下针头，将血液沿管壁缓慢注入试管内，切勿将泡沫注入，避免震荡，以防红细胞破裂而造成溶血。如需全血、血浆，可将血液如上法注入盛有抗凝剂的试管内，立即轻轻摇动，使血液和抗凝剂混匀，以防血液凝固。抽血需要快速，避免血液凝固，注入抗凝管后需立即颠倒混匀，但不能用力震荡，避免溶血。根据不同的检验目的，选择所需的血量和抗凝剂。如采用真空采血法采集血液标本，不同的检验项目，应直接选择不同盖帽及标签颜色的真空采血管即可。需空腹抽血时，应事先通知患者，避免因进食而影响检验结果（因清晨空腹时血液中的各种化学成分处于相对恒定状态）。采集血标本应严格执行无菌技术操作，严禁在输液、输血的针头或皮管内抽取血标本，应在对侧肢体采血。如同时抽取几个项目所用的血标本，一般应先采集用于微生物学检查血培养的标本，其次抗凝血，最后是不含抗凝剂的干燥试管或采血管，动作要准确迅速。

（3）动脉采血法　常用于血气分析，多选用桡动脉、肱动脉、股动脉。血标本必须隔绝空气。血标本中若进入空气将对血气结果产生误差。因此，采血用具使用前应检查有无漏气，针头必须连接紧密，标本采集后立即封闭针头斜面，与肝素抗凝剂混匀后，及时送验，否则应将标本置于2～6℃保存，并嘱咐患者按压采血部位，防止血肿。

### 3. 注意事项

（1）询问患者是否准备充分　膳食和运动等因素会影响血液标本中的很多成分，如生化检查项目。因此，采血前必须做好患者准备工作的确认，拒绝给未按要求准备的患者实施采血。

（2）采血部位的选择　应选取血液循环不受外界干扰的一侧身体，如患者正在进行输液，则应选取另一侧的手臂采血，又如患者身体有残疾，则应在无残疾的一侧手臂采血。

（3）采血体位的选择　体位的改变可引起一系列的生理变化，采血时的不同体位会导致不同检测结果的差异。一般直立位采血的标本，其临床生化指标的检测结果会比卧位高5%～15%。因此，采血时要注意保持正确的体位，以及相同人群采血体位的一致性，如门诊患者皆采取坐位采血，而病房患者皆采取卧位采血等。

（4）避免充血和血液浓缩　采血时应动作熟练，尽可能缩短止血带的使用时间。止血带的压迫时间最好不超过1min，否则将导致充血或者血液浓缩，使临床生化检测结果发生升高或降低，如血浆蛋白会升高；血糖降低，乳酸升高；某些凝血因子活性增高，致使凝血酶原时间（PT）缩短等。

（5）防止溶血　目前采血基本上都采用商品化的一次性真空采血管，溶血多来自采血人员不正当的操作，如穿刺不顺利导致组织损伤；采血过慢致淤血时间过长；采血速度过快、混匀时震荡过于剧烈等。若是人为造成的标本溶血，则应重新进行采集。

溶血造成干扰的机制有三种：

① 血细胞内高浓度物质逸出，使血清（浆）分析物质浓度增加。如果血细胞中某一分析物浓度大大高于血清，则溶血会导致血清中该成分浓度的增高。反之，则降低。如引起血 $K^+$、乳酸脱氢酶（LDH）升高，血 $Na^+$、无机磷降低等。

② 血红蛋白（Hb）对分光光度法测定中吸光度的干扰：溶血能引起可见光谱的短波长段（300～500nm）的吸光度明显增加，而影响测定结果。

③ 某些细胞成分对化学反应的干扰：如血清肌酸激酶（CK）动力学法测定因红细胞（RBC）来源的腺苷酸激酶（AK）参与其指示反应而使CK结果假性增高。溶血可使血清中LDH、酸性磷酸酶（ACP）、CK、丙氨酸氨基转移酶（ALT）等酶随溶血加重而升高；使碱性磷酸酶（ALP）、γ-谷氨酰转移酶（GGT）的活性随溶血加重而降低。

若是患者体内存在溶血则属合格标本，但应在报告单上注明。

（6）防止气栓　如使用注射器采血，注意只能向外抽不能向内推，以免造成气栓而产生严重后果。

### 4. 真空采血管的种类

一次性真空采血管的使用避免了由于容器不干燥或不清洁对血液标本质量产生的影响，由于是在完全封闭的状态下采血，因此减少了标本被污染的可能。另外，真空采血管的使用也有利于标本的保存和转运。标准真空采血管采用国际通用的盖帽及标签颜色，以显示其内部的添加剂种类和试验的用途，采血时应根据申请单上的具体项目需要进行选择（图 9-1）。

下面就各类真空采血管的种类、盖帽颜色、内部添加剂及适用范围做简单的介绍。

（1）普通血清管　红色的盖帽，管内不含任何添加剂，往往用于常规血清生化、血库及血清学相关的检验。

（2）肝素抗凝管　绿色的盖帽，管内添加了肝素。肝素具有抗凝血酶的作用，可延长标本的凝血时间。适用于红细胞脆性试验、血细胞比容试验、血气分析、红细胞沉降率及普通生化项目的测定，不适用于凝血试验。过量的肝素会引起白细胞聚集，也可使血片染色后的背景呈淡蓝色，故不适用于白细胞计数及分类。

（3）血浆分离管　浅绿色的盖帽，管内含有惰性分离胶和肝素锂抗凝剂，可以达到快速分离血浆的目的，多用于电解质项目的测定，也可用于常规生化和ICU等急诊血浆生化检验。血浆标本可直接上机检测，在冷藏状态下可保持48h稳定。

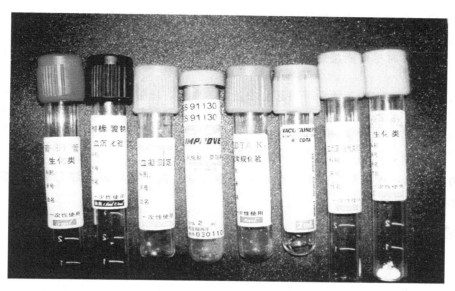

图 9-1　真空采血管

（4）枸橼酸钠凝血试验管　浅蓝色的盖帽，管内的枸橼酸钠可以有效地螯合血样中的钙离子而起到抗凝的作用。适用于凝血试验，国家临床试验室标准化委员会（National Committee for Clinical Laboratory Standards，NCCLS）所推荐的浓度为 3.2% 或 3.8%（相当于 0.109mol/L 或 0.129mol/L），抗凝剂与血液的比例为 1:9。

（5）EDTA 抗凝管　紫色的盖帽，含乙二胺四乙酸（EDTA）及其盐，也是主要通过螯合血液中的钙离子，从而阻碍或终止内源性或外源性的凝血过程。血常规项目测定多用该类真空采血管。不适用于凝血试验和血小板功能检查，也不适用于电解质项目、酸性磷酸酶、铁离子、肌酸激酶、亮氨酸氨基肽酶的测定以及聚合酶链式反应（PCR）试验。

（6）枸橼酸钠红细胞沉降率试验管　黑色的盖帽，管内含枸橼酸钠。红细胞沉降率试验要求枸橼酸钠的浓度达到 3.2%（相当于 0.109mol/L），抗凝剂与血液的比例为 1:4。

（7）草酸钾-氟化钠抗凝管　灰色的盖帽，管内含有草酸钾、氟化钠。草酸钾是一类溶解度大、抗凝作用强的抗凝剂，氟化钠不仅有弱效抗凝的作用，还能抑制糖酵解作用。草酸钾-氟化钠是血糖的优良保存剂，该类采血管不能适用于尿素酶法测定尿素，也不适用于酸碱磷酸酶和淀粉酶的测定，为单个血糖项目检测的首选真空采血管。

表 9-1 为常用真空采血管的种类与用途。

表 9-1　真空采血管的种类与用途

| 盖帽颜色 | 添加剂 | 标本 | 应用范围 | 作用机制 |
|---|---|---|---|---|
| 灰 | 草酸钾、氟化钠 | 血浆 | 血葡萄糖测定 | 抑制凝血，抑制糖酵解 |
| 黄 | 活性炭 | 全血 | 血液微生物培养 | 吸附血液补体、酶、蛋白质和某些抗生素 |
| 绿 | 肝素 | 血浆 | 快速生化检查 | 抗凝血酶作用，抑制凝血 |
| 红 | 无 | 血清 | 生化、免疫学检查 | |
| 紫 | 乙二胺四乙酸盐 | 全血 | 血液学检查 | 通过螯合血液钙离子抑制凝血 |
| 蓝 | 枸橼酸钠 | 血浆 | 凝血检查（抗凝剂与血液 1:9） | 通过螯合血液钙离子抑制凝血 |
| 黑 | 枸橼酸钠 | 全血 | 红细胞沉降率（抗凝剂与血液 1:4） | 通过螯合血液钙离子抑制凝血 |

## 5. 标本采集需注意的生理因素的影响

进食、运动、妊娠、情绪波动、体位、吸烟、昼夜变化等可以影响检测结果。如进食可显著影响血糖、血清三酰甘油的结果；运动可增加血中肌酸激酶的含量；醛固酮在站立、卧位时结果完全不同；妊娠可影响血生化、血常规等多个项目；皮质醇的昼夜结果差异也很大。因此采集标本时尽可能避免这些干扰，尽可能在清晨患者空腹的条件下采集，保持条件一致。

另外，高蛋白、高脂及饮食可引起血中蛋白、血脂、尿酸增高；香蕉、咖啡等可引起尿中儿茶酚胺代谢产物的测定等；药物异烟肼、庆大霉素、氨苄西林可使丙氨酸氨基转移酶活性增高；咖啡因可使胆红素增加。因此，建议检查前几日就停止使用有干扰的食物或者药物，且申请单最好能注明近期饮食与用药情况。

★ 考点提示：血液标本采集、处理的一般要求；血液标本采集注意事项；常用真空采血管的种类和用途

## 二、血液一般检查

### （一）红细胞与血红蛋白测定

测定单位容积内红细胞（red blood cells，RBC）数量、血红蛋白（hemoglobin，Hb）的含量，以及结合血细胞比容测定，可用于贫血等红细胞疾病的诊断。

**1. 标本采集**

毛细血管采血、静脉采血。

**2. 参考值**

参考值见表 9-2。

**表 9-2　健康人群血红蛋白和红细胞数参考值**

| 人群 | 血红蛋白/(g/L) | 红细胞数 |
| --- | --- | --- |
| 成年男性 | 120～160 | $(4.0\sim5.5)\times10^{12}/L$ |
| 成年女性 | 110～150 | $(3.5\sim5.0)\times10^{12}/L$ |
| 新生儿 | 170～200 | $(6.0\sim7.0)\times10^{12}/L$ |

**3. 临床意义**

（1）红细胞与血红蛋白增多　①相对增多：见于严重呕吐、腹泻、大面积烧伤、出汗过多等，由于血液浓缩使血红蛋白增多；②绝对增多：见于组织缺氧致红细胞代偿性生成增多，少数由造血系统疾病所致；③生理性增多：见于新生儿、高原居民或剧烈运动等；④病理性增多：见于严重的慢性心、肺疾病（如阻塞性肺气肿、肺源性心脏病）、发绀型先天性心脏病、真性红细胞增生症等。

（2）红细胞与血红蛋白减少　①生理性减少：见于妊娠中、晚期和老年人；②病理性减少：各种病理因素导致红细胞、血红蛋白或血细胞比容低于参考值下限，称为贫血（anemia）。贫血按发病机制不同，可分为多种贫血（表 9-3）。

**表 9-3　贫血的分类与发病机制**

| 分类 | 发病机制 | 常见疾病 |
| --- | --- | --- |
| RBC 生成减少 | | |
| 造血原料缺乏或利用 | 铁缺乏或利用障碍 | 缺铁性贫血、铁粒幼细胞性贫血 |
| 障碍 | 维生素 $B_{12}$/叶酸缺乏或吸收障碍 | 巨幼细胞贫血、恶性贫血等 |

| 分类 | 发病机制 | 常见疾病 |
|---|---|---|
| 骨髓造血功能障碍 | 干细胞增殖分化障碍 | 再生障碍性贫血、纯红细胞再生障碍性贫血等 |
| | 异常组织侵害骨髓 | 骨髓病性贫血(白血病、骨髓瘤、肿瘤骨转移等) |
| | 骨髓造血功能降低 | 继发性贫血(肾病、肝病等) |
| RBC破坏过多 | | |
| 红细胞内在缺陷 | 红细胞膜异常 | 遗传性球形红细胞增多症、遗传性椭圆形红细胞增多症等 |
| | 红细胞酶异常 | 葡萄糖-6-磷酸脱氢酶缺乏症等 |
| | 血红蛋白异常 | 珠蛋白生成障碍性贫血、镰状细胞贫血等 |
| 红细胞外在缺陷 | 免疫性因素 | 自身免疫性溶血性贫血、新生儿溶血症、血型不合输血等 |
| | 理化感染等因素 | 物理、化学、生物因素致溶血性贫血等 |
| RBC丢失增加 | 急、慢性失血性 | 急、慢性失血性贫血 |

★ 考点提示:红细胞与血红蛋白的参考值;贫血的分类与发病机制

## (二)白细胞计数及白细胞分类计数

白细胞参数主要包括白细胞计数(white blood cells,WBC)和白细胞分类计数(WBC differential count,WBC DC),即测定每升血液内白细胞的数量,以及分析各类白细胞在血液中所占的比率。

### 1. 标本采集

毛细血管采血、静脉采血。

### 2. 参考值

(1)白细胞计数 成人为$(4\sim10)\times10^9/L$;新生儿为$(15\sim20)\times10^9/L$;6个月至2岁为$(11\sim12)\times10^9/L$。

(2)白细胞分类计数 中性杆状核粒细胞为$1\%\sim5\%$;中性分叶核粒细胞为$50\%\sim70\%$嗜酸性粒细胞为$0.5\%\sim5\%$;嗜碱性粒细胞为$0\sim1\%$;淋巴细胞为$20\%\sim40\%$;单核细胞为$3\%\sim8\%$。

正常外周血中各种白细胞的形态见图9-2。

### 3. 临床意义

白细胞数高于$10\times10^9/L$称白细胞增多,低于$4\times10^9/L$称白细胞减少。白细胞数的增减主要受含量较多的中性粒细胞的影响,因此白细胞增减与中性粒细胞的增多或减少有密切关系和相同意义。

(1)中性粒细胞增多

① 生理性增多:新生儿、妊娠及分娩时、寒冷、饱餐、剧烈运动后等,多为一过性。

② 病理性增多:见于急性感染,尤其是化脓性球菌引起的局部或全身性感染;组织损伤或坏死,如手术、创伤、烧伤、心肌梗死等;急性大出血;急性溶血;中毒,包括尿毒症、糖尿病酮症酸中毒、化学物质或化学药物中毒;非造血系统恶性肿瘤、白血病等。

(2)中性粒细胞减少

① 感染性疾病:其中病毒性感染是常见原因,细菌感染(如伤寒)也是常见原因。

② 血液系统疾病:常见于再生障碍性贫血、粒细胞缺乏症、部分急性白血病(非白细

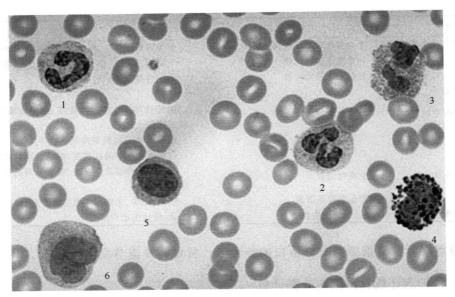

图 9-2　外周血中白细胞
1—中性杆状核粒细胞；2—中性分叶核粒细胞；3—嗜酸性粒细胞；
4—嗜碱性粒细胞；5—淋巴细胞；6—单核细胞

胞性白血病）等。

③ 化学药物不良反应或放射线损伤：如使用抗肿瘤、抗甲状腺药物、X线和镭照射等。

④ 其他：脾功能亢进、过敏性休克及某些自身免疫性疾病。

（3）中性粒细胞的核象变化　正常周围血液中的中性粒细胞以 3 叶的分叶核占多数，可见少量杆状核，杆状核与分叶核的正常比值为 1∶13。比值增大，或出现晚幼粒、中幼粒、早幼粒称核左移。周围血液中 5 叶以上的粒细胞超过 0.03 时称核右移。中性粒细胞核象的变化对疾病及其预后的判断有一定参考价值。中性粒细胞增多伴核轻度左移，提示感染轻或处于感染早期；伴核明显左移示感染加重；中性粒细胞减少伴核左移及中毒性改变常提示感染极为严重。若伴核右移，则是造血功能减退或造血物质缺乏的表现（图 9-3）。

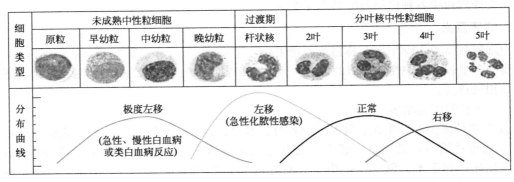

图 9-3　中性粒细胞的核象变化示意图

（4）嗜酸性粒细胞　嗜酸性粒细胞增多主要见于哮喘、荨麻疹、血清病等超敏反应性疾病，血吸虫、蛔虫、钩虫等寄生虫病。嗜酸性粒细胞减少多见于伤寒、副伤寒，以及长期应用肾上腺皮质激素者。

（5）嗜碱性粒细胞　嗜碱性粒细胞增多常见于慢性粒细胞性白血病、真性红细胞增多症、骨髓纤维化、黏液性水肿、脾切除术后，以及铅、铋、锌等重金属中毒。嗜碱性粒细胞减少无临床意义。

（6）淋巴细胞　儿童的淋巴细胞常有生理性增多。成人淋巴细胞增多主要见于病毒、结核、传染性单核细胞增多症等感染性疾病；淋巴细胞性白血病、淋巴瘤；移植物抗宿主反应或移植物抗宿主病。淋巴细胞减少多见于放射病、免疫缺陷病、长期应用肾上腺皮质激素及烷化剂。

（7）单核细胞　单核细胞增多见于疟疾、结核、单核细胞性白血病、淋巴瘤、急性感染恢复期等。单核细胞减少一般无临床意义。

★ **考点提示：白细胞参考值；核左移、核右移；中性粒细胞增多、减少的临床意义**

### （三）血细胞比容测定

血细胞比容（hematocrit，Hct）是指每升血液中红细胞所占容积的比值。

**1. 标本采集**

抽取静脉血 1.6ml，置于含 0.4ml 枸橼酸钠抗凝剂（109mmol/L）的试管内，充分混匀。抽血后将注射器的针头取下，使血沿着试管壁缓缓注入试管，混匀时不要用力震荡。血液与抗凝剂的比例保持为 4∶1。

**2. 参考值**

男性 0.40～0.50；女性 0.37～0.48。

**3. 临床意义**

血细胞比容主要与红细胞的大小和数量有关，也受血浆容量的影响。临床常见的引起血细胞比容变化的原因如下。

（1）血细胞比容增高　红细胞相对性增多主要见于各种原因所致血液浓缩，如脱水、腹泻、烧伤等，临床常以此作为计算脱水患者输液量的参考依据。红细胞绝对性增多主要见于真性红细胞增多症。

（2）血细胞比容减低　主要见于各种原因所致的贫血。由于不同类型贫血时红细胞的体积不同，血细胞比容的改变与红细胞数不一定成正比，故应将红细胞计数、血红蛋白量和血细胞比容三项检验结果结合起来，计算红细胞各项平均值才有参考意义。

### （四）红细胞沉降率测定

红细胞沉降率（erythrocyte sedimentation rate，ESR）是指红细胞在一定条件下沉降的速率。

**1. 标本采集**

抽取静脉血 2ml，置于含 EDTA-K$_2$ 或者肝素的带盖试管内，充分混匀。抽血后将注射器的针头取下，使血沿着试管壁缓缓注入试管，混匀时不要用力震荡。

**2. 参考值**

男性 0～15mm/h；女性 0～20mm/h。

**3. 临床意义**

（1）红细胞沉降率增快

① 生理性增快：12 岁以下儿童、60 岁以上的高龄者、妇女月经期、妊娠 3 个月以上，其增快可能与生理性贫血或纤维蛋白原含量增加有关。

② 病理性增快：各种炎症性疾病，如细菌性炎症、风湿热、结核病时因纤维蛋白原及球蛋白增加，红细胞沉降率明显加快；组织损伤及坏死，如心肌梗死时红细胞沉降率加快；恶性肿瘤，尤其进展快的恶性肿瘤红细胞沉降率加快；各种原因导致血浆球蛋白增高时，红细胞沉降率可加快，如慢性肾炎、肝硬化、多发性骨髓瘤、巨球蛋白血症、淋巴瘤、系统性红斑狼疮等；部分贫血、糖尿病、血栓前状态、肾病综合征、黏液性水肿等患者，红细胞沉降率也可增快。

（2）红细胞沉降率减慢　一般无意义。

★ **考点提示：红细胞沉降率的影响因素。**

### （五）网织红细胞测定

网织红细胞（reticulocyte，Ret）是介于晚幼红细胞和成熟红细胞之间尚未完全成熟的红细胞。由于胞质内还残存核糖体等部分嗜碱性物质，经煌焦油蓝或新亚甲蓝染色，可呈现浅蓝或深蓝色的网织状细胞而得名（图 9-4）。通过网织红细胞计数可用于评价骨髓的造血功能。

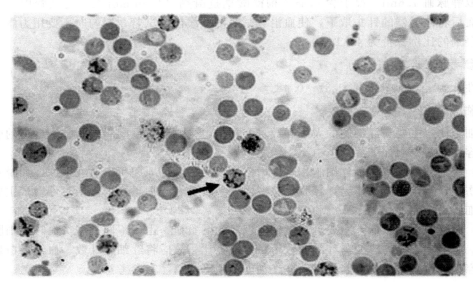

图 9-4　网织红细胞

1. **参考值**

相对值：成人 0.5%～1.5%；新生儿 2%～6%。

绝对值：成人（24～84）×10⁹/L。

2. **临床意义**

网织红细胞计数是反映骨髓造血功能的敏感指标，对贫血的诊断、鉴别诊断及疗效观察有重要意义。

（1）反应骨髓造血功能

① 网织红细胞增多：表示骨髓红细胞系增生旺盛，常见于各种增生性贫血，尤其溶血性贫血、急性失血性贫血，缺铁性贫血及巨幼细胞贫血时可正常或轻度增高。

② 网织红细胞减少：表示骨髓造血功能减低，主要见于再生障碍性贫血，放疗、化疗

所致骨髓抑制时网织红细胞也减少。

（2）作为贫血治疗的疗效观察指标

① 缺铁性贫血和营养性巨幼细胞贫血：经相应治疗后 1~2 日网织红细胞即开始增多，约 1 周达最高峰，之后逐渐下降，RBC 及 Hb 才开始逐渐上升。

② 溶血性贫血、失血性贫血：治疗有效时网织红细胞逐渐恢复至正常水平。

③ 再生障碍性贫血：若治疗有效，网织红细胞可轻微增多，若网织红细胞不增多，则说明该种治疗无效。

★ 考点提示：网织红细胞测定的临床应用

## 三、出血与凝血检查

正常情况下，机体血管内流动的血液不会凝固，而血管出现小的破损后也能够自然止血，这是因为机体内存在着复杂的凝血机制和抗凝机制，涉及血管壁、血小板（图9-5）、凝血系统、抗凝系统和纤维蛋白溶解系统（简称纤溶系统）四方面因素。它们相互作用，维持体内凝血和抗凝的动态平衡。如果某一因素出现问题，动态平衡被打破，机体就会有血栓形成或者出血表现。

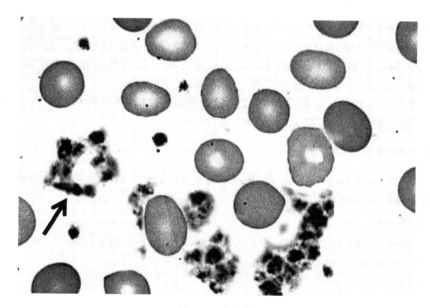

图 9-5　血小板

### （一）血小板计数

血小板计数（platelet，PLT）及其相关参数是诊断止血和凝血障碍的重要指标。

#### 1. 标本采集

毛细血管采血、静脉采血。毛细血管采血时应拭去第一滴血后，首先采血作血小板测定。

#### 2. 参考值

参考值为 $(100\sim300)\times10^9/L$。

### 3. 临床意义

（1）血小板减少（＜100×10$^9$/L）　血小板危急值低值为＜50×10$^9$/L。见于血小板生成障碍类疾病，如再生障碍性贫血、急性白血病等；血小板破坏过多，如原发性血小板减少性紫癜（ITP）、脾功能亢进；血小板消耗过多，如弥散性血管内凝血（DIC）等。

（2）血小板增多（＞400×10$^9$/L）　血小板危急值高值为＞1000×10$^9$/L。血小板增多见于骨髓增生异常综合征，如慢性粒细胞白血病、真性红细胞增多症等；急性反应，如急性感染、急性失血、急性溶血等；其他，如脾切除术后。

## （二）出血时间测定

出血时间（bleeding time，BT）是指观察将皮肤毛细血管刺破后，血液自然流出到自然停止所需的时间。BT 主要受血小板数量和功能，以及毛细血管通透性和脆性的影响。

### 1. 标本采集

出血时间测定器法。

### 2. 参考值

参考值为（6.9±2.1）分，超过 9 分为异常。

### 3. 临床意义

（1）BT 延长　血小板明显减少或功能异常，如原发性或继发性血小板减少性紫癜、血小板无力症等；血管异常，如尿毒症、维生素 C 缺乏症、遗传性出血性毛细血管扩张症等；药物影响，如服用阿司匹林、双嘧达莫等抗凝血药。

（2）BT 延长　主要见于血栓前状态或血栓性疾病，如心脑血管疾病、弥散性血管内凝血（DIC）、妊娠高血压疾病、糖尿病伴周围血管病等。

## （三）凝血时间测定

凝血时间（clotting time，CT）是指测定静脉血离体后至完全凝固所需的时间。根据 CT 可了解内源性凝血系统的功能状态。

### 1. 标本采集

抽取静脉血 3ml，除去针头后将血沿试管壁缓缓注入 3 个试管，每管 1ml，自血液流入针头开始计时，标本采集完成后立刻送检。

### 2. 参考值

试管法参考值是 4～12 分。

### 3. 临床意义

（1）CT 延长　见于血友病，严重的肝损害，阻塞性黄疸，DIC，应用肝素、双香豆素等抗凝血药。

（2）CT 缩短　见于血液高凝状态、血栓性疾病等。

## （四）血浆凝血酶原时间测定

凝血酶原时间（prothrombin time，PT）是指在血浆中加入组织因子（凝血因子Ⅲ）和钙离子后测定血浆凝固所需的时间。可用于判断外源性凝血机制有无异常。

### 1. 标本采集

抽取静脉血 1.8ml，注入含 109mmol/L 的枸橼酸钠溶液 0.2ml 的试管内充分混匀。

**2. 参考值**

参考值是 11～14s，应设正常对照。待测者的检测结果超过正常对照 3s 以上有意义。

**3. 临床意义**

（1）PT 延长　见于严重肝病、阻塞性黄疸、维生素 K 缺乏症、纤维蛋白溶解亢进症、先天性凝血酶原缺乏症或纤维蛋白原缺乏症、应用华法林、双香豆素等抗凝血药等。

（2）PT 缩短　主要见于血液高凝状态，如 DIC 早期、脑血栓形成等。

### （五）活化部分凝血活酶时间测定

活化部分凝血活酶时间（activated partial thromboplastin time，APTT）常用于判断内源性凝血系统有无异常。

**1. 标本采集**

抽取静脉血，以 109 mmol/L 的枸橼酸钠溶液 1∶9 抗凝，充分混匀。

**2. 参考值**

参考值为 32～43s，待测者的检测结果超过正常对照 10s 以上有意义。

**3. 临床意义**

同凝血时间，但较凝血时间敏感，是目前推荐应用的内源性凝血系统的筛查试验，也是监测肝素治疗的首选指标。

### （六）纤维蛋白（原）降解产物测定

血栓形成时沉积的纤维蛋白（原）被纤溶系统中的纤溶酶裂解，裂解的产物统称为纤维蛋白（原）降解产物（fibrin/fibrinogen degradation product，FDP）。用于评价纤溶系统。

**1. 标本**

静脉抗凝血。

**2. 参考值**

散射比浊法：$0～5\mu g/ml$；ELISA：$(28\pm17)$ mg/L。

**3. 临床意义**

血浆 FDP 增高常见于原发性纤维蛋白溶解症、DIC、急性静脉血栓、链激酶等溶栓治疗，以及急性心肌梗死、严重肺炎、大手术后、恶性肿瘤和休克等。

### （七）D-二聚体测定

由于纤维蛋白（原）降解产物 D-二聚体（D-dimer，D-D）等发生在继发性纤维蛋白溶解症之后，故血浆 D-二聚体的测定对鉴别原发性纤维蛋白溶解症与继发性纤维蛋白溶解症有较高的价值。

**1. 标本**

静脉抗凝血。

**2. 参考值**

散射比浊法：$0～256\mu g/L$；ELISA：$0～200\mu g/L$。

**3. 临床意义**

继发性纤维蛋白溶解症、深静脉血栓、肺栓塞、DIC、重症肝炎等疾病时增加，而原发性纤维蛋白溶解症不增加，是鉴别原发性纤维蛋白溶解症与继发性纤维蛋白溶解症的重要指标，也是观察溶栓疗效的指标。

★ 考点提示：血小板的参考值及血小板减少的临床意义；内、外源性凝血系统缺陷的筛查试验；纤溶系统的检查指标

## 四、溶血性贫血检查

溶血性贫血（hemolytic anemia）是指由于某些原因使红细胞寿命缩短，破坏增加，超过骨髓造血代偿能力的一类贫血。临床上多有贫血和黄疸表现。根据溶血的场所可分为血管内溶血和血管外溶血（表9-4）。血管内溶血是指红细胞主要在血液循环中被破坏；血管外溶血是指红细胞主要在脾、肝、骨髓等被单核-巨噬细胞系统破坏。根据病因及发病机制可将溶血分为遗传性溶血性贫血和获得性溶血性贫血。遗传性溶血性贫血多由红细胞内在缺陷（包括膜、酶、血红蛋白异常）所致；获得性溶血性贫血多由红细胞外在环境缺陷（包括免疫、药物、物理、化学、生物等因素）所致，但阵发性睡眠性血红蛋白尿例外，它是获得性、红细胞内在膜缺陷导致的溶血性贫血。

表 9-4　溶血性贫血的分类

| 特征 | 血管内溶血 | 血管外溶血 |
| --- | --- | --- |
| 病因 | 多获得性 | 遗传性多见 |
| 破坏场所 | 血管内 | 单核-巨噬细胞系统 |
| 病程 | 多为急性 | 常为慢性,急性加重 |
| 贫血、黄疸 | 常见 | 常见 |
| 肝脾大 | 少见 | 常见 |
| 红细胞形态异常 | 正常/轻微异常 | 明显异常 |
| 血浆游离 Hb | 增加 | 正常/轻微增高 |
| Hb 尿 | 常见 | 无/轻度 |
| 尿含铁血黄素 | 慢性可见 | 一般阴性 |
| 骨髓再生障碍危象 | 少见 | 急性溶血加重时可见 |
| 乳酸脱氢酶 | 增高 | 轻度增高 |

### （一）血浆游离血红蛋白检测

血浆游离血红蛋白用于评价有无血管内溶血，为溶血性贫血的筛选试验。

#### 1. 标本采集

静脉采血 2～3ml，以 109mmol/L 的枸橼酸钠溶液 1：9 抗凝，离心分离血浆。

#### 2. 参考值

参考值是＜50mg/L。

#### 3. 临床意义

血管内溶血时血浆游离血红蛋白增高。血管外溶血时血浆游离血红蛋白正常。

### （二）酸化溶血试验

阵发性睡眠性血红蛋白尿（paroxysmal nocturnal hemoglobinuria，PNH）患者的红细胞对补体敏感性高，在酸化的血清中易溶血，为 PNH 的诊断试验。

1. 标本采集

静脉采血 2~3ml，离心分离血清。

2. 参考值

正常人为阴性。

3. 临床意义

阳性主要见于 PNH，某些自身免疫性溶血性贫血患者发作严重时也可阳性。

### （三）抗人球蛋白试验

抗人球蛋白试验（Coombs 试验）分为直接试验和间接试验。直接抗人球蛋白试验（direct antiglobulin test，DAT）的目的是检查红细胞表面是否存在不完全抗体。间接抗人球蛋白试验（indirect antiglobulin test，IAT）的目的是检查血清中是否存在不完全抗体。主要用于诊断自身免疫性溶血性贫血。

1. 标本采集

静脉采血 2~3ml，离心分离血清。

2. 参考值

正常人直接、间接抗人球蛋白实验均为阴性。

3. 临床意义

阳性见于自身免疫性溶血性贫血、冷凝集素综合征、阵发性寒冷性血红蛋白尿、药物致免疫性溶血性贫血、输血引起溶血性贫血和新生儿同种免疫性溶血性贫血。阴性不能排除免疫性溶血性贫血。

★ 考点提示：溶血性贫血的分类；血管内、外溶血性贫血的鉴别

## 五、血型检查

血型是血液各种成分以抗原为表现形式的遗传多态性标志，由血型基因决定，不仅包括红细胞血型，还包括白细胞血型、血小板血型等。狭义上讲血型主要是指红细胞血型，其中与人类输血关系最密切的是 ABO 血型系统，其次是 Rh 血型系统。

### （一）ABO 血型鉴定

ABO 血型系统是红细胞血型中最重要的一个系统。根据红细胞上有无 A 抗原和（或）B 抗原，或血清中是否存在抗 A 抗体和（或）抗 B 抗体，ABO 血型（blood group）系统分为 A 型、B 型、AB 型及 O 型四种（表 9-5）。

表 9-5　ABO 血型系统的分型

| 血型 | 红细胞表面抗原 | 血浆中抗体 | 基因型 |
| --- | --- | --- | --- |
| A | A | 抗 B | A/A 或 A/O |
| B | B | 抗 A | B/B 或 B/O |
| AB | A、B | 无 | A/B |
| O | 无 A 和 B | 抗 A 及抗 B | O/O |

利用红细胞凝集试验，通过正、反定型法检测红细胞表面上有无 A 抗原和（或）B 抗原，或检测血清中是否存在抗 A 抗体和（或）抗 B 抗体，鉴定红细胞 ABO 血型。

所谓正定型法，是用已知抗 A 抗体和抗 B 抗体两种标准血清来测定红细胞上有无相应的 A 抗原和（或）B 抗原；所谓反定型法，是用标准红细胞来测定血清中有无相应的抗 A 抗体和（或）抗 B 抗体。

### 1. 标本采集

静脉采血 2～3ml，或制备红细胞悬液。

### 2. 鉴定参考值

ABO 血型鉴定参考值见表 9-6。

**表 9-6　ABO 血型鉴定结果判断**

| 正定型(标准血清＋被检者红细胞) | | 被检者血型 | 反定型(标准红细胞＋被检者血清) | | |
| --- | --- | --- | --- | --- | --- |
| 抗 A | 抗 B | / | A 型红细胞 | B 型红细胞 | O 型红细胞 |
| ＋ | － | A | － | ＋ | － |
| － | ＋ | B | ＋ | － | － |
| ＋ | ＋ | AB | － | － | － |
| － | － | O | ＋ | ＋ | － |

### 3. 临床意义

（1）在输血上的意义　输血在临床上的应用颇为广泛，如严重失血或某些手术时，输血常是治疗和抢救的重要措施。每个人都具有 ABO 血型系统中的某种抗原或某种"天然抗体"，故输血前必须准确鉴定供血者与受血者的血型，选择血型相同人的血液，并经交叉配血试验，证明完全相配合时才可输用。为防止输血反应必须坚持同型输血的原则。

（2）新生儿同种免疫溶血病　是指母亲与胎儿血型不合引起血型抗原免疫所致的一种溶血性疾病。在我国最多见的是 ABO 血型系统所引起的溶血病，其次为 Rh 系统所引起。ABO 溶血病多发生于 O 型母亲孕育 A 型或 B 型胎儿者占 90％以上。O 型的母亲发病率较高，可能与其在受到 A 型或 B 型抗原物质免疫后产生的免疫性抗体效价较高有关。这种免疫抗体是 IgG，能通过胎盘进入胎儿体内，导致新生儿溶血病或流产。由于免疫性抗 A、抗 B 抗体可因输血、自然界中存在的 A 型或 B 型抗原物质、注射疫苗或细菌感染等刺激而产生，故 ABO 系统血型不合的妊娠于第一胎时就可发生新生儿溶血病。

（3）ABO 血型与器官移植　已知 ABO 抗原是一种强移植抗原，如供者与受者 ABO 血型不合，可加速对移植物的排斥，特别是皮肤和肾移植。在肾移植，ABO 血型不合者失败率达 46％；而血型相合者，失败率仅 9％。如器官移植中供者与受者血型不合时可发生超急性排斥反应。

（4）其他　ABO 血型检查还可用于亲缘鉴定，可疑血迹、精斑、毛发等的鉴定，以及与某些疾病相关性的调查。

## （二）Rh 血型

Rh 血型系统是红细胞血型中最复杂的一个系统，重要性仅次于 ABO 血型系统。Rh 抗原有 40 多种，与临床密切相关的主要有 5 种，抗原强弱依次为：D＞E＞C＞c＞e。D 抗原最强，分布最广，在输血中也最具有临床意义。因此，一般只做 D 抗原鉴定。临床上习惯将红细胞表面含 D 抗原者称 Rh 阳性，将不含 D 抗原者称 Rh 阴性。

### 1. 标本采集

静脉采血 2～3ml，或制备红细胞悬液。

**2. 临床意义**

（1）绝大多数人为 Rh 阳性，红细胞表面含 D 抗原，血清中没有抗 D 抗体。首次 Rh 血型不合的输血不会发生输血反应，但可致敏红细胞，当再次输血时即可发生输血反应。

（2）可引起新生儿溶血病，多从第二胎开始发病，且随着胎次的增加而病情加重，以 RhD 阴性母亲孕育 RhD 阳性胎儿多见。

### （三）交叉配血试验

交叉配血的目的主要用于进一步验证供血者与受血者血液中是否含有不相配合的成分，是输血前确保受血者输血安全必不可少的试验。交叉配血包括主侧配血（受血者血清与供血者红细胞相配与否的试验）和次侧配血（受血者红细胞与供血者血清相配与否的试验），二者合称交叉配血。

试验前应复查受血者和供血者的 ABO 血型、Rh 血型鉴定是否正确，再进行交叉配血，以避免血型鉴定错误而导致输血后严重溶血反应。

**1. 标本采集**

静脉采血 2～3ml，分别制备红细胞悬液和血清。

**2. 临床意义**

同 ABO 血型鉴定。

★ **考点提示：ABO 血型系统的组成、鉴定方法；交叉配血试验及输血的原则**

（李晶琴）

# 第二节　尿液检查

## 一、标本采集

### 1. 目的

尿液标本的采集是尿液检验的关键环节之一，其采集、保存及送检的方法正确与否关系到检验结果的准确与真实，保证尿液标本的正确采集和保存是临床护理工作的基本内容。

### 2. 职责

临床护理人员应该熟悉标本采集、运送、处理等技术要求和注意事项。指导患者正确收集、留取、保存和尿量的准确记录，保证实验结果准确可靠。

### 3. 采集方法

成年女性留尿时，应避开月经期，防止阴道分泌物混入。留取标本的容器要清洁，避免污染。标本要在半小时之内送检。

（1）晨尿　尿液检测一般以清晨首次尿为好，尿液经过夜间浓缩，便于尿中细胞、蛋白等有形成分的检出，也适合早孕试验。

（2）随机尿　门诊和急诊患者随时留取，方便患者。

（3）24h 尿　主要用于生化物质的定量，如尿蛋白、尿糖、电解质等定量检测，需要留取 24h 尿液，准确记录尿量。

（4）清洁中段尿　用 1% 的新洁尔灭消毒外阴和尿道口，留取中段尿于消毒容器内，用于尿细菌培养等检验。

★ **考点提示：尿液的标本种类、采集方法**

## 二、尿液一般检查

尿液检查主要包括尿液一般性状检验、化学检测和尿沉渣显微镜检测。

### （一）一般性状检验

**1. 尿量**

（1）参考值　正常成人尿量为 1000～2000ml/24h，尿量的多少与当日饮水量及其他途径排出的体液量有关。

（2）临床意义

① 多尿：24h 尿量＞2500ml 为多尿。暂时性多尿见于饮水过多、咖啡因类药物作用、应用利尿药、输液过多等。病理性多尿见于尿崩症、糖尿病、慢性肾小球肾炎及慢性肾盂肾炎后期、急性肾衰竭多尿期。

② 少尿：24h 尿量＜400ml 为少尿，＜100ml 为无尿。病理性少尿见于：a. 肾前性，如各种原因所致的休克、严重脱水等；b. 肾性，如急性肾小球肾炎、急性肾衰竭少尿期、慢性肾衰竭等；c. 肾后性，如各种原因所致尿路梗阻。

**2. 外观**

（1）正常尿液外观　正常尿液为淡黄色或橘黄色透明液体，颜色的深浅与某些食物、药物的摄入和尿量多少有关。

（2）异常尿液外观

① 无色：见于尿崩症、糖尿病，也可见于饮水或输液量过多。

② 淡红色或红色：为肉眼血尿。尿中含血量超过 1ml/L，由于尿含血量不同呈淡红色、红色、洗肉水样或混有血凝块。见于肾结核、肾结石或泌尿系结石、肾肿瘤、急性肾小球肾炎、泌尿系统感染、出血性疾病等。

③ 浓茶色或酱油色：为血红蛋白尿。见于葡萄糖-6-磷酸脱氢酶缺乏症，血型不合的输血反应，阵发性睡眠性血红蛋白尿，服用左旋多巴、甲基多巴、甲硝唑等药物，或进食卟啉类食物色素等。

④ 云雾状混浊：为菌尿或脓尿。前者尿液静置后不下沉；后者因含有较多白细胞及炎性渗出物，静置后可下沉，形成白色云絮状沉淀。见于泌尿系感染（如肾盂肾炎、膀胱炎等）。

⑤ 深黄色：振荡后泡沫呈黄色，胆红素定性试验阳性者为胆红素尿，见于阻塞性黄疸及肝细胞性黄疸。尿液浓缩，服用呋喃唑酮（痢特灵）、维生素 $B_2$、大黄等药物后尿色也可呈深黄色，但胆红素定性试验阴性。

⑥ 乳白色混浊：为乳糜尿，主要见于丝虫病。

**3. 气味**

（1）正常气味　正常尿液的气味因尿内含有挥发酸而呈特殊芳香气味，久置后由于尿素分解可出现氨臭味。

（2）异常气味　糖尿病因尿中含有大量酮体可有烂苹果味；进食葱、蒜等含特殊气味的食品过多时，尿液也可出现相应的特殊气味。如刚排出的尿液即有氨味，可能为慢性膀胱炎或尿潴留，是尿液在排出前即已分解所致。

### 4. 酸碱反应

根据尿液的 pH，主要是判断肾调节体液酸碱平衡的能力。

（1）标本采集　普通膳食情况下，留取新鲜晨尿 100ml 盛于清洁干燥的中性容器中立即送检。

（2）参考值　正常尿液一般为弱酸性，pH 6.5 左右，有时可呈中性或弱碱性。

（3）临床意义　尿液酸碱度受饮食影响，生理变化较大，肉食为主者尿液偏酸性，素食为主者尿液偏碱性。

① 尿酸度增高：见于酸中毒、发热、糖尿病、痛风或服用氯化铵等药物后。

② 尿碱度增高：见于碱中毒、膀胱炎、肾小管性酸中毒及服用碱性药物后。

### 5. 比重

通过检测尿比重，结合尿量观察，了解尿中可溶性物质的量，粗略地判断肾小管的浓缩和稀释功能。

（1）标本采集　留取新鲜晨尿 100ml 盛于清洁干燥的容器中立即送检。

（2）参考值　正常尿比重在 1.015～1.025。

（3）临床意义

① 尿比重增高：见于急性肾小球肾炎、心力衰竭、脱水、高热等，尿量少而比重高；糖尿病者尿量多而比重高。

② 尿比重降低：见于慢性肾衰竭、尿崩症等。当肾实质破坏，肾浓缩稀释功能丧失时，尿比重低且固定在 1.010±0.003。

★ 考点提示：临床常见异常尿液的外观变化

### （二）化学检测

#### 1. 尿蛋白

当肾小球毛细血管壁通透性或电荷屏障改变，大量高、中、低分子量的蛋白漏出至尿液，出现蛋白尿。尿蛋白持续阳性，往往表明肾发生了病变，依据尿蛋白阳性的多少来判定肾病损伤的程度以及肾病治疗的效果。

（1）标本采集　取随机尿或者首次晨尿。如做尿蛋白定量，应准确留取 24h 尿。

（2）参考值　尿蛋白定性试验阴性；定量试验 0～80mg/24h。

（3）临床意义　尿蛋白定性实验阳性或者定量试验超过 150mg/24h 时，称蛋白尿。

① 生理性蛋白尿：尿蛋白定性一般不超过（＋），定量测定不超过 0.5g/24h，见于剧烈活动、发热、受寒或精神紧张时，泌尿系统无器质性病变。

② 肾小球性蛋白尿：见于肾小球器质性病变。各种原因导致肾小球滤过膜通透性及电荷屏障受损，血浆蛋白大量滤入原尿，超过肾小管的重吸收能力所致。常见于肾小球肾炎、肾病综合征等原发性肾小球损害性疾病；糖尿病、高血压、系统性红斑狼疮、妊娠高血压疾病等继发性肾小球损害性疾病。

③ 肾小管性蛋白尿：主要由于肾小管因炎症或中毒损害，不能重吸收自肾小球滤过的小分子蛋白质所致。常见于肾盂肾炎、间质性肾炎、肾小管酸中毒、重金属中毒、药物及肾

移植术后。

④ 混合性蛋白尿：肾小球和肾小管同时受损所致的蛋白尿，如肾小球肾炎或肾盂肾炎后期，以及累及肾小球和肾小管的全身性疾病，如糖尿病、系统性红斑狼疮等。

⑤ 溢出性蛋白尿：血中出现大量小分子蛋白质，如异常免疫球蛋白轻链（本-周蛋白）或急性溶血时的游离血红蛋白，经肾小球滤出过多，超过肾小管的重吸收能力所致的蛋白尿。见于多发性骨髓瘤、巨球蛋白血症、急性溶血性疾病。

⑥ 组织性蛋白尿：由于肾组织破坏或肾小管分泌蛋白增多所致的蛋白尿，多为小分子蛋白，以 T-H 糖蛋白为主要成分。

⑦ 假性蛋白尿：尿中混有血、脓、黏液、分泌物等成分而导致蛋白定性阳性。常见于肾以下泌尿道疾病，如膀胱炎、尿道炎、尿道出血等。

**2. 尿糖**

因血糖浓度超过肾糖阈，或者血糖未升高但肾糖阈降低时，尿中出现大量葡萄糖，可辅助诊断糖尿病等疾病。

（1）标本采集　尿糖定性试验最好采集清晨空腹尿，立即送检。尿糖定量试验时，精确留取 24h 尿。

（2）参考值　尿糖定性试验阴性，定量为 $0.56\sim5.0\text{mmol}/24\text{h}$。

（3）临床意义

① 血糖增高性糖尿：最常见于糖尿病。可用来间接判断血糖情况，监测病情变化和观察疗效，是糖尿病诊治和护理观察中经常使用的重要指标。甲状腺功能亢进症、腺垂体功能亢进症、嗜铬细胞瘤、库欣综合征等内分泌异常所致的继发性高血糖症也会引起血糖增高性糖尿。

② 血糖正常性糖尿：最常见于肾性糖尿。因肾小管对糖重吸收的功能减退或肾糖阈值降低所致。见于家族性肾性糖尿、慢性肾小球肾炎或肾病综合征等。

③ 暂时性糖尿：短时间内进食大量碳水化合物或静脉注入大量葡萄糖（每次＞200g）引起血糖暂时性升高从而出现尿糖阳性。颅脑外伤、脑血管意外、急性心肌梗死、癫痫发作及精神刺激等时，肾上腺素或胰高血糖素分泌过多或延脑血糖中枢受刺激，从而导致一过性血糖和尿糖增高。

④ 其他糖尿：肝功能严重破坏所致果糖或半乳糖性糖尿；妊娠期及哺乳期妇女产生的乳糖尿；经尿液中排出的药物，如阿司匹林、水杨酸、异烟肼等以及尿中含维生素 C、尿酸、葡萄糖醛酸等物质浓度过高时，均可使尿糖定性试验试剂中的成分产生还原反应造成假性糖尿。

**3. 尿酮体**

酮体（ketone body）是体内脂肪分解代谢的中间产物，包括丙酮、β-羟丁酸和乙酰乙酸。观察尿中酮体的含量，主要用于诊断糖尿病酮症酸中毒，常见于 1 型糖尿病。

（1）标本采集　取新鲜尿液，立即送检。

（2）参考值　定性试验阴性。

（3）临床意义

严重未治疗的糖尿病酸中毒患者尿中酮体可呈强阳性反应。

妊娠呕吐、长期饥饿、营养不良、剧烈运动后可呈阳性反应。

★ 考点提示：尿蛋白、尿糖、尿酮体测定的临床意义

## （三）尿沉渣显微镜检测

用于观察尿液离心沉淀后的尿沉渣中有形成分，如细胞（红细胞、白细胞、各种上皮细胞等）、管型（cast）和结晶等，并根据其形态进行分类。

### 1. 标本采集

清晨空腹第一次尿，1h内送检。

### 2. 参考值

尿沉渣有形物质形态见图9-6。

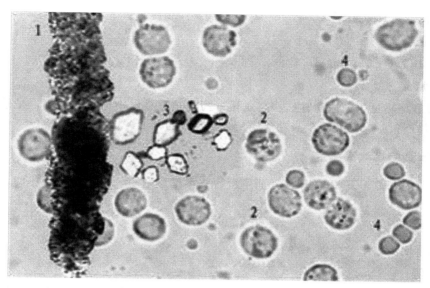

图9-6　尿沉渣有形物质形态（未染色）
1—颗粒管型；2—白细胞；3—尿酸盐结晶；4—红细胞

（1）细胞成分　每高倍视野所见的最低至最高值：红细胞0～3/HP；白细胞0～5/HP；上皮细胞少见。

（2）透明管型　每低倍视野平均值0～1/全片。

（3）尿结晶和盐类　以每高倍视野（＋）、（＋＋）、（＋＋＋）、（＋＋＋＋）报告。

### 3. 临床意义

（1）尿内白细胞增加，表示泌尿系统有化脓性炎症。红细胞增加，常见于肾小球肾炎、泌尿系结石、结核或恶性肿瘤。

（2）透明管型偶见于正常人清晨浓缩尿中；当有轻度或暂时性肾或循环功能改变时，尿中可有少量透明管型；在肾实质性病变（如肾小球肾炎）时，可见较多的颗粒管型。

（3）红细胞管型的出现常见于急性肾小球肾炎等；颗粒管型的出现提示肾单位有淤滞的现象；脂肪管型的出现见于慢性肾炎肾病型及类脂性肾病。

（4）慢性肾功能不全时，尿中出现肾衰竭管型，提示预后不良。

（5）蜡样管型的出现提示肾有长期而严重的病变，见于慢性肾小球肾炎的晚期和肾淀粉样变时。

　★ 考点提示：尿中出现白细胞、红细胞的临床意义

## 三、尿液其他检查

### （一）尿微量清蛋白定量测定

在无尿路感染和心脏衰竭的情况下，尿中有少量清蛋白（albumin，ALB）的存在，24h尿中微量清蛋白量超过30mg，称为微量清蛋白尿，但用常规蛋白半定量方法不易检查，需用酶联免疫吸附法或免疫比浊法检查。一般以微量清蛋白（micro-albumin，mALB）表示，以区别于传统意义上的尿蛋白。

**1. 标本采集**

清晨首次尿，1h内送检。

**2. 参考值**

尿 mALB(7.6±6.1)mg/L。

**3. 临床意义**

尿 mALB 增高见于糖尿病肾病、高血压、药物及重金属中毒性肾病等，是较敏感的早期肾损伤的诊断指标，常用于全身性疾病是否累及肾的早期评价指标。

### （二）1h细胞排泄率测定

通过收集患者常态下 3h 的尿液，测定所含各类细胞数量，计算出的每小时该类细胞排出数。

**1. 标本采集**

收集标本之前排尿，留取 3h 的尿。

**2. 参考值**

男性红细胞<3 万/h，白细胞<7 万/h；女性红细胞<4 万/h，白细胞<14 万/h。

**3. 临床意义**

肾盂肾炎时白细胞排泄率明显增高；急性肾小球肾炎时红细胞排泄率明显增高。

★ 考点提示：尿微量清蛋白含量，1h 细胞排泄率测定的临床意义

（李晶琴）

# 第三节　粪便检查

## 一、标本采集

### 1. 目的

正确采集并送检粪便标本，关系到检验结果的正确性与准确性，也是护理工作的重要内容。

### 2. 采集方法

（1）干燥洁净的容器留取新鲜标本。粪便中不应混有尿液和其他物质。细菌培养时则应

采用有盖的无菌容器立即送检。

（2）粪便标本有脓血时，应在粪便有脓血黏液处选材，外观无异常时，要从粪便的不同部位选取标本。

（3）粪便寄生虫检验，3日前应停用抗生素，留取的粪便至少在30g以上。血吸虫毛蚴等虫卵孵化计数，应留取全部24h粪便，混匀后送检。检验阿米巴滋养体，除从粪便脓血及稀便处取标本外，还应另做涂片立即送检，室温低于20℃时，送检前载玻片应加温，送检途中要注意保温，以提高阳性检出率。蛲虫虫卵检验应使用透明薄膜拭子于清晨排便前自肛门周围的皱襞外拭取标本然后送检，才易获得正确的结果。

（4）粪隐血试验，患者应素食3日，禁服铁剂及维生素C，否则易出现假阳性。

## 二、粪便一般性状检测

### 1. 量

正常人每日排便1次，排便量为100～300g，可随食物种类、进食量及消化器官功能状态而变化。

### 2. 颜色与性状

正常成人粪便为黄褐色圆柱形软便，婴儿略呈金黄色。病理情况时常有如下改变。

（1）鲜血便　多附着于粪便表面，或排便后滴落在粪便上，呈鲜红色。见于痔、肛裂、直肠息肉以及直肠癌。

（2）柏油样便　粪便形如柏油状，便秘时可成黑色球状。见于消化道出血。服用活性炭、铋剂、铁剂时粪便也可呈黑色，但无光泽且隐血试验阴性。

（3）白陶土样便　粪便呈黄白色陶土状。见于阻塞性黄疸或钡餐造影术后。

（4）脓血便　指粪便中有脓性分泌物或脓血，提示肠道下段病变。见于痢疾、溃疡性结肠炎、局限性肠炎、结肠及直肠癌等。

（5）黏液便　一般指肉眼黏液便，多由炎症时肠道分泌增加所致。黏液如均匀混在粪便中提示其来自小肠，来自大肠的黏液不易与粪便混合，而直肠黏液一般多附于粪便表面。

（6）米泔样便　粪便呈白色淘米水状，含黏液片块，便量大。见于霍乱、副霍乱。

（7）胶冻样便　粪便呈胶冻状、纽带状或膜状，常见于过敏性肠炎，也可见于慢性细菌性痢疾。

（8）糊状或汁状稀便　因感染或非感染因素刺激使肠蠕动增快及分泌增多所致，最常见于急性肠炎。假膜性肠炎可出现含有膜状物的黄色稀便，便量在300ml以上。艾滋病伴肠道隐孢子虫感染时可见大量稀水便。胃炎、消化不良时可见粗糙的粥状便。

（9）乳凝块便　指乳儿夹杂着黄色乳凝块的粪便。提示小儿脂肪、蛋白质等消化不完全。见于小儿消化不良。

（10）硬结便　粪便呈球形羊粪状，干硬秘结，多见于便秘者，可同时伴有肛裂出血。

（11）细条状便　粪便常呈细条状或扁条状，多见于直肠癌及肠道狭窄。

### 3. 气味

正常粪便中含有蛋白质分解产物（如吲哚及粪臭素等），因而具有臭味，食肉者加重，慢性肠炎、胰腺疾病及直肠癌溃烂继发感染时呈恶臭。

### 4. 寄生虫体

肠道寄生虫病者在寄生虫较多或使用驱虫药后粪便中可出现寄生虫体，蛔虫、蛲虫、绦虫等较大虫体及片段混在粪便中肉眼即可辨认，钩虫体则须将粪便冲洗过滤后查验才能发现。服用驱虫剂者应检验粪便中有无排出的死虫体。驱绦虫后应该仔细寻找其头节。

## 三、粪便化学检查

当上消化道有少量出血时，因消化液的作用导致红细胞溶解，释放出血红蛋白。通过粪便中存在的血红蛋白中的含铁血红素具有的类氧化酶作用，检测消化道是否有少量出血。这些微量出血，由于肉眼和显微镜下不能发现，采用化学或免疫学等方法方能证实，故称为隐血试验（occult blood test，OBT）。

### 1. 标本采集

新鲜的粪便标本。

### 2. 参考值

正常人粪便隐血试验阴性。

### 3. 临床意义

（1）消化道出血时（如消化性溃疡、恶性肿瘤、肠结核、伤寒、钩虫病等），本试验可阳性。

（2）消化道恶性肿瘤时，粪便隐血可持续阳性，消化性溃疡时呈间断性阳性。

（3）本法可以作为消化道恶性肿瘤的普查初筛试验。

## 四、粪便显微镜检查

在显微镜下观察粪便的有形成分，可协助消化系统各种疾病的诊断。

### 1. 标本采集

新鲜的粪便标本，即时送检。

### 2. 参考值

正常粪便中白细胞不见或者偶见，无红细胞及其他异常细胞，也无寄生虫卵及虫体。

### 3. 临床意义

（1）白细胞　肠道炎症时增多；细菌性痢疾可见大量白细胞、脓细胞或小吞噬细胞。过敏性肠炎、肠道寄生虫病时可见较多嗜酸性粒细胞。

（2）红细胞　下消化道出血、痢疾、溃疡性结肠炎、结肠和直肠癌时，粪便中可见到红细胞。细菌性痢疾时红细胞少于白细胞，散在分布，形态正常。阿米巴痢疾时红细胞多于白细胞，多成堆出现并有红细胞碎片。

（3）巨噬细胞　为一种吞噬较大异物的单核细胞，含有吞噬颗粒及细胞碎片。见于细菌性痢疾和溃疡性结肠炎。

（4）寄生虫　粪便中可见蛔虫卵、钩虫卵、鞭虫卵、姜片虫卵，可见阿米巴滋养体及其包囊，可见绦虫节片或者蛲虫、蛔虫等虫体。

★ 考点提示：粪便标本采集要求；各种性状的粪便相应的临床意义；粪隐血试验临床应用

（李晶琴）

# 第四节　尿、粪检查实训指导

## 实训一　尿液外观和尿蛋白定性检查

【实训目的】
1.观察尿液的透明度和颜色，判断尿液外观是否正常。
2.熟悉加热乙酸法尿蛋白定性。

【器材试剂】
1.大试管、试管夹、试管架。
2.5ml 刻度吸管、吸耳球。
3.滴管、胶吸头。
4.酒精灯。
5.一次性尿杯。
6.5％乙酸。

【实训内容】
1.尿液外观检查。
2.尿蛋白定性。

【实训方法】
1.取洁净的容器，加入被检患者的尿液。
2.在光线下用肉眼观察尿液外观性状。
3.外观判断结果
（1）颜色　根据尿液具体颜色直接准确报告。
（2）透明度　根据尿液中有无浑浊及浑浊程度判断。①清晰透明：指无肉眼可见的颗粒物质；②微浑：指有少数可见的颗粒物质，但透过尿液能看清报纸上的字；③浑浊：指有可见的颗粒物质，透过尿液所见报纸上的字迹模糊；④明显浑浊：指透过尿液看不见报纸上的字迹。
4.取大试管 1 支，加上述清晰尿液约 5ml 或至试管高度 2/3 处。
5.加热
用试管夹斜持试管下端，在酒精灯上加热尿液上 1/3 段，煮沸即止。轻轻直立试管，在黑色衬纸背景下观察煮沸部分有无浑浊。
6.加酸
滴加 5％乙酸溶液 2～4 滴。
7.再加热
继续加热至煮沸，立即观察结果。
8.判断尿蛋白定性结果
阳性程度判断标准及大致蛋白质含量见表 9-7。

表 9-7　加热乙酸法尿蛋白定性结果判断

| 结果 | 报告方式 | 相当蛋白质含量/(g/L) |
|---|---|---|
| 清晰透明 | — | <0.1 |
| 黑色背景下轻微浑浊 | ±或极微量 | 0.1～0.15 |
| 白色浑浊,无颗粒或絮状沉淀 | + | 0.2～0.5 |
| 浑浊,有颗粒 | ++ | 0.6～2.0 |
| 大量絮状沉淀 | +++ | 2.1～5.0 |
| 立即出现凝块和大量絮状沉淀 | ++++ | >5.0 |

**【注意事项】**

1. 标本要求

标本要新鲜,陈旧尿液因大量细菌生长或引起假阳性。如果尿液呈现明显的混浊,应先离心或过滤。正确采集中段尿,避免混有生殖系统分泌物。

2. 加热（第 1 次）

目的是为了消除因尿酸盐等盐类析出所致的假性浑浊。

3. 加酸

加入的乙酸量要适当,约为尿量的 1/10,目的是降低尿液 pH 使其接近蛋白等电点（pH 为 4.7）,同时可消除因加热引起的磷酸盐或碳酸盐析出所造成的浑浊。强碱（pH≥9.0）或强酸（pH<3.0）环境,都远离蛋白质等电点,可出现假阴性。

4. 加热（第 2 次）

目的是给蛋白变性沉淀提供条件。操作过程中一定要遵循加热→加酸→再加热的程序。

5. 判断结果

要求加热后立即直立试管观察结果。试管中上 1/3 段尿液进行加热为检测区,下段尿液未加热作为对照区。

6. 加热乙酸法

灵敏度为 150mg/L,是最经典、最准确的方法,但操作略显烦琐,常作为蛋白定性的确证试验。利用指示剂的蛋白质误差的原理测定尿蛋白的干化学试带法,方便,快捷,是目前常用的尿蛋白定性方法。

# 实训二　粪隐血试验

**【实训目的】**

熟悉粪隐血试验（邻联甲苯胺法）的方法。

**【器材试剂】**

1. 竹签、消毒棉签。

2. 10g/L 邻联甲苯胺冰乙酸溶液。

3. 3%过氧化氢。

**【实训方法】**

1. 用竹签挑取少许粪便涂于消毒棉签上。

2. 滴加 10g/L 邻联甲苯胺冰乙酸溶液及 3%过氧化氢 1～2 滴于棉签标本上。

3. 结果判断见表 9-8。

表 9-8　粪隐血试验结果判断

| 结果 | 判断方式 |
|---|---|
| 阴性 | 加入试剂后 2min 仍不显色 |
| ＋ | 加入试剂 10s 后显浅蓝色渐变蓝色 |
| ＋＋ | 加入试剂后显浅蓝褐色，且逐渐加深 |
| ＋＋＋ | 加入试剂后立即显蓝褐色 |
| ＋＋＋＋ | 加入试剂后立即显蓝黑褐色 |

4.结果报告

粪隐血试验（邻联甲苯胺法）：阴性或阳性。

【注意事项】

1.实验所用的器材用具要清洁、干净，无酸碱残留，无铁剂、血迹等污染。

2.过氧化氢最好新鲜配制，做标本检测时应做阴性、阳性对照试验。

3.反应时间不足，尤其温度低时，粪便中存在抑制过氧化物酶的物质，粪便留取时间较长，血红蛋白被细胞分解等情况，均会造成假阴性。

4.目前，利用干化学试带法、金标抗体试带法能更灵敏、更特异地确定消化道出血。

（李晶琴）

# 第五节　肝功能检查

肝是人体最大的实质性腺体器官，主要功能是物质代谢功能，包括蛋白质、氨基酸、糖、脂类、维生素、激素等的代谢；同时肝还承担生物转化、分泌和排泄功能。通过蛋白质代谢检测、胆红素代谢检测、血清酶学等检测可以了解肝的功能与病理变化，在肝疾病的诊治中起着重要作用。

## 一、标本采集

取空腹静脉血 2ml，注入干燥试管中送检，不抗凝。注意标本不能溶血，要求患者采血前避免剧烈运动。

## 二、蛋白质代谢功能检测

肝是蛋白质合成的重要场所，血清中的清蛋白、前清蛋白、多种凝血因子、抗凝因子、纤溶因子及各种转运蛋白均由肝合成，当肝细胞受损时这些蛋白质合成减少，尤以清蛋白减少为主，可致低蛋白血症，血清蛋白的种类和数量也会发生相应的变化。

### （一）血清总蛋白、清蛋白测定

血清中 90% 以上的总蛋白（total protein，TP）和全部的血清清蛋白（albumin，ALB）是由肝合成，因此通过检测血清总蛋白和血清清蛋白可以反映肝的功能状态。二者相减可计算出血清球蛋白（globulin，GLO）含量，也可计算出清蛋白与球蛋白的比值（A/G）。

## 1. 参考值

正常成人血清总蛋白 60～80g/L，清蛋白 40～55g/L，球蛋白 20～30g/L，清蛋白、球蛋白（A/G）比值（1.5～2.5）：1。

## 2. 临床意义

（1）急性肝损伤早期或局灶性肝损伤等轻度肝损害时，清蛋白可正常或轻度下降、球蛋白可轻度升高、总蛋白和 A/G 均可正常。亚急性重症肝炎早期，多数总蛋白明显下降，而 γ-球蛋白增加；晚期发生肝坏死，总蛋白明显下降。

（2）慢性肝病，如慢性肝炎、肝硬化、肝癌等，肝实质细胞受损，常见清蛋白减少和球蛋白（主要是 γ 球蛋白）增加，A/G 比值下降。随病情加重而出现 A/G 比值倒置，此时提示肝功能严重损害。清蛋白持续下降者多预后不良；治疗后清蛋白上升，说明治疗有效；清蛋白减少到 30g/L 以下，易产生腹水。

（3）肝外疾病时，总蛋白或清蛋白减少也可见于蛋白质丢失过多，如肾病综合征、大面积烧伤等；蛋白质分解过盛，如恶性肿瘤、甲状腺功能亢进症等；蛋白质摄入不足，如慢性营养障碍等。球蛋白增加：可见于自身免疫病，如系统性红斑狼疮等；γ 球蛋白单克隆增生，如多发性骨髓瘤；慢性感染，如黑热病、血吸虫病等。

### （二）血清蛋白电泳

在 pH 8.6 的碱性环境中血清中各种蛋白质均带负电荷，在电场中均会向阳极移动，利用各种蛋白质的等电点（pI）不同，所带负电荷多少不同，再加上分子大小不同，可将血清中各种蛋白质分开并进行相对定量，从而判断血清蛋白质有无异常。

## 1. 参考值

经醋酸纤维素膜法电泳，从正极向负极共分离出 5 个条带，各区带的参考值如下。

（1）清蛋白　0.62～0.71（62%～71%）。

（2）$\alpha_1$ 球蛋白　0.03～0.04（3%～4%）。

（3）$\alpha_2$ 球蛋白　0.06～0.10（6%～10%）。

（4）β 球蛋白　0.07～0.11（7%～11%）。

（5）γ 球蛋白　0.09～0.18（9%～18%）。

## 2. 临床意义

（1）肝疾病　急性及轻症肝炎时电泳结果多无异常［图 9-7(a)］。慢性肝炎、肝硬化、肝细胞肝癌 $\alpha_1$ 球蛋白、$\alpha_2$ 球蛋白、β 球蛋白有减少倾向；γ 球蛋白增加。另外，肝硬化时 β 球蛋白、γ 球蛋白常常融合在一起，难以分开，典型者呈 β-γ 桥［图 9-7(b) 和图 9-7(c)］。肝癌患者常出现一条异常的甲胎蛋白区带。

（2）肾病　肾病综合征、糖尿病肾病时 $\alpha_2$ 球蛋白、β 球蛋白增高，清蛋白及 γ 球蛋白降低［图 9-7(d)］。

（3）M 蛋白血症　如多发性骨髓瘤、原发性巨球蛋白血症等，常出现一条特殊的 M 蛋白区带，为单克隆免疫球蛋白合成增多引起。不同类型的患者，M 蛋白条带处于 β、γ 区带附近的不同位置［图 9-7(e) 和图 9-7(f)］。

★ 考点提示：血清总蛋白、清蛋白、A/G 测定及血清蛋白电泳的临床意义

# 三、胆红素代谢功能检测

衰老的红细胞被单核-巨噬细胞吞噬，红细胞破坏后释放出血红蛋白，然后分解为游离

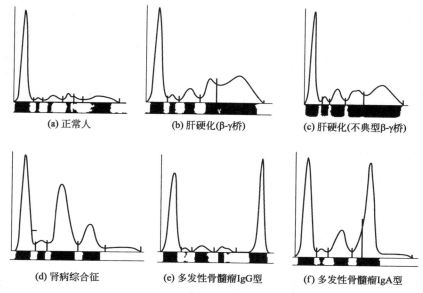

|  |  |  |
|---|---|---|
| (a) 正常人 | (b) 肝硬化(β-γ桥) | (c) 肝硬化(不典型β-γ桥) |
| (d) 肾病综合征 | (e) 多发性骨髓瘤IgG型 | (f) 多发性骨髓瘤IgA型 |

图 9-7　几种常见电泳图谱及其扫描曲线

珠蛋白和血红素。血红素经过一系列生物转化生成胆红素。由红细胞破坏而生成的胆红素占总胆红素的 80%～85%，是血红素生成的主要来源，其余 15%～20% 称为旁路胆红素。在血液中这些胆红素与血浆清蛋白结合形成复合体，称为非结合胆红素。非结合胆红素不溶于水，不能通过肾排出体外。非结合胆红素随血流入肝，被肝细胞摄入后，在胆红素尿苷二磷酸葡萄糖醛酸基转移酶催化下，与葡萄糖醛酸结合成为可溶于水的胆红素葡萄糖醛酸酯，称为结合胆红素，随胆汁排入肠道，在肠道细菌的作用下还原成尿胆原，在肠道下端氧化成胆素，随粪便排出体外。部分尿胆原经肠道重吸收入门静脉，其中大部分被肝细胞摄取，重新转变为结合胆红素排至胆汁中，形成胆红素的肠肝循环，部分从门静脉入体循环，经肾自尿中排出。

红细胞破坏过多（如溶血性贫血）、胆红素转运不畅、肝处理能力下降及胆道阻塞均可引起胆红素代谢障碍，检查血清总胆红素、结合胆红素、非结合胆红素可以判断黄疸的类型及肝胆系统的功能状态。

### （一）血清总胆红素、结合胆红素和非结合胆红素测定

测定血清总胆红素（serum total bilirubin，STB）、结合胆红素（conjugated bilirubin，CB）和非结合胆红素（unconjugated bilirubin，UCB）含量，可用于判断胆红素代谢是否异常，协助鉴别黄疸类型。

#### 1. 参考值

（1）血清总胆红素　$1.7\sim17.1\mu mol/L$。

（2）血清结合胆红素　$0\sim6.8\mu mol/L$。

（3）血清非结合胆红素　$1.7\sim10.2\mu mol/L$。

#### 2. 临床意义

（1）判断有无黄疸及黄疸的程度　血清总胆红素在 $17.1\sim34.2\mu mol/L$ 时，患者皮肤巩膜尚未见黄染称为隐性黄疸；当 $>34.2\mu mol/L$ 时可出现肉眼可见的黄染现象称显性黄疸，

$34.3 \sim 171 \mu mol/L$ 为轻度黄疸；$172 \sim 342 \mu mol/L$ 为中度黄疸；$>342 \mu mol/L$ 为重度黄疸。

（2）根据黄疸程度推断黄疸病因　梗阻性黄疸时总胆红素升高最明显；完全性梗阻总胆红素可高达 $342 \mu mol/L$ 以上，不完全梗阻也可达 $171 \sim 265 \mu mol/L$；肝细胞性黄疸次之，总胆红素在 $17.1 \sim 171 \mu mol/L$；溶血性黄疸总胆红素仅轻度升高，很少超过 $85.5 \mu mol/L$。

（3）判断黄疸类型　总胆红素升高、非结合胆红素明显升高提示为溶血性黄疸；总胆红素升高、结合胆红素明显升高为阻塞性黄疸；三者均升高为肝细胞性黄疸（表 9-9）。

### （二）尿中胆红素和尿胆原检测

测定尿中胆红素和尿胆原，并结合血清中总胆红素、结合胆红素和非结合胆红素的测定，用于协助鉴别黄疸类型。

#### 1. 参考值

（1）尿胆红素　正常人为阴性反应。

（2）尿胆原　定性阴性或弱阳性。

#### 2. 临床意义

（1）协助鉴别黄疸类型　溶血性黄疸尿中尿胆原明显增加，尿胆红素阴性。阻塞性黄疸尿胆红素强阳性，尿胆原含量减低。肝细胞性黄疸，尿中尿胆原可中度增加，尿胆红素常呈阳性（表 9-9）。

（2）观察病情变化　溶血性黄疸时，红细胞破坏与尿中尿胆原含量成正比，观察尿胆原含量的变化可了解溶血程度、治疗结果及预后。阻塞性黄疸时，尿胆原及尿胆红素呈间歇阳性，揭示梗阻为间歇性，胆道结石的可能性大；尿胆红素持续强阳性，伴尿胆原含量进行性减少则梗阻可能为压迫性，肿瘤的可能性大。肝细胞性黄疸时，由于肝细胞受损先影响肠肝循环，重吸收入肝的尿胆原不能氧化为胆红素，使肾排出的尿胆原早期即增加；当肝破坏严重时，结合胆红素下降，尿胆原的排出也由高降低。因此，观察尿胆原的变化可对肝炎等疾病做出早期诊断并了解病情的发展。

表 9-9　常见黄疸时胆红素代谢检查结果

| 类型 | 血液 | | 尿液 | | 粪便颜色 |
|---|---|---|---|---|---|
| | 非结合胆红素 | 结合胆红素 | 胆红素 | 胆素原 | |
| 正常 | 有 | 无/极微 | 无 | 少量 | 黄 |
| 溶血性黄疸 | ↑↑ | 不变/微增 | 无 | ↑ | 加深 |
| 阻塞性黄疸 | 不变/微增 | ↑↑ | 有 | ↓/无 | 变浅 |
| 肝细胞性黄疸 | ↑ | ↑ | 有 | 不定/↑ | 变浅 |

★ 考点提示：非结合胆红素和结合胆红素；临床上三种黄疸的鉴别要点

## 四、血清酶检查

肝功能损伤时，肝合成的血清特异性酶会下降，如胆碱酯酶、卵磷脂胆固醇酰基转移酶等酶活性降低，提示肝细胞合成蛋白质的能力降低；而肝细胞内的许多代谢酶会释放入血，使血清中这些非特异性酶活性上升，如丙氨酸氨基转移酶（ALT）、天门冬酸氨基转移酶（AST），提示肝实质细胞的损伤或坏死；另外，碱性磷酸酶（ALP）、$\gamma$-谷氨酰转移酶（GGT）等酶活性升高，提示胆道阻塞；单胺氧化酶（MAO）等升高，则提示肝纤维化。

### （一）血清转氨酶测定

转氨酶是肝氨基酸代谢的关键酶之一，主要有丙氨酸氨基转移酶（alanine aminotransferase，ALT）、天门冬酸氨基转移酶（aspartic acid transaminase，AST）。通过测定 ALT、AST 的酶活性，可判断肝的功能状态。

**1. 参考值**

（1）ALT　0～40U/L（速率法，37℃）。

（2）AST　0～40U/L（速率法，37℃）。

**2. 临床意义**

（1）肝细胞损伤的灵敏指标　急性病毒性肝炎转氨酶阳性率可达80％～100％。肝炎恢复期，转氨酶降至正常范围。重症肝炎和亚急性肝炎，转氨酶可随病情恶化而降低，是大量肝细胞坏死的表现。急性肝炎恢复期，如转氨酶活性波动于100U左右或再上升，提示肝炎转为慢性。

（2）慢性肝炎、脂肪肝　转氨酶轻度上升（100～200U）或正常，多为 AST＞ALT。

（3）肝硬化、肝癌　转氨酶轻度上升或正常，以 AST＞ALT 多见。

（4）心肌梗死　AST 在心肌细胞内含量较多，患者发生心肌梗死时，血清 AST 活性增高。

### （二）血清碱性磷酸酶测定

肝中碱性磷酸酶（alkaline phosphatase，ALP）主要分布在肝血窦和毛细胆管的微绒毛上，经胆汁排入小肠。胆道疾病时，可能由于 ALP 生成增加而排泄减少，引起血清中 ALP 升高。检测 ALP 可以协助诊断肝胆系统疾病。

**1. 参考值**

（1）女性　1～12 岁＜500U/L（速率法，37℃）；12 岁以上 40～150U/L（速率法，37℃）。

（2）男性　1～12 岁＜500U/L（速率法，37℃）；12～15 岁＜750U/L（速率法，37℃）；15 岁以上 40～150U/L（速率法，37℃）。

**2. 临床意义**

（1）肝胆系统疾病　各种肝内、外胆管阻塞性疾病，如胰头癌、胆道结石引起的胆管阻塞，原发性肝硬化、肝内胆汁淤积等，ALP 明显升高，且与血清胆红素升高相平行。

（2）原发性或转移性肝癌　ALP 可增高。

（3）骨骼疾病与癌症　ALP 增高。

### （三）血清 γ-谷氨酰转移酶测定

γ-谷氨酰转移酶（γ-glutamine transferase，GGT）主要存在于细胞膜和微粒体上，参与谷胱甘肽的代谢。血清中 GGT 主要来自肝胆系统，当肝内合成亢进或胆汁排出受阻时，血清 GGT 增高。

**1. 参考值**

（1）女性　7～30U/L（速率法，37℃）。

（2）男性　3～17U/L（速率法，37℃）。

### 2. 临床意义

（1）肝、胆阻塞性疾病升高可达正常水平的 5～30 倍。γ-谷氨酰转移酶中度升高常见于传染性肝炎、脂肪肝及药物中毒，药物中毒导致的 γ-谷氨酰转移酶上升为暂时性。由乙醇引起的肝病变，γ-谷氨酰转移酶升高明显。

（2）多数原发性或转移性肝癌患者，血清 γ-谷氨酰转移酶活性是中度或高度升高；胰腺肿瘤，前列腺肿瘤患者也可有 γ-谷氨酰转移酶活性升高，不伴肝转移的其他癌症患者 γ-谷氨酰转移酶一般不升高。

（3）γ-谷氨酰转移酶活性增高还可见于胰腺炎，未经治疗的脂肪肾；心功能不全继发肝损害的患者。

### （四）单胺氧化酶测定

肝中单胺氧化酶（monoamine oxidase，MAO）来源于线粒体，血清 MAO 活性与体内结缔组织增生呈正相关，通过检测 MAO 活性可以观察肝纤维化程度。

### 1. 参考值

参考值为 23～49U/ml（23000～49000U/L）。

### 2. 临床意义

血清 MAO 活性明显升高，常见于肝硬化，阳性率可达 80％以上。

★ 考点提示：血清 ALT、AST 测定临床意义；临床上测定 ALP、GGT 的主要目的

（李晶琴）

# 第六节  肾功能检查

肾的主要功能是生成尿液，借以维持体内水、电解质和酸碱等物质的代谢平衡，同时也兼有内分泌功能，如产生肾素、红细胞生成素、活性维生素 D 等，以调节血压、钙磷代谢和红细胞生成。肾病常用的实验室检查有三大部分。

（1）尿液检查　包括尿常规、尿沉渣显微镜检查等，在临床上最常用。

（2）肾功能检查　是肾最重要的功能检查，包括：①肾小球功能检查，常见肾小球滤过功能、肾小球屏障功能；②肾小管功能检查，主要的是肾小管重吸收功能等；③肾血流量及内分泌功能，目前临床应用较少。肾功能检查是判断肾疾病严重程度、预测预后、确定疗效、调整某些药物剂量等的重要依据。

（3）肾其他检查　如肾活检细胞学检查，是肾小球疾病、小管间质疾病的重要组织学诊断依据，且对预后及疗效有预示意义。

最常用的有评价肾小球滤过功能的检查和评价肾小管功能的检查。

## 一、肾小球滤过功能

肾小球滤过功能是肾小球的主要功能，主要用肾小球滤过率来表示。实验室评价指标主要有血清肌酐、内生肌酐清除率、血清尿素等。

## （一）血清肌酐测定

血清肌酐（serum creatinine，SCr）是人体肌酸代谢的终产物，主要在肌肉中产生。血中肌酐主要经肾小球滤过后，肾小管不进行重吸收，直接排入尿中。

当肾实质受损，肾小球率过滤降低，肌酐清除减少，血中肌酐浓度上升。因此，检测肌酐可以判断肾小球滤过功能是否受损。

### 1. 标本采集

抽取静脉血，于干燥试管中送检。

### 2. 参考值

男性 $53\sim106\mu mol/L$；女性 $44\sim97\mu mol/L$。

### 3. 临床意义

肾疾病初期，血清肌酐值通常不升高，直至肾实质损害严重，血中肌酐才升高。正常肾血流条件下，肌酐值升高至 $176\sim353\mu mol/L$，提示中度至严重肾损害。所以血清肌酐测定对晚期肾病临床意义较大。

## （二）内生肌酐清除率

在正常情况下，在控制外源性肌酸摄入和运动时，每日肌酐的生成量和清除量基本上处于恒定状态。当肾小球滤过率降低时，血肌酐的清除量减少。通过测定血和尿中肌酐的含量，结合 24h 尿量，可计算每分钟血液中肌酐被肾清除的量，即得内生肌酐清除率（creatinine clearance rate，CCr）。

### 1. 标本采集

（1）检验前连续 3 日低蛋白饮食，每日蛋白质入量不超过 40g。禁食肉类，不饮咖啡，停用利尿药，避免剧烈运动，饮水充足，使尿量不少于 1ml/min。

（2）准确收集 24h 尿送检。

（3）收集尿样的同时，抽取静脉血。

### 2. 参考值

男性 $(105\pm20)ml/min$；女性 $(95\pm20)ml/min$。

### 3. 临床意义

（1）肾功能损害的早期指标　成人 Ccr<80ml/min，提示肾小球滤过功能已有损害，而此时血清尿素氮、肌酐测定仍可在正常范围内。

（2）判断肾小球功能损害程度　Ccr 51～70ml/min，提示肾小球功能轻度损害；30～50ml/min，提示肾小球功能中度损害；<30ml/min，提示肾小球功能重度损害（肾衰竭），其中 11～20ml/min 属肾衰竭早期，6～10ml/min 为肾衰竭晚期，<5ml/min 属肾衰竭终末期。

（3）指导临床用药　肾小球滤过功能下降时，凡由肾代谢或从肾排出的药物均应根据 Ccr 降低的程度调节药物剂量和决定用药时间。

（4）动态观察肾移植术是否成功　移植术后 Ccr 应回升，若回升后又下降，提示可能有急性排异反应。

### (三) 血清尿素测定

血中尿素 (urea) 主要经肾小球滤过随尿排出，当肾实质受损，肾小球率过滤降低，血中尿素浓度上升。因此，检测尿素可以判断肾小球滤过功能是否受损。

**1. 标本采集**

抽取静脉血，于干燥试管中送检。

**2. 参考值**

参考值为 1.8~7.1mmol/L。

**3. 临床意义**

血液尿素浓度受多种因素影响，包括生理性因素和病理性因素两个方面。

(1) **生理性因素**　高蛋白饮食，血清尿素浓度和尿液排出量显著升高。男性高于女性，老人高于儿童。

(2) **病理性因素**　常见于肾性因素，其次为非肾因素，包括肾前性因素和肾后性因素。

① 肾前性因素：最重要的原因是机体脱水，引起血液浓缩，肾血流量减少，肾小球滤过率减低，尿素升高。见于剧烈呕吐、幽门梗阻、肠梗阻和长期腹泻等。

② 肾性因素：急性肾小球肾炎、肾病晚期、肾衰竭、慢性肾盂肾炎及中毒性肾炎都可出现血液中尿素含量增高。

③ 肾后性因素：如前列腺肿大、尿路结石、尿道狭窄、膀胱肿瘤致使尿道受压等都可使尿路阻塞引起血液中尿素含量增加。

★ **考点提示：肾小球滤过功能的常用检查项目名称；血清肌酐、尿素测定的临床意义**

## 二、肾小管功能

肾小管通过重吸收对尿液进行浓缩和稀释，同时还具有选择性分泌与排泄能力。

### (一) 尿浓缩稀释试验

肾根据血容量及肾髓质渗透梯度的改变，通过抗利尿激素调节肾远曲小管和集合管对水的重吸收，从而完成肾浓缩和稀释尿液的功能，使人体在生理变化中保持正常的水平衡。正常情况下白天尿量多、比重低，夜间尿量少、比重相对高；两者总是保持一定的比例或差度。当远端肾小管和集合管发生病变时，肾的这种浓缩稀释功能下降，因此在日常或特定条件下，通过观察患者尿量和尿比重的变化，可判断肾浓缩与稀释的功能。

**1. 标本采集方法**

(1) **3h 尿比重试验**　试验日患者正常饮食和活动，晨 8：00 排尿弃去，此后每隔 3h 排尿 1 次至次晨 8：00，分置于 8 个容器中。分别测定尿量和比重。

(2) **昼夜尿比重试验**　试验日患者三餐正常进食，但每餐含水量不宜超过 500~600ml，此外不再进餐、饮水。晨 8：00 排尿弃去，上午 10：00、12：00、下午 2：00、4：00、6：00、8：00 及次晨 8：00 各留尿 1 次，分别测定尿量和比重。

**2. 参考值**

(1) **3h 尿比重试验**　白天排尿量应占全日尿量的 2/3~3/4，其中必有一次尿比重大于 1.025；一次小于 1.003。

(2) **昼夜尿比重试验**　24h 尿总量 1000~2000ml，晚 20：00 至晨 8：00 夜尿量不应超

过 750ml，昼尿量与夜尿量之比不应小于（3～4）：1，尿液量高比重应在 1.020 以上，最高比重与最低比重之差不应小于 0.009。

**3.临床意义**

（1）原发性肾小球疾病　如急性肾小球肾炎时，虽然肾小球滤过率有所下降，但由于肾小管重吸收功能尚正常，常表现为尿量减少且比重增高；慢性肾小球肾炎，当病变累及肾髓质则可影响肾的浓缩稀释功能，出现尿量增多比重降低，最高比重与最低比重之差减少等；晚期肾功能显著下降时，肾小管重吸收功能几乎丧失，所以此时虽然滤过率已明显降低，但尿量减少尚不显著，比重常固定在 1.010 左右，称为等张尿；进入尿毒症期则尿少且比重固定。

（2）肾小管病变　如慢性肾盂肾炎时，肾小管重吸收功能损害早且程度重，常先表现为夜尿量增多，昼夜尿量比值改变，尿比重下降等，以后才逐渐出现尿总量增多，晚期肾功能严重损害时出现少尿、尿比重低且固定的现象。

（3）其他　高血压、肾动脉硬化等疾病引起严重肾功能损害时，可出现多尿、夜尿增多、比重下降等尿浓缩稀释功能减退的表现。

**（二）尿渗量**

尿渗量也是反映肾小管浓缩稀释功能的指标，一般不受蛋白质、葡萄糖等分子的影响，比尿比重更准确。

★ 考点提示：肾小管功能的常用检查项目名称

（李晶琴）

# 第七节　脑脊液检查与浆膜腔积液检查

## 一、脑脊液检查

脑脊液（CSF）主要由脑室脉络丛产生，是循环流动于脑和脊髓表面的一种无色透明液体，通过蛛网膜绒毛回吸收入静脉。正常脑脊液容量成人为 90～150ml，新生儿为 10～60ml。其功能主要包括保护脑和脊髓免受外界振荡损伤，调节颅内压力；供给脑、脊髓营养物质，并运出代谢废物，调节神经系统碱储量，维持正常 pH 等。

### （一）标本采集

脑脊液由临床医师进行腰椎穿刺，必要时从小脑延脑池或侧脑室穿刺采集。脑脊液标本分别收集于 3 个无菌容器中，每管 1～2ml，第 1 管做细菌学检查，第 2 管做化学或免疫学检查，第 3 管做常规检查。标本采集后应在检验申请单上注明标本的采集日期和时间。

### （二）检验项目

**1.一般性状检查**

（1）透明度　正常人脑脊液清澈透明。脑脊液白细胞总数超过 $0.3 \times 10^9/L$ 时，常会出现微浑或浑浊。蛋白质含量增高或含有大量细菌、真菌等，也会使其浑浊。结核性脑膜炎常呈毛玻璃样微浑，化脓性脑膜炎常呈明显灰白样浑浊。正常脑脊液可因穿刺过程中带入红细胞而呈轻度浑浊。

（2）颜色　正常为无色透明或淡黄色。中枢神经系统发生感染、出血、肿瘤等，脑脊液中出现过多的白细胞或红细胞和其他色素，颜色发生异常改变。红色提示出血，多见于穿刺损伤出血、蛛网膜下隙出血或者脑出血。黄色见于颅内陈旧性出血。灰白色或乳白色见于各种化脓性脑膜炎。

（3）凝固性　正常无凝块和无沉淀，放置24h不形成薄膜。当脑脊液内蛋白质（包括纤维蛋白原）增加至10g/L时，可出现薄膜或凝块。化脓性脑膜炎一般在1~2h内形成薄膜、凝块或沉淀。结核性脑膜炎在12~24h形成膜状物。神经梅毒可出现小絮状凝块。蛛网膜下隙阻塞时可呈黄色胶冻状。

**2. 化学检验**

（1）蛋白定性检验

① 参考值：阴性。

② 临床意义：阳性常见于脑组织和脑膜炎症性病变，如化脓性脑膜炎、结核性脑膜炎、脊髓灰质炎、流行性脑脊髓膜炎等。强阳性反应见于脑出血、脑外伤（血液混入脑脊液中）。

（2）葡萄糖检验

① 参考值：2.5~4.5mmol/L。

② 临床意义：正常脑脊液内葡萄糖含量仅为血糖的50%~80%，早产儿及新生儿因血-脑屏障通透性增高，葡萄糖含量比成人高，一般无意义。葡萄糖含量减低见于急性化脓性脑膜炎、结核性脑膜炎、真菌性脑膜炎；葡萄糖含量越低，则预后越差，见于脑肿瘤，尤其是恶性肿瘤、神经性梅毒、低血糖等。

（3）氯化物检验

① 参考值：成人120~130mmol/L；儿童111~123mmol/L。

② 临床意义：减低见于细菌性脑膜炎和真菌性脑膜炎早期、结核性脑膜炎。

**3. 显微镜检验**

（1）细胞计数和白细胞分类

① 参考值：正常脑脊液无红细胞，仅有少量白细胞。成人（0~0.008）×$10^9$/L；儿童（0~0.015）×$10^9$/L。细胞分类多为淋巴细胞及单核细胞，两者之比约为7:3。

② 临床意义：结核性脑膜炎早期以中性粒细胞为主，以后则以淋巴细胞为主；中枢神经系统病毒感染、结核性脑膜炎或真菌性脑膜炎等，细胞中度增多，以淋巴细胞为主；细菌感染如化脓性脑膜炎，细胞数显著增加，以中性粒细胞为主；嗜酸粒细胞多见于脑寄生虫病；出现大量红细胞见于脑室出血或蛛网膜下隙出血。

（2）细菌学检验

① 参考值：阴性。

② 临床意义：脑脊液中应无任何细菌，排除污染干扰，检出细菌均视为有病原菌感染。常见中枢神经系统疾病脑脊液改变见表9-10。

表 9-10　常见中枢神经系统疾病脑脊液改变

| 疾病 | 外观 | 蛋白质 | 葡萄糖 | 氯化物 | 细胞 | 细胞分类 | 细菌 |
|---|---|---|---|---|---|---|---|
| 化脓性脑膜炎 | 浑浊、脓性、有凝块 | 显著增加 | 显著减少 | 稍低 | 显著增加 | N为主 | 可见致病菌 |

| 疾病 | 外观 | 蛋白质 | 葡萄糖 | 氯化物 | 细胞 | 细胞分类 | 细菌 |
|---|---|---|---|---|---|---|---|
| 结核性脑膜炎 | 雾状微浑,薄膜形成 | 增加 | 减少 | 显著减少 | 增加 | 早期:N为主 后期:L为主 | 抗酸杆菌或结核菌培养阳性 |
| 病毒性脑炎 | 清晰或微浑 | 增加 | 正常 | 正常 | 增加 | L为主 | 无 |
| 流行性乙型脑炎 | 清晰或微浑 | 轻度增加 | 正常 | 正常 | 增加 | 早期:N为主 后期:L为主 | 无 |
| 新型隐球菌脑膜炎 | 清晰或微浑 | 轻度增加 | 减少 | 减少 | 增加 | L为主 | 新型隐球菌 |
| 脑室及蛛网膜下腔出血 | 红色浑浊 | 增加 | 轻度增加 | 正常 | 增加 | N为主 | 无 |
| 脑瘤 | 清晰 | 轻度增加 | 正常 | 正常 | 增加 | L为主 | 无 |
| 脑脊髓梅毒 | 清晰 | 轻度增加 | 正常 | 正常 | 增加 | L为主 | 无 |

## 二、浆膜腔积液检查

人体胸腔、腹腔、心包腔和关节腔统称为浆膜腔。正常情况下，浆膜腔内仅含有少量液体起润滑作用。病理情况下，浆膜腔内有大量液体潴留而形成浆膜腔积液（serous effusion）。积液因部位不同可分为胸腔积液、腹水、心包腔积液、关节腔积液等。根据产生的原因及性质不同，浆膜腔积液分为漏出液和渗出液。

### （一）标本采集

浆膜腔积液标本由临床医师经胸腔穿刺术、腹腔穿刺术和心包腔穿刺术采集。最好留取中段液体于消毒容器内，常规及细胞学检查约留取2ml，生化检查留取2ml，厌氧菌培养留取1ml。如检查结核杆菌则约需留取10ml。为防止凝块形成，细胞变性、细菌破坏自溶等，除应立即送检外，常规及细胞学检查的标本宜采用EDTA-K$_2$抗凝，生化检查标本宜用肝素抗凝。另留1管不加抗凝剂的标本，用于观察有无凝固现象。

### （二）检验项目

#### 1.一般性状检查

（1）颜色 漏出液清亮、淡黄色，渗出液为深黄色。红色见于恶性肿瘤、结核病急性期、风湿性疾病等。绿色见于铜绿假单胞菌感染等。

（2）透明度 漏出液因所含细胞和蛋白质少而呈透明或微浑；渗出液因含细胞、细菌等成分较多而呈不同程度浑浊。

（3）比重 漏出液<1.015，渗出液>1.018。积液比重高低与其所含的溶质有关。漏出液因含细胞、蛋白质少而比重低于1.015。渗出液因含细胞、蛋白质多而比重常大于1.018。

（4）凝固性 漏出液含纤维蛋白原很少，一般不易自凝。渗出液因含有较多纤维蛋白原等凝血物质而易于凝固，但当其含有大量纤维蛋白溶解酶时也可不发生凝固。

#### 2.化学检验

（1）黏蛋白定性测定 漏出液一般为阴性反应。渗出液多为阳性反应。

（2）蛋白质定量测定 漏出液蛋白含量多<25g/L，渗出液蛋白含量增多，常>30g/L。

（3）葡萄糖测定 正常成人浆膜腔积液中的葡萄糖含量为3.6～5.5mmol/L，漏出液葡萄糖含量与血清相似。葡萄糖减低，一般见于风湿性积液、积脓、恶性积液、结核性积液、狼疮性积液等。葡萄糖含量减低与原发疾病有关。

### 3. 显微镜检验

（1）细胞计数　漏出液$<0.1\times10^9/L$；渗出液$>0.5\times10^9/L$。

（2）细胞分类　中性粒细胞增高，常见于化脓性渗出液（细胞总数常超过$1.0\times10^9/L$）、结核性早期渗出液。淋巴细胞增高，主要见于慢性炎症，如结核、梅毒、肿瘤或结缔组织病所致渗出液。嗜酸性粒细胞增高，常见于超敏反应和寄生虫病所致渗出液。以红细胞为主，见于恶性肿瘤、结核及穿刺损伤等。

渗出液与漏出液的鉴别要点见表 9-11。

**表 9-11　渗出液与漏出液的鉴别**

| 项目 | 漏出液 | 渗出液 |
| --- | --- | --- |
| 病因 | 非炎症性 | 炎症性、外伤、肿瘤或理化刺激 |
| 颜色 | 淡黄色 | 黄色、红色、乳白色 |
| 透明度 | 清晰透明或琥珀色样 | 浑浊或乳糜样 |
| 比重 | $<1.015$ | $>1.018$ |
| pH | $>7.3$ | $<7.3$ |
| 凝固性 | 不易凝固 | 易凝固 |
| Rivalta 试验 | 阴性 | 阳性 |
| 蛋白质含量/(g/L) | $<25$ | $>30$ |
| 积液/血清总蛋白比值 | $<0.5$ | $\geqslant0.5$ |
| 葡萄糖/(mmol/L) | 接近血糖水平 | $<3.33$ |
| 乳酸脱氢酶/(U/L) | $<200$ | $>200$ |
| 积液/血清乳酸脱氢酶 | $<0.6$ | $>0.6$ |
| 细胞总数/($\times10^9$/L) | $<0.1$ | $>0.5$ |
| 有核细胞分类 | 淋巴细胞为主,可见间皮细胞 | 急性炎症以中性粒细胞为主,慢性炎症或恶性积液以淋巴细胞为主 |
| 肿瘤细胞 | 无 | 可有 |
| 细菌 | 无 | 可有 |

**★ 考点提示：渗出液与漏出液的鉴别要点**

（李晶琴）

# 第八节　妊娠诊断试验与精液检查

## 一、妊娠诊断试验

用金标抗体试纸（早早孕试纸）检测患者尿液中的人绒毛膜促性腺激素（human chorionic gonadotropin，HCG），主要用于妊娠的诊断。

### 1. 标本采集

晨尿或者随机尿。

### 2. 结果

阳性反应：在质控点和测定点各呈现红色条带；阴性反应：仅在质控点呈红色。

### 3. 临床意义

（1）本试验主要用于妊娠的诊断。用敏感的方法，在受孕 2～6 日即呈阳性。

（2）用于与妊娠相关疾病和肿瘤的诊断及鉴别诊断。

（3）过期流产或者不完全流产，子宫内仍有胎盘组织时，本试验仍呈阳性。

（4）人工流产后，如果仍呈阳性，提示宫内尚有残存胚胎组织。

（5）异位妊娠时，HCG 低于正常妊娠，仅有 60% 阳性。

## 二、精液检查

精液（seminal fluid）是男性生殖系统的分泌物，由精子（sperm）和精浆组成。根据精子的基本性状、数量及活动率等指标，可评价男性生殖能力，以诊断不育症等疾病。

### 1. 标本采集

用清洁干燥小瓶收集精液，不宜采用避孕套内的精液。

### 2. 检查内容及参考值

记录精液的量、颜色、透明度、黏稠度、是否液化。精液液化时间是指精液由排出时的胶冻状转变为流动状所需的时间，一般 <60min。显微镜检查包括精子计数、活动力、活动率、形态变化等。

（1）精子活动率　在排精 30～60min 内，应有 70% 以上精子为活动精子。

（2）精子活动力　是指精子运动的能力。WHO 将其分为 3 级：前向运动（progressive motility，PR）、非前向运动（non-progressive motility，NP）和不运动（immotility，IM）。正常时总活力精子（PR+NP）≥40%；前向运动精子（PR）≥32%。

（3）精子计数　正常男性为 $(60～150)×10^9/L$。

（4）形态观察　正常精子由头、体、尾组成，长度 50～60$\mu m$，外形似蝌蚪。

### 3. 临床意义

（1）正常精液呈灰白色，久未排精者可呈浅黄色，离体 30min，完全液化，可根据检查结果诊断男子不育症及观察输精管结扎后的效果。

（2）精子活动力低下，为男性不育症的原因之一。

（3）精索静脉曲张症患者精液中常出现形态不正常的精子。

（4）血液中有毒性代谢产物、接触铅等污染物，应用大剂量放射线及细胞毒药物等可使精子形态异常。

★ 考点提示：妊娠诊断试验测定的成分及标本种类；精液常见检查项目

（李晶琴）

# 第九节　临床常用生物化学检查

## 一、空腹血糖

血糖指血液中的葡萄糖，空腹血糖（fasting plasma glucose，FPG）是指至少 8h 以上未摄入热量后测定的血糖浓度，是评价糖代谢紊乱最常用的指标。测定血糖浓度主要用于糖尿病的诊断。

**1. 标本采集**

清晨抽取空腹静脉血,不抗凝或含草酸钾和氟化钠的抗凝采血管,混匀并及时送检。

**2. 参考值**

FPG 正常值为 3.9～6.1mmol/L(酶法)。

**3. 临床意义**

正常情况下,血糖受神经系统、肝的双向调节和激素(主要指胰岛素和胰高血糖素)的调节,血糖保持相对稳定,当调节机制异常时,则出现高血糖或低血糖。

(1)**血糖增高**　空腹血糖浓度＞7.0mmol/L(120mg/dl)为血糖增高。

① 生理性:见于饱食、高糖饮食、剧烈运动、紧张或大量吸烟后。

② 内分泌及代谢性疾病:最多见于糖尿病。其他如甲状腺功能亢进症、肾上腺皮质功能亢进症、腺垂体功能亢进症、垂体瘤、嗜铬细胞瘤等也可出现血糖升高。

③ 其他:见于肝硬化、颅内压增高、脑出血、中枢神经系统感染、妊娠呕吐、严重脱水、全身麻醉及窒息等。

(2)**血糖降低**　一般以空腹血糖浓度＜2.78mmol/L(50mg/dl)为血糖降低。

① 生理性:见于剧烈运动后、妊娠期、哺乳期、饥饿状态。

② 内分泌疾病:主要见于胰腺疾病,如胰岛功能亢进、胰岛细胞瘤、胰腺癌、胰岛素及降糖药使用过量等。生长激素及肾上腺皮质激素缺乏也可引起低血糖,如呆小症、艾迪生病以及甲状腺功能减退症等。

③ 其他:见于急性肝炎、肝坏死、肝癌、心力衰竭所致的肝瘀血、急性酒精中毒和药物毒物引起的肝损害等,可因肝糖原代谢不足、贮存缺乏、糖异生障碍而导致低血糖;胃大部切除术后引起的倾倒综合征也常于餐后出现低血糖。

---

> **知识链接**
>
> **口服葡萄糖耐量试验**
>
> 葡萄糖耐量试验是一种葡萄糖负荷试验,用以了解机体对葡萄糖代谢的调节能力,主要用于诊断症状不明显或血糖升高不明显的可疑糖尿病,有静脉葡萄糖耐量试验、口服葡萄糖耐量试验(oral glucose tolerance test,OGTT)。正常人口服一定量的葡萄糖后,暂时升高的血糖刺激胰岛素分泌增加,可使血糖在短时间内降至空腹水平,此为耐糖现象。糖尿病时,口服一定量的葡萄糖后血糖急剧升高,超过肾糖阈出现糖尿,血糖2h内不能降至空腹水平(＞11.1mmol/L(200mg/dl)),称为糖尿病性糖耐量。

★ **考点提示:血糖测定的临床意义,口服葡萄糖耐量试验的用途**

## 二、血清电解质

### (一)血清钾、钠、氯化物测定

钾、钠、氯化物是人体体液中主要的电解质,对维持细胞的正常代谢和功能,水、电解质和酸碱平衡,以及细胞内外的渗透压均起着重要作用。

### 1. 标本采集

取空腹静脉血，不加抗凝剂。切勿溶血。

### 2. 参考值

(1) 血清钾　3.5～5.5mmol/L。

(2) 血清钠　135～145mmol/L。

(3) 血清氯化物　98～106mmol/L。

### 3. 临床意义

(1) 血清钾增高　血清钾＞5.5mmol/L 为高钾血症。常见于以下几种情况。

① 体内钾排出减少：急性肾衰竭和慢性肾衰竭肾排钾功能障碍、肾上腺皮质功能减退病所致肾排钾能力下降、长期应用抗醛固酮类药物或保钾利尿药所致的钾潴留等。

② 钾摄入量过多：食入或注入大量钾盐超过肾排钾能力所致的血清钾升高，如输入大量库存血、静脉误推氯化钾或静脉滴注氯化钾过速等。

③ 细胞内钾外移：溶血、严重烧伤、组织挤压伤、胰岛素缺乏、代谢性酸中毒、洋地黄中毒等均可致细胞内钾外流、外逸或重新分布引起血清钾增高。

(2) 血清钾降低　血清钾＜3.5mmol/L 为低钾血症。常见于以下几种情况。

① 体内钾排出过多：呕吐、腹泻、胃肠引流或胃肠功能紊乱所致胃肠道丢钾过多；服用排钾利尿药以及醛固酮增多症所致的肾排钾增多。

② 钾摄入量不足：长期低钾饮食或禁食后补钾不足、酒精中毒等。

③ 细胞外钾内移：胰岛素注射过量、代谢性碱中毒、心功能不全或肾性水肿等，因细胞外钾内流加速及重新分布，或因细胞外液过度稀释导致低钾血症。

(3) 血清钠增高　血清钠＞145mmol/L 时为高钠血症，临床较为少见。原因如下。

① 水丢失过多：长期呕吐、腹泻所致脱水、大量出汗、大面积烧伤及糖尿病性多尿、尿崩症等。

② 水摄入不足：长时间干渴无水摄入、不能进食及术后禁食者、静脉输液量不足等。

(4) 血清钠降低　血清钠＜135mmol/L 时为低钠血症，是电解质紊乱中最常见的一种。主要原因如下。

① 钠丢失过多：严重呕吐、腹泻、胃肠引流、大量出汗、大面积烧伤、广泛性炎症等，多因治疗时只注意补水但未充分补盐而引起；尿毒症或糖尿病合并代谢性酸中毒、服用大剂量利尿药、慢性肾上腺皮质功能减退时尿钠排出过多也可致低钠血症；穿刺抽液过多等也是钠丢失过多的原因之一。

② 水潴留（稀释性低钠）：心功能不全、急性或慢性肾功能不全、肝硬化低蛋白血症、长期使用激素治疗等所致的水潴留；补充过量液体也可致稀释性低钠。

(5) 血清氯化物增高　血清氯化物＞106mmol/L 为高氯血症。见于以下几种情况。

① 氯化物摄入过多：长期高盐饮食、静脉输入过多生理盐水等。

② 氯化物排出减少：急（慢）性肾小球肾炎导致的肾功能不全、尿路梗阻、心力衰竭等所致的肾排氯减少；癔症或药物刺激引起的过度换气也可因呼吸性碱中毒导致血清氯化物增高。

(6) 血清氯化物降低　血清氯化物＜98mmol/L 为低氯血症。原因如下。

① 氯化物排出过多：严重呕吐、腹泻、胃肠造瘘或引流等丢失大量含氯消化液而引起的血清氯化物降低；慢性肾上腺皮质功能减退症、肾衰竭时长期大量使用利尿药、严重糖尿病等均可导致氯化物经尿排出增加而出现低氯血症。

② 氯化物摄入不足：长期饥饿、神经性压食、无盐饮食等所致氯摄入量不足。

### (二) 血清钙、磷测定

钙、磷及镁是骨无机物的主要成分，血中钙、磷浓度受骨代谢调节激素（如活性维生素$D_3$、甲状旁腺激素和降钙素）调节，并有赖于骨质沉积（骨形成）和骨溶解（骨吸收）、肠黏膜吸收、肾排泄分泌等方面。

**1. 标本采集**

取空腹静脉血，不加抗凝剂，避免溶血。

**2. 参考值**

（1）血清总钙为 $2.25\sim2.75mmol/L$；离子钙为 $1.10\sim1.34mmol/L$。

（2）血清磷为 $0.97\sim1.61mmol/L$。

**3. 临床意义**

（1）血清钙增高　血清钙$>2.75mmol/L$ 为高钙血症。主要原因如下。

① 骨钙破坏释放加速及肾小管对钙重吸收增加：见于原发性或继发性甲状旁腺功能亢进症、原发性或转移性骨髓瘤、急性骨萎缩等。

② 肠道吸收及转运钙增加：可见于大量服用维生素 D 或对维生素过敏者引起的维生素 D 中毒。

（2）血清钙降低　血清钙$<2.25mmol/L$ 为降低，也称为低钙血症。临床发生率明显高于高钙血症，尤其多见于婴幼儿。主要原因如下。

① 甲状旁腺功能减退：原发性甲状旁腺功能减退症、甲状腺切除术或甲状腺癌放射治疗等引起的甲状旁腺损伤，可同时伴有血磷升高。

② 维生素 D 缺乏：婴幼儿生长期维生素 D 补充不足、阳光照射不足或消化不良、阻塞性黄疸、妊娠后期等情况导致的体内维生素 D 缺乏，可同时伴有血磷降低。

③ 其他：营养不良或胃肠功能紊乱所致的钙吸收减少；严重肝病、肿瘤、肾病综合征引起的血浆蛋白降低；慢性肾小球肾炎、肾病、尿毒症导致的远曲肾小管性酸中毒；新生儿低血钙、代谢性碱中毒离子钙减少引起的手足抽搐等。

（3）血清无机磷增高　血清无机磷$>1.61mmol/L$ 为升高。

① 病理性：见于原发性或继发性甲状旁腺功能减退症所致的尿磷排出减少，多发性骨髓瘤、骨折愈合期所致的血钙相对升高，尿毒症并发代谢性酸中毒及艾迪生病引起的磷吸收增加及排泄障碍，以及急性肝坏死、白血病等。

② 生理性：见于剧烈活动或补充过量维生素 D 等。

（4）血清无机磷降低　血清无机磷$<0.97mmol/L$ 时为降低。

① 病理性：见于甲状旁腺功能亢进症、骨软化症、佝偻病活动期、糖尿病及肾小管变性所致的尿磷排泄增加，长期腹泻或吸收不良引起的磷吸收减少等。

② 生理性：见于妊娠妇女、长期在日照长的极地生活等。

★ **考点提示：血清电解质测定的临床意义**

## 三、血清脂质

血清脂质测定主要包括总胆固醇、三酰甘油及脂蛋白（LDL-C、HDL-C）等项目，测定标本需要采取空腹血标本，并及时送检。

### （一）血清总胆固醇测定

总胆固醇（total cholesterol，TC）包括游离胆固醇和胆固醇酯两部分。

**1. 参考值**

合适水平：＜5.18mmol/L；边缘水平：5.18～6.19mmol/L；升高：≥6.22mmol/L。

**2. 临床意义**

影响 TC 水平的因素包括年龄、性别、饮食、遗传等因素影响。TC 水平往往随年龄上升，但到老年时有所下降，中青年女性低于男性，50 岁之后女性高于男性；高胆固醇、高热量饮食习惯可使 TC 升高；缺少运动、脑力劳动、压力过大等均可使 TC 升高。

（1）TC 升高　动脉粥样硬化导致的疾病如心脏病、脑血管疾病等；内分泌及代谢性疾病如甲状腺功能减退症、糖尿病及酮症酸中毒等；肾疾病如肾病综合征等；其他也可见于长期高脂饮食、过度肥胖、妊娠期、极度精神紧张等。

（2）TC 降低　甲状腺功能亢进症，严重的肝疾病如肝硬化、急性肝坏死等，其他如营养不良、恶性肿瘤、贫血等。

### （二）血清三酰甘油测定

三酰甘油（triglyceride，TG）是脂肪组织的主要成分。

**1. 参考值**

合适水平：＜1.70mmol/L；边缘水平：1.70～2.25mmol/L；升高：≥2.26mmol/L。

**2. 临床意义**

三酰甘油水平高低受饮食习惯影响较大，是动脉粥样硬化的危险因素之一。

（1）TG 增高　冠心病、原发性血脂紊乱、阻塞性黄疸、肾病综合征、痛风、甲状旁腺功能减退症、糖尿病、肥胖症等。

（2）TG 减低　严重的肝疾病、吸收不良、甲状腺功能亢进症、肾上腺皮质功能减退症等。

## 四、血清脂蛋白

脂蛋白是脂类在血液中存在、转运及代谢的主要形式。利用超速离心法根据密度不同可将脂蛋白分为乳糜微粒（chylomicron，CM）、极低密度脂蛋白（very low density lipoprotein，VLDL）、低密度脂蛋白（low density lipoprotein，LDL）、高密度脂蛋白（high density lipoprotein，HDL）。LDL 的主要作用是将胆固醇运送至组织细胞内，故可促进动脉粥样硬化的发生、发展，是动脉粥样硬化的危险因子之一。HDL 可将胆固醇从外周组织转运回肝进行代谢，所以有抗动脉粥样硬化的作用。临床上脂蛋白的定量通常以其胆固醇的含量来反映，即低密度脂蛋白胆固醇（LDL-C）、高密度脂蛋白胆固醇（HDL-C）。血清脂蛋白的分析常见有脂蛋白电泳和脂蛋白的直接测定。

**1. 参考值**

血清脂蛋白电泳 CM 阴性；VLDL 13%～25%；LDL 50%～60%；HDL 30%～40%。

（1）LDL-C　成人：＜3.37mmol/L；边缘水平：3.37～4.12mmol/L；升高：≥4.14mmol/L。

（2）HDL-C　成人：≥1.04mmol/L；降低：＜1.04mmol/L；升高：≥1.55mmol/L。

### 2.临床意义

（1）HDL-C 与冠心病的发病呈负相关，HDL 增高可以防止动脉粥样硬化，预防冠心病。HDL 减低常见于动脉粥样硬化、糖尿病、肾病综合征等。

（2）LDL-C 水平增高与冠心病发病呈正相关，因此 LDL 可以作为判断冠心病发病危险性的重要指标。LDL 减低见于甲状腺功能亢进症、肝硬化、营养不良、恶性肿瘤、贫血等。

---

**知识链接**

#### 脂蛋白（a）的测定

脂蛋白（a）［LP(a)］是血液中脂蛋白的成分之一，由肝合成，结构复杂。LP（a）的结构蛋白中既含有 ApoB，又有特征性的载脂蛋白 Apo（a），且 Apo（a）分子中含有与纤溶酶原同源的抗原决定簇，加之 Apo（a）的分子量变异较大，这些因素造成了 LP（a）测定方法学上的复杂性。LP（a）结构与 LDL 相似，所不同的是 Lp（a）还含有特殊的载脂蛋白 Apo（a），增高可能引起血栓形成。LP（a）是动脉粥样硬化性疾病的独立危险因素，与动脉粥样硬化呈正相关，可作为冠心病的预后指标。

---

★ 考点提示：胆固醇、三酰甘油、HDL-C 和 LDL-C 测定的临床意义及其与动脉粥样硬化的关系

（李晶琴）

# 第十节　血糖测定实训指导

## 实训　快速血糖测定仪测定血糖

【实训目的】

熟悉快速检测血糖的床旁诊断技术与方法。

【器材试剂】

1.快速血糖仪。

2.配套血糖试纸条。

3. 75％乙醇棉球。

【实训方法】

1.打开血糖仪开关，根据使用说明书校准仪器。准备好血糖试纸条。

2.75％乙醇棉球消毒左手无名指指腹，待干。

3.事先调整好深度的采血笔刺破消毒部位，血液自然流出足够的量。

4.试纸条一侧插入仪器，另一侧吸取血液。

5.等待一段时间（根据说明书要求），读取血糖数据。

**【注意事项】**

1.取血过程中不能过分进行按摩和用力挤压，以免血液中混入组织液，造成结果偏低。

2.取血量要充足，如果血量不足会导致测定结果的不准确。

3.将血吸到试纸专用区域后等待结果，应注意吸血后等待的时间，否则可引起测量不准确。

4.多人共用采血笔时，使用前用75％乙醇棉球分别消毒笔尖。

（李晶琴）

## 思考题

1.实验室检查标本采集、处理的一般要求有哪些？

2.血常规主要包括哪几类检查项目？简述其临床应用。

3.什么是核左移、核右移？

4.简述贫血的诊断和发病机制。

5.如何筛查内、外源性凝血系统缺陷？

6.如何鉴定ABO血型和Rh血型？

7.简述病理性蛋白尿的临床意义。

8.常见管型有哪几种？

9.肾小球滤过功能的评价试验有哪些？

10.简述尿液标本采集方法及其注意事项。

11.简述粪便标本采集方法及其注意事项。

12.粪隐血试验的临床应用有哪些？

13.常用精液检查项目有哪些？

14.简述胆红素检查对黄疸的鉴别意义。

15.简述肝病常用的酶学指标及其对肝病的意义。

16.漏出液与渗出液的鉴别要点有哪些？

17.简述血糖测定的临床意义。

18.简述三酰甘油和胆固醇测定的临床意义。常规脂类测定项目与动脉粥样硬化的关系如何？

# 第十章

# 护理诊断与护理病历书写

⊙∘∘∘∘∘∘∘∘∘∘∘∘∘∘∘∘∘∘∘∘∘∘∘∘∘∘∘∘∘∘∘∘
∘∘∘∘∘∘∘∘∘∘∘∘∘∘∘∘∘∘∘∘∘∘∘∘∘∘∘∘∘∘∘∘∘∘

【学习目标】

◆ **掌握**：护理诊断的定义；护理诊断与医疗诊断的区别；护理诊断的构成；护理诊断的陈述；护理诊断的步骤。

◆ **熟悉**：诊断常用的临床思维方法。

◆ **了解**：合作性问题的概念及与护理诊断的区别。

## 案例导入

**案例回放：**

针对某一上消化道出血伴柏油样便的患者，两位护士在收集、分析和归纳资料的基础上分别作出了与之相关的护理诊断。现将两位护士所作护理诊断的陈述展示如下。护士甲：上消化道出血与十二指肠球部溃疡有关。护士乙：排便异常、柏油样便与进食不规则所致消化性溃疡并发上消化道出血有关。

**思考问题：**

请分析并判断两位护士中谁的陈述是错误的？为什么？

# 第一节　护理诊断

护理诊断的概念最早于 20 世纪 50 年代由美国的 McManus. Virginia Fry 等提出，是护士对患者存在的急需采取护理干预的健康问题所提出的定义。1990 年北美护理诊断协会（North Nursing Diagnosis Association，NNDA）将护理诊断定义为：护理诊断是护士针对个体、家庭、社区对现存或潜在的健康问题或生命过程的反应所做出的临床判断。护理诊断有别于医疗诊断：护理诊断是护士在工作职责范围内选择护理措施的基础，为护士使用的专有名词，侧重于对患者、家庭或社区现存或潜在的健康问题的反应；患者的护理诊断可随病情的转归发生改变，这些问题可通过护理手段解决。医疗诊断是医生使用的专有名词，用于确定某患者的疾病或病理状态，侧重于对疾病的病因、解剖、病理生理等做出判断，这些问题需要通过药物或手术治疗方能解决。

# 一、护理诊断的组成

## （一）现存性护理诊断

现存性护理诊断是对患者已出现的对健康状况或生命过程的反应所做的描述，由名称、定义、诊断依据和相关因素 4 部分组成。

### 1. 名称

名称是针对患者的健康状态或疾病反应所做的概括性描述，常用修饰语：增加、过多、减少、缺乏、缺陷、不足、改变、紊乱、功能障碍、受伤、受损、无效或低效等。如口腔黏膜改变、组织完整性受损等。

### 2. 定义

定义是对护理诊断名称准确、清晰的描述和进一步的解释，以区别于其他诊断。

### 3. 诊断依据

诊断依据为评估阶段收集到的患者的主观或客观资料，包括患者的症状、体征、病史或存在的危险因素等，是护士下达诊断的临床依据。可分为主要依据和次要依据。NANDA 认为主要依据 80%～100% 的患者都存在，因而诊断中必须具备其中至少一项以上的依据，如"体温过高"必须具备口腔温度高于 37.8℃或肛温 38.8℃的条件。次要依据对诊断有支持作用，50% 的患者都会共存的依据，如皮肤发热发红对"体温过高"的诊断有支持作用，但不是不可缺少的条件。

### 4. 相关因素

相关因素是促成护理诊断成立和维持的原因或情景，为导致患者健康问题发生的直接原因、促发因素或危险因素。可归纳为以下几点。

① 病理生理因素：与生理或心理有关的健康影响因素，如瘫痪会引起"完全性尿失禁"和"躯体移动障碍"等问题。

② 与治疗相关的因素：因用药、检查、手术而无可避免出现的问题，如气管切开的患者在使用气管套管期间会出现"语言沟通障碍"的问题。

③ 心理或情景因素：涉及环境、家庭、社区个人生活和角色等诸方面影响健康的因素，由住院、迁居、离婚等环境或情景改变，压力刺激引发的健康问题。

④ 发展成熟因素：与年龄有关的健康影响因素，比如青春期、更年期的特殊改变引发的健康问题。

## （二）危险性护理诊断

危险性护理诊断是护士对易感的个体、家庭或社区对健康状况或生命过程可能出现反应所作出的临床判断，由名称、定义和危险因素 3 部分组成。

### 1. 名称

在对患者改变的健康简明的描述中，冠以"有……危险"，为危险性护理诊断名称的表述形式，如"有皮肤完整性受损的危险"。

### 2. 定义

定义与存在性护理诊断相同，在危险性护理诊断中应该清楚、准确地表明某一诊断的定义。

### 3. 危险因素

危险因素是指导致患者健康状况改变发生可能性增加的因素，症状和体征是确认现存性护理诊断的依据，与之不同的是，危险因素是确认危险性护理诊断的依据。危险因素的来源与现存性护理诊断的相关因素相同。

### （三）健康促进护理诊断

健康促进护理诊断是护士对患者从某一特定的健康水平向更高的健康水平转变所做的临床判断。健康促进护理诊断仅包含名称一个部分而无相关因素。名称由"潜在……增强"与更高的健康水平组成，如"潜在的精神健康增强"。

### （四）综合征

综合征是对一组特定且同时发生的，最好采用相似的措施进行干预的现存性护理诊断或危险性护理诊断的描述。综合征仅有名称，如"创伤后综合征"、"有创伤后综合征的危险"。

此外，在确认护理诊断的过程中也可采用可能的护理诊断这一过渡的护理诊断形式。

★ 考点提示：护理诊断的组成

## 二、护理诊断的陈述方式

#### 1. 现存的护理诊断

现存的护理诊断是指护士对个体、家庭或社区已出现的、当前存在的健康问题或生命过程的反应所做的描述。如"体温过高"、"皮肤完整性受损"等。陈述方式：问题＋症状，体征＋原因。问题（problem），症状和体征（signs and symptoms），原因（etiology），取其英文第 1 个大写字母简略表示为 PSE 公式。如"皮肤完整性受损（P）：骶尾部破溃（S），与长期卧床不能活动有关（E）"。

#### 2. 高危问题的护理诊断

高危问题的护理诊断是指护士依据临床经验，对易感患者极可能会出现的健康状况或反应做出的预测。如"有皮肤完整性受损的危险"、"高危险性窒息"等。陈述方式：问题＋原因，或诊断名称＋相关因素，即 PE 公式。如"高危险性窒息（P）：与经常性咯血有关（E）"。

#### 3. 健康的护理诊断

健康的护理诊断是对护理对象从特定的健康水平向更高层次健康水平发展的护理诊断。陈述方式：只有护理诊断，即 P 公式。如"母乳喂养有效（P）"、"寻求健康行为（P）"。

★ 考点提示：护理诊断的陈述方式

## 三、合作性问题

合作性问题是指需要护士通过观察和监测以及时发现的某些疾病过程中的并发症。护士以执行医嘱和采取护理措施减少其发生的方式处理合作性问题，但不能预防和独立处理。

（1）合作性问题与护理诊断的区别　在临床实践中，护士通过护理措施可以预防和独立处理的并发症为护理诊断，如长期卧床导致皮肤受压可导致褥疮，这一并发症可通过护理措施加以预防，此时可提出"有皮肤完整性受损的危险"的护理诊断。护士不能预防和独立处理的并发症是合作性问题，如急性广泛前壁心肌梗死的患者于发病后 24h 内最易出现较为严重的心律失常，由于护士无法通过护理措施预防心律失常并发症的发生，此时应提出"潜在并发症：心律失常"这一合作性问题。

（2）合作性问题的陈述方式　合作性问题均以"潜在并发症"开始，其后为潜在并发症的名称，如"潜在并发症：心律失常"。

## 四、护理诊断的步骤

### （一）收集资料

资料收集的范围包括身体的、心理的和社会等方面；根据资料的性质，可分为主观资料和客观资料；资料收集的对象可以是患者本人、知情者、医护人员等。重点是如何保证所收集资料的全面性、真实性和准确性。

#### 1. 资料的全面性

可根据收集资料的不同组织形式，逐项检查有无遗漏。临床常用的资料组织形式有：①生理、心理及社会系统模式；②Marjory Gordon 的 11 个功能健康型态模式；③人类反应型态模式。

#### 2. 资料的真实性和准确性

导致主观资料不真实、不准确的可能原因包括：①患者的理解力或语言表达能力差；②患者有意夸大或隐瞒；③代述者不能真实体验病者的痛苦和感受，或不完全了解病情；④护士的主观臆断。

导致客观资料不真实、不准确的可能原因包括：①护士的认识不足，未能进行全面、认真和细致的检查；②检查方法不正确、不熟练；③医学知识及临床经验不足；④由于各种原因不能对患者进行满意的检查；⑤实验室及其他检查结果不真实或错误。

护士应根据具体情况对资料的真实性和准确性作出恰当的判断，确认有无上述情况存在而导致资料的相互矛盾和不真实。一旦发现，一定要采取适当的方式及时予以纠正。

### （二）分析与综合资料

#### 1. 寻找有意义的资料和线索

其过程包括：将所收集的资料与正常参考值进行比较，作出正常与异常的判断；确定各资料之间的相互联系，保留有意义的资料，去除无关资料。

#### 2. 形成诊断假设

初步确定护理诊断及其相关因素：其过程包括：①根据所找到的有意义的资料及其相互关系，作出可能的合理解释，形成假设；②经过进一步的分析和推理，提出可能的护理诊断及其相关因素；③继续寻找其他可能支持或否定的资料和线索。

注意事项：要尽可能将有关信息综合起来考虑，绝不能根据单一的资料和线索就轻易得出结论；即使有多个资料和线索支持，也要注意是否还需要其他的资料支持；尽可能给出更多的可能的假设。

护理诊断不同于医疗诊断。医疗诊断反映的是一种疾病或病理状态，用以指导治疗。而护理诊断反映的是患者对现存的或潜在的健康问题的反应，是对患者所面临的健康问题给本人及其家庭所带来的各方面影响的全面理解。对患者来讲，其医疗诊断可能只有一个，但其护理诊断可能有多个。此外，由于生理状态、认知水平、个人经历和应对策略等的不同，同样的健康问题对不同的个体可能产生不同的影响，因而其护理诊断也会不尽相同。

### （三）确立、验证与修订护理诊断

经过反复分析、综合、推理、判断，对所提出的可能护理诊断进行评价和筛选，最后对照相应的护理诊断标准作出恰当的护理诊断。

在护理诊断的评价和筛选过程中，一定要注意各诊断之间的相互关系，以能够真实、准确、恰当地反映患者的护理需求，有助于护理计划的制订为原则，并非提出的护理诊断越多越好。

### （四）护理诊断排序

一般情况下，患者往往存在多个护理诊断和合作性问题。因此，还需要根据护理诊断的重要性和紧迫性确定其主次顺序。一般按优先诊断、次优诊断和其他诊断的顺序排列。

注意事项：护理诊断的先后顺序并不是固定不变的，是随着疾病的进展、病情及患者反应的变化而发生变化；危险性护理诊断和潜在并发症，虽然目前尚未发生，但并不意味着不重要；在遵循护理的基本原则的前提下，对患者主观感觉最为迫切的问题可以考虑优先解决。

## 五、护理诊断常用的思维方法

### （一）比较与类比思维

#### 1. 比较

比较是确定事物异同关系的思维过程和方法，思维操作的基础。

（1）比较的作用　有助于对事物进行分类考察；有助于对事物进行全面分析，完整地认识事物的特性；有助于深入分析和探究事物的内在联系。

（2）比较的原则　应在同一关系上进行，即被比较的事物必须有可比性；必须坚持在同一标准条件下进行；应力求对事物进行全面比较；应注意抓住事物的本质属性。

#### 2. 类比

类比是指根据两个对象在某些属性上相同或相似，从而推出它们在其他属性上也相同或相似的思维过程和方法。

（1）类比的特点　有效地提出新问题和获得新发现；具有较大的灵活性；不具有必然性。

（2）类比的原则　尽量扩大类比的范围；类比中共有或共缺的属性应该是本质属性；要尽量分析、比较两个类比对象之间的差异性，还要与其他方法相结合，尽量避免因忽视重要差异而犯"机械类比"错误。

#### 3. 类比与比较的关系

类比与比较既相互联系，又相互区别。类比以比较为基础，但其全面性不如比较。类比是相似物的相似性比较，属于异中求同；比较则即可异中求同，也可同中求异。

#### 4. 在护理诊断过程中的应用

通过比较可以对资料进行分类，有助于保证资料收集的全面性以及确定不同资料之间的相互联系，也可以通过与正常值之间的比较判断患者的正常和异常表现；通过类比可有助于分析和解释正常或异常表现的可能原因，预测可能潜在的健康问题以及核实资料和澄清的真实性和准确性。

## （二）分析与综合思维

### 1. 定义

分析是将事物的整体分解为各个部分，然后分别加以研究的思维过程和方法。综合则是将事物的各个部分根据其内在的联系统一为一个整体而加以考察的思维过程和方法。

### 2. 分析与综合的关系

分析是认识事物整体的必要阶段，但由于其所着眼的是事物的局部，易导致认识的片面性。综合则是抓住各要素之间的内在联系，从而把握事物整体的本质和规律。分析与综合是互相渗透和转化的，在分析的基础上进行综合，在综合的指导下进行分析。通过分析—综合—再分析—再综合，如此循环往复，可使认识不断深化，从而全面深刻地揭示事物的本质和规律。

### 3. 在护理诊断过程中的应用

对资料的分类、解释以及确立和修订护理诊断的整个过程都贯穿了分析—综合—再分析—再综合的思维过程和方法。

## （三）归纳与演绎思维

### 1. 归纳

归纳是从若干个别性事实概括出一般性结论的思维过程和方法。
（1）归纳的特点　具有概括性；具有扩展性；不具有必然性。
（2）归纳的作用　对定律和理论的发现与形成具有重要意义；有助于扩展人们的认识领域。

### 2. 演绎

演绎是从一般性知识过渡到特殊知识的思维过程和方法。
（1）演绎的特点　从普遍到特殊；不越雷池；具有必然性。演绎思维结论的真实性，既依赖于逻辑形式的正确，又依赖于前提的真实。
（2）演绎的作用　对于论证理论具有重要作用；对于解释或预见事实具有重要意义；有利于深化认识领域。

### 3. 归纳与演绎的关系

归纳与演绎虽各有特点，但也密切联系，两者相辅相成，互相渗透，互相补充，在一定条件下相互转化。

### 4. 在护理诊断过程中的应用

确定和修订护理诊断；预测患者潜在的健康问题。

## （四）评判性思维

评判性思维是以存疑的态度对相信什么或者做什么作出合理决定的思维能力。在确立护理诊断的临床思维过程中必须要具有评判性思维的意识和能力。

### 1. 良好的思维品质

良好的思维品质应包括以下几个方面：思维的清晰性、相关性、一致性、正当性和预见性。

### 2. 评判性思维能力的培养

要具有评判性思维的意识；要树立深思熟虑的态度，尤其是理智的怀疑和反思态度；要能够正确运用各种科学思维方法；要在实践中不断的练习和应用。

## Marjory Gordon 的 11 个功能健康型态模式评估个例

1.健康感知-健康管理型态

患者积极配合治疗和护理，无吸烟，饮酒。定期产检。2016 年体检提示多囊卵巢综合征，中药治疗至本次妊娠前，停经 3 个月，阴道流血多次，予黄体酮肌内注射 2 个月，口服补佳乐治疗 2 个月，中药治疗至停经 5 个月。定期产前检查。半月前产检发现血压偏高 144/95mmHg 左右，双下肢水肿，予心内科就诊，口服苯磺酸氯氨地平（络活喜）降压治疗。今来院就诊，测尿蛋白（＋＋＋），血压 155/95mmHg。建议住院治疗而收治。

2.营养-代谢型态

孕期精神佳，食欲尚可，无饮食限制，咀嚼正常，牙齿无问题，体重随孕周增加。产科检查：宫底高 27cm，腹围 101cm，胎位 LOA。无皮肤、黏膜破损。孕妇四肢水肿。生化检查：尿酸偏高，钙离子偏低。

3.排泄型态

平素大小便正常，入院后排便颜色正常，尿量减少。

4.活动-运动型态

患者生活自理，穿衣、行走、洗漱等。入院后活动明显减少，卧床休息，床上活动，肌张力减弱。

5.睡眠-休息型态

平素睡眠可，入院后睡眠习惯受影响改变，每日睡眠时间为 8h，无需借助药物或其他辅助治疗。

6.认知-感知型态

患者神志清，思维清晰，能理解健康宣教内容。无头晕头痛，无视物模糊，无胸闷气急，无恶心呕吐，无腹痛，无阴道流血、流液，自数胎动正常，听胎心无殊。

7.自我感知-自我概念型态

患者入院时对自身疾病缺乏充分的认识，现对妊娠高血压的治疗有较清晰的认识。自我感觉良好，无抑郁、情绪平稳。

8.角色-关系型态

患者已婚，住院期间母亲和丈夫陪护，照顾周到，家庭关系和睦。能适应患者角色，积极配合医生的治疗。

9.性-生殖型态

适龄结婚，夫妻关系和睦。生殖史 0-0-0-0。

10.应对-应激耐受型态

患者偶尔紧张，担心病情与胎儿，能主动与护士诉说自身感受，尽快适应医院环境，积极配合治疗和护理工作。家人陪护在身边，给予鼓励。

11.价值-信念型态

患者认为健康是最重要的，无宗教信仰。自身及家属对疾病治疗有信心，认为健康是最重要的。

（苗　鑫）

# 第二节 护理病历书写

【学习目标】
◆ **掌握**：护理病历书写的基本原则与基本要求；护理病历的构成；入院患者护理评估单、护理记录单的记录内容与书写要求。
◆ **熟悉**：护理病历书写的目的与意义，护理计划单、健康教育计划单的记录内容与书写要求。
◆ **了解**：其他护理病历的记录内容与书写要求。

## 案例导入

**案例回放：**

　　7年前，王某把怀有双胞胎的妻子送进医院，不久第1胎顺利出生，但1个多小时后第2名男婴才出生，比正常娩出时间迟了近半小时。第2名男婴一出生便有窒息、抽搐现象，其后诊断为"脑瘫"。王某将医院告上法庭，法院先后委托司法部技术鉴定中心、中华医学会鉴定"医院在诊疗、护理过程中有无过错"，但两部门都认为原始病历中护理记录有30处涂改，真实性已受到质疑，鉴定无实际意义，因此均不予受理。经过3年多的等待，王先生今日一审获赔20万元。

**思考问题：**

　　你知道问题出在哪吗？

　　护理病历是病历资料的组成部分，是护士为患者解决健康问题、提供护理服务的全程记录。完整的护理病历包括患者的健康状况、护理诊断、预期目标和护理措施及效果评价的系统记录。护理病历记录了个体健康转归的动态过程，不仅为护理工作的开展、护理科研与教学的开展提供基本的资料，同时还是医生下达诊断和调整治疗方案的重要参考资料；在某些特殊情况下，护理病历还将成为医疗纠纷和法律诉讼案件中的重要依据。

## 一、书写要求

### 1. 内容真实、全面

　　护理病历必须客观真实地反映护理对象的健康状况、病情变化及采取护理措施后连续观察的结果等。要求护士要认真、仔细、全面、系统地收集护理对象的有关资料，绝不能以主观臆断代替真实而客观地评估。

### 2. 描述要精练，用词要准确

　　护理病历的书写应使用规范的医学词汇、术语及适当的外文缩写，无正式中文译名的症状、疾病名称等也可以使用外文。力求内容精练、准确，重点突出，条理清楚。

### 3. 按规定格式并及时书写

　　目前全国各医疗单位尚无统一的护理病历格式，但每个单位都有自己的规定和要求，必须按规定的格式及时书写，以便随时反映护理对象的健康状况，并进行比较分析。因抢救急危重症患者，未能及时书写护理记录时，应在抢救结束 6h 内据实补记，并加以注明。

### 4. 书写要全面、工整

护理病历书写要全面，字迹要工整，不得采用刀刮、胶粘、涂黑、漂白等方法掩盖或去除原来的字迹，如确实需要改错，应当用双横线划在原错字（词、句）上，在其上方写上正确的内容，并签全名和注明时间，保持原始记录清晰可辨。

## 二、格式与内容

护理记录的内容包括护理病历首页（入院患者护理评估单）、护理计划单、护理记录单、出院评估单和健康教育计划单。各表格在国内尚无固定的模板和内容要求，即便是同一所医院，为突出专科特点，科室间使用的表格也略有不同。2010 年 7 月卫生部下达《卫生部关于加强医院临床护理工作的通知》和《卫生部关于印发〈病历书写基本规范〉的通知》要求减轻临床护士书写护理文书的负担，使护士有更多时间和精力投入到直接的护理服务中以提高护理质量。其中明确提出需要护士完成的护理文书包括体温单、医嘱单、手术清点记录、病重（病危）患者护理记录。目前体温单、医嘱单在各地方的医院多以电子表格的形式存在，本文不作详述。

### （一）入院患者护理评估单

入院患者护理评估单是护理病历的首页，是患者入院后由责任护士或值班护士书写的首次护理评估记录。

#### 1. 记录对象

所有新入院患者。

#### 2. 记录内容

一般资料、健康史、体格检查和辅助检查。

#### 3. 书写要求

应由责任护士或值班护士在患者入院后 24h 内完成；填写要求无漏项，使病历参阅者对患者的健康状况有明确认识。

### （二）护理计划单

记录了根据护理诊断或合作性问题而设计的使患者尽快、尽好地恢复健康的计划，是临床进行护理活动的依据。通过护理计划单可了解患者在整个住院期间存在的所有护理问题、实施的措施及效果，提示已解决的护理问题、出院时仍存在的护理问题、需在出院后进一步采取的措施。护理计划单可根据患者的情况随时修订。临床上常采用的表格式护理计划单见表 10-1。

#### 1. 记录对象

住院患者。

#### 2. 记录内容

记录内容包括确立护理诊断/合作性问题的时间、名称、预期目标、护理措施、停止时间、效果评价和护士签名。

#### 3. 书写要求

护理诊断应有相关因素和诊断依据；护理目标应切实可行；护理措施应有针对性、可行性、安全性、配合性和科学性；效果评价应及时。

**表 10-1　护理计划单**

科室：_____　床号：_____　姓名：_____　年龄：_____　医疗诊断：_____　住院号：_____

| 日期 | 护理诊断 | 护理目标 | 护理措施 | 签名 | 停止时间 | 效果评价 | 签名 |
|---|---|---|---|---|---|---|---|
|  |  |  |  |  |  |  |  |
|  |  |  |  |  |  |  |  |
|  |  |  |  |  |  |  |  |
|  |  |  |  |  |  |  |  |

## （三）护理记录单

护理记录单是指护士遵医嘱和病情对患者住院期间护理过程的客观记录。临床上，对病重、病危患者及病情发生变化、需要监护的患者都应有护理记录。主要包括一般患者护理记录（例子见表 10-2）和病重（病危）患者护理记录（例子见表 10-3）。

### 1. 记录对象

病重、病危患者及病情发生变化、需要监护的患者。

### 2. 记录内容

生命体征、出入液量、病情观察、护理措施和效果等。

### 3. 书写要求

记录应当体现专科护理特点（例子：手术清点记录，见表 10-4）；记录时间应当具体到分钟；根据患者情况决定记录频次，病情变化随时记录；因抢救急危患者未能及时书写护理记录，护士应当在抢救结束后 6h 内据实补记。

**表 10-2　一般患者护理记录单**

科室：_____　床号：_____　姓名：_____　年龄：_____　医疗诊断：_____　住院号：_____

| 日期 | 时间 | 护理记录 | 签名 |
|---|---|---|---|
| 2017-03-03 | 10:00 | 　患者自诉发热，咳嗽，咳灰白色痰，痰量不多，易于咳出。出汗较多，口干，今晨饮水约 400ml。<br>　身体评估：T 39.1℃，P 90 次/分，R 20 次/分，BP 110/80mmHg。<br>　给予乙醇擦浴，并遵医嘱给予青霉素 480 万 U＋0.9％氯化钠注射液 500ml，bid，静脉滴注。嘱患者多饮水，以补充因出汗丢失的液体，适当选择自己喜欢的果汁类饮料，补充维生素和盐类。 | 王×× |

**表 10-3　病重（病危）患者护理记录单**

科别_____　床号_____　姓名_____　年龄_____　性别_____　住院病历号_____　入院日期_____　诊断_____

| 时间 / 日期 | 瞳孔 | 体温 ℃ | 脉搏 次/分 | 呼吸 次/分 | 血压 mmHg | 入量 名称 | 入量 ml | 出量 名称 | 出量 ml |  | 病情观察及措施 | 签名 |
|---|---|---|---|---|---|---|---|---|---|---|---|---|
|  |  |  |  |  |  |  |  |  |  |  |  |  |
|  |  |  |  |  |  |  |  |  |  |  |  |  |
|  |  |  |  |  |  |  |  |  |  |  |  |  |
|  |  |  |  |  |  |  |  |  |  |  |  |  |
|  |  |  |  |  |  |  |  |  |  |  |  |  |
|  |  |  |  |  |  |  |  |  |  |  |  |  |

表 10-4　手术清点记录

科别_____ 姓名_____ 性别_____ 年龄_____ 诊断_____ 住院病历号_____ 血型_____

手术日期_____年_____月_____日　手术名称_____　输血量_____ml　输入血型_____

手术时间_____　麻醉方式_____　手术体位_____　术前皮肤状态_____

| 器械名称 | 术前 | 关体腔前 | 术后 | 器械名称 | 术前 | 关体腔前 | 术后 | 器械名称 | 术前 | 关体腔前 | 术后 |
|---|---|---|---|---|---|---|---|---|---|---|---|
| 卵圆钳 | | | | 肾蒂钳 | | | | 腹腔牵拉器 | | | |
| 巾钳 | | | | 输尿管钳 | | | | 胸腔牵拉器 | | | |
| 持针钳 | | | | 沙式钳 | | | | 有齿镊 | | | |
| 组织钳 | | | | 持瓣钳 | | | | 无齿镊 | | | |
| 大弯血管钳 | | | | 阻断钳 | | | | 刀柄 | | | |
| 弯血管钳 | | | | 肺叶钳 | | | | 手术剪 | | | |
| 直血管钳 | | | | 房钳 | | | | 吸引头 | | | |
| 蚊式钳 | | | | 心耳钳 | | | | 电烧(头) | | | |
| 直角钳 | | | | 气管钳 | | | | 大纱布 | | | |
| 扁桃腺钳 | | | | 剥离子 | | | | 小纱布 | | | |
| 柯克钳 | | | | 髓核钳 | | | | 盐水垫 | | | |
| 胃钳 | | | | 咬骨钳 | | | | 纱条 | | | |
| 肠钳 | | | | 骨刀凿 | | | | 棉球 | | | |
| 取石钳 | | | | 拉钩 | | | | 阻断带 | | | |
| 胆石刮 | | | | 刮匙 | | | | 缝合针 | | | |
| 胆道探子 | | | | 脊柱牵拉器 | | | | 注射器 | | | |

入室时间：　　　　　麻醉时间：　　　　　手术时间：　　　　　出室时间：

意识：　　　　　　　血压：　　　　　　　脉搏：　　　　　　　皮肤：

尿量：　　　　　　　输液量：　　　　　　出室液体：　　　　　标本：

手术者：　　术后物品清点护士：　　病房接诊护士：　　洗手护士：　　巡回护士：

## （四）出院评估单

患者出院时，护士应书写出院记录并在其出院前完成。出院评估单包括出院小结和出院指导，即概括性总结患者在住院期间的治疗和护理经过、出院时的情况、仍存在的护理问题、应采取的措施，以及出院后应进行的指导等（表 10-5）。

## （五）健康教育计划单

健康教育计划单是对到医院接受医疗保健服务的患者及其家属所实施的有目的、有计划、有系统的健康教育活动的护理记录。健康教育的方式可采用讲解、示范、模拟、提供书面或视听材料，以及患者之间的经验交流进行一次或多次教育。例如，呼吸内科支气管哮喘患者的健康教育计划单见表 10-6。

### 1. 记录对象

所有住院患者和（或）家属。

### 2. 记录内容

入院教育、住院教育（包括术前和术前教育）和出院教育。

**表 10-5　出院评估单**

科室:心内科　床号:1床　姓名:×××住院号:12345

出院小结:(治疗经过、仍然存在的问题、应采取的措施)

　　患者因"心前区疼痛5日,加重1日"于2016年5月8日5:30收入院。5日前患者感心前区疼痛,近几日来反复发作,晚间突然疼痛加重,出冷汗即来我院就诊,诊断为"急性心肌梗死",入院后护理诊断"疼痛:心前区痛""气体交换受损""活动无耐力"。经系统护理、抗感染、扩血管药物治疗治愈,于2016年6月8日出院。

出院指导:

1. 饮食

(1)饮食类型:半流质饮食。

(2)限制饮食:限制钠盐摄入,少吃高胆固醇、高脂饮食,如肥肉、动物内脏等食物。

2. 活动与休息

(1)日常活动:☑ 无限制　□有限制

(2)限制活动:避免劳累、防止情绪激动。

(3)活动形式:每日室外散步。

(4)活动量:1～2h/d。

3. 特别指导

(1)出院带药物:＿＿＿＿＿＿＿＿＿

| 名称 | 剂量 | 服药时间 | 特别指导 |
|---|---|---|---|
| 硝酸甘油 | 0.6mg | 必要时服用 | 舌下含服 |

(2)复诊时间、科室:1个月后心内科门诊复查。

(3)出现下列情况应及时就诊:心前区疼痛剧烈、难以忍受,舌下含服硝酸甘油疗效差时应及时就医。

(4)其他:＿＿＿＿＿＿＿＿＿＿

出院指导者签名:王××

患者或家属签名:×××

指导时间:2016年6月8日

### 3. 书写要求

　　入院教育由在班护士在本班内完成;分别需要患者或家属、当班护士签全名;每位住院患者健康教育不少于3次(入院、住院和出院),手术患者及特殊检查(或操作)前、后都应有一次健康教育。

**表 10-6　支气管哮喘患者健康教育计划单**

科室:＿＿＿＿＿　床号:＿＿＿＿＿　姓名:＿＿＿＿＿　住院号:＿＿＿＿＿

| 教育内容 | 宣传教育日期及签名 | 评价 | | |
|---|---|---|---|---|
| | | 部分掌握 | 完全掌握 | 评价者 |
| 介绍主管医生、专业护士、住院环境 | | | | |
| 病房管理要求、房间整洁的意义 | | | | |
| 了解并能说出诱发哮喘的因素,如过敏因素、气候改变、剧烈运动、情绪激动等 | | | | |
| 能坚持长期合理用药 | | | | |
| 能说出所用每一种药的名称、剂量、用法、使用时的注意事项 | | | | |
| 能正确使用吸入器进行药物吸入治疗 | | | | |
| 能做好自我病情监测,写好哮喘日记 | | | | |
| 坚持体育锻炼,提高机体抵抗力,但避免剧烈运动 | | | | |
| 复查的时间、目的及应携带的资料 | | | | |

(苗　鑫)

# 第三节 护理病历的采集与书写实训指导

**【实训目的】**

1. 通过病史采集使学生进一步熟悉护理表格的填写规范与护理资料采集的内容。
2. 提高学生的沟通能力、身体评估技能实地运用的能力。

**【实训器材】**

患者；入院评估单（表10-7）、听诊器、血压计、体温计、秒表等，必要时戴口罩。由学生扮演评估者。

### 表10-7 入院患者评估表

科别：_____ 床号：_____ 入院日期：_____年____月____日住院号：_____

1.一般情况

姓名：　　　年龄：　　　性别：　　　民族：　　　籍贯：　　　职业：　　　文化程度：

婚姻状况:未婚　已婚　　　　　　　　　　医疗费用负担形式:公费　医疗保险　自费

入院方式:步行　扶行　轮椅　平车　　　　入院诊断:

既往患病史:无　有　　　　过敏史:无　有　　　　　　　　过敏原:

2.身体评估

T_____℃　　　P_____次/分　　　R_____次/分　　　BP_____mmHg　　　身高_____cm　　　体重_____kg

意识清醒:是　否　　　　　　　　　　营养状态:良好　中等　不良

体位:自动体位　被动体位　强迫体位

皮肤正常:是　否　　　　　　　　　　水肿:无　有

瞳孔大小:左_____mm　右_____mm　　　对光反射:迅速　迟钝　消失

3.阳性资料描述 _____

_____

_____

_____

4.专科体征

_____

_____

_____

5.功能性健康型态评估

(1)健康感知-健康管理型态

吸烟:无　有　　　　　饮酒:无　有　　　　对所患疾病原因:知道　不知道

环境中危险因素:无　有　　　　　　寻求促进健康的行为:无　有

(2)营养-代谢型态

基本膳食:　　　　食欲:正常　　　　饮水:正常

近期体重变化:正常　　　　咀嚼困难/吞咽困难:无　有

(3)排泄型态

排便:正常　　　　排尿:正常　　　　颜色:_____

(4)活动-运动型态

生活自理能力　评分　　　　分　　　　咳嗽:无　有　　　　咳痰:无　有

吸氧:无　有(类型及氧浓度)

(5)睡眠-休息型态

睡眠:正常　失眠　　　　辅助睡眠:无　　　　用药　(名称　　　剂量　　　)

(6)认知-感知型态

疼痛:无　有　　　　　　眩晕:无　有

定向力:正常　障碍

记忆力:正常

注意力:正常

语言能力:正常　失语　构音困难

(7)自我感知-自我概念型态

情绪状态:快乐　紧张　焦虑　抑郁　恐惧　愤怒　悲哀　绝望

(8)角色-关系型态

就业情况:　　　　　　工作性质:　　　　　　压力程度:

社会交往:正常　较少回避　　　　家庭及个人经济情况:足够　勉强　够不够

角色适应:良好　不良(角色冲突　角色缺如　角色强化　角色消退)

(9)性-生殖型态

性功能:正常　障碍

(10)应对-应激耐受型态

对疾病和住院反应:否认　适应　依赖

近期重要生活事件:无　有

支持系统:　　　　　　照顾者:胜任　勉强　不胜任

家庭应对:忽视　能满足　过于关心

(11)价值-信念型态

宗教信仰:无　有

签名:＿＿＿＿＿＿＿＿＿　收集资料时间:＿＿＿＿＿年＿＿＿＿月＿＿＿＿日＿＿＿＿时

## 【实训内容】

1.按照评估表的内容收集患者的一般资料,注意与患者交流的技巧。

2.对患者进行简单的体格检查,了解患者当前的主要症状或体征。

3.收集与患者当前疾病相关的既往健康史。

## 【实训方法】

1.实训前由教师提前下临床科室挑选若干典型病例,争取患者的积极配合。

2.学生4~5人组。由一名学生问诊并根据病情需要实施简单的护理体检,负责主要的病史采集,一名学生适时记录,其他学生补充。

3.教师巡回指导,发现问题及时纠正或在下课前进行归纳小结。

4.学生将采集到的资料及时进行分析、归纳、整理。书写病历(病史部分)并提交批改。

## 【注意事项】

1.注意衣帽整洁,有序的进入病房,保持安静,尊重病房的医护人员和患者,服从管理。

2.注意保护患者隐私,保守医疗秘密,为患者实施的体格检查应在教师或病房护士的指导下完成。把握与患者交谈的时间,避免影响患者休息。

3.兼顾焦点问题的评估与资料采集的全面性。

4.统一用黑墨水笔书写,注意术语的运用,字迹清晰,不得涂改。

(苗　鑫　庞久玲)

**思考题**

1. 解释同病异护理、异病同护理现象产生的原因。
2. 举例说明护理诊断与合作性问题的区别。
3. 如何培养和提高评判性思维能力？
4. 你如何看待不同组织形式的入院患者护理评估单格式与内容？
5. 请你根据责任、安全、简化、实用的原则，为所在见习医院（科室）设计一份表格式护理记录单，要求能体现专科特色。

# 附录

# 临床常用检验参考值

## 一、血液一般检查

### 1. 红细胞（RBC）

成年男性　$(4.0 \sim 5.5) \times 10^{12}/L$。
成年女性　$(3.5 \sim 5.0) \times 10^{12}/L$。
新生儿　$(6.0 \sim 7.0) \times 10^{12}/L$。

### 2. 血红蛋白（Hb）

成年男性　$120 \sim 160g/L$。
成年女性　$110 \sim 150g/L$。
新生儿　$170 \sim 200g/L$。

### 3. 白细胞（WBC）

成人　$(4 \sim 10) \times 10^9/L$。
新生儿　$(15 \sim 20) \times 10^9/L$。
6个月至2岁　$(11 \sim 12) \times 10^9/L$。

### 4. 白细胞分类（WBC DC）

中性杆状核粒细胞　$1\% \sim 5\%$。
中性分叶核粒细胞　$50\% \sim 70\%$。
嗜酸性粒细胞　$0.5\% \sim 5\%$。
嗜碱性粒细胞　$0 \sim 1\%$。
淋巴细胞　$20\% \sim 40\%$。
单核细胞　$3\% \sim 8\%$。

### 5. 血细胞比容（Hct）

男性　$0.40 \sim 0.50$。
女性　$0.37 \sim 0.48$。

### 6. 血小板计数（PLT）

$(100 \sim 300) \times 10^9/L$。

### 7. 红细胞沉降率（ESR）

男性　$0 \sim 15mm/h$。

女性 0~20mm/h。

8. 网织红细胞计数 （Ret）

相对值：成人 0.5%~1.5%；新生儿 2%~6%。

绝对值：成人 （24~84）×10⁹/L。

## 二、出凝血检查

### 1. 出血时间 （BT）

（6.9±2.1）分，超过 9 分为异常。

### 2. 凝血时间 （CT）

试管法：4~12min。

### 3. 血浆凝血酶原时间 （PT）

11~14s，应设正常对照。待测者的检测结果超过正常对照 3s 以上有意义。

### 4. 活化部分凝血活酶时间 （APTT）

32~43s，待测者的检测结果超过正常对照 10s 以上有意义。

### 5. 纤维蛋白（原）降解产物 （FDP）

散射比浊法：0~5μg/ml；ELISA：（28±17）mg/L。

### 6. D-二聚体 （D-dimer，D-D）

散射比浊法：0~256μg/L；ELISA：0~200μg/L。

## 三、溶血性贫血检查

### 1. 血浆游离血红蛋白

<50mg/L。

### 2. 酸化溶血试验

阴性。

### 3. 抗人球蛋白试验

直接抗人球蛋白试验、间接抗人球蛋白试验均为阴性。

## 四、尿液检查

### 1. 尿量

1000~2000ml/24h。

### 2. 尿比重

正常尿比重在 1.015~1.025。

### 3. 尿蛋白

尿蛋白定性试验阴性；定量试验 0~80mg/24h。

### 4. 尿葡萄糖

尿糖定性试验阴性，定量为 0.56~5.0mmol/24h。

### 5. 尿酮体

定性试验阴性。

### 6. 尿中红细胞

0～3/HP。

### 7. 尿中白细胞

0～5/HP。

### 8. 透明管型

每低倍视野平均值 0～1/全片。

### 9. 尿微量清蛋白

(7.6±6.1)mg/L。

### 10. 尿液 1h 细胞排泄率

男性：红细胞<3 万/h，白细胞<7 万/h；女性：红细胞<4 万/h，白细胞<14 万/h。

## 五、粪便检查

### 1. 粪便隐血

正常人粪便隐血试验阴性。

### 2. 粪便显微镜检查

正常粪便中白细胞不见或者偶见，无红细胞及其他异常细胞，无寄生虫卵及虫体。

## 六、肝功能检查

### 1. 血清总蛋白和清蛋白、球蛋白比值

正常成人血清总蛋白（TP）60～80g/L，清蛋白（ALB）40～55g/L，球蛋白（GLO）20～30g/L，清蛋白、球蛋白（A/G）比值（1.5～2.5）：1。

### 2. 血清蛋白电泳

醋酸纤维素膜法：

清蛋白　0.62～0.71（62%～71%）。

$\alpha_1$ 球蛋白　0.03～0.04（3%～4%）。

$\alpha_2$ 球蛋白　0.06～0.10（6%～10%）。

$\beta$ 球蛋白　0.07～0.11（7%～11%）。

$\gamma$ 球蛋白　0.09～0.18（9%～18%）。

### 3. 血清总胆红素、血清结合胆红素和血清非结合胆红素

血清总胆红素　1.7～17.1$\mu$mol/L。

血清结合胆红素　0～6.8$\mu$mol/L。

血清非结合胆红素　1.7～10.2$\mu$mol/L。

### 4. 尿内胆红素和尿胆原

尿胆红素　正常人为阴性。

尿胆原　定性阴性或弱阳性。

**5. 血清转氨酶**

ALT   0～40U/L（速率法，37℃）。

AST   0～40U/L（速率法，37℃）。

**6. 血清碱性磷酸酶（ALP）**

女性   1～12岁＜500U/L（速率法，37℃），12岁以上40～150U/L（速率法，37℃）。

男性   1～12岁＜500U/L（速率法，37℃），12～15岁＜750U/L（速率法，37℃），15岁以上40～150U/L（速率法，37℃）。

**7. 血清 γ-谷氨酰转移酶（GGT）**

女性   7～30U/L（速率法，37℃）。

男性   3～17U/L（速率法，37℃）。

**8. 单胺氧化酶测定（MAO）**

23～49U/ml（23000～49000U/L）。

## 七、肾功能测定

**1. 内生肌酐清除率**

男性   （105±20）ml/min。

女性   （95±20）ml/min。

**2. 血清肌酐（SCr）**

男性   53～106$\mu$mol/L。

女性   44～97$\mu$mol/L。

**3. 血清尿素（UREA）**

成人   1.8～7.1mmol/L。

**4. 尿浓缩稀释试验**

（1）3h尿比重试验   白天排尿量应占全日尿量的2/3～3/4，其中必有一次尿比重大于1.025，一次小于1.003。

（2）昼夜尿比重试验   24h尿总量1000～2000ml，晚20：00至晨8：00夜尿量不应超过750ml，昼尿量与夜尿量之比不应小于（3～4）：1，尿液量高比重应在1.020以上，最高比重与最低比重之差不应小于0.009。

## 八、脑脊液检查

**1. 脑脊液蛋白定性检验**

阴性。

**2. 脑脊液葡萄糖检验**

2.5～4.5mmol/L。

**3. 脑脊液氯化物检验**

成人   120～130mmol/L；儿童   111～123mmol/L。

**4. 脑脊液细胞计数与分类**

正常脑脊液无红细胞，仅有少量白细胞。成人（0～0.008）×$10^9$/L；儿童（0～0.015）×

$10^9$/L。细胞分类多为淋巴细胞及单核细胞，两者之比约为 7：3。

### 5. 脑脊液细菌学检验

阴性。

## 九、生殖系统检查

### 1. 绒毛膜促性腺激素检测

阴性。

### 2. 精液检查

精子活动率　在排精 30～60min 内，应有 70％以上精子为活动精子。

精子活力　WHO 将其分为 3 级：前向运动（PR）、非前向运动（NP）和不运动（IM）。正常时总活力精子　（PR＋NP)≥40％；前向运动精子（PR)≥32％。

精子计数　正常男性（60～150)×$10^9$/L。

形态观察　正常精子由头、体、尾组成，长度 50～60$\mu$m，外形似蝌蚪。

## 十、临床常用生化检查

### 1. 空腹血糖（FPG/FBG）

3.9～6.1mmol/L（酶法）。

### 2. 血清钾

3.5～5.5mmol/L。

### 3. 血清钠

135～145mmol/L。

### 4. 血清氯化物

98～106mmol/L。

### 5. 血清钙

总钙　2.25～2.75mmol/L；离子钙　1.10～1.34mmol/L。

### 6. 血清磷

0.97～1.61mmol/L。

### 7. 血清总胆固醇（TC）

合适水平：＜5.18mmol/L；边缘水平：5.18～6.19mmol/L；升高：≥6.22mmol/L。

### 8. 血清三酰甘油（TG）

合适水平：＜1.70mmol/L；边缘水平：1.70～2.25mmol/L；升高：≥2.26mmol/L。

### 9. 血清脂蛋白

血清脂蛋白电泳 CM 阴性；VLDL 13％～25％；LDL 50％～60％；HDL 30％～40％。

LDL-c 成人：＜3.37mmol/L；边缘水平：3.37～4.12mmol/L；升高：≥4.14mmol/L。

HDL-c 成人：≥1.04mmol/L；降低：＜1.04mmol/L；升高：≥1.55mmol/L。

（李晶琴）

# 中英文名词对照

## A

abdominal pain　腹痛

activated partial thromboplastin time，APTT　活化部分凝血时间

acute myocardial infarction，AMI　急性心肌梗死

age　年龄

alarm reaction stage　警报反应期

albumin　清蛋白

alternating pulse　交替脉

anxiety　焦虑

arginine vasopressin　精氨酸加压素

arrhythmias　心律失常

atrial enlargement　心房肥大

atrial fibrillation　心房颤动

atrial flutter　心房扑动

atrioventricular block，AVB　房室传导阻滞

auscultation　听诊

## B

ballottement　冲击触诊法

biatrial enlargement　双房肥大

bimanual palpation　双手触诊法

biventricular hypertrophy　双心室肥大

bleeding time，BT　出血时间

blood group　血型

blood pressure，BP　血压

bypass bilirubin　旁路胆红素

## C

cachexia　恶病质

cardiac asthma　心源性哮喘

cardiac electric axis　心电轴

central terminal　中心电端

chest leads　胸导联

chest pain　胸痛

clockwise rotation　顺钟向转位

clotting time，CT　凝血时间

cognition　认知

color doppler flow imaging，CDFI　彩色多普勒血流显像

coma　昏迷

computed radiography，CR　计算机 X 线成像

confusion　意识模糊

conjugated bilirubin，CB　结合胆红素

consciousness　意识

constipation　便秘

convulsion　抽搐

corticotropin releasing hormone，CRH　促肾上腺皮质激素释放素

cough　咳嗽

counterclock-wise rotation　逆钟向转位

creatinine　血肌酐

creatinine clearance rate，Ccr　肌酐清除率

CT angiography，CTA　CT 血管造影

cyanosis　发绀

cyclic AMP，cAMP　环磷酸腺苷

## D

deep palpation　深部触诊

deep press palpation　深压触诊法

deep slipping palpation　深部滑行触诊

delirium　谵妄

depolarization　除极状态

depression　抑郁

development　发育

diarrhea　腹泻

digital radiography，DR　数字 X 线成像

digital subtraction angiography，DSA　数字减影血管造影

direct auscultation　直接听诊法

direct digital radiography，DDR　直接数字化 X 线成像

direct percussion　直接叩诊法

disturbance consciousness　意识障碍

doppler 多普勒

dullness 浊音

dyspnea 呼吸困难

## E

echo planar imaging，EPI 回波平面成像

edema 水肿

elasticity 皮肤弹性

electrocardiogram，ECG 心电图

endogenous pyrogen 内源性致热原

enzyme 酶

erythrocyte sedimentation rate，ESR 红细胞沉降率

etiology 原因

exhaustion stage 衰竭期

expectoration 咳痰

expression 表情

## F

facial features 面容

fever 发热

flatness 实音

fluoroscopy 透视

frequent micturition 尿频

functional health patterns，FHPs 功能性健康型态

## G

gait 步态

globulin 球蛋白

gradient echo，GRE 梯度回波

## H

habitus 体型

headache 头痛

health perception and health management-pattern 健康感知-健康管理型态

hematemesis 呕血

hematin 正铁血红素

hematuria 血尿

hemoglobin，Hb 血红蛋白

hemolytic anemia 溶血性贫血

hemoptysis 咯血

hexaxial system 六轴系统

human chorionic gonadotropin，HCG 人绒毛膜促性腺激素

hyperresonance 过清音

## I

image plate，IP 影像板

indeterminate axis 不确定电轴

indirect auscultation 间接听诊法

indirect percussion 间接叩诊法

inquiry 问诊

inspection 视诊

interferon，IFN 干扰素

interleukin 白细胞介素

intra-atrial block 房内传导阻滞

## J

jaundice 黄疸

## K

kneeling squatting position 蹲位

## L

lead 导联

lead system 导联体系

left anterior fascicular block，LAFB 左前分支传导阻滞

left bundle branch block，LBBB 左束支传导阻滞

left lower quadrant，LLQ 左下腹

left posterior fascicular block，LPFB 左后分支传导阻滞

left upper quadrant，LUQ 左上腹

light palpation 浅部触诊

limb leads 肢体导联

## M

magnetic resonance angiography，MRA 磁共振血管造影

magnetic resonance imaging，MRI 磁共振成像

mean QRS axis 平均 QRS 电轴

melanocyte-stimulating hormone，MSH 黑素细胞刺激素

melena 黑便

M-mode ultrasonic cardiogram M 型超声

心动图

moisture 皮肤湿度

monitoring electrocardiogram，MECG 监测心电图

myocardial injury 心肌损伤

myocardial ischemia 心肌缺血

**N**

nausea 恶心

nitric oxide，NO 一氧化氮

nonparoxysmal tachycardia 非阵发性心动过速

non-Q wave myocardial infarction 非 Q 波型心肌梗死

North Nursing Diagnosis Association，NANDA 北美护理诊断协会

nuclear magnetic resonance，NMR 核磁共振

nuclear medicine 核医学

**O**

odynuria 尿痛

**P**

palpation 触诊

palpitation 心悸

paradoxical pulse 奇脉

paroxysmal nocturnal hemoglobinuria，PNH 阵发性睡眠性血红蛋白尿

paroxysmal supraventricular tachycardia 阵发性室上性心动过速

paroxysmal ventricular tachycardia 阵发性室性心动过速

percussion 叩诊

percussion sound 叩诊音

platelet 血小板

polarization 极化状态

position 体位

positron emission computed tomography，PET 正电子发射型计算机断层仪

pre-excitation syndrome 预激综合征

premature atrial contraction 房性期前收缩

premature junctional contraction 交界性期前收缩

premature ventricular contraction 室性期前收缩

preoptic anterior hypothalamus，PO/AH 视前区-下丘脑前部

problem 问题

prostaglandin E 前列腺素 E

pulse，P 脉搏

pulseless 无脉

P-wave terminal force，$Ptf_{V_1}$ P 波终末电势

**Q**

quadriplegia 四肢瘫痪

**R**

radiofrequency pulse，RF 射频脉冲

radiography X 线摄影

red blood cell，RBC 红细胞

repolarization 复极

resistance stage 抵抗期

resonance 清音

respiration，R 呼吸

resultant vector 综合向量

retention of urine 尿潴留

right bundle branch block，RBBB 右束支传导阻滞

right lower quadrant，RLQ 右下腹

right upper quadrant，RUQ 右上腹

**S**

self-rating depression scale，SDS 抑郁自评量表

serous effusion 浆膜腔积液

serum total bilirubin，STB 血清总胆红素

serum total protein，STP 血清总蛋白

set point 调定点学说

sex 性别

sick sinus syndrome，SSS 病态窦房结综合征

signs and symptoms 症状及体征

single photon emission computed tomography，SPECT 单光子发射型计算机断层仪

sinoatrial block 窦房传导阻滞

sinus arrest　窦性停搏

sinus arrhythmia　窦性心律不齐

sinus bradycardia　窦性心动过缓

sinus rhythm　窦性心律

sinus tachycardia　窦性心动过速

skin eruption　皮疹

smelling　嗅诊

somnolence　嗜睡

spider angioma　蜘蛛痣

spin echo，SE　自旋回波

status of nutrition　营养状态

stupor　昏睡

## T

temperature，T　体温

three depression sign　三凹征

torsade de pointes，TDP　尖端扭转型室性心动过速

total cholesterol，TC　血清总胆固醇

tumor necrosis factor，TNF　肿瘤坏死因子

two dimensional echocardiography，2DE　二维超声心动图

tympany　鼓音

## U

ultrasonic examination　超声检查

unconjugated bilirubin，UCB　非结合胆红素

urea nitrogen　尿素氮

urgent micturition　尿急

urinary incontinence　尿失禁

## V

vasoactive intestinal peptide，VIP　血管活性肠肽

vector　向量

ventricular fibrillation　心室颤动

ventricular flutter　心室扑动

ventricular hypertrophy　心室肥大

vital sign　生命体征

vomiting　呕吐

## W

water hammer pulse　水冲脉

white blood cell，WBC　白细胞

Wolff-Parkinson-While syndrome　WPW综合征

## X

X-ray computed tomography，CT　X线计算机体层摄影

## Y

Y chromosome　Y染色体

# 参考文献

[1] 孙国庆，佟玉荣，张世彪.健康评估.南京：江苏科学技术出版社，2011.

[2] 吕探云，孙玉梅.健康评估.第 3 版.北京：人民卫生出版社，2012.

[3] 章雅青，丁磊.健康评估.上海：复旦大学出版社，2015.

[4] 张洪，余丽君.健康评估实验指导.北京：科学出版社，2012.

[5] 陈文彬，潘祥林.诊断学.第 7 版.北京：人民卫生出版社，2010.

[6] 陈灏珠，林果为，王吉耀.实用内科学.第 14 版.北京：人民卫生出版社，2013.

[7] 陈新.临床心电学.第 6 版.北京：人民卫生出版社，2013.

[8] 吴恩惠，冯敢生.医学影像学.第 6 版.北京：人民卫生出版社，2008.

[9] 王荣福.核医学.第 3 版.北京：北京大学医学出版社，2013.

[10] 王鸿利.实验诊断学.第 2 版.北京：人民卫生出版社，2014.

[11] 陈福国.医学心理学.上海：上海科学技术出版社，2013.

[12] 刘观昌，马少宁.生物化学检验.第 4 版.北京：人民卫生出版社，2015.

[13] 欧阳钦.临床诊断学.第 2 版.北京：人民卫生出版社，2013.

[14] 周英.护理心理学.北京：协和大学出版社，2013.